触诊大全

Palpation and Assessment in Manual Therapy

人民卫生出版社

第 4 版

触诊大全

Palpation and Assessment in Manual Therapy

Learning the art and refining your skills

手法治疗的触诊和评估
提升触诊艺术，升华诊疗技能

主　　编　Leon Chaitow
主　　译　关　玲
副 主 译　宋　淳　蒋天裕　张海湃
译者名单（以汉语拼音为序）
陈星达　关　玲　蒋天裕　Michelle Liu
宋　淳　张海湃

Foreword
Jerrilyn Cambron
Contributors
Sasha Chaitow
Whitney Lowe
Warrick McNeill
Sarah Mottram
Thomas W.Myers
Michael Seffinger

人民卫生出版社

Translation from the English language edition:
Palpation and Assessment in Manual Therapy

The original English language work has been published by:
Handspring Publishing Limited
Pencaitland, EH34 5EY, United Kingdom

图书在版编目（CIP）数据

触诊大全/（英）里昂·沙透（Leon Chaitow）主编；关玲主译. —北京：人民卫生出版社，2020
ISBN 978-7-117-29438-6

Ⅰ. ①触… Ⅱ. ①里…②关… Ⅲ. ①触诊-诊断学
Ⅳ. ①R443

中国版本图书馆 CIP 数据核字（2019）第 293260 号

图字：01-2017-6874

触 诊 大 全

主　　译：关　玲
出版发行：人民卫生出版社（中继线 010-59780011）
地　　址：北京市朝阳区潘家园南里 19 号
邮　　编：100021
E - mail：pmph @ pmph. com
购书热线：010-59787592　010-59787584　010-65264830
印　　刷：北京顶佳世纪印刷有限公司
经　　销：新华书店
开　　本：787×1092　1/16　**印张：**21
字　　数：498 千字
版　　次：2020 年 1 月第 1 版　2025 年 3 月第 1 版第 4 次印刷
标准书号：ISBN 978-7-117-29438-6
定　　价：228. 00 元
打击盗版举报电话：010-59787491　E-mail：WQ @ pmph. com
质量问题联系电话：010-59787234　E-mail：zhiliang @ pmph. com

主译简介

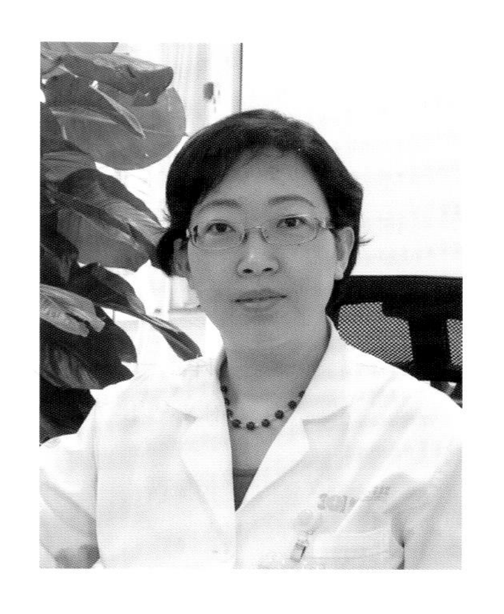

关玲，博士，解放军总医院针灸科主任，主任医师、教授、博士生导师。创办了中国中医药研究促进会非药物疗法分会并担任会长；担任解放军中医药学会针灸专业委员会主任委员。她提倡用现代医学的解剖、生理、病理等知识重新认识针灸，提出了“结构针灸”的学习和应用之路，使针灸在骨科、外科、疼痛领域发挥了更大作用。同时将西方筋膜手法介绍到中国，促进了中医手法的融会贯通。出版专著：《针灸基本功》《谢锡亮划经点穴》（DVD）；翻译《解剖列车》第3版、《运动筋膜学》《筋膜手法治疗内部功能失调》《筋膜手法治疗骨骼肌肉疼痛》《筋膜手法：实践操作》。

编者名录

Sasha Chaitow PhD

独立研究员(Independent Researcher)

希腊科孚(Corfu,Greece)

Whitney Lowe LMT

临床按摩学院院长(Director,Academy of Clinical Massage)

美国俄勒冈州姊妹城(Sisters,OR,USA)

Warrick McNeill Grad Dip Phyty(NZ),MCSP

物理工作室主任(Director,Physioworks)

体疗与动作治疗副主编(Associate Editor,Journal of Bodywork and Movement Therapies)

英国伦敦(London,UK)

Sarah Mottram MSc MCSP

动作优化导师(Director,Movement Performance Solutions)

英国布里斯托尔(Bristol,UK)

Thomas W. Myers LMT NCTMB CSI

解剖列车导师(Director,Anatomy Trains)

美国缅因州沃尔波尔(Walpole,ME,USA)

Michael A. Seffinger,DO

教授(Professor)

神经肌骨医学/手法医学部[Department of Neuromusculoskeletal Medicine/Osteopathic Manipulative Medicine(NMM,OMM)]

西部健康大学太平洋骨科医学院(College of Osteopathic Medicine of the Pacific, Western University of Health Sciences)

加利福尼亚州波莫纳(Pomona,CA,USA)

译者序

多年前，我第一次见到这本书，就被其丰富的内容所吸引。本书在西方手法治疗界备受欢迎，是西方手法治疗师的必读书目之一。恰逢其新版问世，遂提笔翻译。

本书对现有的大多数触诊评估技术进行了摘要，并将世界各地大师们的练习方法进行了罗列，并作了清晰的解释。深入译读的过程中，看到详细精准的描写、旁征博引的文献，让我感慨作者在研究、实践中的用心和用力。作为读者，我获益良多；作为译者，也感受至深。它是当之无愧的《触诊大全》。

触诊是各科查体中不可或缺的技术。只有不断地累积经验，严谨认真地去发展触诊技巧，才有可能在临床纷繁错乱的症状中追本溯源。触诊更是手法治疗的基础。手法的至高境界，是在触诊中完成了治疗。触诊的目标，是提高手下的觉知。而对觉知的解读，则见仁见智。书中罗列了一些观点，同时也非常客观地表明这些观点仅供参考，读者不需要接受它们。

也许随着时间的推移，未来我们会对触诊有更新的认识，但是当下，我认为这是一本可以帮助你提升能力、升华技术的好书。

关玲

北京，2019 年 2 月 6 日

原著序

我在大学任教时鼓励学生经常做触诊和评估练习。某些学生有一种天生的能力,可以感知他们触诊的结构;而另一些学生则不能理解他们的手指应该体验什么,只是做拨弄和乱戳的动作。我愿意让学生在我身上练习触诊,因为我曾经也有过这个经验不足的阶段。我们都必须从头开始。

学生时代,我接受的触诊训练是将我同学藏在纸张下面的头发摸出来。随着时间的推移,我们会增加纸张的数量来挑战彼此,并继续提高我们的技能。起初,我们很难找到一张纸上的头发,但通过练习,我们提高了触觉,甚至在许多页纸上也能感受到下面微小的变化。

因此,触诊和评估技能会随着时间的推移与日俱增。当我们学会相信自己的能力和本能时,我们就不再关注我们的身体机制,而是开始关注我们的指尖,关注组织高度、密度、温度和运动的不可思议的变化。作为手法治疗师,我们在整个过程中不断地学习,感受触诊组织的细微差别,在评估和治疗之间流畅转换。

Leon Chaitow 是我多年的导师和朋友。我一直对他用简单的语言轻松描述复杂的问题印象深刻。在出版了几十部手法治疗的书之后,他带来了这部不可思议的著作修订。在手法治疗中,触诊和评估将我们的注意力集中到日常实践中最重要的方面——艺术、科学以及触诊和评估的直觉。这篇文章提出了许多有趣的问题,关于我们的如何感知以及我们的感知什么,让我们回到教育的初始,重新思考我们自己的触诊方法。在经过多年的手法治疗之后,触摸和评估成为了第二天性,但也包括了我们自己的偏见和期望。重新关注这一过程,重新学习本文讨论的不同方面,将会很有教育意义,令人振奋,并且也让读者饶有兴趣。

Leon Chaitow 建议关注触诊的不同方面,例如外部感觉和皮肤的温度,触诊如何从浅开始到皮下脂肪层、筋膜、血管,最终到肌肉组织和关节复合体,以及触诊到的变化的潜在原因。书中包含了多种练习,鼓励技术的精准,从基本的(如“头发通过纸”练习,见第 43 页)到高级的,使本书对初阶的学生和高阶的操作者都有切实作用。本书还整理了诸多骨科检查、体位观察方法和功能运动测试的图,并附有根据临床实践中会遇到的变化而作的评论和讨论。

共同作者 Michael(Mickey)Seffinger 教授写的触诊的可靠性和有效性这一章特别有趣,提供了一些实践中发现的物理一致性的研究。他描述的许多手工评估技术既不准确也不一致。他提出改进建议的同时,还提供了 Craig Liebenson 和 David Simons 等专家的建议,为如何更好地提高触诊评估的可靠性提供了帮助。

其他作者的不同的观点也在本书中呈现,例如 Tom Myers 的“筋膜触诊”,Whitney Lowe 的“准确识别肌肉骨骼障碍”,Warrick McNeill 和 Sarah Mottram 的“评估动作”,以及 Sasha Chaitow 的“理解和使用直觉”。每一章都促使新手和有经验者深入思考,新版中各位编者也亲自补充了这些章节的内容以及相关的讨论。

让高阶读者有极大的兴趣的是内脏触诊、呼吸功能的评估、直觉触诊及触诊情绪状态的影响。在实践中，我们都会遇到对治疗完全没有反应的患者。学习通过不同的方式，再做重新评估可能会让患者整体受益。当难治的患者再次来就诊的时候，这部著作为我们提供了一些新的思路。

在此，我对本书的作者 Leon Chaitow 和其他作者表示祝贺。无论我们有多少经验，这本书仍然引领我们改进触诊和评估技能。这本书向我们提出挑战，让我们继续学习，并在那缕头发上增加更多的页面，让我们“看”到我们的感受。

Jerrilyn Cambron，LMT，DC，MPH，PhD
科技健康和远程教育联合学校，首席专家
国立健康科学大学研究部推拿
治疗项目首席专家，主任
美国推拿治疗基金会主席
伊利诺伊州，朗伯德(Lombard，Illinois)
2016 年 12 月

原著前言

正如 Frymann(1963)所说:“触诊不能通过读或听来学习;它只能通过触摸来学习。”“学习触诊不应该仅仅是努力——它应该是有趣的,而且应该是有益的。”熟练的触诊可以被看作是“感知行为”(Schön 1983),在这一过程中,通过勤奋的练习,在深刻理解和精细动作的背景下,可以获得自然而然的治疗技巧。

手法治疗获得最佳的效果,与组织的需求、治疗的区域以及操作的人员有关。随意或非结构化的手法不太可能取得良好的效果。医师/治疗师的训练和信念系统始终决定着治疗的类型、程度和治疗持续时间,也决定着如何通过病例采集、触诊、观察和评估来收集和解释信息。

不论治疗目标是关节松动,还是恢复活动范围、释放高渗、缩短软组织、修复纤维化、增强循环或代谢、削弱张力或抑制肌肉、减少触发点活性,或是减轻疼痛,或者其他一系列“人体工作”目标,在治疗开始之前,都应当做自然状态和当前的功能障碍状态的比较,也就是目前的状态与任何被认为是“正常”的状态相比较。

从业者要从触诊/评估到治疗,再返回触诊/评估,再到治疗,这个过程的无缝切换,标志着操作者技巧的真正成熟。在治疗过程中,触诊和评估是否参与,或评估/触诊和治疗是否同步,评估的结果是否为干预提供了依据,是衡量进展的标准,是一种确切的、理想的、可衡量的、基本的(对治疗的努力)对目标组织的当前状态的记录。

的确,现在可以使用很多技术来进行评估。可以拍照、扫描、X 线检查,以及用其他许多方法来研究患者的结构、功能和功能障碍的状态。生物技术正在迅速发展,以前只有在医院和大诊所才能使用的工具和设备越来越多地用于个体医师和治疗师。

- 这会使触诊成为冗余的古老艺术吗?
- 评估中的主观判断是过时的和不准确的吗?

近年来触诊的价值受到了挑战,研究表明,对触诊做精准的测试,并不总是有可重复的结果。个人的触诊的可靠性,以及不同专家对同一患者或组织的触诊认同度,越来越受到质疑。这些问题在第二章中会做认真的探讨。

事实是,与任何技能的获得都有很多变量,它们决定了触诊是否熟练。这些包括:

- 教学质量,特别是手把手的教学方法。
- 学生技能习得过程中的应用和实践的程度——从经验来看,包括投入的时间、重复的次数,以及在特定的练习、任务和方法的学习过程中学生的关注程度。
- 解剖、生理和病理生理学知识的深度,它们可以应用到触诊中,帮助得出解释和结论。

本书包含了数百名具有高超技巧的人士的技术精华,他们来自不同的治疗领域。但有一个共性是,在技术上没有东西可以替代真正熟练的动手触摸和评估。

建议你通过这本书,一章一章地练习,通过练习(不止一次),记录你的发现,提高你的技能。像一个学生一样积极实践，因为我们永远都不应该停止追求更微妙的触感。我非常感谢各位有天才的章节作者的见解和投入，帮助我们减少了枯燥的"如何做"的文本，而更多地沉浸于微妙的技能的提炼。

无论是触诊皮肤、肌肉、筋膜、神经结构还是关节，以下条文都适用：重复，重复，直至观察到，感知到。

这本书的第一个典型事例就是本书的标题。本书原来的题目是《触诊素养》（Palpatory Literacy），这是一个短语，强调读者的终极目标（也是作者和章节作者的）——就像如何学习阅读——这是一种微妙的艺术，将成为一种自觉，是多个感官冲动到达大脑被准确地解释。请享受"你感受到什么了"的探索之旅。

Leon Chaitow ND，DO

英国威斯敏斯特大学荣誉专家

科孚，2016 年 11 月

参考文献

Frymann V (1963) Palpation. Its study in the workshop. In: *Yearbook of the Academy of Applied Osteopathy*, pp 16–31. Carmel, California: Academy of Applied Osteopathy.

Schön D (1983) *The Reflective Practitioner*, London: Temple Smith.

目 录

第一章 目标:触诊素养

Leon Chaitow

治疗师和操作者用手对关节和软组织进行治疗时,必须能够相对迅速、可靠地对这些组织进行感知评估,继而对其现状形成初步判断:

- 它们是正常的吗?
- 如果不正常,是哪个方面不正常?
- 需要做什么评估才能获取更多的信息?

显然,如果想要辨别出组织和结构是否存在异常,就必须非常熟悉其在正常状态下的触诊情况和表现。而这需要能够鉴别很多被检组织的生理性和病理性条件与因素;不仅如此,还要能够鉴别相关组织的情况,而这些组织可能位于被检组织的深部,或与之有一定的距离。因此,治疗方法不同,执业者需要收集的信息可能也因之而异,如:

- 关节活动度。
- 关节运动时的触诊情况。
- 肌肉的相对虚弱、短缩或紧张情况。
- 软组织的结节、水肿或纤维化情况。
- 可能影响检查区域的远端姿势性、功能性或筋膜性因素。
- 可能引起功能异常的神经性因素或反射活动的鉴别。
- 感觉异常是病理性的还是功能性的。

……及其他许多可能的有用信息。

Karel Lewit(1999)曾这样描述触诊学习中的一个主要问题:"触诊是我们诊断技术的基础。但总的来说,要想将其所提供的信息准确地描述出来却是极其困难的。"尽管如此,我们依然在多位不同学科专家的帮助下努力来做这件事,并一直谨记Viola Frymann(1963)的话:"触诊不能通过读或听来学习;它只能通过触摸来学习。"

本书有很大一部分篇幅对各类触诊进行了描述,着重介绍了获取信息的不同方法,并配有多个练习实例以帮助学习者提高其感知技能。当然,要想理解触诊所获取的信息,一定要结合患者的整体临床表现,如:病史及其他的评估情况。由于触诊本身没有任何针对性,所以要想治疗具有一定的针对性,上述理解和分析是最基本的。

确切地说,理解触诊所获取到的信息并不是本书的主要目标;本书的主要目标是学会怎样进行触诊和评估,而不是怎样说明和解释。但这并不意味着触诊的学习过程重要,而理解和解释其所获取的信息就不重要了。只是对于本书来说,如果将信息的理解和诊断也作为主要目标的话,那么它所涉及的范围就太广了,内容也将会超过可控的范围。

举例来说:在第三章(触诊的基本原则)中关于皮肤弹性的评估部分,其主要目标是对局部和全身皮肤弹性相对减弱的区域进行准确评估,减弱的原因可能主要是因反射活动而致。因此,这部分内容主要是对这些特定组织的弹性及其与下方组织的粘连情况进行触诊:皮肤的弹性、柔韧性如何,其与下方结构间的活动情况怎样等。专家们针对局部皮肤的各种变化提出了自己的观点,这可能更符合临床实际。但由于本书的目标不是对上述主题进行全面调查或明确说明,所以这并不是本书的目标所在。

换句话说,治疗师或执业者需要根据各自的卫生保健体系来对收集的信息进行筛选,并将之与适当的治疗方法相结合。本书的目标旨在帮助我们辨别手下所触摸到的患者的情况。

学习手法触摸来获取信息与学习其他某些方式来获取信息类似,如音乐相关内容的学习:我们可能要学习如何读谱,理解谱子的结构及和声、音程、和弦等理论,甚至要学习不同类型作曲的相关知识的应用等。但是,即使学了这些,也并不意味着我们将能够演奏乐器。治疗师所"演奏"的乐器是人体,触诊素养的培养使得我们能够开始身体“阅读”的进程。

Frederick Mitchell Jr（1976）是整骨疗法领域的一位大家。他作了不同的对比之后，认为触诊与望诊相似：

望诊随着视觉经验和视觉感知判断的不断体验而逐渐发展。视觉的判断既可能是定性的，也可能是定量的，或两者兼而有之。虽然诊断性感觉的训练目标不包括审美学，但审美学体验却可以通过望诊而发展。要想进行美学方面的判断，就必须能够区分直线与曲线、完美的圆圈和扭曲的圆圈……要想对感觉水平进行评估，可能还要在测试状态下对特定的感觉技能进行检测。

后面的章节中将会对上述方法进行讨论。

假设与悖论

如果你读本书时已经具备一些解剖学、生理学和病理学（理想状况下）知识，那么这些知识基础将会决定你对触诊所获取的信息的理解方式。执业者（甚至那些有丰富经验的执业者）很容易去感觉自己“想”或“希望”感觉到的东西。这就是假设。因此，评估过程的相对客观性就非常必要和有帮助。

在触诊素养的培养过程中，开放性思维也至关重要。执业者若一直固守于自己的训练模式和治疗体系，往往会很难有新的感觉体验和发现；而思维开放、遵循“取中”医学方法的执业者（以按摩治疗师为主），通常最容易“相信”自己的感觉和体验。但在另一个方面，很多（这并不是意味着所有人）具有上述“开放性思维”的治疗师对于触诊评估相关的解剖学、生理学和病理学知识的了解却往往是最贫乏的。

要化解这一悖论，前者只能通过更为专业化的训练来使其感觉变得更为敏锐和开放（见第十三章）；随着思维的逐渐开阔，他们会发展更多必需的精细触诊方法和技巧，也就能够逐渐相信自己真的感觉到了一些非常微妙的触觉体验。而与此同时，那些缺乏专业化训练的治疗师则可能需要在其天生的敏锐感觉上再加强知识层面的培养。

执业者如果不能将各类软组织中的大量信息“读”出来，并将之与患者的问题（及大量的其他诊断信息）相对应，他们可能就会错过很多潜在的重要信息。

在整骨疗法领域，Viola Frymann 最为重视触诊技巧的完整性。在本书学习的过程中，我们将通过她的几个观察实例进行学习。她将这些技巧的重点和重要性总结如下（Frymann 1963）：

触诊的第一步是发现；第二步是放大与细化；因此第三步才是解释和说明。对触诊观察到的信息进行解释和说明是使组织的结构和功能有意义的关键。但是，它就如同我们第一次到外国访问：可能会看到很多奇怪和不熟悉的景象，但因为语言不通而无法询问问题，或没有导游来解释该国家的历史和生活中的这些发现，所以它们通常对我们意义不大。因此在我们的研究中，第三步是能够将触诊所观察的情况用有意义的解剖学、生理学和病理学状态来进行说明。

触诊的目标

Philip Greenman 在《手法治疗的原则 Principles of Manual Medicine》（Greenman 1989）一书中，通过精湛的分析，将触诊的目标总结为 5 个，即作为治疗师或执业者，应当能够做到以下 5 点：

1. 发现异常的组织结构。
2. 分别用望诊和触诊评估结构位置的对称情况。
3. 发现并评估运动过程中以及运动结束时的运动范围与动作质量的变化。
4. 感知自己和被触诊者的空间位置。
5. 发现并评估触诊信息的变化，如：它随时间变化是好转还是加重。

当然，我们知道，其他人建议增加更多精细而又明显的触觉要素，并要求这些要素至少能够（和应当）被触摸或评估到，如：能量变化、“组织记忆”、情绪影响等。但不管怎样,Greenman所描述的几个方面依然是触诊学的主要目标。

Karel Lewit(1999)是一位富有才华的捷克医师,她将整骨疗法、脊柱推拿疗法、物理治疗和矫形知识融合于一体,认为患者进行触诊检查时,应当遵循以下目标:

组织结构的触诊旨在发现其质地、弹性、温度、湿度及被牵拉、挤压或运动时可能出现的情况。对组织触诊时,将其一层一层推离,可以区分出皮肤层、皮下组织层、肌肉层和骨骼层;继而辨别出肌腱及其延伸,最终找到其附着点。对骨骼进行触诊时,可以辨别出结节(和可能出现的变化),定位关节。疼痛所致的反射变化可以对各种组织产生影响,这都可以通过触诊来进行评估;其中最重要的表现是张力增加。

Lewit的方法可以确定张力的情况。组织紧张情况的详细检查将在后面的专题中讨论。

Gerald Cooper(1977)对于触诊的学习过程有以下观点:

开始学习触诊时,应先进行骨骼、肌肉和内脏的触诊;然后逐渐学习区分健康肌肉、痉挛肌肉和松弛肌肉;继而学习感知坚硬的恶性肿瘤和良性肿瘤的不同。触诊不能通过读或听的方式学习,它的唯一学习途径是触摸。

上述观点在触诊学习过程中最基本和最重要。很多专家对此非常认同。读、理解,然后实践、实践、更多实践。这是提高触诊能力的唯一途径。

George Webster(1947)曾说过:

我们感知事物时不仅要用手指,还要用大脑。也就是说,我们进行触诊时应当注意力集中,并运用所有能够用到面前案例上的相关知识……Still博士(整骨疗法的创始人)在自己的触觉训练中一直认真地遵循这一原则,所以他在这一博大的领域中非常成功。他将手指缓缓地向深部组织移动,由浅入深地对组织结构进行感知,从而对局部组织及其病理情况有一个全面的了解。

Frederick Mitchell Jr(1976)对于触诊技能的学习有以下观点:

视觉感知事物时需要通过介质(空气或其他透明物质),而当学生知道触觉的感知也需要通过介质时,可能会觉得不适应。触觉需要通过介质来不断调整所感知的距离,很多初学者可能会觉得这非常神奇和难以理解,甚至体现在表层组织触诊时,信息可通过自身皮肤介质到达其神经系统。而在内脏器官触诊时,由于这需要通过皮肤、皮下筋膜和脂肪、肌肉、深筋膜、浆膜以及腹膜,所以学生会经常遇到困难和挑战。

Becker认为触诊是“通过”手指进行,而不是“用”手指进行。他的工作将在后面的专题中讨论。

用“感觉”去触诊,而非用“想象”去触诊

很多专家都认为触诊只能通过触摸来学习;而同时还有一个观点也非常普遍,即在触诊过程中,一定要相信自己所感觉到的,而停止进行批判性判断。所以希望本书中的这些练习和建议能够帮助解决Mitchell所提出的问题。

之后,当要对所触摸到的东西进行解释说明时,批判性判断就变得越来越重要了;整个触诊的过程中一定要保持安静。John Upledger(1987)是颅骶骨治疗的创始者,他对上述要求进行了最好的说明,即:

你们多数人都用了很多年学习科学,并学会了高度依赖自己的理性逻辑思维。你可能已经认为自己手所感觉到的信息是不可靠的。你可能认为只有用电脑打印出来的、投影到屏幕上的或在电子设备的显示器上读到的东西才是可靠的。要想用手并使之成为可靠的诊断与治疗工具,你必须学会相信它及它所发现的信息。

学会相信自己的手并不是一件容易的事。当你触诊被检部位的细微变化时,你必须学会收起自己的好奇心和批判性思维,采

用经验主义态度,放下质疑,暂时接受自手上传到大脑的感觉。虽然对多数科学家来说,这种态度难以接受,但还是建议你尝试一下。当你的触诊技术提高了之后,你就能对手上的感觉进行批判了。如果你在学会触诊之前就开始批判,那么你的手可能永远也成不了它实际上应该能够成为的进行高度敏感诊断和治疗的有效工具。

“相信自己所感觉到的是真实的”,这是Upledger的观点;同时也是练习触诊技能、进行正确触诊操作的至理箴言。在后面的专题中,随着讨论的不断细化(及相关期刊文献),触诊发现的准确性将会不断被研究者质疑(Van Duersen 等,1990;Panzer 1992;Vincent Smith 和 Gibbons 1999)。

执业者个人能否准确有序地定位和辨别躯体的体表标志和功能变化主要取决于触诊的信度。只有自己认为自己所感觉到的就是自己想去感觉到的时,Upledger 的箴言——“相信自己感觉到的”才能成立,如:正被检查的椎骨或肋骨实际上就是自己想去检查的。

W. G. Sutherland(1948)是颅骨运动整骨疗法的主要研究者,他非常坚定地认为:“手指功能的发展应该就像它里面有脑细胞一样,指尖和手指要具有感觉、思考和看的能力。因此,首先应当指导手指如何去感觉、如何去思考及如何去看,然后才是让其触摸。”

触诊的变化情况

尽管我们担心 Mitchell 罗列的不够充分、Upledger 和 Sutherland 的指导还不够难,但是有些治疗师还是只在离皮肤很近的地方进行评估,尽管很明显,他们“触诊”的组织与 Mitchell 的学生触诊的组织明显不同。

这种方法远没有想象的那样不可依赖。对“治疗性触诊(therapeutic touch)”的效果所做的双盲研究已经公开发表了,其方法根本“与躯体没有任何接触”。第十四章中将会对此进行进一步的讨论,同时还将对提高感知细微能量变化方式的敏感性的系列方法进行细化。

此外,还会详细地探讨其他涉及轻触皮肤的评估方法,此类方法触诊的手或手指要固定不动或多向移动。就像 Lewit(1999)提到的那样,这类触诊通常关注肤色的变化、温度的情况、弹性(这可能是电阻改变的反映或反射)或其他变化。

有些方法按照不同层组织的层次顺序进行检查,检查的部位位于层次之间(也就是说位于肌肉和结缔组织之间)或层次之上(肌肉上方的皮肤处、骨骼上方的肌肉处等),如德国的 Bindegewebsmassag 体系(结缔组织按摩)(Bischof 和 Elmiger 1960)。Lewit(1999)也已证实在反射区上方有相关的皮肤粘连,此处皮肤活化,像触发点一样。他将之称为“皮肤痛觉过敏区(hyperalgesic skin zones)”。

最新的进展以及一些老概念的引入使内脏结构评估法关注体位与“运动”两方面;我们将对其中的一些方法进行概述,特别是那些涉及肠系膜附件阻力或张力的评估方法(Kuchera 1997)。颅骶疗法和“零平衡(zero-balancing)”法(在其他方法中)涉及内在节奏感、体表触觉、相关生理或病理状态的评估;它甚至能提示与躯体或精神创伤相关的“组织记忆”情况(Tozzi 2014)。在第十三章中将对这些方法的演变进行探讨和描述,并辅以练习来提高其有效使用的敏感度。

软组织的深层触诊通常用来了解局部和反射活动的信息,它一般采用牵拉、挤压、深戳及变换不同运动和体位等方法。这些方法将在第四章和第五章中进行探讨和说明。它们经常与相关肌肉的肌力或肌张力(短缩)的程度评估一起进行;评估顺序将在第五章中详细描述。

当你进行运动范围和运动触诊时,可以使用一些方法从关节活动的“末端感觉”来判断关节的状态。这些检查方法及适当的练习将在第八章中进行讨论。

什么是心理影响?几乎所有慢性功能异

常都脱离不开心身双重因素的相互作用(或通常因其导致),所以心理因素一直需要我们关注。实际上,来自德国的结缔组织按摩治疗师的研究明确指出:特定的可触摸的软组织改变与特定的精神或心理状态明显相关(第十五章)。

整骨疗法、脊柱推拿疗法、物理疗法、按摩治疗及其他许多与人体相关的治疗体系都有各自的诊断方法,其中一些逐渐被普遍使用并被其他体系所公认。从职业的敏感性的角度出发,荣誉属于最早研发特定触诊方法的体系,无论其是否被人知道。

触诊的意境

Ida Rolf 是结构整合体系的创建者,即众所周知的 Rolfing 健身法(Rolfing)。该体系展示了触诊是怎样一种令人兴奋的体验。她建议(Rolf 1977)触诊学的初学者应该先在自己的大腿上体验(举例来说)。她说刚开始时,可能会觉得过厚、过软与肌张力低下之间"没有区别",或感觉皮下就像包裹了一大团一样。极端的空间性、物质性和化学性组织混乱会使结构成分的有序构建辨别困难。不过,上述组织正常后,这种"感觉"绝对是不一样的:

> 你可以感觉到能量和张力流入并且穿过肌筋膜单元……将"胶状物质"溶解,使筋膜套聚到一起,形成成捆的和统一的肌肉。

随着筋膜张力的改善,单块肌肉之间相互滑行,肉块不再"那么,那么硬"。筋膜层之间相互的滑行,使手指像探寻丝绸的层次一样。

Rolf 的兴奋是真实的。身体的触诊应随着实践而不断改变。无论从哪个方面来说,它都将会从一个纯粹的机械性活动逐渐变为一个真正的触觉和运动体验。

Tom Myers(2001)跟随 Rolf 一起学习,并在其鼓励下,创建了能够具体展示筋膜连续性或网络结构的模型。这些解剖"列车"或结缔组织线将身体各部分以功能性方式相连接。对连接方式的认识改变了我们对肌骨系统及其问题的看法。在第六章中关于筋膜触诊部分,将会用 Myers 自己的话对这些概念进行更多描述。

Paul Van Allen(1964)曾明确指出:非常有必要将加强感知技能或治疗技能的任务进行集中练习和应用:

> 让我们制定几个提高手法技能的原则……虽然大家普遍认同有些活动需要实践练习,并要遵从一些基本原则,如:打高尔夫球、棒球、保龄球,敲击钢琴的按键,或拉开弓弦等,但很少有人会想到整骨疗法训练中的手法技能学习也需要如此。如果学生不再练习在多少张《格雷解剖学》的纸下能感觉到一根头发,是否意味着整骨手法治疗开始失去疗效,甚至在我们这个群体中名誉扫地?

注意上述观点是在美国整骨疗法处于一个非常惨痛的时期时写的。当时有 2 000 多名加利福尼亚整骨疗法师放弃了自己的 DO 身份,转而接受 MD 身份("小 MD"是当时众多的贬称之一),从而使一所整骨疗法学院改为对抗疗法医学院。基础整骨疗法的教学和技能主要是从那次惨变才开始翻转和复兴。

描述我们感觉到的

所有用手的治疗师可能会经常扪心自问——是否用了足够的时间精炼和加强自己的触觉敏感度。很多情况下答案可能是"否",那么希望本书能够鼓励他们回头开始练习,如上述不常使用的《格雷解剖学》练习法(本书作者经常用电话号码簿来进行此种训练,并证明同样有效;但是现在这些号码簿已经被电子版本代替并逐渐成为了历史)。

Van Allen 除了表达学生对触诊技能失去兴趣的失望之外,还有一个很有用的贡献:

> 如果我们努力去将感觉到的描述出来,那么极有可能会理解得更好。要想将触觉体

验描述出来,我们需要对组织的现状特征进行归类。这就要求我们不仅需要弄清楚自己的观察,还要加强相互间的交流,对整骨疗法的理论与方法进行讨论,以扩展我们的集体经验。我们习惯对触诊差异进行粗略描述,如:像粗糙的树皮、粗花呢大衣或光滑的玻璃或丝绸等,但现在我们需要将其细微差别描述出来。我认为只有少数词比较适合,它们能够准确描述出触诊组织的状态。

随后 Van Allen 对此进行了详细说明,他认为的词如下:“密度大”“肿胀”“压缩”“拉伸状态”(或牵拉反应)及“弹性”。这些词可能不一定适合每一个人,但是 Van Allen 的观点很好。我们需要找大量描述性词语来描述我们的触诊所得。本书的很多专题中有很多方法都涉及这一至关重要的过程,也希望由此激励你遵从 Van Allen 的建议,拿一本百科全书,把能帮你将准确描述触觉微小变化的词最大可能地查找出来。

Viola Frymann 提醒我们这样一件事:Sutherland 博士在教学生练习颅骨触诊时,曾用小鸟先降落到树枝上,然后抓住树枝来做比喻。本书的某些练习取自 Frymann 的书。在这些练习中,她多次提到 Van Allen 的观点,建议学生学习触诊时应同时练习口头或书面描述自己的感觉。Frymann 博士下面的一些话(Frymann 1963)可能在本书中一直起着指导作用:

从理智上对生理情况下功能的运转及其在紊乱状态下可能会发生的情况进行理解是一回事,而能将手在患者身上作用,并对其紊乱状况的本质和程度进行分析、知道怎么做才能使其功能恢复正常、顺畅、节奏性生理状态,却是完全的另外一回事。后者恰恰就是我们的使命:了解我们手下的组织到底发生了什么或正在发生什么,然后知道需要做什么及如何度过这一关……[当然]……没有对患者进行其他评估而仅靠触诊本身是无法实现的。要想达到上述目标需要对患者进行系统的了解,如:病史、检查(包括触诊)、特殊检查及患者的治疗反应等。

跨学科视角

由于需要熟悉“正常”,所以本节开始就对其进行了解释;而“非正常”可以用现代英国整骨疗法的观点来界定,该观点由 Stone(1999)提出,他将触诊描述为“第五维度”:

触诊使我们理解组织的功能。组织的结构不同,其内在的柔韧性和弹性不同,如:肌肉与韧带、骨骼与器官的感觉完全不同。所以健康组织是一种“正常的”的感觉,各组织间彼此相互差异。这需要练习者不断反复体验“正常”,并建立起自己的关于“正常”的词汇。当学习者通过培训能够有效地进行触诊时,他/她将能够区分组织间越来越微小的不同。这至关重要。操作者必须能够区分组织是否已经从“正常”变为“更正常”。

“组织的触诊质量与情绪状态相关”(还可见第十五章),Stone 接着说:

不管是从组织状态的实际损伤程度角度出发,还是针对某种情绪问题,练习者都必须建立起自己主观的关于组织状态临床意义的描述。专业人员成长的一个重要组成部分就是不断积累触诊组织对手法的本质反应的经验,并逐渐深思熟虑,而其中最核心的部分是实践者形成各自独特的描述词汇。

Maitland(2001)是物理治疗领域的一位巨人,他从该领域角度提出了下述挑战:

脊柱触诊最重要,但同时也是最难学的技能。要想掌握该技能,就必须能够用触诊感知脊柱节段的不同,如:正常与异常、新与旧、低可动性与高可动性等,继而能将这些反应、位置和深度与患者的症状相关联(结构、病因及病原)。而这不仅需要执业者态度诚实,能自我批判,而且还需要他们能够进行功能运动评估和复合性生理性运动评估。临床工作者(甚至是那些先天有能力的人)至少需要学习 10 年才能将自己的手、疼痛反应与自己所思考的联系起来。

按摩疗法检查需要大量静态与动态的直接触诊。下面是 Murphy(2000)对该专业现代看法的描述:

触诊包括静态触诊(检查皮肤的温度与质地、肌肉情况、肌筋膜触发点或软组织改变情况等)、动态触诊(进行关节功能的评估)和肌肉长度的检查(进行肌肉功能评估)。它通常用来检查严重疾病的危险信号、原发性疼痛及功能异常的关键点或变化等。好的触诊技能在患者的检查中具有不可替代的作用……(除了听诊之外)望诊和触诊是检查过程中最重要的两种方法……尤其是触诊在运动系统的功能评估中至关重要。

美国整骨医学培训非常重视触诊技能。Kappler(1997)这样解释:

触诊学需要训练、时间、耐心和实践。触诊发现必须与功能解剖、生理、病理知识相联系才能最有成效。找出一个明显的病理变化(如肿块)不难,而要将症状、体征及触诊发现等所致的病理机制描述出来却要难得多……大脑可将手指和手的触诊所提供的感觉信息解读为:温度、质地、表面湿度、弹性、肿胀、组织张力、厚度、形状、敏感性、运动等。要想实现上述目标,就必须训练手指学会感觉、思考、看和了解。我们可以经在患者身上进行触诊的手指来学习感觉;可以根据解剖知识通过直观的图像来看触诊手指下的结构情况;可以思考什么是正常的、什么是异常的;可以通过实践来自信地知道哪些感觉到的是真实的和准确的。

倾听本书中所引用的专家的话语、对各章节间临床相关“特殊主题”的某些启发进行深思与评价及按照后述章节中所提供的练习反复实践,这些都可以帮助我们将触诊技术不断地精化,并达到某种超常程度,从而使练习者和患者都受益和满意。随着技术的提高,研究者所发现的常见的不可靠性的发生频率也会随之减少。可靠性(信度)问题将在下面的专题中讨论。

参考文献

Bischof I and Elmiger G (1960) Connective tissue massage, in Licht S (ed) Massage, Manipulation and Traction. New Haven, CT: Elizabeth Licht.

Cooper G (1977) Clinical considerations of fascia in diagnosis and treatment. Newark, OH: Academy of Applied Osteopathy Yearbook.

Frymann V (1963) Palpation – its study in the workshop. Newark, OH: Academy of Applied Osteopathy Yearbook, pp 16–30.

Greenman P (1989) Principles of manual medicine. Baltimore: Williams and Wilkins.

Kappler R (1997) Palpatory skills, in Ward R (ed) Foundations for Osteopathic Medicine. Baltimore: Williams and Wilkins.

Kuchera W (1997) Lumbar and abdominal region, in Ward R (ed) Foundations for Osteopathic Medicine. Baltimore: Williams and Wilkins.

Lewit K (1999) Manipulation in rehabilitation of the motor system, 3rd edn. London: Butterworths.

Maitland G (2001) Maitland's vertebral manipulation, 6th edn. Oxford: Butterworth Heinemann.

Mitchell F Jr (1976) Training and measuring sensory literacy. Newark, OH: Yearbook of the American Academy of Osteopathy, pp 120–127.

Murphy D (2000) Conservative management of cervical spine syndromes. New York: McGraw-Hill.

Myers T (2001) Anatomy trains. Edinburgh: Churchill Livingstone.

Panzer DM (1992) The reliability of lumbar motion palpation. Journal of Manipulative and Physiological Therapeutics 15 (8): 518–524.

Rolf I (1977) Rolfing: The integration of human structures. New York: Harper and Row.

Stone C (1999) Science in the art of osteopathy. Cheltenham: Stanley Thornes.

Sutherland WG (1948) The cranial bowl. Mankato, MN: Free Press.

Tozzi P (2014) Does fascia hold memories? Journal of Bodywork and Movement Therapies 18 (2): 259–265.

Upledger J (1987) Craniosacral therapy. Seattle: Eastland Press.

Van Allen P (1964) Improving our skills. Carmel, CA: Academy of Applied Osteopathy Yearbook, pp 147–152.

Van Duersen L, Patijn J, Ockhuysen A and Vortman B (1990) The value of some clinical tests of the sacroiliac joint. Manual Medicine 5: 96–99.

Vincent Smith B and Gibbons P (1999) Inter-examiner and intra-examiner reliability of palpatory findings for the standing flexion test. Manual Therapy 4 (2): 87–93.

Webster G (1947) Feel of the tissues. Minneapolis, IN: Yearbook of the American Academy of Osteopathy, pp 32–35.

第二章 触诊的信度与效度

Michael Seffinger

手法练习者评估患者的反应时，主要靠触摸来决定操作部位、操作技术与方法。触诊检查可以进行教授和描述，但没有一种触诊方法是标准化的、能够适合所有手法练习者使用或要求。不同手法练习者的实际触诊过程不同，但总的来说，治疗目标却是相似的，即损伤与异常的原因辨别和手法治疗是相顺应的。诊断性触诊一般用来进行异常结构和功能的辨别；需要特别强调的是，它旨在：

- 发现不对称，或定位特殊的解剖标志。
- 找出被动运动关节或组织的变化范围和阻力。
- 评估非骨性（“软的”）组织的温度（热或凉）、肿胀与发炎情况、张力变化及程度、对手法挤压和剪切力的阻力与顺应情况、是否纤维化或瘢痕情况。
- 找出痛点或疼痛区域。

体检时，很多触诊检查都可以用于上述目标。但哪种检查临床最适合？或进一步说，上述哪个目标可以被精确和准确地触摸出来？理论上说，触诊过程的准确性（效度）和可靠性（信度）越高，临床诊断的确定性就越高，治疗也会因之而更为恰当和有效。

在本专题中将会对“效度”和“信度”这两个词进行定义，阐释触诊检查的效度和信度是如何界定的，并总结效度与信度的研究结果，其中包括最新的科研综述（Seffinger 等，2004；van Trijffel 等，2005；Stochkendahl 等，2006；Hollerwöfer 2006；May 等，2006；Hancock 等，2007；Stuber 2007；Rubenstein and van Tulder 2008；Haneline 等，2008；Laslett 2008；Murphy 等，2008；Haneline & Young 2009；Stovall & Kumar 2010；Triano 等，2013；Póvoa 等，2015）。最后，各领域的专家就触诊的效度和信度研究的相关问题进行了深度解答。

什么是信度？

信度用于衡量结果的一致性、连续性和可重复性。以射箭为例，虽然弓箭手没有射中靶心，只是射中了箭靶的外围；随着一次次不断射中箭靶，即使没有射中靶心，但总体来说还是可以认为该弓箭手在射中目标上是可靠的。射中靶心意味着弓箭手射箭技术准确，而总的来说不断射中箭靶则意味着弓箭手射箭技术可靠。因此，信度和准确性的意义不同。

对于触诊来说，信度意味着临床医师用手进行评估时，每次的感觉都相同，即具有一致性和可重复性，如：如果临床医师说“这块肌肉我每次按压时都是硬的”，那么他/她的这一宣称就是可靠的。肌肉本身可能是坚硬的，但也可能不是，也可能是它下面有个坚硬的囊肿而造成肌肉是坚硬的错觉。但无论检查结果是否准确，我们都认为检查者是可靠的。检查者的内在可靠性是指其能力与其之前的手法评估相一致；而检查者之间的可靠性则是指两个或更多检查者认同彼此间的手法评估。

触诊检查量表的可靠性是指反复使用均能提供同样的信息。这主要取决于以下三方面因素：

1. 触诊发现的稳定性。
2. 触诊方法的内在变化情况。
3. 检查者的技术。

精确性衡量一个量表的变化情况，它通常与信度同义。虽然弓箭手没有射中靶心，但箭靶上簇簇箭矢围绕某一区域紧密排布意味着其技术精确。如果某一触诊量表在同一事物上反复使用,结果变化很小,那么该量表是精确的。精确和准确的触诊量表既可靠又有效。

为什么信度在触觉诊断中非常重要?

当没有金标准量表来说明某一现象的存在时,信度是最重要的。由于大多触诊过程都没有金标准量表来决定操作的部位与内容,所以一般将重复性和可靠性最高的量表作为金标准量表。如果两位或多位检查者都认同触觉发现的存在,那么该发现实际存在的可能性将大为增加。在这种情况下,触诊过程的信度与"准确性"或"效度"同义。如果没有使用某种更准确的评估方法(如:用超声影像评估软组织的完整性和液体含量),那么最可靠的触诊量表就是所能用到的最准确的量表。这也是最可靠的触诊量表非常受欢迎的原因所在。它可以增加检查者的诊断准确率,从而提高疗效,帮助患者减轻痛苦和恢复健康。

触诊的信度是如何确定的?

触诊过程的信度是通过比较同一检查者和不同检查者触诊同一/同组事物时的诊断性发现是否具有一致性与可重复性来决定的。表2.1中列出了影响量表信度的变量。触诊信度研究使用了很多这些变量的混合体,以评估其对触诊过程信度的影响。

研究人员最常使用Kappa(K)统计法来解释随机一致性的可能性。Kappa值的范围从-1到+1;0表示检查者的结果没有优于随机本身,因此该过程不可靠;负值表示诊断性检查过程的可靠性差于随机本身;不同研究者对可靠性量表的容许值的决定不同。表2.2列出了由Fleiss(1981)所推荐的Kappa值。

由于检查者会随时间推移而不断改变自己的触诊方法,并会根据经验学习一些捷径,因此需要像对实验室所用的仪器一样,对其进行重新校准。在研究期间,检查者彼此间需要经常接触,重新评估触诊过程,并进行再训练,对所用的触诊检查量表结果达成新的共识,从而决定操作的部位(Degenhardt 等,2005,2010)。此外,当辨别体表标志来进行触诊信度检查时,要特别注意解剖结构上的差异,尤其是男女在这方面上的不同(Snider 等,2008)。

表2.1 触诊信度研究中的独立变量

表2.1 触诊信度研究中的独立变量
患者的皮下脂肪量可能会影响解剖标志的触诊准确性
患者解剖上的变异(需要研究前进行筛查)
检查者受教育的水平
检查者对触诊过程及阳性标准的认同情况
检查者对所用量表(研究前的训练)的熟练程度(经验)
患者或检查者的性别
患者出现/未出现的症状
随着时间的推移,触诊到的现象的稳定性及对触诊的反应情况
检查者的触诊经验(技术)和水平

表2.2 一致性的分层:Kappa值的解释(Fleiss 1981)

Kappa值(K)	解释
K<0.4	很差
K0.4~0.75	较好或中等一致
K>0.75	非常好或高度一致

手法诊断过程的可靠性如何?

系统文献回顾对触诊信度研究的设计质量和报告方法进行了评估,并从本质上对这些研究自身的可重复性进行了分析。上述回顾对脊柱触诊过程的可靠性进行了概述,结果如下：

- 解剖体表标志的辨别和对称性评估不可靠；但通过扩大目标区域来将一致性的标准进行调整，可以提高信度。体表标志的区域性变化评估有中～高等的信度，如：脊柱侧弯及驼背的评估。
- 主动性区域运动范围比被动性节段运动范围可靠性高。颈椎、胸椎、腰椎节段间的被动运动触诊量表在一些研究中信度较好，在一些研究中信度较差。
- 总的来说，对于确定皮下组织张力方面，皮肤滚动法是可靠的，而评估组织质地异常情况的软组织检查、肌张力现状与依从性变化则是不可靠的。
- 软组织或骨性痛激惹检查是最可靠的。患者对敏感点被触及后引发的疼痛情况进行自我描述；痛觉激惹实际上就是对这种自我描述的信度所进行的检查。它并不是一种真的需要检查者来解释的触诊感觉。
- 检查者内在的信度要优于检查者之间的信度。总体来说，检查者的专业领域、经验水平、检查过程的前后一致性、研究开始前的培训情况或使用的研究对象是否有症状等都不是提高信度的必然因素。

其他研究的一些发现如下：

- 辨别腰椎棘突时，用多个骨性标志比用单一标志要准确（Snider 等，2011）。
- 临床医师辨别活动度小的脊柱节段的准确性似乎高于辨别活动度大的。腰痛患者俯卧位时，其活动度最小的腰椎关节的被动前后运动评估有较好的检查者间信度（K=0.71）；而活动度最大的节段的辨别信度则很差（K=0.29）（Landel 等，2008）。
- 标准参照点可以提高信度，如：从事脊柱按摩疗法的学生对三个研究对象的颈椎节段间运动进行了评估，其中两个对象各有一个先天性脊椎融合，一个位于 $C_{2\sim3}$，另一个位于 $C_{5\sim6}$；他们发现位于 $C_{2\sim3}$ 的和 $C_{5\sim6}$ 的分别有很高的一致性（K=0.76）和中等的一致性（K=0.46）；但总的来说，活动度最小的节段的辨别总体信度较高（K=0.65）（Humphreys 等，2004）。
- 对青少年患者的胸腰椎椎间关节运动及其疼痛反应、腰椎屈伸运动时的最终范围痛进行检查时发现（Aartun 等，2014）：伴有疼痛激惹的混合性运动检查可以提高信度，其 Kappa 值不小于 0.4。这已在成年人的颈椎中得到了确认（Maigne 等，2009）。
- Triano 等（2013）对系列研究进行了回顾后发现：在疼痛的检查区上操作时，临床医师之间的运动性触诊信度更高；疼痛区的关节和肌肉更容易辨别，如：僵硬、活动减弱及运动时疼痛。Manning 等（2012）的研究就是一个明证：检查者触诊颈痛患者的运动减少情况、运动最终范围感觉及疼痛激惹时，显示出可接受信度（Kappa 不小于 0.4）。
- 此外，脊柱节段运动检查的信度提高与检查者对发现的自信程度对等；临床医师对自己的诊断越自信，检查的可靠性就越高（Copperstein 等，2013）。数据分析时需要考虑下述变量，即：研究对象特征的流行情况、抽样对象的本质、检查者的倾向性及“足以”进行临床诊断的信度阈值（May 等，2006），所以部分研究者认为单用 Kappa 值不能决定一个检查的信度。Copperstein（2012）表明：选择合适的统计检验和分析是可靠性研究结果及其解释准确性的关键。
- 除了脊柱外，触诊在身体其他部位和关节的可靠性也得到了评估。

骶髂关节

- 总的来说，骶髂（SI）关节运动的触诊检查不可靠（Robinson 等，2007）。

- 使用一组疼痛激惹检查可提高信度(Laslett 等,2005;Van der Wurff 等,2006;Robinson 等,2007)。
- 伴有疼痛激惹检查的混合性运动检查可以更大程度地提高信度(Arab 等,2007)。
- 从系列检查中选用最可靠的检查可以提高信度(Tong 等,2007)。

髋

- FABER 检查法、滚木检查法和大转子压痛评估对髋关节痛患者有可接受信度(Kappa 值>0.4)(Martin & Sekiya 2008)。

下肢长度

- 下肢在内踝处的长度对称性评估显示出了可接受的信度(Kappa 不小于 0.4)(Woodfield 等,2011;Holt 等,2009)。

肩

- 上肢的关节活动度和力量测试是可靠的。
- 肩关节运动受限的评估有较好~非常好的信度,这在伴有疼痛时尤为明显,如:伴有肩痛的患者进行肩胛胸壁运动时(Baertschi 等,2013)。
- 广义的关节活动过度(GJH)触诊检查表与良性关节活动过度综合征(BJHS)触诊检查表都是可靠的(Juul-Kristensen 等,2007)。
- 疼痛弧、空罐和外旋阻力试验对肩峰下撞击综合征患者有中等~很好程度的信度(Kappa 范围为 0.45~0.67),Neer 和 Hawkins-Kennedy 试验有一般的信度(Kappa 范围为 0.39~0.40)(Michener 等,2009)。

手

- 触诊抗阻运动时的肿胀与疼痛的信度很差,但关节骨性轮廓或大小变化及触痛有一般~较好程度的信度(Myers 等,2011)。
- 根据 Beighton 关节活动度指数,手指过度活动有中等的(Kappa 不小于 0.4)信度(Aartun 等,2014)。

膝

- 膝关节稳定性检查是不可靠的(Malanga 等,2003)。

肌筋膜触发点

- 肌筋膜触发点在一些肌肉中可靠性更高,如:斜方肌、臀中肌、腰方肌(Mybrugh 等,2008);对疼痛激惹与触痛(而不是对紧带区、跳跃征或组织质地异常)的信度可接受(Kappa 不小于 0.4)(Lucas 等,2009)。

原发性呼吸机制

- 触诊颅骨和(或)骶骨所固有的节律性运动(称为原发性呼吸机制),没有显示出可靠性(Sommerfeld 等,2004)。
- 触诊大脑应变模式、节奏性脉冲率和运动受限的象限,有中等~非常好的(Kappa 范围为 0.52~0.82)检查者内在信度(Halma 等,2008)。

诊断性触诊的艺术

每个实践者都有自己通过触诊获得信息的方法,它适合自己的技能水平和对感觉的解释能力。在触诊素养中,感觉信息的理解在很大程度上取决于检查者的经验、知识和技术。没有实践经验的临床医师进行触诊检查及解释说明的可靠性更差。有些工作者虽然使用的方法不可靠,但由于工作时富有爱心和同情心,依然能获取患者的信任和肯定;有些工作者的触觉超级敏感,这是其他检查者所无法企及的。

本书的很多触诊练习和过程都还没有进行信度评估,但它们均是由专业实践者根据自己的经验推荐的,能提高手法治疗过程中患者异常情况的发现率。未来将会证明本书中这些练习对技术发展非常有用;这些技术可以用超敏机器进行测定,并确认它们是准确的。至此,我们将进入下一阶段,对诊断性触诊检查法的效度和准确性进行探讨。

什么是效度?

效度衡量触诊检查法实际能达到的效果占假定效果的比例,反映了该检查结果的实际相符程度(Feinstein 1987)。它和准确性、真实性同义。射箭时,能够射中靶心的弓箭手被认为是准确的。他/她可能不一定每次都能射中靶心。即使他/她没有射中靶心,而仅仅是比其他弓箭手离靶心近一些,那么也将认为他/她射得更准确。触诊检查法与之同理。衡量结果越接近预定目标,认为它越准确。即使检查法的衡量结果并不规律,但只要比其他检查法更接近目标,那么也认为该检查法比其他检查法准确,如:肌肉硬度触诊的准确性主要取决于检查者检查时是否觉得该肌肉真的坚硬。如果用标准测量装置来对该肌进行测量,发现它的确是坚硬的,那么就认为对该肌进行评估的触诊过程(即在该肌上按压)有效。一个有效的触诊测试取决于它是否能够发现参照物、金标准或测量工具所发现的事物。触诊检查法就像弓和箭一样:只有当弓箭手将之射中靶心时才是准确的;而触诊检查法的有效性也取决于检查者是否将之准确地使用。有时不同检查者之间的准确性因培训或经验的不同而异。

效度并不意味着信度和可重复性。如果某一触诊过程仅在某些时候能准确地对某一真实现象进行评估,那么它是不可靠的。对仰卧位患者的坐骨结节进行触诊时,如果只用食指有60%的时候能触摸到,而用手掌则有100%能触摸到,那么用手掌触摸预定目标的方法准确性高。因此,当一种有效的检查法可靠和可重复时,它是最有用的。反之,当一种可靠的方法准确和有效时,它也是最有用的。

临床医师、教育者及研究人员还认为:如果某一种触诊检查法能被使用者准确地进行解释,那么它也是有效的。由于单一触诊检查法无法完成整个评估,所以检查者进行准确的评估时,所使用的系列触诊检查法也被认为是有效的。对于到底是检查者是准确的还是所用的触诊检查过程是准确的,还存有一些争议。这也是为何在检查者间的触诊诊断效度研究中需要考虑上述两种可能。

关于效度的调查研究有很多类型。定性研究主要取决于检查者的主观观点和解释;而在定量研究中,则需要将检查者的发现与参考标准进行比较。参考标准通常是一种对相关或相同现象进行衡量的工具。信度的概念在定性与定量研究中不同。本章将重点对定量研究中的相关概念进行探讨。

参考标准

定义:参考标准(又被称为金标准)是一种经研究证实对其将要衡量的现象或状况具有高度敏感性和特异性的评测工具,或是一种领域内专家广泛认同、能够确定某种特定现象存在与否的最佳可用工具。

附注:如果没有完美的参考标准,那么可将实用性标准作为参考标准,如:患者痛觉触诊的测量就属于这种情况(Knottnerus 2002)。在疼痛激惹的触诊检查法中,视觉模拟疼痛量表已作为一种实用性参考标准使用了几十年(Price 等,1983)。

选用一种合适的效度研究参考标准并没有预想得那么简单。举例来说,Jende 和 Peterson(1997)在颈椎运动的触诊研究中,将X线作为参考标准,并假定(根据表面判断)运动或运动缺乏都与骨性体位相关。但颈椎关节运动的触诊发现:触诊到的明确的受限并非总是与在X线下的骨骼位置相关;非对称性肌张力限制了运动,但并未改变X线下的骨骼位置。还有一个常见的例子:教师向学生展示如何通过触诊辨别椎骨旋转的方向;学生根据表面判断或表面效度,认为触诊检查实际上能够帮助辨别椎骨的位置与运动特点。在本例中,教师就是参考标准。但教师既可能是一个可靠、准确的触诊者,也可能不是。对受限椎骨是否运动所进行的评估检查是有效的和可靠的,这是一个非常普遍的观念和信念,但缺乏支持性证据。这里有一个很适合的例子:在受限节段的平面上,做腰椎被动辅助运动与动态磁共振(MRI)的匹配性比较,证明该检查是无效的(Landel 等,2008)。

触诊的识别过程分三步:①用手来探查;②将信息经由外周神经向中枢神经系统和大脑传递;③大脑对感觉的信息进行解读。所以,研究者辩驳说"手是大脑和所触物体之间的唯一接口"。但这一说法需要效度,即大脑每次对触诊信息进行的解释。通过生物反馈和仪器对大脑的解释进行训练是教育者在触诊教学中开始使用的一种方法。当学生对触诊检查建立起参考或金标准之后,他们就可以进行这些标准的准确性水平的训练了。

了解效度研究的不同类型非常重要。这是因为当研究者声称某一触诊过程是有效的和准确的时,他们必须确定实际上到底在检查什么,并证明其有效,如:是触诊过程本身?是对检查者感觉的解释?还是对操作部位的辨别?触诊的一个方面证明有效,并不意味着其他方面也有效。临床上能够将触诊的三个阶段进行效度证明非常重要,这三个阶段即为:手指感觉到的是什么、怎样对其进行解释、如何根据这些解释进行诊断。

为什么效度在触诊诊断中非常重要?

6 个盲人分别触摸大象的不同部位可能会有 6 种不同的感觉,并对之有不同的解释,如:这个动物像扇子(耳朵)、像大树(腿)、像墙壁(身体)、像绳子(尾巴)、像矛(牙)、像蛇(鼻子)。他们各自一次又一次地对自我感觉的描述可能都是可靠的,但所做的解释并不准确。他们每人各触摸了整个机体的一个方面。由于没有评估自己感觉的金标准方法,所以其触诊技术都缺乏有效性和准确性。有争议认为:如果他们通过一系列检查触摸了整个机体,那么这些检查者之间的可靠性将会提高,但他们可能仍然没有准确性。视觉能够增加金标准。同样,触诊者通过目测解剖标志的对称性来确定自己手部感觉的有效性。手法操作者希望通过操作技术来解决某些问题,但这些问题却不容易用眼睛看到,如:细微的组织质地变化、运动受限或是对刺激性运动和检查者施加的压力的抵抗。如果能够用准确的仪器来证明手的触诊感觉有效,那么触诊者就会对自己的发现和解释更加自信。同样地,检查者内在的和相互之间的可靠性也都会提高。但这样的仪器存在吗?

能对触诊者所检查的异常情况的各个方面进行评估的仪器并不存在。如果没有作为参考或金标准的仪器,那么最富有经验和最可靠的触诊者将会作为参考标准。有人可能会认为:触诊检查越准确,那么其可靠性就会越高。虽然一位弓箭手 10 次中有几次将弓和箭射中靶心的准确率,但这并不一定代表着另一位弓箭手也会有准确性和可靠性。与之类似,一位专业的触诊者可以精确、可靠地进行有效触诊检查,但另一位可能仅可以偶尔进行准确的、可靠的触诊。因此,效度和信度都是必需的。研究、实践、经验和严谨认真的技巧发展是触诊学建立的基石。本书对触诊评估技术摘要及世界各地的大师们的练习方法进行了清晰地解释,以期能更好地为临床医师服务。

如何确定触诊过程的效度?

触诊检查的效度是通过衡量其相对于参考或金标准的执行情况来确定的。本专题将根据系统回顾的建议，着重从敏感性和特异性两方面对触诊效度进行探讨（Najm 等，2003）。

灵敏度和特异性仅仅是一个数学表达式，用于检测触诊对真实现象是否存在的判断能力。举例来说，临床医师以 X 线为参考或金标准工具，触诊检查某块颈椎是否被向右旋转。如果他单用触诊找到旋转的颈椎和正常颈椎都有 90%的准确率，那么就认为该触诊对结构真实状态的检查是敏感的，这又被称为真阳性伴极少假阴性，即检查者没有找出旋转颈椎的情况很少。触诊检查还非常有特异性，它能使临床医师找出没有发生的情况，即在上述例子中找出没有被旋转的颈椎。这是因为他找出了真阴性伴极少假阳性，即他认为椎骨已被旋转而实际上却没有。在确定触诊诊断性检查内容的效度方面，敏感性和特异性都是必需的。

因为具有完全敏感性和特异性的检查是不存在的，所以一般多使用混合性检查，以最大可能地提高诊断的准确性。每个触诊检查都能至少达到 90%的敏感性和特异性是一种理想状况。但在临床诊断时，使用敏感性和特异性最高的检查或混合后敏感性和特异性最高的检查最为重要。

在触诊过程中，是否能准确发现某种情况存在与否的能力称为该触诊的总准确度。临床医师触诊腰痛患者时，可发现组织质地改变、腰椎关节活动受限及棘突压痛，这都是躯体性功能不全的诊断证据。某些患者虽然没有腰痛的症状，但可能存在躯体性功能不全。用触诊发现躯体性功能不全可能是准确的；但如果将患者腰痛的症状作为参考标准，那么这些触诊检查就都是不准确的（在选择腰痛患者时）。因此，在听说或读到所谓的触诊准确度时，一定要问一下它对比的参考标准是什么。当没有可用的金标准时，对研究群体使用不同的参考标准，那么这些替代性参考标准的准确性将会增加研究的偏向风险（Naaktgeboren 等，2013）。

手法诊断过程效度如何？

大多数触诊效度研究的类型属于概念效度、标准效度或预测效度，而针对触诊内容的效度研究很少。其研究结果可按照触诊类型分类或根据手法拟治疗的功能障碍区分类。

解剖标志的评估

解剖标志的触觉识别与两侧体表标志的对称性评估的准确度是不同的：

- 中线体表标志的精确性评估没有显示出准确性，例如以 X 线为参考标准，检验棘突定位（Robinson 等，2009）。
- 以 X 线为参考标准，使用不同检查法对颈椎体表标志的触诊进行验证，显示出很差~中等程度的准确性，范围为 51%~87.8%（Póvoa 等，2015）。
- 以骨盆解剖模型为参考标准，对双侧髂嵴前部体表标志进行对称性评估，发现：当不对称性超过 5mm 时，有经验的临床医师比学生的准确性高。评估者用“优势眼”对应着身体中线，对体表标志的双侧对称性进行评估，并没有提高准确性。当不对称性超过 10mm 时，评估的准确性更高（Lee 等，2015）。
- Shaw 等（2012）显示：以超声检查为参考标准，就健康人群的脊柱进行手法操作前后，指压触诊对组织深度、腰椎横突不对称性的判断和解读都具有准确性。已授权用该参考标准进行进一步的研究。

脊柱运动的触诊检查

由于缺乏金标准，触诊检查小关节运动的范围与质量时，其准确性很难确定，如：脊柱的关节突关节或小关节。目前用带固定关节连接的塑料脊柱模型进行试验取得了部分成功。这些研究显示：对于固定关节或活动度小的关节来说，椎骨间的运动检查法

都是不正确的触诊评估方法(Najm 等,2003);而人体脊柱的被动运动检查法有一定的效度:

- Humphreys 等(2004)对从事脊柱推拿疗法的学生辨别患者活动度最小的椎骨关节的能力进行了评估:患者坐位,采用节段间侧弯触诊检查法,并以先天融合的单一椎骨关节为参考标准;结果显示敏感性很低,但该过程的特异性却很高。学生所辨别出的活动度小的脊柱节段的确就是融合的椎骨(假阳性很少);当然他们也有多次没有找到融合的椎骨(假阴性多)。
- Fritz 等(2005)以 X 线为参考标准,评估"腰椎辅助被动运动法"联合其他"非接触检查法"来定位活动度大的腰椎关节时,发现:活动度大的关节有两个最主要的先兆因素,即腰椎前屈运动增加和腰椎椎间运动触诊检查时没有表现出应有的低活动度。这两个因素的出现能使不稳定情况的可能性增加到 50%~93%。
- Abbott 等(2005)以 X 线为参考标准,对在手法治疗中受过训练的物理治疗师使用腰椎椎骨间辅助性被动运动的信度检查(PAIVMs)和椎骨间生理性运动的信度检查(PPIVMs)进行了评估。PAIVMs 检查和 PPIVMs 检查均具有高度的特异性,但它们对发现平移腰椎节段的不稳定性并不敏感。

疼痛激惹

疼痛激惹可能无法帮助找出患者受伤的原因,但它却是辨别患者受伤部位最准确的方法之一。触诊确实能引发疼痛。但当以目测类比评分法或患者主观疼痛汇报法为参考标准,用触诊来确定关节疼痛的原因和位置时,发现其准确性并非一直都很高(Najm 等,2003);这与通常的看法恰恰相反。在疼痛关节的发现上,指压疼痛激惹法比运动检查法准确性要高(Najm 等,2003)。如果某人有触痛,那么该部位很有可能确实存在问题(高特异性);但如果患者没有触痛,那么也并不意味着该部位没有问题(低敏感性)。以关节突关节面的阻滞注射为参考标准,发现在被动运动检查的末端出现疼痛并未显示出准确性,如:Kemp 检查法(也被称为象限检查法或伸展-旋转检查法)。它被医师用来辨别椎骨关节突关节痛,并经常作为颈椎、胸椎或腰椎"小关节综合征"的反映(Stuber 等,2014)。

用触诊检查找出提示内脏疾病的内脏躯体反射

目前尚无设计良好的内容效度研究能证明通过评估椎旁软组织张力、压痛、肋部和(或)椎体运动受限,在证明器质性疾病的明显脏器-体反射病理上有准确性。但 Kumarathutai 等(2008)对稳定性心绞痛或疑似心绞痛患者的胸壁肌压痛和心肌灌注图像之间的关系进行了评估,发现:胸壁肌出现指压疼痛与正常心肌灌注研究相关。之后有研究显示:急诊胸痛患者的可重复性胸壁压痛(CWT)能帮助排除急性冠状动脉综合征(ACS),而不可重复性的胸壁压痛能帮助确定本病的存在(Gräni 等,2015)。

- 不可重复的 CWT 对 ACS 有 92.9%(95% CI:66.1%~98.8%)的高敏感性;出现可重复的 CWT 能排除 ACS($P=0.003$),并伴有高阴性预测值(98.1%,95% CI:89.9%~99.7%)。
- 反之,不可重复性的 CWT 能确诊 ACS,并伴有低特异性(48.6%,95% CI:38.8%~58.5%)和低阳性预测值(19.1%,95% CI:10.6%~30.5%)。

身体不同区域的诊断性触诊效度

肩

鉴于单一检查没有很好的准确性(Hegedus 等,2012),所以任何程度的撞击综合征的诊断最好是用混合性检查(Park 等,2005):

- 阳性 Hawkins-Kennedy 撞击征。
- 阳性疼痛弧征。
- 一侧上臂外旋减弱。

Michener 等(2009)发现:在撞击综合征的检查中,如果 5 个检查(Neer 征、Hawkins-Kennedy 征、疼痛弧、空罐征及外旋)中有 3 个阳性,那么准确性就足够了;但如果 5 个中阳性少于 3 个,那么诊断的准确性就不够,甚至实际上可排除诊断。

诊断全层肩袖撕裂最好的混合性检查是当以下 3 项均为阳性时(Park 等,2005):

- 疼痛弧。
- 上臂下垂征。
- 外旋减弱。

关节盂唇撕裂时(Walsworth 等,2008):

- 伸臂或抓握时伴有阳性前屈或前滑的,或阳性前滑伴阳性主动挤压或前屈检查症状,提示有关节盂唇撕裂。
- 不能伸臂或抓握并伴有阴性前滑或前屈症状,提示无关节盂唇撕裂。

对类风湿性关节炎患者进行肌腱炎或肌腱断裂的触诊检查不准确(Kim 等,2007)。

膝

下述是具有高预测效度的膝关节稳定性或韧带松弛情况的骨科触诊检查(Hing 等,2009):

- 评估前交叉韧带撕裂的 Lachman 检查。
- 评估后交叉韧带撕裂的后抽屉试验。

诊断半月板撕裂的检查如下(Hing 等,2009):

- McMurray 检查阳性时,准确性最高。但它不敏感,有很多假阴性;阴性检查结果可能会漏诊实存的半月板撕裂。因此,该检查应与其他有良好记录的检查联合使用,如:关节线压痛检查。

骨盆:骶髂关节

用单一触诊检查骶髂(SI)关节痛,来辨别它是否为下背痛的病因,是不准确的;但与一系列疼痛激惹检查联合使用将会提高效度(Van der Wurff 等,2006;Stuber 2007)

- 骨盆分离试验、大腿推压试验、骨盆挤压试验及骶骨推压试验等的联合使用对明确 SI 关节是否为致痛的原因是准确的(Laslett 等,2005;Laslett 2008)。上述 4 个检查中只需用 2 个就可以达到最佳预测能力、确定 SI 关节是否是患者致痛的原因。如果 4 个检查都不能激发疼痛,那么就可以排除 SI 关节问题。
- Hancock 等(2007)对效度研究进行了系统回顾,并对辨别腰痛病因的各种检查进行了评估,其中包括 SI 关节痛触诊激惹检查。SI 关节激惹检查的联合使用有中等效度。
- 以双透视引导下关节麻醉阻滞为参考标准(金标准),Patrick 的 F-Ab-ER-E(屈、外展、外旋、伸)检查和其他 SI 关节痛触诊激发检查是不准确的,如:横前牵引压缩试验(transverse anterior distraction test)(间隙试验,gapping test)和(或)横后牵引试验(Gaenslen 检查)(Eskander 等,2015)。
- 研究者对此做法的准确性存有质疑:关节注射阻滞本身不是排除 SI 关节炎/异常是腰/下肢痛的病因的有效手段,但它却被作为参考标准,来评估"触诊或徒手刺激 SI 关节以确定其是否为患者腰/下肢痛病因"(Berthelot 等,2006;Hansen 等,2007)。许多研究还支持用刺激法辨别 SI 关节是否为痛因是准确的,但同样也有很多表示反对。由于当前证据有限,所以后续需要更为严密的研究与设计。
- 有研究对腰-骨盆痛患者的 SI 关节触诊过程进行了检查,发现:辨别 SI 关节是否是患者的病因时，有效的[敏感的和(或)特异的]疼痛激惹检查(或一组检查的结果)和有效的运动检查(或一组运动检查结果)不相关(Soleimanifar 等，2016)。当疼痛激惹检查与运动检查联合使用来定位 SI 关节的可控性功能异常时，可以提高检查者之间的信度；但由于它们衡量的病理状态不同，所以结果不一定是阳性；SI 关节可能不是腰-骨盆痛和运动功能异常的共同病因。举例来说：在很多情况下，腰-骨盆痛可能是指腰椎至骶髂关节区域。实践中经常会发现关节运动异常和关节痛一起出现；但这不是在本研究中发现的。这种情况到底是 SI 关节特有的还是也适用于其他关节，目前尚未可知。

腰椎

- 以机械性压痕做为参考标准，用手掌由后向前中线方向按压来评估脊柱的僵硬是否适合手法治疗既无敏感性也无特异性。(Koppenhaver 等，2014)。
- 大多触诊检查单独使用准确性很低，但如果在此过程中同时让患者将疼痛口头描述出来，那么触诊的准确性将会提高(Phillips & Twomey 1996)。单独用腰骶部被动伸展和腰椎棘突叩诊来评估疼痛是不准确的，但将望诊和触诊检查(至少包括一个主动性或被动性疼痛性运动)联合使用时，对确定腰痛患者的疼痛情况是准确的(Leboeuf-Yde&Kyvik 2000)。

颈椎

- 颈椎的前屈-旋转检查对评估与颈源性头痛相关的 $C_{1\sim2}$ 运动受限准确性非常高(91%)(Ogince 等，2007)。
- 在体表标志研究中，Jull 等用手法预诊断是哪些关节引起颈痛(1988)。以局部麻醉阻滞为标准，对 20 位有持续颈痛的患者的手法预诊断结果进行了比较。对所有处于疼痛期的患者来说，关节运动的末端感觉、运动质量及被动运动疼痛等的手法检查评估，对辨别有症状和无症状的关节均有 100%的敏感性和 100%特异性。
- 但就有症状和无症状的患者进行更大样本(128 位患者)的后续研究及更为严谨地统计分析后，显示：用颈椎触诊来发现颈椎关节痛是颈痛的病因是不准确的(King 等，2007)。Carragee 等(2007)指出将疼痛麻醉阻滞作为脊柱关节痛的参考标准未经证实，是有缺陷的。另外，King 等也没有意识到：虽然手法治疗通常被认为能减轻或消除疼痛，但它还可以用于正常运动和功能的恢复。疼痛可能会持续存在，但临床试验显示：一旦运动和功能恢复正常，疼痛经常会减弱和消失(Hurwitz 等，2008)。
- 运动学分析在评价颈椎运动特征方面显示了良好的应用前景，可作为颈椎疼痛患者被动和主动运动评估的参考标准。(Rutledge 等，2013)。Vorro 等(2013)用运动分析仪器发现：盲法研究的临床医师评估颈痛患者的颈椎被动运动时相比对无症状的患者采用了较小的角速度。这可能解释了评估部位有疼痛时准确性会提高的原因。医师进行被动运动检查时，可能会感觉到周围软组织和关节的阻力增加、运动质量变化及因之所致的运动速度变慢。

颅骨运动触诊

目前虽然缺乏内容效度研究，但有意思的是：结构效度研究的结果显示：颅骨触诊的运动范围有几十微米，没有超出已报告过的颅骨运动范围，该运动与颅骨内在压力波动(10~50μm)有关(Kasparian 等，2015)。

触诊并非一直是可靠的或准确的，因此领域内的专家需要对此进行指导和观察，以便理解所获信息对临床实践、临床诊断及患者保健的影响。下一节段将对此进行探讨。

能提高诊断性触诊的信度和效度吗?

Nyborg 和 Smith(2013)提出应当注意触诊时手部感受器本身的强弱,这样可以使诊断性检查的设计更精确和准确。以下是他们的建议:

- 用手指尖代替手掌进行被动椎间运动的评估。
- 对最初印象不要过度分析。
- 评估运动时,选用轻触而非深压。
- 侧重初始运动的感觉而非运动的最终范围。
- 触诊的手指尖或手要接触到所触的结构。
- 手和手指尖要坚持主动进行触诊及其他技能活动的练习。
- 运用可视化或视觉想像来增强感觉辨别力。
- 注意检查及检查预期的发现。
- 运动测试要缓慢进行。

触诊信度争议:专家观点

2001 年 10 月发行的《健身与运动治疗杂志》(JBMT)社论质疑了评估肌骨功能异常时所用的触诊方法的值、效度和准确性(Chaitow 2001)。很多研究性出版物都对手法评估表实施过程中评分者内在的和相互间的信度与效度提出了质疑。

为了收集到各领域专家关于触诊诊断过程的信度和效度的观点的文献研究,JBMT 邀请了一些著名的临床医师和科研工作者,请他们回答了系列问题。这些问题是与很多专家协商后汇编而成的。参与回应的专家领域包括医学(David Simons 和 KarelLewit)、整骨疗法(Peter Gibbons 和 Philip Tehan)、脊柱推拿疗法(Craig Liebenson 和 Don Murphy)、物理治疗(Joanne Bullock-Saxton 和 Dianne Lee)和按摩疗法(Shannon Goosen)。下面是对他们回答的总结。这些回答均取自原版,并就其中依然中肯的观点和建议进行了着重强调。专家们在这些出版的回答中引用了最新的相关文献来支持自己的观点。虽然下面的总结中已将这些文献移除了,但并未因之而影响其答复的完整性。这些答复并不受时间的局限。直到今天,它们还如本世纪初时一样适用,依然是未来手法执业者、教育者和研究者们非常有用的路标。

问题和答复

问题 1:观察者之间的触诊方法信度差会使你对以该方法为基础的检查的效度和可用性产生质疑吗?如果没有,那又是为什么呢?

回答:“触诊信度的问题不应与触诊对立,而是应该思考如何才能促进那些具有可靠性、反应性和有效性的工具发展。实际上,运动触诊信度很难建立的原因可以归结为我们对运动触诊所涉及因素的衡量能力不够……当我们以创设最好的练习方案为目标,并努力去证明时,我们就很难对“是否放弃那些难以衡量、但却安全、花费低的技术”作出合理公正的判断了,这些技术包括:关节触诊、肌肉或软组织运动和僵硬等。事实上原因很简单,那就是因为触诊太复杂了。它无法用金标准工具来衡量,如:用摄像来看,或用录音来听;但这都不能说明触诊没用。触诊远不仅仅是按压(痛觉检测),它还涉及了本体感觉、运动及张力。它无法复制,也没有理由将之弃用。阻力、张力等先用手感觉之后再进行操作,效果最好。操作的水平主要取决于感觉的水平(如:触诊技术)及对其的解释能力。实际上一直存在着这样的争议:如果没有触诊能力,那么不可能使用好的操作技术。确切地说,过多的信息(如:包括患者的反馈等复杂情况)使其更不可靠;或更确切地说,使其可重复性更差。触诊是临床上评价很高的一种方法,它能告诉有经验的检查者患者疼痛的部位。张力增高区是医师的标志区域,尤其是肌筋膜触发点。如果不用触诊,那么用什么来弥补这些空缺?手法矫治医学领域的科学之路还很漫长。为了进行“更复杂”的分析而放弃触诊将是一个非常重大的错误……我们应当了解触诊的局限性,重点关注如何将之整合成更强大和适用的评估工具。所以手法矫治医学执业者不应放弃关节、肌肉及软组织的触诊,这就和内科医师不能放弃腹部触诊或心血管医师不能放弃胸壁的听诊一样。将几种技术合并可使分类更准确;继而患者治疗的准确性好像也会提高。”

Craig Liebenson DC 和 Karel Lewit MD

回答:“我不想在治疗中没有它们……如果不注意所检查关节的动态和变化本质,我相信在对这些关节进行运动评估(无论主动还是被动)时,检查者内在或相互间都会没有信度。要对发现的信息进行研究、确认,然后将之进行比较,如:检查关节的活动范围意味着检查者“知道”该关节应有的活动范围。另外,我们还假设个体的关节活动范围不会随时间而变化……如果不进行反复检查,并将运动结果平均,那么就不可能有信度。这不是因为检查者感觉不到发生了什么,而是因为检查对象会随时间而不断变化。”

Dianne Lee MCPA

回答:“如果使用得当,达到了最有效平均值和最适合的临床标准,那么触诊方法将会是一种对患者检查的非常好的工具。但需要指出的是,患者需要检查的方面很多,如:开始时的病史收集、神经病学及一般性身体检查、疼痛激惹及功能检查等。整个临床检查都完成后,我们才可以汇总并进行诊断,因此处理策略也并非是任一评估工具就能完成的。”

Donald R. Murphy DC,DACAN

回答:“临床检查的很多内容都与最终诊断有关。不要因为观察者之间的触诊有信度差,就贬低触诊在诊断上的作用。不同的执业者对不同的触觉提示反应方式不同。他们根据各自的经验形成自己的操作处方。我们相信触觉诊断的信度可通过以下方法提高:

1. 触诊评估过程的标准化。
2. 多种检查方法的使用。
3. 增加对触诊和疼痛激惹间相互关系的关注。

……迄今为止,研究主要集中在触诊的信度方面,而对触诊方法与操作技术的使用和监督之间的相互关系方面探索不多。即使根据触觉提示没有达到预期诊断,触诊依然还是“徒手”技术中能够安全有效使用的关键手段。显然我们需要继续进行研究,以提高触诊领域的诊断能力;相信未来还将会对触诊技术所产生的重要作用等领域进行研讨。“徒手”技术操作时应以安全、有效和不产生疼痛为原则。而这些操作的熟练程度与培训、实践及触诊与心理运动技能的发展有关。我们坚信高精准的触诊技术是进行手法治疗时所必需的心理运动技能发展的基础。”

Peter Gibbons MB, BS, DO, DM-SMed 和 Philip TehanDipPhysio, DO, MPA

问题 2:你认为触诊和临床评估应当如何教/研究才能达到最高效度和最佳临床潜力水平?

回答:“要想触诊能够真正地熟练,学习者需要成百小时的训练和反馈。结构性评估也需要几百个小时的学习。治疗师在触诊与评估的相互联系上需要更多的训练。而这些均需要通过多学科培训团队才能实现。此时,可能有人会问一些较难的问题,如:“你是怎么知道的?”或“你能证明自己确实找到了想找的部位吗?”如果没有人问这些问题,那么他们极有可能是因为实际上欠缺了这些知识。”

Shannon Goossen BA, LMT, CMTPTMA

回答:“根据我在物理治疗师领域的教学经验,MTrPs 触诊教学最有效的方式是一对一训练:首先让学生学习肌肉的附着点、结构及功能,继而理解自己在检查过程中要找什么,最后领会 MTrPs 临床特征的病理生理学基础。对此我一般让学生在我的肌肉上(用 SCM 进行捏拿触诊、用第三指伸肌进行起点的平面触诊)检查。首先,我先进行肌肉的自我检查,以确定自己知道这是什么位置及学生能在该处发现什么。如果学生寻找有困难,那么我就很容易根据其做法找出原因,并通过比较我对肌肉的触诊感觉来了解他们对该肌的触诊感觉。身体大部分肌肉均可按上述过程进行检查。另外一个方法是让学生三人一组、轮流作检查者,这样需要的教学时间更短。当一人作为检查者进行肌肉检查时,另一个检查者将眼睛遮住。前面的检查者在表上列出自己的个别化检查发现及 MTrPs 发现;然后后面的检查者也完成一张相似的表;在老师的帮助下将他们列出的结果进行比较,看看他们是如何对肌肉进行检查的、其相同的检查结果有哪些。最后作为检查对象的学生对之前的两人中的一人进行类似的检查。”

David G. Simons MD

回答:“我觉得脊柱与骨盆的平移和角运动分析教学法是可行的。我们需要考虑的是如何对这些评估发现进行解释。仅仅因为某一关节的运动幅度减小并不意味着该关节僵硬或活动度减小。过度刺激关节的深部稳定装置会增加挤压,使关节的可用范围受限。我们需要从很多不同的检查中选择一个合理的临床程序,才能来对活动度减小/增加或不稳定性进行运动诊断。这不是单靠一个测试就能达到的,然而我们(在研究中)经常被要求根据一个测试就运动范围发表声明。要想显示检查过程的效度,我认为我们需要真正地看一下检查对象的选择标准,其中包括根据生物力学评估选择的对象,而不是考虑其疼痛表现和部位。疼痛与运动没有相关性。疼痛剧烈的关节可能活动范围是正常的,而没有疼痛的关节则可能在各方向上都活动受限。”

Diane Lee MCPA

回答:“首先,我认为教学生学习关节触诊时,应当包含关节受限触诊和疼痛激惹触诊。这是目前唯一显示具有可靠性的方法。其次,还应教学生学习触诊其他组织的关节和肌筋膜时组织质地的变化。我上学时(很久以前!),还没有适合教学生学习触诊学的系统方法。当时只是教学生要尽可能地去触诊更多的患者,这样学生最终就会学会触诊。其实,如果在触诊教学中采用渐进的方式,可能对发展学生对质地、运动及肌肉活动等不同情况的辨别能力与敏感性更有效。该方式应先从简单的任务开始学习,然后再向复杂和难度大一些的任务过渡。最新的证据显示:学生从非生物材料开始学习,这可能是他们区分生物组织的细微差别与僵硬程度的一个很有效的起点。”

Donald R. Murphy DC,DACAN

问题 3:我们在临床工作中是否因为触诊的可靠性差就要减少对触诊及评估方法的依靠?

回答:“我相信触诊是对肌肉、关节和神经系统成分进行大范围评估的潜在程序中的一个组成部分。在全面的主观检查之后,医师需要决定进行适当的肌骨结构评估。他要对问题本质及最有可能需要处理的异常功能结构等进行假设;而假设所必需的信息均来自不同评估量表的反应。在对患者检查的过程中,将会确定系列阳性结果、找出所记反应的本质,并为适当的干预提供基线数据。当诊断确立及处理方案形成后,治疗就开始了;为了确定治疗的效果,后续还要对阳性结果进行重新评估。这样的一个处理程序对医师以系列检查为基础的假设进行了核实,并最终帮助患者改善功能。”

Joanne Bullock-Saxton PhD,MApp Phty St (Manips),BPhty(Hons)

回答:“不应减少。我们应当学习如何才能提高自己的触诊水平,以便能够更好地理解自己的触诊信息。”

David G. Simons MD

感谢 ShanaFeinberg 帮助更新本章的参考文献。

参考文献

Aartun E, Degerfalk A, Kentsdotter L and Hestbaek L (2014) Screening of the spine in adolescents: Inter- and intra-rater reliability and measurement error of commonly used clinical tests. BioMed Central Musculoskeletal Disorders 15: 37.

Abbott JH, McCane B, Herbison P et al. (2005) Lumbar segmental instability: A criterion-related validity study of manual therapy assessment. BioMed Central Musculoskeletal Disorders 6: 56.

Arab AM, Abdollahi I, Joghataei MT et al. (2009) Inter- and intra-examiner reliability of single and composites of selected motion palpation and pain provocation tests for sacroiliac joint. Manual Therapy 14 (2): 213–221.

Baertschi E, Swanenburg J, Brunner F and Kool J (2013) Interrater reliability of clinical tests to evaluate scapulothoracic motion. BioMed Central Musculoskeletal Disorders 14 (1): 1–15.

Berthelot J, Labat J, Le Goff B, Gouin F and Maugars Y (2006) Provocative sacroiliac joint maneuvers and sacroiliac joint block are unreliable for diagnosing sacroiliac joint pain. Joint Bone Spine 73 (1): 17–23.

Carragee EJ, Haldeman S and Hurwitz E (2007) The pyrite standard: The Midas touch in the diagnosis of axial pain syndromes. Spine Journal 7 (1): 27–31.

Chaitow L (2001) Palpatory accuracy: Time to reflect. Journal of Bodywork and Movement Therapies October 5 (4): 223–226.

Cooperstein R (2012) Interexaminer reliability of the Johnston and Friedman percussion scan of the thoracic spine: Secondary data analysis using modified methods. Journal of Chiropractic Medicine 11 (3): 154–159.

Cooperstein R, Young M and Haneline M (2013) Interexaminer reliability of cervical motion palpation using continuous measures and rater confidence levels. Journal of the Canadian Chiropractic Association 57 (2): 156–164.

Degenhardt BF, Snider KT, Snider EJ et al. (2005) Interobserver reliability of osteopathic palpatory diagnostic tests of the lumbar spine: Improvements from consensus training. Journal of the American Osteopathic Association 105 (10): 465–473.

Degenhardt B, Johnson J, Snider K and Snider E (2010) Maintenance and improvement of interobserver reliability of osteopathic palpatory tests over a 4-month period. Journal of the American Osteopathic Association 110 (10): 579–586.

Eskander JP, Ripoll JG and Calixto F (2015) Value of examination under fluoroscopy for the assessment of sacroiliac joint dysfunction. Pain Physician 18: E781–E786.

Feinstein A (1987) Clinemetrics. New Haven, CT: Yale University Press.

Fleiss J (1981) Statistical methods for rates and proportions, 2nd edn. New York: John Wiley.

Fritz JM, Piva SR and Childs JD (2005) Accuracy of the clinical examination to predict radiographic instability of the lumbar spine. European Spine Journal 14: 743–750.

Gräni C, Senn O, Bischof M et al. (2015) Diagnostic performance of reproducible chest wall tenderness to rule out acute coronary syndrome in acute chest pain: A prospective diagnostic study. British Medical Journal Open 5 (1): e007442 (accessed online October 21, 2015).

Halma KD, Degenhardt BF, Snider KT et al. (2008) Intraobserver reliability of cranial strain patterns as evaluated by osteopathic physicians: A pilot study. Journal of the American Osteopathic Association 108 (9): 493–502.

Hancock MJ, Maher CG, Latimer J et al. (2007) Systematic review of tests to identify the disc SIJ or facet joint as the source of low back pain. European Spine Journal 16: 1539–1550.

Haneline MT and Young M (2009) A review of intraexaminer and interexaminer reliability of static spinal palpation: A literature synthesis. Journal of Manipulative and Physiological Therapeutics 32 (5): 379–386.

Haneline MT, Cooperstein R, Young M and Birkeland K (2008) Spinal motion palpation: A comparison of studies that assessed intersegmental end feel vs excursion. Journal of Manipulative and Physiological Therapeutics 31 (8): 616–626.

Hansen HC, McKenzie-Brown AM, Cohen SP et al. (2007) Sacroiliac joint interventions: A systematic review. Pain Physician 10: 165–184.

Hegedus EJ, Goode AF, Michener L et al. (2012) Which physical examination tests provide clinicians with the most value when examining the shoulder? Update of a systematic review with meta-analysis of individual tests. British Journal of Sports Medicine 46 (14): 964–978.

Hing W, White S, Reid D and Marshall R (2009) Validity of the McMurray's test and modified versions of the test: A systematic literature review. Journal of Manual and Manipulative Therapy 17 (1): 22–35.

Hollerwöger D (2006) Methodological quality and outcomes of studies addressing manual cervical spine examinations: A review. Manual Therapy 11: 93–98.

Holt KR, Russell DG, Hoffman NJ et al. (2009) Interexaminer reliability of a leg length analysis procedure among novice and experienced practitioners. Journal of Manipulative and Physiological Therapeutics 32 (3): 216–222.

Humphreys BK, Delahaye M and Peterson CK (2004) An investigation into the validity of cervical spine motion palpation using subjects with congenital block vertebrae as a "gold standard." BioMed Central Musculoskeletal Disorders 5: 19.

Hurwitz EL, Carragee EJ, van der Velde G et al. (2008) Treatment of neck pain: Noninvasive interventions. Results of the Bone and Joint Decade 2000–2010 Task Force on Neck Pain and its Associated Disorders. Spine 33 (45): S123–S152.

Jende A and Peterson CK (1997) Validity of static palpation as an indicator of atlas transverse process asymmetry. European Journal of Chiropractic 45: 35–42.

Jull G, Bogduk N and Marsland A (1988) The accuracy of

manual diagnosis for cervical zygapophysial joint pain syndromes. Medical Journal of Australia 148: 233–236.

Juul-Kristensen B, Røgind H, Jensen DV et al. (2007) Inter-examiner reproducibility of tests and criteria for generalized joint hypermobility and benign joint hypermobility syndrome. Rheumatology (Oxford) 46 (12): 1835–1841.

Kasparian H, Signoret G and Kasparian J (2015) Quantification of motion palpation. Journal of the American Osteopathic Association 115(10): 604–610.

Kim HA, Kim SH and Seo YI (2007) Ultrasonographic findings of the shoulder in patients with rheumatoid arthritis and comparison with physical examination. Journal of Korean Medical Science 22: 660–666.

King W, Lau P, Lees R et al. (2007) The validity of manual examination in assessing patients with neck pain. Spine Journal 7: 22–26.

Knottnerus JA, van Weel C and Muris JW (2002) Evidence base of clinical diagnosis: Evaluation of diagnostic procedures. British Medical Journal 324: 477–480.

Koppenhaver S, Hebert J, Kawchuk G, Childs J et al. (2014) Criterion validity of manual assessment of spinal stiffness. Manual Therapy 19 (6): 589–594.

Kumarathurai P, Farooq M, Christensen H et al. (2008) Muscular tenderness in the anterior chest wall in patients with stable angina pectoris is associated with normal myocardial perfusion. Journal of Manipulative and Physiological Therapeutics 31 (5): 344–347.

Landel R, Kulig K, Fredericson M et al. (2008) Intertester reliability and validity of motion assessments during lumbar spine accessory motion testing. Physical Therapy 88 (1): 43–49.

Laslett M (2008) Evidence-based diagnosis and treatment of the painful sacroiliac joint. Journal of Manual and Manipulative Therapy 16 (3): 142–152.

Laslett M, Aprill CN, McDonald B et al. (2005) Diagnosis of sacroiliac joint pain: Validity of individual provocation tests and composites of tests. Manual Therapy 10: 207–218.

Leboeuf-Yde C and Kyvik KO (2000) Is it possible to differentiate people with or without low-back pain on the basis of tests of lumbopelvic dysfunction? Journal of Manipulative Physiological Therapeutics 23: 160–167.

Lee AS, Pyle CW and Redding D (2015) Accuracy of anterior superior iliac spine symmetry assessment by routine structural examination. Journal of the American Osteopathic Association 115 (8): 482–489.

Lucas N, Macaskill P, Irwig L, Moran R and Bogduk N (2009) Reliability of physical examination for diagnosis of myofascial trigger points: A systematic review of the literature. Clinical Journal of Pain 25 (1): 80–89.

Maigne JY, Chantelot F and Chatellier G (2009) Interexaminer agreement of clinical examination of the neck in manual medicine. Annals of Physical Rehabilitation Medicine 52 (1): 41–48.

Malanga GA, Andrus S, Nadler SF et al. (2003) Physical examination of the knee: A review of the original test description and scientific validity of common orthopedic tests. Archives of Physical Medicine and Rehabilitation 85: 592–603.

Manning DM, Dedrick GS, Sizer PS and Brismée JM (2012) Reliability of a seated three-dimensional passive intervertebral motion test for mobility end-feel and pain provocation in patients with cervicalgia. Journal of Manual and Manipulative Therapy 20 (3): 135–141.

Martin RL and Sekiya JK (2008) The interrater reliability of 4 clinical tests used to assess individuals with musculoskeletal hip pain. Journal of Orthopedic Sports Physical Therapy 38 (2): 71–77.

May S, Littlewood C and Bishop A (2006) Reliability of procedures used in the physical examination of non-specific low back pain: A systematic review. Australian Journal of Physiotherapeutics 52: 91–102.

Michener LA, Walsworth MK, Doukas WC and Murphy KP (2009) Reliability and diagnostic accuracy of 5 physical examination tests and combination of tests for subacromial impingement. Archives of Physical Medicine and Rehabilitation 90 (11): 1898–1903.

Murphy DR, Hurwitz EL and Nelson CF (2008) A diagnosis-based clinical decision rule for spinal pain, part 2: Review of the literature. Chiropractic and Osteopathy 16: 7.

Myburgh C, Larsen AH and Hartvigsen J (2008) A systematic critical review of manual palpation for identifying myofascial trigger points: Evidence and clinical significance. Archives of Physical Medicine and Rehabilitation 89 (6): 1169–1176.

Myers HL, Thomas E, Hay EM and Dziedzic KS (2011) Hand assessment in older adults with musculoskeletal hand problems: A reliability study. BioMed Central Musculoskeletal Disorders 12: 3.

Naaktgeboren CA, de Groot JAH, van Smeden M et al. (2013) Evaluating diagnostic accuracy in the face of multiple reference standards. Annals of Internal Medicine 159: 195–202.

Najm WI, Seffinger MA, Mishra SI et al. (2003) Content validity of manual spinal palpatory exams: A systematic review. BioMed Central Complementary and Alternative Medicine 3: 1.

Nyborg RE and Smith AR (2013) The science of spinal motion palpation: A review and update with implications for assessment and intervention. Journal of Manual and Manipulative Therapy 21 (3): 160–167.

Ogince M, Hall T, Robinson K and Blackmore AM (2007) The diagnostic validity of the cervical flexion–rotation test in C1/2-related cervicogenic headache. Manual Therapy 12: 256–262.

Park HB, Yokota A, Gill HS et al. (2005) Diagnostic accuracy of clinical tests for the different degrees of subacromial impingement syndrome. Journal of Bone and Joint Surgery in America 87: 1446–1455.

Phillips DR and Twomey LT (1996) A comparison of manual diagnosis with a diagnosis established by a uni-level lumbar spinal block procedure. Manual Therapy 1: 82–87.

Póvoa L, Ferreira A and Silva J (2015) Validation of palpatory methods for evaluating anatomical bone landmarks of the cervical spine: A systematic review. Journal of Manipulative and Physiological Therapeutics 38 (4): 302–310.

Price DD, McGrath PA, Rafii A et al. (1983) The validation of visual analogue scales as ratio scale measures for chronic and experimental pain. Pain 17: 45–56.

Robinson HS, Brox JI, Robinson R et al. (2007) The reliability of selected motion and pain provocation tests for the sacroiliac joint. Manual Therapy 12 (1): 72–79.

Robinson R, Robinson HS, Bjork G and Kvale A (2009) Reliability and validity of a palpation technique for identifying the spinous processes of C7 and L5. Manual Therapy 14 (4): 409–414.

Rubinstein SM, van Tulder M (2008) A best-evidence review of diagnostic procedures for neck and low-back pain. Best Practices and Research in Clinical Rheumatology, 22(3): 471–482.

Rutledge B, Bush TR, Vorro J et al. (2013) Differences in human cervical spine kinematics for active and passive motions of symptomatic and asymptomatic subject groups. Journal of Applied Biomechanics 29 (5): 543–553 [Epub 2012 Nov 21].

Seffinger MA, Najm WI, Mishra SI et al. (2004) Reliability of spinal palpation for diagnosis of back and neck pain: A systematic review of the literature. Spine 29: E413–E425.

Shaw KA, Dougherty JJ, Treffer KD and Glaros AG (2012) Establishing the content validity of palpatory examination for the assessment of the lumbar spine using ultrasonography: A pilot study. Journal of the American Osteopathic Association 112 (12): 775–782.

Snider KT, Kribs JW, Snider EJ et al. (2008) Reliability of Tuffier's line as an anatomic landmark. Spine 33 (6): E161–E165.

Snider KT, Snider EJ, Degenhardt BF et al. (2011) Palpatory accuracy of lumbar spinous processes using multiple bony landmarks. Journal of Manipulative Physiological Therapeutics 34 (5): 306–313. doi:10.1016/j.jmpt.2011.04.006 (accessed September 29, 2016).

Soleimanifar M, Karimi N and Arab AM (2016) Association between composites of selected motion palpation and pain provocation tests for sacroiliac joint disorders. Journal of Bodywork and Movement Therapies, epub June 16. Available online at http://dx.doi.org/10.1016/j.jbmt.2016.06.003 (accessed September 29, 2016).

Sommerfeld P, Kaider A and Klein P (2004) Inter- and intraexaminer reliability in palpation of the "primary respiratory mechanism" within the "cranial concept." Manual Therapy 9: 22–29.

Stochkendahl MJ, Christensen HW, Hartvigsen J et al. (2006) Manual examination of the spine: A systematic critical literature review of reproducibility. Journal of Manipulative Physiological Therapeutics 29 (6): 475–485.

Stovall BA and Kumar S (2010) Anatomical landmark asymmetry assessment in the lumbar spine and pelvis: A review of reliability. Physical Medicine and Rehabilitation 2 (1): 48–56.

Stuber KJ (2007) Specificity sensitivity and predictive values of clinical tests of the sacroiliac joint: A systematic review of the literature. Journal of the Canadian Chiropractic Association 51 (1): 30–41.

Stuber K, Lerede C, Kristmanson K, Sajko S and Bruno P (2014) The diagnostic accuracy of the Kemp's test: A systematic review. Journal of the Canadian Chiropractic Association 58 (3): 258–267.

Tong HC, Heyman OG, Lado DA and Isser MM (2006) Interexaminer reliability of three methods of combining test results to determine side of sacral restriction sacral base position and innominate bone position. Journal of the American Osteopathic Association 106 (8): 464–468.

Triano JJ, Budgell B, Bagnulo A et al. (2013) Review of methods used by chiropractors to determine the site for applying manipulation. Chiropractic and Manual Therapies 21: 36.

Van der Wurff P, Buijs EJ and Groen GJ (2006) A multitest regimen of pain provocation tests as an aid to reduce unnecessary minimally invasive sacroiliac joint procedures. Archives of Physical Medicine and Rehabilitation 87: 10–14.

Van Trijffel E, Anderegg Q, Bossuyt PM et al. (2005) Inter-examiner reliability of passive assessment of intervertebral motion in the cervical and lumbar spine: A systematic review. Manual Therapy 10: 256–269.

Vorro J, Bush TR, Rutledge B and Li M (2013) Kinematic measures during a clinical diagnostic technique for human neck disorder: inter- and intraexaminer comparisons. Biomedical Research International. doi: 10.1155/2013/950719. Epub 2013 Feb 16 (accessed September 29, 2016).

Walsworth MK, Doukas WC, Murphy KP et al. (2008) Reliability and diagnostic accuracy of history and physical examination for diagnosing glenoid labral tears. American Journal of Sports Medicine 36 (1): 162–168.

Woodfield HC, Gerstman BB and Olaisen HR (2011) Interexaminer reliability of supine leg checks for discriminating leg-length inequality. Journal of Manipulative Physiological Therapeutics 34 (4): 239–246.

专题 1 使用适当的压力（和肌筋膜疼痛指数）

Leon Chaitow

轻触时的压力应以达到恰当的触压水平为准。Upledger 和 Vredevoogd（1983）说用 5g 重的压力，该压力实际上非常轻。很多专家建议用如下方法确定自己轻触时的压力大小，即闭目、在自己的眼睛上按压，当开始出现不舒服的感觉之前的压力。此外，还有一些建议，如注意观察指甲变白的程度，以确保压力的一致性（Wolf 等，1990）。

实际上，触诊及其施加压力时均都需要敏感性，均会关注组织紧张/抵触以及它们解除之后的情况。这在神经肌肉技术的评估模式中尤为重要（见第五章）。

当我们进行更深层的触诊或用指压痛点来确定其状况时（例如“难受/疼吗?”“有牵涉痛吗?”等），掌握一些方法来确定所用压力是否一致非常重要，如：评估纤维肌痛综合征患者时，以 4kg 的压力在 18 个指定部位检查，如果有 11 个为阳性时（如：非常难受/疼）即达到了诊断的标准（Wolf 等，1990）。如果某部位需要 4kg 以上的压力才会产生疼痛，那么该部位将不计算在内。（见专题 10 中关于纤维肌痛评估的详细触诊部位）。

现在问题来了：操作者怎样确定自己所用的压力是 4kg，而不是更多?目前已显示：可以教物理治疗专业的学生用简单的方法（如：体重秤）来使压力恰好符合要求；并检测了他们对腰部组织由后向前进行施压的情况。训练结束后，用体重秤对压力水平进行了评估，显示：学生训练刚结束时及一个月后的错误率均大幅度降低（Keating 等，1993）。

“压力阈值”一词用来描述触发点被挤压时，能够激发疼痛或牵涉症状的最小压力值（Hong 等，1996）。Myburgh 等（2008）显示：局部压痛评估时，斜方肌触发点触诊有较好的可重复性；触发点牵涉痛评估时，臀中肌与腰方肌的触发点触诊有较好的可重复性。显然，了解激发疼痛和（或）牵涉症状所需要的压力大小及其在治疗前后或随后的会诊中是否不同非常有用（见下面的疼痛指数讨论）。

使用痛觉测验计吗?

如果没有像痛觉测验计这样的测量工具，那么就无法获取所用压力达到标准程度的平均值。痛觉测验计是一种手持式、用弹簧支撑、橡胶为头的压力测量工具，它能提供标准压力使用情况的均值。用痛觉测验计时，要与所触或预先选择的点上的皮肤呈恰好 90°角，且压力要足以激发疼痛。当患者出现疼痛时即可记录所测数据。

Badry（参考 Fischer 的研究）讨论了对痛觉测验计的使用情况（他将之称为“压力阈值计”），并建议在触发点激活前后均用其对激发症状所需的压力大小进行测量，“因为症状被激发时，触发点的压力阈值升高到约 4kg 左右”（Baldry 1993；Fischer 1998）（专题图 ST 1.1）。

疼痛测验计在科研中和压力敏感度训练中都很有意义，但将之用于每天

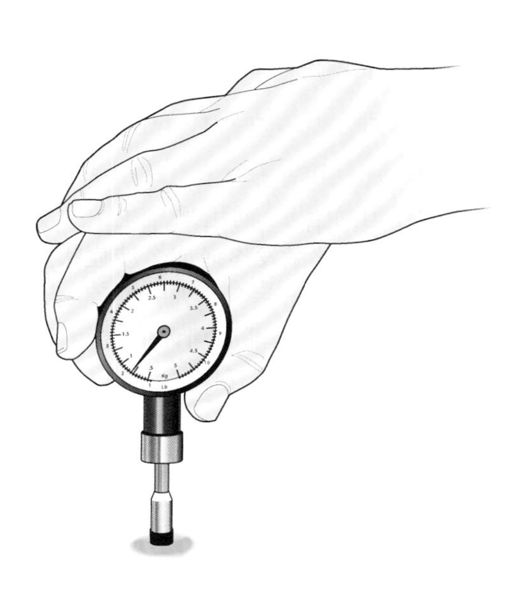

图 ST 1.1 压力测验计

的临床工作中却并不实际。不过，作为一个非常重要的研究工具，它能够对激发症状所需的压力情况及其变化进行客观地测量；同时还能帮助执业者进行自我训练，这样他们治疗时就能使用标准压力，并“知道”自己所用压力的大小。

肌筋膜疼痛指数(MPI)

疼痛测验计可以确定“肌筋膜疼痛指数”(MPI)，以对检查点被挤压时患者的主观疼痛表述进行客观地计算。MPI值决定了触发点或压痛点被激发时所需压力的平均程度。

用疼痛测验计可以测出每一个检查点所对应的压力(纤维肌痛综合征可能有18个检查点-见专题10)，或用标准触诊将活跃的触发点更合理地筛选出来。用疼痛测验计测定压力时，要将之与皮肤呈90°角放置，施压以产生疼痛，此时的压力值即为所测压力。将各检查点的压力值记录下来，并计算出其平均数，该数即为MPI。有了MPI，我们可以比较后续阶段中触发点是否需要更大的压力才能产生疼痛，以了解其活跃度是否降低或所需压力是否无变化或变小，从而知道其敏感度是否增加了或没有改变。

Pick 的触诊指导原则

Pick(1999)在头部评估和治疗中关于压力水平的建议非常有用(见专题图ST1.2)。这些原则同样适用于一般性触诊。

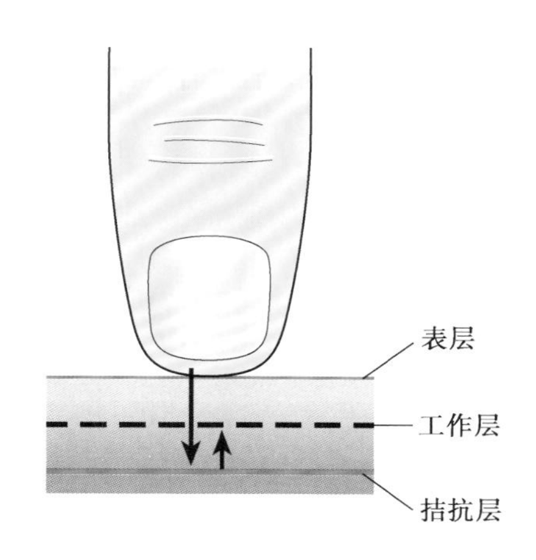

图 ST1.2 “工作层”的概念。表层所涉及的触摸不施加任何压力；拮抗层时，组织有保护性的向回推动感。压力由拮抗水平稍微减小，即为工作层的压力。此时，组织变化的感觉非常清晰；亦能将正常组织与异常组织区分出来(张力亢进、迟缓、水肿等)(Marc Pick DC博士，1999年之后)

Pick 的描述如下：

- 表面水平：根据结构的轮廓进行初步接触，不施加实际性压力。

- 工作水平："工作水平……是多数操作过程开始时的层次。在该层中，操作者能感觉到与施加压力对应的阻力。触摸压力无侵犯感觉……通常正好位于个体的舒适范围内；此时操作者将会对颅内结构进行最大程度地控制。"
- 拮抗水平：Pick认为当组织产生抵抗和（或）不适感/疼痛时即到达了该水平。拮抗可以发生于不同部位、不同程度的压力及不同情况下；不建议在该层次水平进行治疗。

所以，到底应使用多大的压力？理想情况下，压力应以既足够有效又不会造成损伤为度。

1. 在皮肤上作用时：表层。
2. 触摸定位触发点时：工作层。
3. 检查痛觉反应情况并对触发点进行治疗时：拮抗层。

当使用拮抗水平的压力时，会有组织推离感；操作者必须克服阻力才能进行持续按压。

特殊话题练习 1.1 变化的压力

- 在不同的组织区域，用拇指或某一指以上述各层（表层、拮抗层和工作层）进行指压，如：臀部、前臂肌肉较发达区、头部、脊柱附近及颈前部肌肉区等。
- 尽量定位张力亢进和（或）低下区域，并在这些部位进行操作练习，这样就可以知道如何根据不同的组织类型及张力情况来使用合适的压力。
- 如果没有触诊练习伙伴，那么可以在自己的身上进行练习。
- 先触摸组织，然后缓慢加压（逐渐向组织渗透），直至有"抵抗"感-好像组织向回挤压你的手指或拮抗进一步的压力。
- 之后尽量找出介于两层（表层与深层）之间的某一点。
- 当你这样做时就会触摸到组织，此时所施加的压力即为与组织张力相对应的压力。
- 这与NMT评估中所达到的压力非常相似（见第五章）。只有在这种情况下，静态压力要优于动态压力。
- 按这种方法进行练习，直至能迅速确定身体各部位不同组织的"工作层"。

参考文献

Baldry P (1993) Acupuncture trigger points and musculoskeletal pain. Edinburgh: Churchill Livingstone.

Fischer A (1988) Documentation of muscle pain and soft tissue pathology, in Kraus H (ed) Diagnosis and treatment of muscle pain. Chicago, IL: Quintessence, pp 55–65.

Hong C-Z, Chen Y-N, Twehouse D and Hong D (1996) Pressure threshold for referred pain by compression on trigger point and adjacent area. Journal of Musculoskeletal Pain 4 (3): 61–79.

Keating J, Matuyas T and Bach T (1993) The effect of training on physical therapist's ability to apply specified forces of palpation. Physical Therapy 73 (1): 38–46.

Myburgh C, Larsen AH and Hartvigsen J (2008) A systematic, critical review of manual palpation for identifying myofascial trigger points: Evidence and clinical significance. Archives of Physical Medicine and Rehabilitation 89 (6): 1169–1176.

Pick M (1999) Cranial sutures. Seattle: Eastland Press, pp xx–xxi.

Upledger J and Vredevoogd J (1983) Craniosacral therapy. Seattle: Eastland Press.

Wolfe F, Smythe H, Yunus M et al. (1990) The American College of Rheumatology 1990 criteria for the classification of fibromyalgia: Report of the Multicenter Criteria Committee. Arthritis and Rheumatism 33: 160–172.

专题 2　结构与功能:它们是不可分割的吗?

Leon Chaitow

整骨医学中最古老的格言之一着重强调了结构和功能的相互依存性:结构决定(或深刻影响)功能,反之亦然。所有能引起结构上变化的因素都会导致功能上的调整;所有功能上的变化均会造成结构上的改变(如:肌肉纤维化时,软组织的长度发生变化,继而会导致关节表面光滑度发生改变)。

短缩或纤维化的肌肉无法进行正常功能;那么就总会进行某种程度的适应与调整。它以作用的正常模式为基础,但作用方式有一定程度的代偿、不协调和失衡。

与之类似,身体任何部位的作用方式发生变化(呼吸功能是一个很好的例子)或整个身体的作用方式发生变化(如:姿势),只要它与预先设计的工作方式不同,那么就会引起结构上的改变。如果姿势不良或习惯不好(坐位时跷二郎腿和书写时头向一侧倾斜都是常见的例子),那么就会造成结构性变化。这些变化或是针对功能改变而作出的反应,或是为了对其进行支撑和稳固。

在第十二章中关于生物力学的变化就是很好的例子:当呼吸功能长期进行调整时,就会引起生物力学上的改变。这些例子强调了功能-结构-功能是一个连续的反应体。

在细胞层面上

当力作用于组织时,机械负荷会传递到个别细胞表面,继而传递到相互连接的细胞支架部位。这些支架形成了细胞的框架。它们可能会变形、扭曲或断裂(Wang & Stamenovic 2000)。

力传导描述了细胞和组织对变化发生反应过程中的结构特征以及后续因生物功能调整所进行的形状改变。细胞结构随施加的负荷发生变化;所涉及的负荷包括扭力、张力、切力、挤压、牵拉、屈曲、摩擦力等;上述变化过程的激发会牵涉化学信号,而这些信号会对细胞行为与发展(包括基因表达)产生严重影响(Hicks 等,2012)。

Kumka 和 Bonar(2012)认为力传导随“细胞将不同种类的机械刺激进行转化,并通过细胞外基质进行传递,最终变为化学活动以控制组织的形态和功能。”

Ingber(2000)对此进行了进一步地解释:

> 细胞的功能状况好像是依结构和潜在管理网络的力学状况而进行“自我组织”的。在此背景下,细胞骨架结构的这种以张力平衡结构为基础的改变可能会影响细胞的表型,使其从以能力为基础同时向改变整个细胞的多细胞骨架相关的生化活动信号成分转变。

Ingber 对宇航员(代表 NASA)骨密度丢失的研究显示:零重力下细胞张拉整体结构的骨架塌陷可以导致细胞

变形，这是细胞不能正常处理钙和其他营养成分从而造成骨密度丢失的原因之一（Ingber 1999）。在此我们可以看到在细胞层面上，有一张复杂结构适应与调整图，它决定了代谢功能与基因表达的有效性。

在更大层面上

我们可以将造成功能变化及随之引发结构改变的因素进行总结，如：使用过度、误用、滥用及失用等，它们可以被简化为一个词：施压/紧张。反之，当对结构进行触诊，以找出与预期的正常结构不同之处时，我们应当能够明确相关的功能变化。

举例来说：当对短缩或纤维化的软组织进行触诊时，应尽可能将不能正常作用的区域记录下来（如：腘绳肌短缩时，直腿抬高试验检查会出现下肢受限；同样所有涉及该肌的正常功能均会受限）。

但这里有一点值得我们思考，即：某物仅仅因为不能按其应有的方式作用，并不意味着它就需要治疗或康复训练来进行调整。以上面所提及的短缩的腘绳肌为例，可能会在某些情况下因某些实际功能需求而不得不紧张，如：骶髂关节不稳定和功能异常时，腘绳肌需要紧张以对骶结节韧带施加额外的压力；这时，它主要是作为稳定因素存在的（见第八章）。在这种情况下，牵拉紧张的腘绳肌群可能会使其更“正常”，但会造成骶髂关节不稳（Vleeming 等，1997）。

类似的思考还有活性触发点的出现。它们引起所在部位及牵涉区域的肌张力增高可能也是因为要发挥稳定作用（Chaitow & Delany 2000）。

观察功能变化时，我们应当做好还会发现结构改变的准备。因此，出现姿势或呼吸功能异常时，我们应当将目标锁定到最有可能导致相关结构改变的组织上以及可能会对其产生影响的结构（和功能）上。在这些地方，最有可能发现端倪。

甚至范围可以更小：我们都知道皮肤弹性（本功能依赖于正常的结构）的减弱，会引起其下的反射（功能）发生变化（见专题4）。

触摸与观察就像结构与功能一样密不可分。我们在对结构与功能进行触诊的过程中一定要牢记这一点；在触摸的同时还要注意观察以下两方面的物理表现——身体看起来如何、感觉怎样？其功能看起来如何、感觉怎样？

触诊时我们可以感觉到所触部位的结构、功能性组织与单位的物理表现以及因部分或整个身体机能变化而导致的改变。观察时，我们同样可以看到这些情况。

Ida Rolf（1977）认为我们应当对所感觉到的东西保持探究精神，应当问自己：

什么是结构？它看起来是什么样的？当寻找结构时找到了什么，我怎样将它认出来？一般性结构、人类身体特有的结构-它们的功能是什么？它们的机械构造如何？对人类来说，它能有多大程度的调整？当进行身体物理性结构调整时，你已经调整了哪些，你希望能够影响哪些？

总之，要问我们观察和触摸的准确性如何？

参考文献

Chaitow L and DeLany J (2000) Clinical applications of neuromuscular techniques, vol 1 (Upper body). Edinburgh: Churchill Livingstone.

Hicks M, Cao TV, Campbell DH and Standley PR (2012) Mechanical strain applied to human fibroblasts differentially regulates skeletal myoblast differentiation. Journal of Applied Physiology 113 (3): 465–472.

Ingber D (1999) How cells (might) sense microgravity. FASEB Journal S1: 3–15

Ingber D (2000) Cancer as a disease of epithelial–mesenchymal interactions and extracellular matrix regulation. Differentiation 70: 547–560.

Kumka M and Bonar J (2012) Fascia: A morphological description and classification system based on a literature review. Journal of the Canadian Chiropractic Association 56 (3): 179–191.

Rolf I (1977) Rolfing: The integration of human structures. New York: Harper and Row.

Vleeming A, Mooney V, Dorman T, Snijders C and Stoeckart R (eds) (1997) Movement, stability and low back pain. Edinburgh: Churchill Livingstone.

Wang N and Stamenovic D (2000) Contribution of intermediate filaments to cell stiffness, stiffening, and growth. American Journal of Physiology. Cell Physiology 279 (1): C188–C194.

第三章 触诊的基本原则

Leon Chaitow

Viola Frymann(1963)对触诊在治疗中的潜在作用进行了总结：

人的手上有很多“仪器”来感知温度、表面质地、表面湿度等的变化，继而洞察并探寻更深层组织的质地、肿胀情况、弹性与敏感性等。进一步说，人的手被设计用来探查微小运动，这种运动只能被可用的最敏感的电子捕捉器发现。这意味着触诊学不仅仅局限于各种触摸调整技术，而是属于本体觉范畴，能够感知自身肌肉系统的位置和张力变化。

这些论述对我们触诊时所用的“仪器”及所承担的任务进行了界定。

人手的不同部位对组织特征的辨别能力不同，有的强一些，有的弱一些；组织特征包括相对张力、质地、湿度、温度等。这强调了一个事实，即手的整体触觉敏感度取决于不同感觉(和本体觉)的质量与能力的整合情况。这些能力主要如下：

- 发现温度的变化情况。
- 区分组织张力谱中细微差异；可以区分的范围从非常迟缓松软到肌张力亢进和痉挛。
- 找出极其小的硬结，并能感知其大小情况，如：见于纤维化组织中或硬化区域中。
- 敏感地区分出组织质地和类型的不同，范围涵盖了肌肉、筋膜和骨骼。

手为何能承担许多如此精妙的任务？以下是 Irvin Korr(1970)的解释，这会有助于我们对此的理解：

我们在哪个部位找到的肌梭数量最多？显然是在其逻辑上的附属区。如果肌梭需要处理精细肌肉运动、测量肌纤维的极小长度变化，那么就可以预见其运动模式将会更加复杂；手部的肌肉就属于这种情况，它应当存有大量的肌梭。而我们的发现确实如此。每克背阔肌中只有 1 个肌梭，而手部每克中则接近 26 个。这也说明了手部功能上的重要性。

触诊生理学

触觉感知主要取决于皮肤和组织中的神经感受器的数量和类型差异(见方框 3.1 中的总结)，由此也决定了其辨别能力的不同。

方框 3.1 感受器和感觉

机械感受器	
轻微触觉	麦斯纳小体
	默克尔盘
	发根丛
深压	巴西尼小体
粗触觉	认为是卡劳斯末梢球
	认为是鲁菲尼末梢
本体感觉	
肌肉长度、肌腱和四肢	肌梭位置
	高尔基腱器官
	关节/运动觉感受器
痛觉感受器	
疼痛	游离神经末梢
温度觉感受器	
温暖	认为是游离神经末梢
冷	认为是游离神经末梢
内部温度	下丘脑恒温器

- 一般认为轻微触诊可以通过机械性感受器(如：Meissner 小体、Merkel 盘及发根丛)实现，这些感受器位于皮肤、肌肉、关节和器官中。它们对挤压、牵拉或毛发运动所致的机械性变形产生反应。皮肤中这类感受器的数量最多。
- 认为粗触觉感受器与 Krause 末梢球、Ruffini 末梢及 Pacinian 小体相关。

- 热和冷的感觉可以通过温度觉感受器感知，这类感受器被认为是皮肤中的游离神经末梢。
- 如果非常冷，就可以通过痛觉感受器感知——这是一种特殊的疼痛查探装置——它们也是游离神经末梢。

手的不同部位敏感性不同

Kappler（1997）指出：对某些人来说，手掌面-包括指腹，不是指尖-是进行质地精细评估的最佳部位；不仅如此，它也是对脉搏、硬结、水肿、湿度及器官移动进行探查的最佳之处（见第十二章）。手指的掌面和手的尺侧面也是辨别精细运动最有效的触诊部位；但体温变化通常手背更为敏感，特别是第2、3、4指的指背。

感觉神经元将触诊的手与脊髓或脑干相连。它们所支配的皮肤区域称为接收区。手表面有很多这样的区域，有一些会重叠。某一区域触觉的敏感程度与该区的感觉单元数量及接收区的重叠程度都成正比。

两点辨别觉检查

显然区域小而感觉神经元多的部位辨别敏感度最高。你可以进行如下检查：

- 用两个尖尖的点接触被检查区域。
- 两点之间的距离不断变化，直至最小。此时，仍然能够感觉到被触及的是两点，而不是一点（图3.1）。
- 对被触的两点间的最小距离进行测量发现：舌头表面、嘴唇及指尖（1～3μm）的空间辨别度最高。
- 反之，手背、后背和下肢的空间辨别度最低（50～100μm）。

感知觉不仅在空间准确性上存在差异，而且强度也各不相同，如：指腹可以分辨6μm宽的凹陷，手掌感受器能感觉到刺激，其分辨阈值为24μm。

Kappler（1997）指出有技巧的触诊可以感知到1/10mm（1/10 000m，1μm）小的运动幅度；手表面上能对此进行感知的是拇指和食指、中指（在该处所发现的神经末梢要多于手部其他地方）的指腹（不是指尖），这是手部最敏感的部位。

手背（尽管这里的空间分辨敏感性低-见上面）、躯干和下肢的敏感性阈值比指尖要高约10～20倍；指尖和舌头是我们可用的触觉最敏感区。

反对观点

舌头的敏感性没有任何临床价值。因此，我们需要将重点放在指尖和指腹的非凡分辨能力及特征上，这样才能提高我们的触诊水平（Uddin等，2014）。这个观点很普遍，但有些著名的异议者认为可以用整个手的接触来提高本体感知能力（见本章节后述内容）。

变量

敏感性的变量标记了个体间分辨能力的差异程度。这可能是因解剖学的不同所致，如：每厘米上感受器的分布数量可能会很清晰地调整感知程度。所有关于人体（或动物）解剖学的比较研究发现：几乎所有结构（包括神经感受器）的大小、数量及位置均存在清晰而明确的差异。

生理上的差异也很多。因此，每个人触诊时的敏感程度会不同。有些人可能感觉细微脉搏节奏非常容易；而另一些人可能需要非常努力并耗费很长时间才能实现。

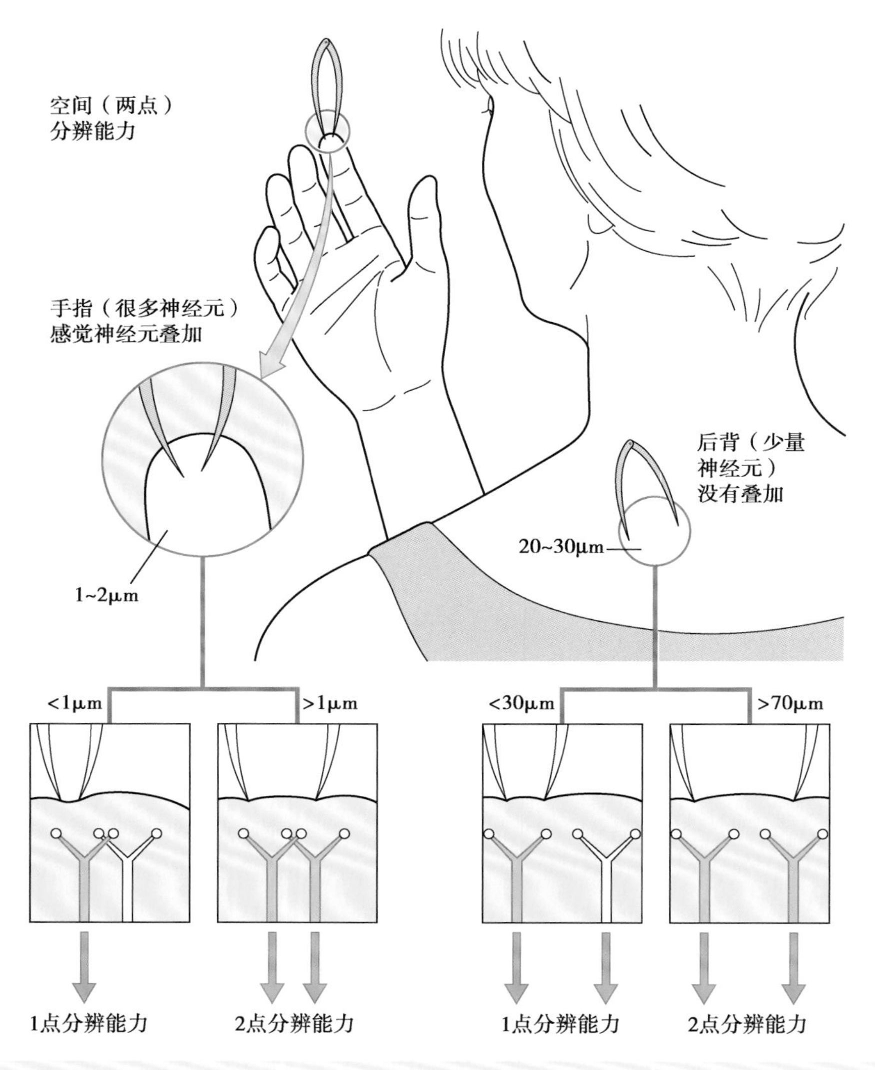

图 3.1　触觉分辨能力。空间分辨能力：在两点辨别觉检查中，皮肤的空间辨别能力是通过测量两个触觉刺激点之间的最小距离确定的。手背、后背及下肢的这种能力等级要低（50～100μm）；指尖、嘴唇及舌头的等级要高（1～3μm）。强度分辨能力：敏感区对触觉刺激强度差异的分辨能力也要好一些。因此，6μm 的凹陷对指尖来说完全能够感知到。指尖的这个阈值比手掌高 4 倍

感受器的适应性

解剖学上的差异不是造成触觉敏感性不同的唯一因素；当刺激一直存在时，我们要不断努力争取克服生理性反应以关闭（或减少）感受器的激活比率。这和我们所称之的“迅速激活感受器”相关。它们在持续接触下有敏感性减弱消失的趋向。这类感受器负责对精细触觉和压力发生反应，适应快。在正常情况下，认为此类感受器对阻止不断接触身体的事物（如：衣服）产生持续性反应方面具有价值，但它对进行触诊评估者来说却是一个障碍。

反之，机械性感受器主要作用于关节和肌肉，它们属于慢适应感受器，如：痛觉感受器。Upledger 和 Vredevoogd（1983）等部分专

家认为应当在触诊中合并使用本体觉感受器。这类感受器的慢适应性无疑支持上述观点，它们对由对轻微触觉的快速适应所致的敏感性变化有帮助。本章后面的练习将帮助对此的理解。

过滤信息

精细触觉感受器的适应性反应可能会使敏感性降低，但有时由于它会接收太多信息，因此需要对信息进行过滤以使触诊所得更加明晰。

Kappler(1997)对此进行了概述：

(触诊技术的)一个更重要的组成部分是能将注意力集中到所感知到的大量信息上，密切关注与组织质地异常相关的情况，并避开期间很多其他不相关的触诊线索。这就是大脑过滤器的发展过程……大脑不能马上处理所有的事情。将注意力只集中到自己想要关注的部分，那么就会比较容易和迅速地找到重要组织的质地异常区域。

Kappler等(1997)对这个观点进行了检验，他们将学生检查者和有经验的执业者进行比较发现：学生记录的触诊发现数量更多，而执业者记录的触诊发现有重要意义的更多。有经验的执业者没有“沉浸在大量的触诊数据”中，而是将不重要的信息进行过滤，然后集中注意力到那些有意义的信息上。

我们应如何清晰地对所感觉到的事物进行解释和说明？本章后面的练习将着重介绍辨别技术的学习。

在何处进行触诊?

根据很多专家的观点(见下述)，辨别能力最好的部位是四指和拇指的指腹，它们能够查出感觉的不同之处。

- 皮肤表面自身的变化范围涵盖了热/温暖至凉爽/冷；厚或薄；干燥、油腻或潮湿；肿胀或坚实；顺滑或粗糙等。通常对其进行评估最好的部位是指腹或手掌。
- 手背好像最适合测量皮肤表面的温度和湿度的变化情况。但关于这一点目前还没有得到证实。
- 结构与体表的距离评估、深度评估及其相对大小评估的最佳部位通常是指尖/指腹，或某种程度上手的掌侧面。手掌侧和指尖还被认为是经皮肤、脂肪、筋膜及肌肉来感知骨性结构状况变化最有用的触诊部位(Upledger & Vredevoogd 1983)。
- Kuchera和Kuchera(1994)认为手和指的掌侧面协调配合是对物体和组织的形状与轮廓进行评估的最好方法。
- 包括手指在内(可能还包括前臂和手腕)的整个手形成了一个准确的测量工具——手随着表面的情况变形，“倾听”生理性细微运动，如：颅骨整骨疗法术语中的原发性呼吸运动或对器官位置和功能进行评估时的内脏运动。可以这样说：此类运动在幅度与方向上的细微变化以及活动的循环频率均可用上述方法进行评估和操作(Upledger & Vredevoogd 1983)。

运动的触诊

如果触诊不是仅仅对组织的明显特征进行简单的评估，那么手就应将触诊过程中的运动、脉搏、细微震颤、节奏及所伴随的所有变化情况都记录下来。手指掌侧面好像是发现极细微震颤最有效的部位。Walton(1970)将之总结如下：

大多数权威都认同……手指的腹侧是用手部进行诊断时最敏感的部位；而末梢至远节指间关节的腹侧部分又是其中的最敏感区。此外，拇指和第2、3指的使用效果最佳。

Sutton(1997)对手部区域的敏感情况进行了区分：

指腹是辨别精细触觉及进行轻微触摸最敏感的部位；手背面的感知温度变化最敏感的区域；而掌指关节的掌侧面则对震动的变化更为敏感；掌心对粗略外形的识别

敏感。

随着我们的不断练习及触诊技术的不断提高，上述观点可以进行扩展。

Ford（1989）以用铅笔写字为例来提醒我们通常会将自己的触觉进行投射。我们写字时会感觉到纸张的质地；这并不是经皮肤表面或指尖来感知的，而是通过铅笔头感知的。因此，这显示了我们的本体感觉是如何进行投射的。Ford 建议通过下述方法进行体验：

改变自己抓握铅笔的压力-你将会很快发现自己不能写字了。抓握铅笔所施加的压力需要保持稳定，这样你才能将感觉延伸到笔尖，继而能够控制复杂的书写任务。好的工匠手艺者天生就对此非常了解。木工将触觉延伸到锯齿上；机工延伸到扳手上；外科医师延伸到手术刀的边缘；艺术家延伸到笔刷头上。

随着时间的推移，医师通过触诊进行诊断时：“好的执业者并没有在指尖处感觉到肿瘤的存在，而是将自己的震动觉和压力觉投射到患者身上”。因此在触诊过程中，我们经常将自己的触觉向身体外投射，Ford 说：“我们只是把平常无意识的过程变成大脑应有的意识。这样我们就会穿过自身与他人之间的微妙界限，去探索和学习，并最终对之进行帮助。”

Mitchell 等（1979）在其关于肌肉能量技术的经典教科书中解释了自己对于触诊目标的认识：“触诊是用手来感知组织情况的一种技术。当手进行触摸操作时，组织中的位置与张力变化会很容易被发现、诊断和治疗”。这是触诊最简单的目标；操作方法和工具（指腹还是整个手?）似乎能够不断变化，而触诊目标也会随之而逐渐具体和细化。

Mitchell（1976）从更为广泛的意义上，就感觉能力（他用“感觉能力”一词来代表望诊能力和触诊能力）的训练和衡量进行了检查，这次他自己写道：

对很多初学者来说，触觉必须能通过某一介质沿不同距离进行投射，这一点似乎非常神秘和难以理解。触觉通过不同厚度的组织进行投射实际上是张力感和硬度感的精确细化。这种感觉甚至能够进一步精炼，即通过感知觉的清晰表像，对活组织的潜在能量进行辨识，了解其特征和数量。因此，有些整骨疗法师能够准确地触摸出组织的既往外伤史。

要想达到理想的触诊水平，就需要掌握很多细微巧妙的技术和能力，如：Kappler（1997）认为我们需要能够估计下述内容：

- 物体的重量。
- 移动它们所需力的大小。
- 与所用力量相对抗的阻力。

上述技术在准确辨别组织的运动变化时必不可少，这些运动变化包括我们运动组织、组织自身所产生的运动（如：肌肉运动）或是由某些内在运动而产生的运动（脉搏等）。

异常功能定位：熟练触诊的实践价值

随着本章内容的深入及触诊技术学习的不断发展与进步，我们就进入了从治疗角度来定位特定异常功能组织阶段。在整骨医学中，肌骨功能异常区的定位有一些共性特征；ARTT（首字母缩写，有时又被缩写为 TART）将之进行了汇总。这些特征适用于皮肤、肌肉和关节等领域，本书后述的章节中将对此进行进一步的评估和界定。

以下是 Gibbons 和 Tehan（2001）进行躯体功能（特指脊柱和关节的功能异常）评估时对整骨疗法的 ARTT 触诊基础所作的说明：

A 不对称性

DiGiovanna（1991）将不对称性的标准归结到位置性因素上，认为“椎骨或其他骨骼的位置是不对称的”。Greenman（1996）将不对称性的概念进行了扩展，认为它除了结构性不对称之外，还包含功能性不对称。

R 运动范围

运动范围变化可适用于单一关节、多个关节或某一肌骨运动区域。异常状态可能是活动受限或活动度加大，它包括运动质量和“末端感觉”评估。

T 组织质地变化

明确组织质地的变化对于躯体功能异常的诊断非常重要。触觉变化可见于表层、中间层及深层组织中。临床医师能对正常和异常情况进行区分非常重要。

T 组织不适

不当的组织不适可能会非常明显。疼痛刺激及熟悉症状的再现经常用来定位躯体性功能异常。

ARTT 模型的效度如何？

Fryer 等（2004）曾证实：深部触诊胸椎旁肌，发现“组织质地异常”部位的敏感程度也要大于相连组织，由此确定了 ARTT 的 T 和 T 成分。

在后续研究中，Fryer 等（2005）对椎旁组织质地的不规则性可能是因椎旁肌群横切面较厚所致的可能性进行了检查。诊断性超声显示并非如此。

在更进一步研究中，Fryer 等（2006）对椎旁深部肌肉（这些肌肉位于胸椎旁肌深层，伴“质地变化”）的肌电图（EMG）活动进行了检查，发现它们也比周围肌群更敏感。这表示功能异常肌群的肌电活动增加，即它们张力增高。

成分混合

Denslow（1964）明确指出：由于 ARTT 的每个不同成分均可进行分别触诊和评估，所以学生应当将之作为分别的活动来开始异常功能的评估过程。随着时间的推移，他建议“这些成分将会混合成一个单一的过程……以或多或少同时获取关于敏感情况、组织张力、运动及连接情况的信息”。Denslow 还指出不同的研究者和医师对评估发现的变化叫法不同，如：“结构紊乱（faulty mechanics）”（Goldthwait 1937）、“触发带/区”［或点］（Travell 1951）、“节段性神经痛”及“痛觉过敏区/带（Lewit 1992）”。另外，在脊柱推拿疗法中，这些变化可能会被称为“半脱位”和“小关节综合征”；在整骨医学中被叫做“骨性病变”和“躯体功能异常”。

若某一区域的“感觉”与平常不同和（或）出现不同情况、不对称（从一侧至另一侧）和（或）正常运动范围出现受限和（或）对触觉敏感，则表示该区域有功能异常和不适。目前只知道功能异常的表现，而没有发现其本质所在。这些成分与病史及出现的症状均有助于其急慢性程度的判断，由此可对问题的本质形成暂时性结论，并确定最适宜的治疗干预措施。

不同的章节中均配有练习，但在第五章和第八章中，专门对 ARTT 的特征进行了评估。

特定目标

Walton（1971）讨论体检过程中由浅层至深层进行触诊时，指出应当注意寻找特定目标：

对急性和慢性损伤进行浅层触诊时，均可发现 5 种类型的变化，即皮肤变化、温度变化、浅层肌肉紧张、触痛及水肿。

对深层触诊来说：

操作者在其进行触诊的手指上施以足够的压力以触及皮下深层的组织……可能会发现 6 种类型的变化，即运动、触痛、水肿、深层肌肉紧张、纤维化及骨间改变。

要想达到对这些变化进行评估和判断等基本目标,就必须对手进行训练,提高和发展其本体感觉的敏感性,以便能找出细微信息并将之放大(可特别参考练习 3.12~练习 3.14)。随后,应是对这些信息进行合理的解释。

- 找出是指关注可能的发现,并用要求的技术和方法去揭示这些可能性。
- 放大是指将注意力集中到特定任务上,并屏蔽掉无关的信息。
- 解释是指能够将找出或放大所接收到的信息联系起来。

正如第一章中所示,我们主要应关注触诊的找出和放大部分,随后对由此所收集到的信息进行处理(如:怎样来对之进行解释);这些处理将主要取决于我们曾经所受的培训及所相信的体系。

Philip Greenman(1989)将触诊的三个层次定义为接收、传递及解释;并提出了一个非常有用的注意事项,即随着协调性与对称性技术的发展,我们逐渐能将手所关注的信息与视觉联系起来。

避免损伤滥用是最基本的,如:手应当保持清洁、指甲应当长度适宜。在触诊过程中,操作者应当处于放松舒适的状态以避免在触诊信息传递过程中产生不必要的干扰。为了能够正确地评估和解释触诊的发现,医师应当着重关注触诊操作、被触的组织情况及触诊所用的手和手指的反应。应当尽可能减少无关的感觉刺激。**触诊最常见的错误可能是检查者缺乏关注点。**[这是我强调的]

当触诊检查逐渐超越结构评估而转向微妙的循环和能量节律时,需要将触诊技术和方法进行进一步的细化;如:颅骶骨治疗中所述的“0 平衡”及各类整骨疗法研究者所做的工作(见第十五章)。

那么我们应当从什么地方开始发展和(或)加强我们的本体觉和触觉技术呢?很多专家已明确表示:练习对此有帮助;按下述例子进行练习直到自己没有多大困难就能够自如地获取想要的信息。这将是一个很好的起点。这些练习均以大量专家的建议和工作为基础;而这些专家均曾对如何获取高水平触诊技术的特定方法进行过描述。本书中练习的介绍和展示或多或少按照逐渐提高敏感性的顺序进行。

重要的比较性表述词

在开始练习前(这对初学者很有用;对有经验的治疗师进行技术更新时帮助尤其大),准备好一些触诊所需的比较性描述词非常有用。因此,我们应当有一些 Greenman(1989)所称的“成对的描述词”。这些词可能包括:

- 浅/深。
- 可压缩的/僵硬的。
- 温暖的/冰冷的。
- 潮湿的/干燥的。
- 痛/不痛。
- 局部的、局限的/弥漫的、广泛的。
- 放松的/紧张的。
- 张力增高/张力减退。
- 正常的/异常的。

……等。

当适宜的时候,开始用急性、亚急性或慢性等词来思考各异常情况也是非常有帮助的(方框 3.2)。

进行这些评估时,你可能希望将之与从患者那里获取的信息进行对比,以确定其准确性或将之排除。因此,如果感觉到组织有慢性改变,而患者也确定该部位有不适感 4 周以上,那么就可以认为“读的”是准确的。(显然,在很多情况下,慢性功能异常区域突然急性加重可能会被触诊到,这可能会造成混淆,但也是非常有用的触诊练习。)

改变的程度也应注意,可采用主观性量表将其分为轻微程度、中等程度或严重程度。可用简单的数码在量表上标出触诊组织的位置。

方框 3.2　急性、亚急性和慢性

一般术语：
1. 急性是指在过去的 2 周内
2. 亚急性是指 2~4 周之间
3. 慢性是指 4 周以上

触诊练习

Viola Frymann(1963)总结了部分非常简单的起始点，以在有效活体触诊时充分地发展其敏感性。她建议我们进行组织触诊时，应当直接触诊，而不是隔着衣服；并在整个过程中尽可能地保持放松。这很重要，可以避免不必要的张力对感知觉的干扰。

在触诊区域的接触部位只施加足够的重力也至关重要；操作时应缓慢进行，以使评估组织有足够的时间来调整和适应。用自己的工作感觉-肌肉感觉就可以对组织的阻力进行测量。这种感觉不仅仅是一种接触感，它还涉及了肌肉工作中所产生的感觉。下述系列简单练习的目标就是开始提高这些触诊技术。

Frymann 的部分练习能帮助提高极浅触诊的敏感性；它们需要关注组织的弹性、肿胀、湿度、皮脂活动、相对温度(温暖或冰冷)等。强烈建议反复多次进行本书中的所有练习；即使是有经验的从业者，他们在本领域中的技术发展得很好，也要经常回头就一些看起来很简单的练习进行回炉。这个过程可以被认为是一个发现之旅。当你意识到自己可以学会用触觉去"读出"组织中如此多的内容时，你将会有一种非常满足的感觉。

练习 3.1　硬币触诊

建议时长　一只手一次几分钟

- 在一个容器内放置不同面值的硬币。
- 闭着眼睛，一次拿走一个硬币。
- 仔细感觉硬币的每一面，并根据大小和重量确定其面值。
- 仔细触摸并辨别其正面和反面。
- 对不同面值和大小的硬币重复上述操作。
- 重复间隔有规律，直到能辨别和命名硬币。

练习 3.2　经纸触诊硬币

建议时长　一只手一次 2~4 分钟

- 将硬币放到电话号薄或其他较厚、软封面书的下方。
- 仔细在书上面触摸以找到硬币。
- 如果这样开始太难，那么可以先从杂志开始，逐渐增加手指和硬币之间障碍物的厚度，直到用电话号薄没有问题。
- 还要练习用手的不同部位来触摸硬币。

练习 3.3　经纸触诊头发

建议时长　一只手一次 2~4 分钟

- 将人的头发放到一页电话号薄纸下方；闭上眼睛，经纸触摸头发。
- 当头发相对容易找到时，将其放到两张纸下方，然后 3 张纸下方，如上同样操作，慢慢仔细辨别头发上方的表面的轻微变化。
- 现在你感知头发需要多长时间？
- 重复操作直到能够容易和迅速摸到头发。
- 还要练习用手的不同部位来触摸头发。

练习 3.4　无生命物体的辨别

建议时长　一只手一次 3~5 分钟

- 坐在桌子边(戴着眼罩)，尽量辨别桌子上的物体的差别，如：它们的制作材料是：木质的、塑料的、金属的、骨性的还是土质的？
- 将你的感觉描述出来-形状、温度、表面质地、弹性、柔韧性等。
- 来源于有机体的材料和来源于非有机体的感觉不同吗？
- 将你发现的不同之处描述出来。

练习 3.5 木头密度触诊

建议时长 一只手一次 5 分钟

Van Allen(1964)开发了一种能提高他称之为“密度”的感知训练方法。他用几个木块,大小 2 英寸×4 英寸×18 英寸(5cm×10cm×46cm);硬度由非常软(松木)渐进性增加(樱桃木、胡桃木、枫木)。他指出:

手指沿着这些木块滑行,体会其密度的不同;这是一种很好地发展触觉敏感性的练习。在部分木块中,我从下方钻了一个洞(1.9cm 大小),深度为木块厚度的 1/2,但距离木块上表面不超过 1/4 英寸(0.6cm);在洞中灌满铅,用欧洲锻锤砸实。木块面朝上放置时,看起来是一样的;但当灌铅侧朝上时,看起来就不同了。对大多数观察者来说,当其用手指在木块上滑行时,可以比较容易区分出其灌铅与否。整骨疗法医师在这一方面的辨别能力差异性很大,有些只滑行 1 次即可发现不同,有些则需要滑行很多次。

在这个“测验”中做得比较好的都是以触诊技术而闻名的那些人。

要想按 Van Allen 的所有要求制作木块、灌上铅等,可能会有一定的困难,但只做到将木块的尺寸统一及密度不同应该不难;从事手法教学的学校应当为学生准备各类这种木块,以供其练习触摸和评估。

练习 3.6 黑袋子/盒子触诊

建议时长 一只手一次 5 分钟

Mitchell(1976)提出了基本触诊练习的不同方法。他要求学生两人一组触摸盒子(袋子)里的一组物体(被测学生没有预先见过物体);盒子(袋子)上有一个开口,进行触诊练习的学生通过该开口来触摸。

Mitchell 建议:这种“黑盒子”可用于开始学习阶段,主要练习评估温度、质地、厚度、湿度、张力或硬度、形状(实体辨别觉)、位置、本体觉、大小、运动本体觉等。

方法:手触摸某一隐藏的物体(制作材料为塑料、骨骼、金属、木制、陶制、玻璃等);然后在学生将物体从盒子(袋子)里拿出来之前,指出物体是什么及由哪种材料制作。

练习 3.7 用无生命材料隔层触诊

建议时长 一只手一次 5~10 分钟

- “黑盒子”的精心制作和认真使用能够提高触觉的辨别能力;盒子中的物体应厚度多样,并由各种不同的材料制作而成,如:橡胶、塑料、金属等。触摸物体,对其材料构成和相对厚度进行评估,并讨论评估结果。
- 盒子中的材料还可以包含其他的变量,如:粗糙质地的材料——砂纸;用不同粗糙程度的砂纸,覆盖在不同厚度的海绵上。可创设多个变量来对触诊技术进行调整:“将不同张力和硬度的材料成层重叠排布,如:骨骼上覆盖的身体软组织可用分层的泡沫填充物、橡胶片、乙烯基布料等来模拟”(Mitchell 1976)。

不同张力的训练工具可以此方式进行构建,模拟不同厚度的软组织下的肌肉痉挛、纤维化改变、水肿及骨性结构:“可以进行这样的理性预期,即用这些工具训练将能增强学生对痉挛肌肉和骨骼或肥大肌肉和收缩肌肉的区分能力,提高其对此的自信心”。

练习 3.8 真实骨骼和塑料骨骼的触诊

建议时长 双手同时 5~7 分钟

Frymann(1963)认为下一个目标应该是不用工具练习,并开始提高学生用手而非用眼学习解剖学的能力。她建议的练习方法如下:

练习 3.8 续

- 坐位，闭上眼睛或戴眼罩；当对颅骨的结构不熟悉时，触摸某块颅骨或其他骨骼；可以用真实骨骼和塑料骨骼。
- 应能感觉到关节结构，并将其仔细地描述出来（理想状况下，有人将骨骼递给你，然后将发现录入到录音带中，以便之后学生睁眼研究物体/骨骼时进行自我评估）。
- 应对骨骼进行命名，对其两端连接情况进行描述，并探讨其特有的特征。
- 对颅骨构造的初学者来说，这是一种非常好的熟悉颅骨特有特征的方法。

触摸该骨骼时，你应当询问：

- 该物体的本质是什么，它是塑料的还是真实的?
- 你能找出该骨上的连接部位吗?

然后将真实骨骼和塑料骨骼在感觉上和特征上的不同描述出来。

- 骨骼虽然已没有生命，但仍有轻微的压缩弹性，这是塑料所不具备的；塑料也没有骨骼的连接缝上的结构细节。
- 用手指仔细触摸没有见过的物体可以获得其形状认知；如果解剖知识足够好，还能说出它的名字，并且找到其边界。
- Frymann 认为：如果胳膊有支撑，那么手和手指就不会受其重力的影响，这将会改善触摸的整个过程。

对练习 3.1~3.8 的讨论

每天定期重复上述练习，每次几分钟，操作的敏感性将会迅速提高；这是对活体组织进行触摸的前提，效果非常引人注目。即使你已经开始对活体组织进行触摸，这些练习也应继续保持。在不断的重复练习过程中应加入提高辨别力的物品，如：不同质地和特征的材料。这些材料是有机的或是无机的、表面轻度升高或凹陷及相互比较时的温度情况等都可以指出来。

用无生命的物体建立起触诊的敏感性之后，就可以开始活组织触诊了。其中最有用的触诊练习是了解正常组织的感觉。任何与正常组织感觉不同都意味着功能异常。这提示我们进行触诊练习时，大范围地选择练习对象非常有用，如：既要选择相对年轻和“正常”的对象，又要选择年纪大的，或进行触诊练习的组织曾被损伤或挤压过的人。就我个人的经验来说，可进行触诊练习的最“正常”的肌肉是学前儿童的肌肉；但在这个群体中，甚至也会经常出现肌张力高等功能异常。

练习 3.9 在体骨骼触诊

建议时长 一只手一次 5~7 分钟

无论前面的练习中使用哪一块骨骼（颅骨或其他），戴眼罩活体触诊时都应选择同一块进行，如：触摸其外形、缝（如果是颅骨）、弹性及可以观察到（不是发起的）和感觉到的运动等，并将之描述出来。

触诊对象可采用卧位或坐位。

按此方式与活体骨骼进行对比时，相同点与不同点就逐渐显现出来了。活体骨骼和非活体骨骼的不同应当描述出来，并进行界定；理想状况下将之录下来。

显然，活体骨骼不能直接进行触摸，而要通过表层的组织才行。这要求触摸时要有分辨能力。Frymann（1963）曾说过“我们的感觉有自动选择装置”，该装置能够过滤被评估骨骼表面所覆盖的软组织所提供的信息。

如果所选骨骼有浅层的肌组织，那么触诊开始时动作要很轻，仅在其上方放至皮肤上，然后逐渐增加压力，最终才触及到所考虑骨骼的轮廓。

随着对触摸情况的不断关注（早期需要几分钟），活体骨骼所固有的内在细微运动可能也会变得非常明显。

如果这是一块颅骨，那么可能会感觉到

三种节律，即脉搏、呼吸及某种更慢的节律性运动；通常可能会学着将注意力随意逐渐集中到其中一种节律上，而过滤掉其他的节律。

我们将在本书后面的部分中介绍能提高对此辨别能力的练习。

注：

在开始下述几个练习之前（包括练习 3.10~3.14），你可能发现先跳到第十三章会很有用（由 Sasha Chaitow 所写），尤其是练习 13.1，第二部分，及练习 13.2；所有这些都侧重直觉能力，并鼓励“超级认知”等主题——详见“心目”。

练习 3.10 内在运动触诊

建议时长 不少于 5 分钟

为了能够开始学习并学会分析更为细微的运动，Frymann（1963）建议触诊的学生应当感觉节律性的运动；将一只手放在脊柱某一节段上，另一只手同时此节段神经的分支所支配的区域，如：胸椎上段与心脏区，或胸椎中段与肝区。

闭上眼睛，耐心地注意力集中几分钟，体会手下的感觉。她说：“两手之间最终会形成一个流体波”。

- 你能感觉它或其他与之相似的东西吗？
- 如果能，尽量将你感觉到的写下来。

练习 3.11 正常与异常组织同时触诊

建议时长 不少于 5 分钟

Mitchell（1976）建议应同时进行正常组织和病理性组织的触诊，如：肢体麻痹、炎症、痉挛或肌张力极高，或有某些内在病理或病理生理性过程。

这种同时触诊练习实际上可能意味着需将一只手同时放在正常和异常的组织上，或顺序对其进行触诊，即从一处移到另一处，然后再回到原处；并将自己感觉的不同用语言描述出来。

对正常和患病组织或不良组织同时触诊，对从事身体工作的执业者和学生来说都是一个很好的教育机会，他们都应努力去体验。

例如，触诊几分钟之后，将正常和“异常”组织的不同感觉描述出来，或简单描述为肌张力增高和肌张力降低。

练习 3.12 Frymann 的前臂内在运动触诊

建议时长 10 分钟

Frymann（1963）简化了活体组织的最初触诊，并将之与非活体组织进行了对比（使我们不必去寻找一具温热的尸体）。

- 慢慢接触活体组织以逐步熟悉。Frymann 建议触诊的学生应与同伴面对面坐在桌子边，其中一人并将一只手放到桌子上，屈肌侧朝上；该上肢要能完全放松。
- 操作者将一只手放到桌子上的前臂上，集中注意力关注手指掌面的感觉；另一只手放在坚硬的桌面上。这样触诊活体组织时就有了一个对比参考，以帮助将运动区域与非运动区域区分开。
- 操作者的双侧肘关节都应放在桌子上，以避免上肢和肩部产生压力。
- 闭上眼睛，然后慢慢将注意力集中至手指和掌下的感觉；根据被触前臂表面进行调整。
- 注意力逐渐向由皮下（触诊手没有施加任何接触性压力）向深层组织迁移，并最终直至骨骼。
- 当感觉到被触组织的结构及其下方的情况（皮肤、肌肉、骨骼等）时，就应考虑组织的功能了。
- 感觉脉搏和节律时，周期性的变化接触手的压力。

练习 3.12　续

- 不必关注皮肤、肌肉和骨骼的结构。耐心等待直至能关注到运动。
- 观察并描述运动，如其本质、方向、节奏和幅度、持续性或变化性。
- 在不同年龄、性别及身体类型的人群、不同的身体部位上进行同样的练习。

整个触诊练习应至少持续 5 分钟以上；理想情况下应达到 10 分钟；应用另一只手重复操作已避免触诊技术只会单侧使用。

切记本练习的目标是当你能注意到自己所触部位的结构时，要调整自己对内在运动（分钟脉搏、节律）的注意并进行评估。

练习 3.13　双手内在运动触诊 1

建议时长　5~10 分钟

当你用一只手触诊上肢（或大腿，或实际上身体的任一其他部位），并在某处清晰地感觉到运动和节律性脉搏时，将另一只手放在同一肢体的对侧位置。

- 这只手能感觉到同样的运动吗？
- 这种感觉与之前的感觉相似、节律相同、运动幅度一样吗？
- 对于健康组织来说，它们应是一样的。如果出现不同，那么就可能代表着某种形式的功能异常。
- 在不同年龄、性别及身体类型的人群、不同的身体部位上进行同样的练习。

练习 3.14　双手内在运动触诊 2

建议时长　不少于 7 分钟

Frymann（1963）建议可以进行另外一种操作（或在同一节段上），即你用一只手触诊某一肢体（如上臂），另一只手触诊另一肢体（举例来说，如大腿）；然后，你静静地等待着直至双手分别感觉到里面的运动。

- 问问自己所感觉到的细微节律是否同步，并沿同一运动方向。
- 它们是持续的吗？或它们好像是周期性循环变化的？
- Frymann 认为你可能会发现自己的感觉好像沿着某一方向被牵拉，而没有或缺乏返回平衡中立位的倾向。
- 她认为这可能代表着某种损伤所致的模式建立了。仔细询问可能会确定之前所受伤害的方向和本质。
- 在不同年龄、性别及身体类型的人群、不同的身体部位上进行同样的练习。

练习 3.15　桡动脉脉搏评估

建议时长　一只手 5~7 分钟

Upledger（Upledger 和 Vredevoogd 1983）建议应练习更为明显的脉搏节律触诊和评估，如：关于心血管脉搏。因此他将该学习过程的第一阶段描述如下：

被查者呈舒适的仰卧位，触诊其桡动脉脉搏；可以感觉到明显的脉动峰值；随压力梯度的上升和下降调整自己的触诊。

- 心舒期有多长？
- 心舒期后脉搏压力上升的质量如何？它是大幅度的、渐进性的，还是平缓的？
- 压力峰值有多宽？
- 压力下降是快速的、渐进性的、平缓的，还是一步一步的？

记住所查脉搏的感觉；并能在离开被查者的身体后将之在心里回忆出来。通常一首歌听过几次之后就能将之唱出来；与之类似，离开被查者的身体后应该能够将触诊脉搏的感觉在心里回忆出来。

之后，Upledger 建议你对颈动脉脉搏进行同样的操作；随后同时触摸桡动脉和颈动脉脉搏，并将之进行对比。

注：

还可见于专题 13，关于传统的中医脉搏触诊

Frymann 关于摸脉搏的观点

进行简单摸脉时应学习一些非常重要的课程。当我们摸得比较好时，我们靠的几乎是天然的本能，Frymann（1963）对这些策略进行了分析；练习 3.15 时也应考虑。

1. 如果患者的收缩压相对正常（120mmHg），那么在脉搏上轻微指压可使之消失。
2. 如果所用的压力非常轻，那么就会仅有非常微弱的触诊感觉，而无其他的感觉。
3. 但如果将极轻的初始压力逐渐增加，那么就会有不同的脉搏感觉；当指压超过血压时，脉搏就会消失。

Frymann 指出在使用血压计之前，血压就是这样进行评估的。

触诊学生应体验不同程度的压力感觉，并注意其细微的差别。在进行这些操作时，我们应学习控制所使用的指压大小以适应特定组织的要求，从而获取最佳的锁定信息。关于所使用的压力问题已在特殊主题 1 中进行了讨论。

Frymann（1963）指出：

> 检查者必须对所研究的组织施加大小相等、方向相反的力，[举例来说]眼球的压力可由检查所用手指与眼内压之间的平衡压力估算出来。脓肿成熟情况的估计与之类似。作用与反作用必须是相等的。

这是触诊学习过程中非常重要的一堂课；它与后面专题中的内容相对应，如专题 5 中关于神经肌肉评估（NMT）方法的讨论与练习。

练习 3.16　触诊信息的分辨能力

建议时长　3~5 分钟

- 双手分别置于胸椎上段，触诊心血管活动。
- 集中注意力关注所感知脉搏的各种特征；转换注意力至呼吸方式及其多种运动上。
- 将注意力从关注呼吸相关的感觉移至心血管运动，来回反复练习，直至你能非常舒适自如地屏蔽掉自己想检查部位的“背景”信息。
- 让被触者每次屏息几秒钟，以着重检查心血管的细微运动。

很多功能性和病理性状况的准确评估主要取决于对信息的过滤能力，这些信息是触诊手从很多其他运动和感觉中获取的。该练习可以反复多次进行。

Greenman 的触诊练习

Philip Greenman（1989，1996）曾描述过一些对初学者和有经验者来说都非常好的练习，以提高其触诊技术。下面即为对之的总结。

练习 3.17　前臂层触诊（参见视频 27）（A：皮肤）

建议时长　7 分钟

与同伴面对面坐位，中间间隔一狭窄桌子（图 3.2）。两人都将左前臂放于桌上，掌面朝下；将右手（触诊手）及手指放于同伴的左前臂上、肘关节以下；用彼此的右手分别检查对方的左前臂。

初次评估时不伴随运动，要将注意力集中到感知处，注意自己手（极）进行轻微触诊时被触同伴前臂的轮廓。

将自己的想法展现到触诊手的感受器上；首先用手关注接触部位皮肤的属性；开始时触诊手是静止的。

- 所触的皮肤是热/凉、干燥/潮湿、厚/薄、粗糙/光滑的？具体程度如何？
- 你和同伴现在应将前臂翻转过来，这样可以回答关于掌侧面的同样的问题。

将背侧面触诊的情况与掌侧面的进行比较。对皮肤的质地、温度及厚度等进行评估并将注意到的不同之处用文字写下来。

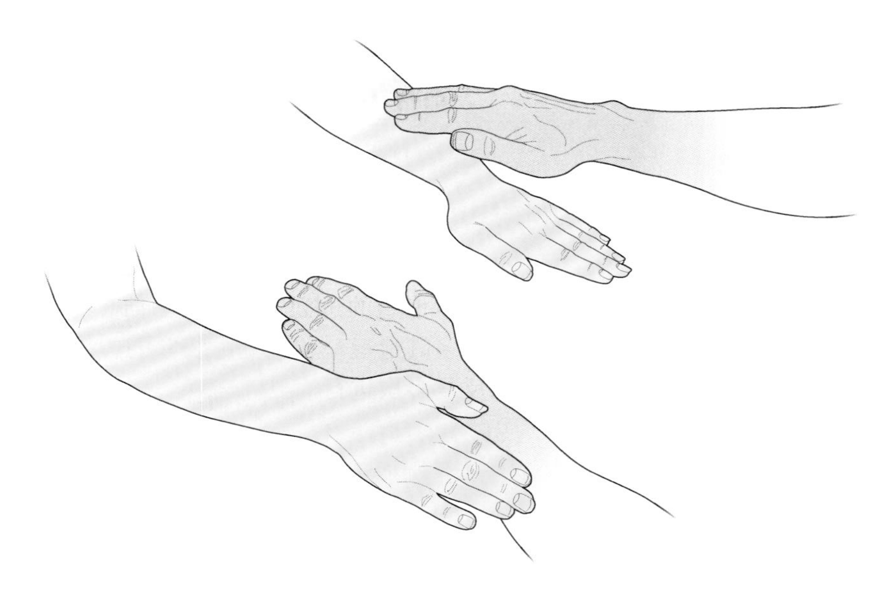

图 3.2 前臂触诊练习

现在用某一指腹以最轻微（“像羽毛一样”）的方式沿着前臂的皮肤进行触诊。

- 是否感觉有些区域不够光滑、指腹有“拖拽”感或有明显的粗糙感、潮湿感?
- 现在用手轻轻地将皮肤捏起来，评估其弹性情况及将之松开时皮肤恢复正常的速度情况。在前臂的两个面上分别进行该操作，并比较结果；在指腹轻轻敲打有“拖拽”感的部位亦进行同样的操作。将你的发现记录下来。

> **注：**
>
> 皮肤质地变化的重要性和意义将在下一个专题中全面讨论。

练习 3.18 前臂层触诊（B：皮下筋膜上的皮肤）

建议时长 5 分钟

- 在同样姿势下，手与皮肤保持紧密接触的同时进行小幅移动，使其与下方的组织相对运动。
- 将手相对于前臂做纵向和横向移动；移动皮下筋膜组织上的皮肤，并进行评估。
- 尽量对其厚度与弹性、“紧张与松弛”状况进行评估。
- 表层组织的移动与滑动是否在某一方向上比在其他方向上更自如?
- 比较同伴前臂背侧面与掌侧面的发现；对比之前触诊时所发现的皮肤质地、有“拖拽”感等有差别的区域的变化。
- 写下或录下你的发现。

练习 3.19 前臂层触诊（C：血管）

建议时长 5 分钟

- 用同样的接触方式，触诊皮下筋膜层中的动脉和静脉。
- 如果你对这方面的解剖生疏，可以用解剖图谱。
- 要特别找到并触诊桡动脉。
- 将腕关节至肘关节间你能感觉到的血管尽可能多地辨别（如：命名）并描述出来。
- 进行动静脉比较时，评估其粗细、质地及所察内部液体运动质量等差异。
- 让触诊同伴握拳，注意在 1 分钟左右的时间内血管发生了什么。

练习 3.20 前臂层触诊（C:深筋膜）

建议时长 5分钟

- 以同样的姿势将注意力集中到深筋膜上，慢慢逐渐增加手上的压力；这些深筋膜位于肌肉的周围，包裹和分隔肌肉。
- 手/手指缓慢横向运动以尽量辨别加厚的筋膜区域，这些加厚的筋膜如同套子一样，划分和分隔肌束。
- 大多躯体功能异常见于皮下筋膜层和深筋膜层，范围由触发点至压力带等大小不等，这可能与过度使用、误用或滥用有关。
- 特别注意寻找坚硬或增厚的区域，而这些区域提示有功能异常。
- 在腕关节和肘关节之间尽可能触诊更多的筋膜，并记录下自己的发现。

练习 3.21 前臂层触诊（E:肌纤维）

建议时长 5~7分钟

- 以同样的姿势和接触方式，经筋膜感知并定位肌束和肌纤维。
- 注意其柔韧性和硬度的相对程度；看看你是否能感觉到它们的运动方向。
- 现在你和同伴应慢慢伸开和握左拳，以使触摸的肌肉紧张和松弛。
- 这样操作时，感知肌纤维张力的变化，尤其是组织放松和张力增高时的差异。
- 接着你和触诊同伴都应相当用力地握紧左拳，分别感知对方前臂肌肉张力增高的状态；这对将来进行大多数患者的肌张力增高触诊非常有帮助。增高的原因多为过用、误用或滥用。
- 将你在本练习中注意到的质地和张力变化描述出来。

练习 3.22 前臂层触诊（F:肌腱交界处）

建议时长 5~7分钟

现在被触摸的上肢应放松。

将触诊手指沿前臂向腕关节方向移动，辨别肌肉与肌腱之间的交界处（肌肉肌腱连接处）。

继续向肌腱与腕关节的连接处的方向对肌腱本身进行触诊，该连接处被某一结构——腕横韧带覆盖。

对腕横韧带进行触诊，看看自己是否能够辨别纤维角的不同方向。

- 肌腱沿哪种方向走行？
- 韧带结构沿哪种方向走行？
- 将触诊的“感觉”及其特点写下来或录下来。

复习解剖/生理教材以帮助评估自己所认为的感觉是否准确。

练习 3.23 前臂层触诊（G:肘关节主动运动）

建议时长 7分钟

返回向肘关节方向移动，并将中指放于肘关节背侧面的凹陷处、拇指放于肘关节的腹侧面；触摸桡骨头。感知其形状与质地。

- 它有多硬？
- 在轻微压力作用下它能移动吗？
- 将中指和拇指移至肘关节稍上方、关节间隙上面时，你感觉到了什么？

如果关节没有大的病理性变化，你应感觉不到关节囊。你触摸的部位刚好位于关节上方。

让你的同伴慢慢、主动将上臂掌心向下和向上运动，注意中指和拇指之间的感觉。

- 掌心向上和向下运动时，运动范围末有什么变化？

练习 3.23　续

- 它是对称性的吗？
- 将末端感觉描述出来（见特殊话题 9 中关于“末端感觉”）。
- 掌心向上和向下运动时，哪个运动范围末好像更坚硬/更紧张（哪一个末端感觉更坚硬）？

记录下你的发现。

练习 3.24　前臂层触诊（H：肘关节被动运动）

建议时长　5 分钟

现在用左手抓住同伴被触诊上肢的手，右手抓住其腕关节。触诊关节，并进行掌心被动向上和向下运动。

慢慢进行这些运动，并对整个运动范围进行评估。

在此阶段，你会收到触诊手和被动运动手两组本体感觉信息。

将掌心被动向上和向下运动时的运动范围和末端感觉描述出来，并将主动运动和被动运动时的发现进行比较（见之前的练习）。

- 掌心向上或向下运动时，哪一个运动范围末端感觉更坚硬或柔软，哪一个的运动范围似乎最大？
- 你是否注意到接近关节运动范围末时组织的张力（“连接”）会增高？
- 你是否还注意到从障碍处离开时组织有自由（“放松”）的感觉？

当你向不同方向运动关节时，尽量注意其“放松”和“连接”情况。

- 你能否发现掌心向上和向下时的关节运动范围末之间有某一平衡点，在该处组织最放松？
- 如果是这样，你就已经找到了所谓的生理性中立点或平衡点，它是功能性整骨治疗的关键特征。

我们将在后面的专题中回到此概念，并进行更多关于中立点的练习。

关于练习 3.9～3.24 的讨论

本部分的这些练习着重提高对细微运动、内在运动及搏动的感知能力，它们有很多不同的来源。

Kappler（1997）曾指出：

> 内在运动是指体内无意识状态下产生的运动，如：呼吸运动或蠕动……［且］假定它们有多种发生方式：从生化上来说，发生于细胞或细胞下水平；是多种生物电模式之一；是循环和生物电模式的混合；是某些尚未理解的周期性模式。

“谐振（entrainment）”一词有时用来描述身体的多个搏动和节律运动汇合而成的一种可触摸到的和谐感觉（Oschman 2001）。物理学家用“谐振”来描述两种几乎同样频率的节律运动相互组成一对。从技术上讲，谐振意味着连接两个或更多振子的共同相位。有研究证实这种现象有治疗作用，如：在颅骶骨治疗中，治疗师的多种节律性运动和脉动可能会对患者产生影响，使其很多功能异常的节律运动回到更正常的状态（Chaitow 1999，Oschman 2001）。

本专题中早先的一些触诊练习主要用来提高对细微运动的关注能力，它们远远超出了被评估者的意识影响。Greenman 将这些练习及后面的练习中（尤其是关于前臂的肌骨结构的练习）最常涉及的错误总结如下：

- 注意力不集中。
- 施加过多的压力。
- 运动太多。

换句话说，要想触诊学习有效，那么练习时一定要速度缓慢、动作轻微，并将所有的注意力集中至所触部位上。

触诊技术的地位

本专题中的这些练习将帮助你获得(或提高)对不同厚度和不同非有机材料混合物的形状、大小、质地、弹性及温度等的区分(描述)能力;使你能够分辨有机与非有机、有生命与无生命的材料和组织以及不同健康状况下的活体组织情况;进行身体搏动与节律运动的第一阶段评估;并能随意屏蔽掉其他信息的干扰。这是触诊技术发展的关键阶段。

现在你可能还能感知与"组织记忆"有关的残余力量。关于"组织记忆"的相关概念将在后面的专题中进行更为严谨的探讨。

这些练习均可根据特定的需求进行变化和调整。它们代表了一些领先专家的观点,为我们进行后续的内在空间探索提供了起点。

参考文献

Chaitow L (1999) Cranial manipulation: Theory and practice. Edinburgh: Churchill Livingstone.

Denslow J (1964) Palpation of the musculoskeletal system. Journal of the American Osteopathic Association 63 (7): 23–31.

DiGiovanna E (1991) Somatic dysfunction, in DiGiovanna E and Schiowitz S (eds) An Osteopathic Approach to Diagnosis and Treatment. Philadelphia: JB Lippincott, pp 6–12.

Ford C (1989) Where healing waters meet. New York: Station Hill Press.

Fryer G, Morris T and Gibbons P (2004) The relationship between palpation of thoracic paraspinal tissues and pressure sensitivity measured by a digital algometer. International Journal of Osteopathic Medicine 7 (2): 64–69.

Fryer G, Morris T and Gibbons P (2005) The relationship between palpation of thoracic tissues and deep paraspinal muscle thickness. International Journal of Osteopathic Medicine 8 (1): 22–28.

Fryer G, Morris T, Gibbons P et al. (2006) The activity of thoracic paraspinal muscles identified as abnormal with palpation. Journal of Manipulative and Physiological Therapeutics 29 (6): 437–447

Frymann V (1963) Palpation – its study in the workshop. Newark: Yearbook of the American Academy of Osteopathy, pp 16–30.

Gibbons P and Tehan P (2001) Spinal manipulation: Indications, risks and benefits. Edinburgh: Churchill Livingstone.

Goldthwait J (1937) Body mechanics, 2nd edn. Philadelphia: JB Lippincott.

Greenman P (1989) Principles of manual medicine. Baltimore: Williams and Wilkins.

Greenman P (1996) Principles of manual medicine, 2nd edn. Baltimore: Williams and Wilkins.

Kappler R (1997) Palpatory skills, in Ward R (ed) Foundations for Osteopathic Medicine. Baltimore: Williams and Wilkins.

Kappler R, Larson N and Kelso A (1971) A comparison of osteopathic findings on hospitalized patients obtained by trained student examiners and experienced physicians. Journal of the American Osteopathic Association 70 (10): 1091–1092.

Korr I (1970) Physiological basis of osteopathic medicine. New York: Postgraduate Institute of Osteopathic Medicine and Surgery.

Kuchera W and Kuchera M (1994) Osteopathic principles and practice, 2nd edn. Columbus, OH: Greyden Press.

Lewit K (1992) Manipulative therapy in rehabilitation of the locomotor system, 3rd edn. London: Butterworths.

Mitchell F (1976) Training and measuring sensory literacy. Newark, OH: Yearbook of the American Academy of Osteopathy, pp 120–127.

Mitchell F, Moran P and Pruzzo N (1979) An evaluation of osteopathic muscle energy procedure. Valley Park, MI: Pruzzo.

Oschman J (2001) Energy medicine. Edinburgh: Churchill Livingstone.

Sutton S (1977) An osteopathic method of history taking and physical examination. Journal of the American Osteopathic Association 77 (7): 845–858.

Travell J (1951) Pain mechanisms in connective tissues, in Regan C (ed) Transactions of 2nd Conference on Connective Tissues. New York: Josiah Macy Foundation, pp 86–125.

Uddin Z, MacDermid JC and Hyungjoo HH (2014) Test–retest reliability and validity of normative cut-offs of the two devices measuring touch threshold: Weinstein Enhanced Sensory Test and Pressure-Specified Sensory Device. Hand Therapy 19 (1): 3–10.

Upledger J and Vredevoogd W (1983) Craniosacral therapy. Seattle: Eastland Press.

Van Allen P (1964) Improving our skills. Newark, OH: Academy of Applied Osteopathy Yearbook, pp 147–152.

Walton W (1971) Palpatory diagnosis of the osteopathic lesion. Journal of the American Osteopathic Association 71: 117–131.

专题3 视觉评估、优势眼及其他问题

Leon Chaitow

很多专家建议在触诊之前应先确定自己的优势眼。几乎所有人都有一只眼睛是优势眼。在评估过程中根据患者或其身体部位确定自己的体位时，可将优势眼置于视角可能最清楚的位置。

闭目触诊（建议这样做的原因通常是为了减少注意力分散及提高触诊的敏感性）时，这显然并不重要。但有很多情况需要视觉印象与触诊结合使用，如："红色反应"的使用（如：见第八章中所描述的ASIS水平评估）。

优势眼评估

- 将双臂放于自己的前方，双手之间形成"三角形"区域；双眼睁开，并通过该区域观察房间内的某物体（专题图ST 3.1）。

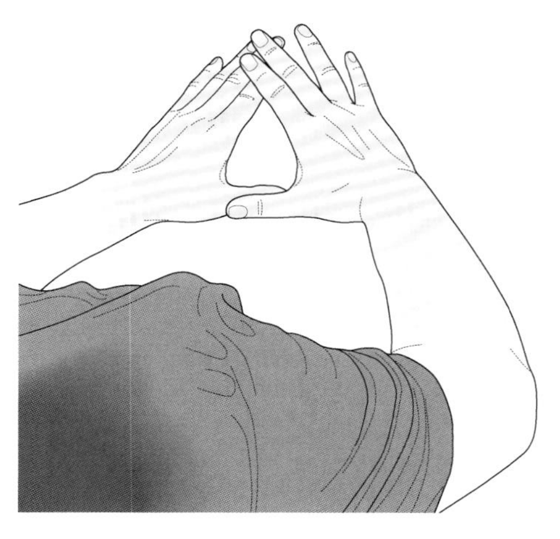

图ST 3.1 创设三角形区域，并由此进行观察

- 闭上一只眼睛。如果三角形中的物体是静止的，你就可以将优势眼睁开。
- 但如果只睁着一只眼图像偏离了三角形区域时，将闭着的眼睛睁开，而将睁着的眼睛闭上，此时图像就会清晰地移回到三角形中。
- 如果某只眼睛看到的和双眼看到的一样，那么该眼就是可以用来对身体进行就近观察的眼睛。
- 如果患者在检查床上，你应该站在优势眼侧最靠近检查床的一侧。

周边视力的使用

- 在某些情况下，如观察对称性运动时，对双侧肋骨功能进行评估，就近观察一侧，然后再观察另一侧是错误的。
- 你应取而代之依靠周边视力的辨别敏感性。
- 当手指移动时，将注意力集中到指间的某一点上，例如把这两个手指放至肋骨上，通过周边视力判断随患者呼吸运动的范围变化。

在多种练习中，要根据需求而使用优势眼。

顺便说一下，如果你的右手是优势手而左眼是优势眼，或左手是优势手而右眼是优势眼（这两种情况均非常见的组合），你将可能会是一个优秀的板球击球手或棒球击球员！

身体的位置与眼睛

Vladimir Janda（1988）指出眼睑反射和骨盆反射的存在表明骨盆的定向变化可改变眼睛的位置，反之亦然。他还就眼睛位置会调整肌张力一事进行了讨论，特别是眼睛对枕下肌的调整（如：向上看时，伸肌紧张；向下看时，屈肌张力处于预备激活等状态）。

眼睛位置的调整取决于骨盆和头部位置的变化，因此如果想使观察和触诊的有效性达到最佳，还应考虑另一组因素（Komendatov 1945）。

"感觉能力"

Frederick Mitchell Jr（Mitchell 1976）以感觉能力的训练和衡量为主题写了一篇文章，就视觉的不同"组成部分"进行了讨论。下面即为 Mitchell 所提出的、可以用视觉进行判断的内容：

- 患者的姿势是良好的还是不良的？如果姿势不良，如何不良？
- 差异（laceration）长度是 2.5cm 还是 3cm？
- 髂嵴高度相等吗？
- 患者头部倾斜吗？有多少度？
- 一侧膝关节大于另一侧吗？
- 皮肤主要是紫色的还是粉色的？

要想进行上述判断，Mitchell 认为应具备以下能力：

1. 辨别和区分色调与色彩饱和度。
2. 量化"直线长度测量、角度测量、曲线与弧形及其曲率半径"。
3. 感知水平和垂直参照系，以进行定量判断。
4. 体会运动、绝对运动、自己主观感觉到的运动或某一事物相对其他事物的相对运动。
5. 能进行深度感知并能评估长度和比例。

明眼人都有上述能力，但敏锐程度因人而异。Mitchell 建议用训练设备来衡量和提高"视觉能力"，如：模拟肢体末端的活动范围、患者仰卧位时下肢的长度差异或站立位时髂嵴的高度水平不同。

在教室背景下使用此类设备时，学生会从开始时不关注真实角度、长度或高度逐渐能够对之进行估算；这时就应要求他们能对信息进行即时反馈；Mitchell 将其中的原因解释如下：

> 成功可以培养信心。失败会破坏信心。自信可能是视觉判断准确性可靠与否的基本组成部分。视觉判断的准确性和可靠性能提高学生避免视差的能力及处理视错觉的可能性。

眼睛有优势眼之分好像是视觉判断准确性和能关注背景的重要组成部分。

光线也是训练过程的一部分，它在排除资源错误的视错觉中非常重要。

体格检查中的视觉评估

Dinnar 等（1982）将在体格检查时的视觉组成-观察过程中可能会问自己的问题总结如下，即从 3 个角度进行筛查：后面、侧面和前面。

你可能在以自己的方式进行很多本书的练习之前，就会对自己的这些观察能力进行评估；也可能会在练习一段时间之后，对自己进行评估，以期能提高这些技能。

特殊话题练习 3.1　姿势筛查

建议时长　15 分钟

视觉筛查主要用来提供初步印象，而不是进行诊断。

患者站立位。

1. 后面观

- 肩部和肩胛骨不对称(不等高)吗?
- 脊柱中线有侧弯吗?
- 头部向一侧倾斜吗?
- 骨盆位置(髂嵴水平)不对称吗?
- 椎旁肌群是明显扁平的还是饱满的?
- 脚对称放置与否?
- 膝盖的位置对称吗?
- 身体是作为一个整体进行旋转吗?
- 跟腱是偏离的还是对称的?
- 相对足跟来说,踝的位置对称吗?
- 上肢的位置对称吗?
- 腰部的脂肪褶(皱褶)对称吗?
- 后面的皮肤表面是否有明显的形态上的不对称,如:伤痕或挫伤?

2. 侧面观

- 膝关节伸展时,是放松的还是锁定的?
- 脊柱曲度比正常增加了还是反转了?
- 身体是否偏离了重心,如:头部的位置是否平衡?
- 侧面的皮肤表面是否有明显的形态上的不对称,如:伤痕或挫伤?

3. 前面观

- 肩部水平在胸骨中线上对称吗?
- 头部向一侧倾斜吗?
- 正常的水平锁骨线是否有偏离?
- 骨盆位置(髂嵴水平)是不对称的吗?
- 膝盖骨是向侧向偏离还是向中间偏离?
- 前面的皮肤表面是否有明显的形态上的不对称,如:伤痕或挫伤?

参考文献

Dinnar U, Beal M, Goodridge J et al. (1982) An osteopathic method of history taking and physical examination. Journal of the American Osteopathic Association 81 (5): 314–321.

Janda V (1988), in Grant R (ed) Physical therapy in the cervical and thoracic spine. New York: Churchill Livingstone.

Komendatov G (1945) Proprioceptivnije reflexi glaza i golovy u krolikov. Fiziologiceskij Zurnal 31: 62.

Mitchell F (1976) Training and measurement of sensory literacy. Journal of the American Osteopathic Association 75 (6): 874–884.

第四章　皮肤触诊与评估

Leon Chaitow

皮肤是个体与外界的分界。它可以提供丰富的潜在信息资源。接触他人的皮肤可以打破情感上与阻力上的障碍。该过程既可以被视为一项独一无二的特权，又可以被视为一个机会；身体工作者以患者的心理和躯体状况为主要关注点，并在此受益最大。身体表面似乎能够反映相关的心理状况，改变其电属性及可触的物理特征。

为了理解皮肤的重要性，Deane Juhan（1987）创设了以下场景：

皮肤与大脑的间隔并不比湖面与湖底的间隔远；它们都是以某一连续介质相连两个点而已。“外周”和“中心”主要是空间上的差别；如果我们因为这些差别而忘却了大脑是一个自皮层至手指和脚趾的单一功能单元，那么就是弊大于利了。触摸表面的目的是扰动其深部。[我特此强调]

学会读取表面的变化并不容易，而与之接触则提供了一个探索表面和内在的变化的机会。我们将在第十五章中对心理-躯体连接的各种相关概念进行检查，但现阶段我们需要更仔细地看一下皮肤的某些物理特征。

正如前面专题中所提到过的，触诊者应能非常容易地读出下述变化及其程度：

- 热/凉。
- 干燥/潮湿。
- 光滑/粗糙。
- 弹性/僵硬。

……还有局部皮肤的相关厚度情况。

很多研究和临床经验认为此类皮肤生理性改变（尤其是与肌骨系统相关时）通常是功能异常的最终结果，它们与交感神经系统有关（Gutstein 1944；Korr 1977；Lewit 1999）（见方框 4.1）。

方框 4.1　皮肤是反射行为的监测装置

Brugger（1962）曾描述过假性神经根综合征与根性综合征明显不同，它源于组织中的“疼痛性躯体肌肉运动阻塞效应（nociceptive somatomotoric blocking effect）”，发生在关节囊、腱器官及（关节）其他组织。皮肤、肌肉及其腱连接中可见这些疼痛性反射效应。Dvorak 和 Dvorak（1984）将放射痛及其症状、内脏躯体相互的影响都包含到这一系列中，如：说器官功能异常会导致肌腱紧张性改变（tendomyotic changes）（Korr 1975）。

反射变化可通过各种方式的血管收缩异常来观察和触诊，如：发凉、苍白、发红及发绀等。

Gutstein（1944）认为消除颈椎和肩胛间区的活跃的触发点可以使皮肤分泌物及其所作用的毛发与皮肤质地、外观情况等正常。无汗症、多汗症及少汗症等情况可能会伴有血管收缩与皮脂腺功能异常。Gutstein 对汗脱症、无汗症及其随后的治疗进行了观察。

Korr（1970，1976，1977）在其研究中指出个体椎旁皮肤的电阻读数通常呈显著的差异，如：一侧显示电阻正常，而另一侧则显示电阻减小（节段性促进区）。当身体的其他部位被“挤压”（如：按压或针刺）时，检测脊柱的这两个区域，会发现敏化区电（神经性）活动显著加强（图 4.1）。

Beal（1985）将这种现象描述为由内脏本身的功能异常引起的传入刺激所致的结果。

- 反射起自内脏感受器的传入神经冲动，它向脊髓后角传递信息，并在该处以突触与连接神经元相连。
- 然后刺激由交感神经和运动神经传出，引起身体组织发生变化，如：骨肌、皮肤及血管。
- 内脏传出神经元的刺激异常可导致皮肤感觉过敏、血管收缩、竖毛运动及汗液分泌运动发生变化。
- 这些内脏躯体反射影响的首要表现是血管收缩反应（皮肤温度升高）和汗液分泌（皮肤湿度增加）反应、皮肤质地变化（如：增厚）、皮下组织液体增加及肌肉收缩。

方框 4.1　续

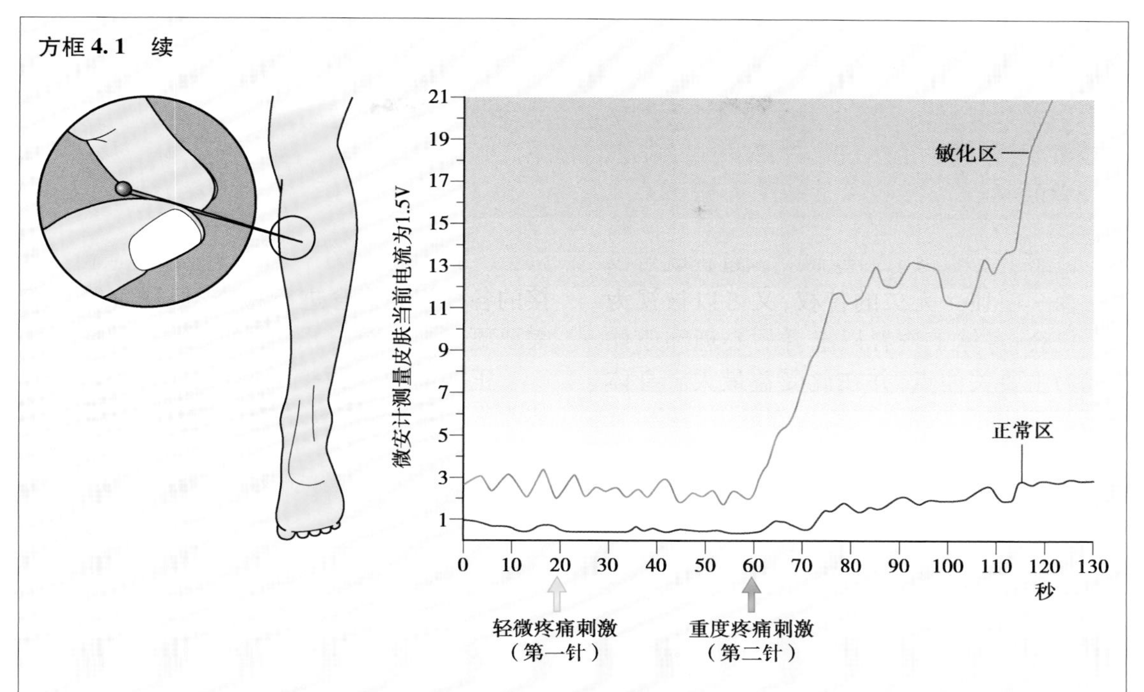

图 4.1　疼痛刺激在敏化区（红线）会产生明显反应，但在正常区（灰线）则反应很少

Beal（1983）建议触诊时应关注各种软组织层尤其是皮肤等的质地、温度及湿度变化。

Lewit（1992）也强调了轻微皮肤触诊在辨别（敏感）促进区时的意义。他指出：当内脏因素改善时，这些表现会逐渐消失；但是当这些表现和变化逐渐变为慢性时：

- 可见到营养上的变化，伴皮肤及皮下组织增厚、局限性肌肉收缩。
- 深层的肌组织可能会变硬、紧张及敏感性增高。
- 可能会涉及脊柱两段或三段的深部板状收缩，伴脊柱相关运动受限。
- 这些变化可能会大大影响肋横突关节。

上述变化已经研究证实，如：某一对 5 000 名以上住院患者的 5 年研究显示大多内脏疾病对脊柱的影响区域好像不只一个；涉及脊柱节段的数量似乎与疾病的持续时间有关。Kelso（1985）在此研究中指出下述情况会有浅层（软组织和皮肤）触诊阳性物增多：

- 鼻窦炎、扁桃体炎、食管疾病及肝病患者的颈椎区域。
- 胃炎、十二指肠溃疡、肾盂肾炎、慢性阑尾炎和胆囊炎的患者 $T_{5\sim12}$ 区域。

因此皮肤触诊可能需要包括：

- 不接触皮肤的查体感知（手工热诊断，tendomyotic changes，MTD）可能会提供局部循环变化的证据；“变化”最大的区域更容易发现触发点活动（Barral 1996）。
- 皮肤在筋膜上的移动性——阻力可显示出反射活动的大致位置，也就是“皮肤痛觉过敏区”，如：触发点（Lewit 1992，1999）。
- 局部皮肤弹性消失-使定位更具体和确切（Lewit 1992，1999）
- 轻微叩击，找寻“拖拽”感（出汗增加），可进行精确定位（Lewit 1992，1999）

本章节中的触诊练习要关注这些变化。

皮肤生理学方面

为了理解皮肤功能正常或异常时的一些反应,以及触诊时觉察到的一些凹陷,对皮肤生理学的某些特性做一个简单的回顾非常必要。

本节中的很多材料都源于 Adams 及其同事(1982)等美国研究者。他们的综述是多个相互作用因素的综合检查,使得皮肤成为触诊的关键部位。

皮肤上有近 750 000 个感受器;它们在不同的区域密度不同:从 7 个/cm^2 至 135 个/cm^2 不等。神经末梢最关注的并不是这些感受器所收集的信息,而是皮肤上汗腺活动的特征。汗腺分泌除了能调节体温之外,还能影响"皮肤能量和质量传递的特征,并建立表皮不同水化和盐化水平以改变其属性"(Adams 等,1982)。我们要明确区分皮上层汗腺和无毛汗腺:前者与毛干相连;后者直接在皮肤上排空,并因之直接影响皮肤表面摩擦力和热量传递的属性。

无毛汗腺活动对触诊的影响

- 手掌面的无毛汗腺(和足底的无毛汗腺)对热量的丢失只有非常小的潜在影响,但对皮肤表面摩擦和柔韧性的调整则有重要作用。
- 无毛汗腺完全由自主神经系统的交感神经支配;这意味着任何与汗腺有关的触诊变化都可以被神经反射所影响,如:触发点活化或有情绪或压力因素干扰时。
- 运动神经与无毛汗腺的分泌管之间的化学介质是乙酰胆碱。它是一种神经递质,有增加肌肉收缩的倾向。
- 我们只是强调皮肤的机械、电及热的传递属性和特征会因此发生变化,而不是关注皮肤中水运动的复杂性。
- 出汗时,汗液不仅要经过分泌管,而且还会横向散开流入到周边干燥皮肤区域的管中。
- 既使皮肤表面湿度不明显,但皮下的汗腺活动还是持续的,且部分蔓延的水分会被吸收。
- 其机制可以和肾小管处理尿中糖分的原理进行对比。
- 因此,仅仅因为皮肤表面没有水分就认为汗腺不活动的结论是错误的(Adams 等,1982)。
- 较低水平的汗腺的活动可以改变皮肤表面摩擦程度。
- 皮肤干燥时,摩擦力低;皮肤潮湿时,摩擦力增高;而当大汗时,摩擦力又会降低。用干燥的手指翻页很难;但当使其轻微潮湿时,翻页就变得容易了;而用汗湿的手则很难抓住任何东西。
- 我们可以得出结论:皮肤表面产生最大摩擦力的表层水量范围很窄。

光滑的皮肤与有毛的皮肤

手掌面和足底面都有一层坚韧的致密结缔组织;在抓握或承重时,它能保护下方的血管与神经。

两者都紧密地与其上方增厚的皮肤相连,以限制运动(Benjamin 2009)。

在手背皮肤上向不同方向滑动。然后,在手的掌面进行同样的操作(或在足底和足背);这样就会非常容易且迅速地感觉出"正常"皮肤与无毛皮肤的不同。

- 注意在这些不同种类的皮肤及下方相关结缔组织上滑动时的差别。

皮肤拖拽现象

理解这些汗腺活动的基本特征有助于解释触诊时皮肤摩擦(皮肤拖拽)区域变化的部分原因。Adams 和其同事提出了以下问题:

医师检查所发现的“皮肤拖拽”区的差别是否与节段性活跃、自主神经反射有关?而这些反射是否又可引发慢性、低水平、无毛汗腺的活动,并继而提高局部表层水化以及身体特定区域的皮肤摩擦?这些反射是否会通过慢性汗腺活动使皮肤表面的机械属性发生变化,从而和手表刚摘下时的腕部皮肤表面情况相似?

刚开始将表带(或手镯)摘下,轻微拖拉其下方的皮肤,此时皮上层水分较多,使摩擦增高,会有明显的皮肤拖动现象。一会儿之后,水分消失,拖拽程度将会与周围皮肤接近。

液体(汗液)越多,组织就变得越僵硬,弹性也就会越差。这解释了为何 Karel Lewit (1999)只需对所覆盖皮肤的弹性程度进行评估就能辨别触发点的活动(或其他反射活动)(如:牵拉能力—见练习 4.8)以此来与周围组织进行比较。Lewit 将这种局部皮肤类型称为“皮肤痛觉过敏区”。

痛觉过敏、张力增高的区域液体增加,这也解释了为何在使用针刺穴位的电子检查方法之前,任何有经验的针灸师都能可以通过触诊迅速地找出阳性点;此外,这还解释了为什么此时测量皮肤电阻会很快找出这些点(如:皮肤潮湿比干燥时导电性更强)。

我们将在本章节后面的内容中对 Lewit 的观点进行更多地检验。现在,我们需要就皮上层的水化(出汗)程度对被触组织体温的影响和触诊者的皮肤状况对触诊影响进行讨论。

首先应先探讨一下不接触性触诊。这种触诊方法通过身体扫描来评估区域冷热感觉的不同。

身体的温度记录

临床上可以用不同形式的温度评估来辨别触发点的活动及其他方式的功能失调(Barral 1996),如:红外线、电子与液晶法(Baldry 1993)及徒手温度诊断(MTD)。

Swerdlow 和 Dieter(1992)对 365 位上背部有明显触发点的患者进行检查后发现:“虽然大多都用温度计记录热点,但这些热点的位置却不一定就是触发点的位置”。是否可能“陈旧性的”触发点位于缺血和可能纤维化的组织上,并由此导致参与组织中出现“冷点”?

Simons(1987)认为:热点通常可能代表触发点的位置,但却有部分触发点也需位于体温“正常”区;因此热点的出现可能还有触发点以外的原因。

对触发点放射或牵涉的参考区(目标区域)进行温度检查时,通常会显示皮肤温度升高,但也有例外。Simons 将这种异常归结为触发点对自主神经系统的影响不同所致。Simons(1993)的解释如下:

> 和未影响区相比,参考区开始时可能会温度更高、等温或温度更低,这主要取决于触发点对皮肤循环的交感控制的调整程度和方式。在触发点上持续施加致痛性压力,可使牵涉痛区及其以外的区域温度大幅降低。

扫描的准确性:Barral 的证据

部分执业者对研究组织进行“扫描”时,手距离皮肤表面保持约 2.5cm(约 1 英寸)远,来确定温度明显不同的区域。但这种方法的准确性如何?

法国整骨疗法师 Jean-Pierre Barral 用精密设备发现:“扫描”(不接触,见练习 4.5)时,温度升高的区域与周围区域相比,只有 75%的区域温度确实增高了。扫描时温度增高和降低的区域好像都有温度升高的感觉,而这和该区与周围区域是否明显不同无关。这表示先扫描“正常区”,然后再扫描温度降低区时,通常(经常)会感觉到温度升高。这并非说这些扫描方法无效,而是表示感觉温度好像“升高”的区域可能实际上是“降低的”(缺血性的?)(Barral 1996)。

显然,徒手扫描找寻温度升高的区域时,大脑将所有与周围组织温度不同的区域识别为"发热"。因此,这种确定高温区域的方法对评估组织间的不同只有相对的准确性,而不是它们真正的温度变化。

学习用触诊来衡量皮肤温度

练习 4.1~4.9 的设计目的如下:帮助形成基本的触诊技巧,以确定所评估物体和组织的温度变化情况;介绍一种非常有用的触诊方法-"拖拽"现象。

练习 4.1　用非生命物体进行温度辨别

建议时长　每个物体触摸 5~10 秒

- 集合自己面前的小物体;这些物体的成分可分别是木质、塑料、金属、陶瓷、粗糙质地的陶制品及纸制品。
- 如果有可能,准备几个由同一物质构成的不同物体。
- 保证所有物品都放在练习房间的同一位置,且在练习开始前至少放置了 1 小时以上。我们可以认为房间此位置的环境温度是相同的。
- 两手分别逐一触摸各物体,感知它们在手上所显示温度的相对冷热情况。
- 用热电偶测量显示温度几乎完全一样的物体,用手去感知时温度却有明显差异。
- 你认为这是为什么?

随着你在本专题中按自己的方式不断学习,就会逐渐找到答案。

练习 4.2　温度辨别

建议时长　15 秒

- 光脚站在冰冷的瓷砖上、大理石块上或塑料片上。
- 将一只脚放到瓷砖上,另一只脚放到地毯或毛巾上(这些物品均已在房间内放置了一段时间)。
- 会感觉到一只脚比另一只脚要凉;而瓷砖与地毯实际温度却几乎是完全一样的。
- 感觉不同的原因是什么?

我们是否会对自己触摸某物或某人时所"感觉"到的温度变化的准确性产生疑问?

在日志中记下自己的想法。

关于练习 4.1 和 4.2 的讨论

热量由所感知物体流向进行感知的组织表面(指尖、手、足);而能对此产生影响的变量和这两个"交换面"的热属性有关(见下方,图 4.2)。这些热属性包括:

- 交换面的表面范围。
- 交换面之间的温度差异。
- 热量传递的距离。
- 所触物体的热传导固有特性与触诊单元(你的手或手指)相关。

这里需要解释一下"热传导系数(thermal conducting coefficient, TCC)",它是该过程的一个特征。瓷砖地的 TCC 比地毯或毛毯的大,因此你会感觉瓷砖上的脚的温度比另一只脚"凉"。你的感觉是正确的,但这与你所站位置的表面温度差异无关。

如果能证实两个物体虽然温度感觉不同但实际温度却一样,那么造成温度感受器(向大脑传递冷和热信息的神经感受器)的感觉差异主要是因为热传导或所查物体的某些热传递特性不同所致,而不是温度不同。显然,这对临床上进行触诊部位的皮肤温度冷热情况判断有重大意义。

检查表皮水化(出汗)程度对被触组织与触诊手的影响时,情况显然变得更加复杂。我们要努力找出出汗如何影响被触组织的温度判断。

练习 4.3 热传导与湿度的影响

建议时长 一个物体一次检查 10~15 秒

- 取两个之前触摸温度有差异的物体，如：铅笔和金属钥匙或其他金属物体。
- 再一次对其进行触摸，并通过手上的温度感受器感知它们温度的差异。
- 用手的同一部位（手掌、手背指尖等）逐一对物体进行触摸。
- 开始时触摸手是干燥的；然后使指尖潮湿（或手的任何部位）再次进行触摸。
- 两手分别进行这个练习。
- 你是否注意到手/手指干燥和潮湿时，触摸物体的温度感觉不同？
- 如果是这样，那有哪些不同？
- 将你的发现记录下来。

练习 4.4 不同区域的热敏感性检查

建议时长 一个物体一次检查 10~15 秒

- 接着，要尽量看看对木铅笔及金属物体评估时，手背的热敏感性是否高于指腹的热敏感性。
- 触诊时手的一些部位是否比其他部位更容易注意到温度的不同？
- 或一只手是否比另一只手更敏感？
- 现在，再次对同一物体进行检查；但这次用舌尖作为“触摸”器官。
- 你是否觉得用舌尖来感觉温度的不同更明显和清晰？ 是/否

关于练习 4.3 和 4.4 的讨论

手掌的温度感受器远比手背面的要密集；舌尖上更多（它们更靠近表面）；因此这些部位温度触诊更敏感。这表示虽然手背面与手掌面的表皮厚度不同，但在找寻温度信息时，用掌面接触通常更好。

有些人好像手背对温度更敏感，所以你可以检查一下自己这方面的情况，看看是否也是如此。这可能是因为掌面徒手接触物体的频率要高于手背，所以两者的敏感性不同。

注意：触诊表面相对潮湿或其他因素均会影响温度感知。因为表面有水时热传导更好；与干燥表面相比，此时温度感受器的温度更接近所查物体。

变量

- 你自己的水化状况。
- 你的外周血液循环率。
- 你的交感神经系统活动情况。
- 最近的身体活动情况。
- 环境湿度与温度。

……都会影响你触摸时的温度感知。

Adams 等（1982）就变量的理解总结如下：

检查指的温度感受器是复杂的热量交换系统的一部分。检查者所感觉到的温度与传入神经的动作电位形成率直接相关；这些传入神经起自温度感受器的感觉神经，并分布至表皮与真皮的交界附近。它们的温度主要取决于经血液循环带到皮肤（或从皮肤带走）的热量情况。

感知到的温度还取决于检查者由患者皮肤传入或传出的热传导率，而这方面的影响因素如下：

- 接触面积的大小。
- 检查者和患者的皮肤厚度。
- 两者的表皮水化情况。
- 热传导特征包括检查者与患者的皮肤表面之间填充的材料因素，如：空气、水、护肤液、润滑油或油、污垢、织物等。每次触诊时，都会涉及到所有这些变量或其中某一变量；在某种程度上至少要考虑它们的净效应。图 4.2 中图示了影响温度感知的部分变量。

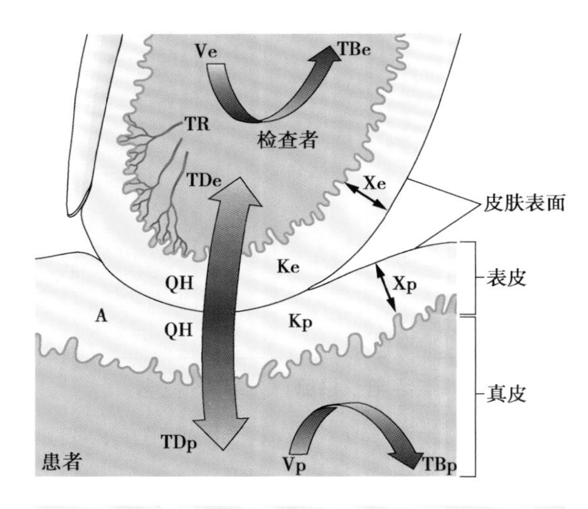

图 4.2 此图表描述了部分物理性和生理性因素，它们均能够影响温度感受器（TR）的放电率以及检查者与患者相接触皮肤的温度感觉。检查者的温度感受器的温度感觉与变化率是下述因素的净效应作用的结果，如：组织相互接触的时间、接触面积（A）、温度（TBe 和 TBp）和检查者与患者皮肤的血流灌注量（Ve 和 Vp）、两者的表皮厚度（Xe 和 Xp）与热传导性（Ke 和 Kp）、两者的真皮温度（TDe 和 TDp）及组织间的净热量交换率（QH）。QH 主要受两个皮肤表面之间所陷物质的热传导特性影响，这些物质包括空气、水、护手液、油、污垢、组织碎片、织物（Adams 等，1982）

触诊皮肤温度及其变化

上面讨论的部分变量会导致明显的温度不同，而这些不同却可能会引发一些误解。当我们能够注意到这些误解时，就可以将触诊目标转向了解人类身体的特定特征了。

皮肤是对深层组织进行智能化探索的重要信息资源。下面的几个练习（4.5～4.8）即以强调皮肤的这一特性为目标。在同一研究/触诊练习阶段中，这四个练习要尽量按顺序进行。这样不仅可以将各练习的结果进行对比，而且还可以将之与已融入到顺序练习中的前面的检查结果进行比较。此外，这种顺序学习和练习可作为临床常规使用。

注意

理想状况下，在一次训练或一堂课中应顺序练习 4.8～4.10。同样地，在另一次训练或一堂课中应顺序练习 4.11～4.13。

练习 4.5 离体温度差异扫描

建议时长 最多 2～3 分钟

- 触诊同伴在治疗台上取俯卧位，腰以上裸露；操作者站于其腰部水平。
- 操作者优势手掌心向下，靠近（1～3 英寸/2.5～7.5cm）同伴后背表面；手保持同样的距离在背部小心地来回扫掠，直至扫完背部所有区域。
- 这样进行“离体”温度变化情况“扫描”时，手的移动速度一定要保持缓慢。
- 如果手静止不动或移动太慢，那么就无法进行比较；如果移动得太快，那么就很难察觉到手从一个区域移向另一个区域时的轻微变化。
- 每秒约应扫描 4～5 英寸（10～15cm）。

正如之前所讨论的，手的不同部分和位置的敏感性可能不同；因此要想检测手掌近手腕部和手背哪一个敏感性更强，你可以检查一下哪一个区域感觉更热或更凉，该区即为敏感性强区。这些都应在图上绘出来。

注意关注这种顺序检查过程中似乎感觉最热的区域，它们就是可能性最大的部位。切记 Barral（1996）在本章节前面部分中曾列出的证据，即这些区域的实际温度有可能更低，但你的大脑却通常将之解读为比其他区域温度高。

- 根据经验，你是否认同“手掌比手背更敏感”的观点？
- 将你的发现记录下来。

Viola Frymann（1963）表示：

即使手距离皮肤上方 1/4 英寸(0.635cm)远,也可以获取其表面的温度信息。急性损伤区的温度和其他区相比通常会异常增高;而持续时间较长的慢性损伤区的温度则可能会异常降低。

练习 4.6　直接触诊辨别温度差异

建议时长　此练习的每一阶段(A、B 和 C)各 3~4 分钟

触诊同伴和之前的练习一样,呈俯卧位,背部裸露。

现在你用手或手指对评估组织进行无压力触摸。选取之前(扫描)练习中显示"热"及"凉"的区域。

在手向毗邻区移动之前,先将其依身体轮廓放于皮肤表面几秒钟;注意不要摩擦或按压组织。以此方式仔细缓慢地对背部进行触诊,找出皮肤温度的变化。触诊时可以两手交替,一次一只手,或两手同时。

A. 当"患者"在正常温度/湿度的房间内静止平躺几分钟时。
B. 当"患者"进行主动跳跃、慢跑、舞蹈或其他某种练习几分钟时。
C. 当你已进行了类似活动几分钟时。

你注意到 A、B 和 C 之间有什么不同吗?

- 在相似的变量条件下,变换你用来接触的部位:用手掌面接触一段时间进行评估后,换手背面接触一段时间。
- 一只手是否比另一只手更敏感?
- 两只手接触的准确性是否不同?
- 你是否感觉到身体某一区域的表面温度和其他区域不同?如果有,那么它和之前离体扫描练习中的发现有何关系?
- 你或同伴的水化程度/出汗是如何影响你的感觉的?
- 将你的发现记录下来。

练习 4.7　皮肤筋膜阻力评估

建议时长　3~5 分钟

这种触诊方法以物理治疗师 Elizabeth Dicke(1954)命名的德国结缔组织按摩(Bindegewebsmassge)为基础。该方法的讨论见方框 4.2。

> **方框 4.2　结缔组织按摩(CTM)的概念**
>
> CTM 除了练习 4.7(皮肤在筋膜上的阻力)中所描述的诊断方法之外,还采用了进一步的"诊断性轻触"法;该法以两指接触皮肤(规定患者要取坐位)并在脊柱两侧由 L_5 向上至 C_7 棘突纵向移动。轻触(划动)开始时,位移组织的上层很表浅,动作很轻微;但随之会逐渐缓慢地向深层皮下组织和筋膜上划动。深层组织与间质组织的位移是由沿着同一"轨迹"进行深而缓慢的划动完成的。
>
> 这里着重对下述重要观点进行了强调,即深部的预期效果取决于轻触速度与所用压力的大小。

随后所用的治疗方法采用重复性干性接触模式;该模式以用强摩擦力诱发反射反应为目标。这不是我们在本书中需要关注的地方;但它在辨别适宜治疗部位(区域)时所用的诊断方法却有助于我们的触诊技术任务。

Bischof 和 Elmiger(1960)对 Dicke 的诊断方法进行了讨论。

- 触诊对象取坐位或俯卧位(图 4.3)。
- 双手(或指腹)同时以平面接触方式向筋膜方向来回小范围推动皮下组织。
- 移动程度可能取决于组织的张力。
- 对称部位(如:身体的两侧)的同时检查非常重要。
- 手指微屈,施加足够的压力使指腹与皮肤接触紧密(不能在皮肤上滑动,而是在皮下筋膜上滑动皮肤);同时用双手小心地进行系列微小推动,以使两侧弹性壁

练习 4.7　续

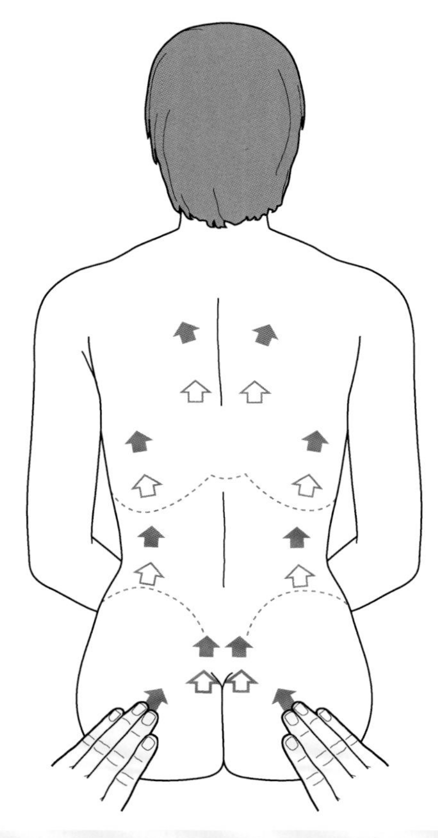

图 4.3　用两侧指腹“推动”皮肤的方法来检查组织的移动性

上的组织（筋膜上方的皮肤）放松（见图 4.3）。

- 特别要注意比较扫描练习中感觉“热”的区域。
- 检查模式应按自下而上的顺序，向上移动组织或从两侧呈斜对角线向脊柱方向移动组织。
- 同伴取俯卧位或坐位；检查其臀部至肩部的组织，并注意时刻比较其两侧的对称情况。

触诊练习时，应尽量找出在结缔组织上推动皮肤时两侧对比显示受限的局部区域。

Dicke 还建议（Bischof 和 Elmiger 1960）：将皮肤褶推离筋膜（见图 4.3），可确定组织的张力与位移程度。

位移可被区分为下述三个不同的层次：

- 最表浅的位移发生于皮肤与皮下组织之间；由于该位移非常轻微，所以它在儿童和老年人中更易发现。
- 最主要的位移发生于皮下组织与筋膜之间。
- 最深层的位移位于筋膜与间质结缔组织之间。该运动在大的平面区域最为明显，如：腰骶部区域、骶骨上及阔筋膜张肌。
- 将两侧皮肤轻轻捏住并提起（见图 4.4），看你是否能用 Dicke 的建议进行判断。
- 将用此法的发现与上述“在筋膜上推动皮肤”的发现进行比较。

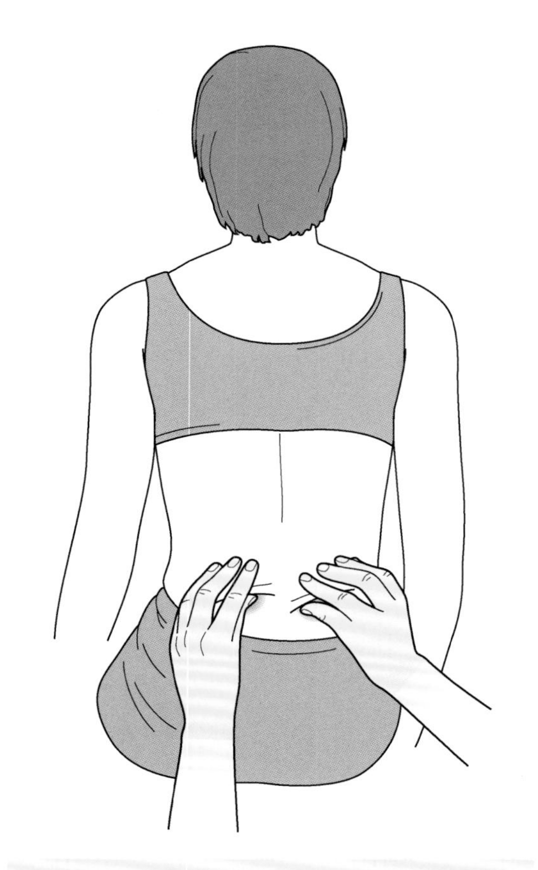

图 4.4　将皮肤捏起“翻转”，以评估身体两侧皮肤的弹性情况

练习 4.7　续

> **注意**
>
> 将方框 4.2 中最后一句话中与第五章中描述的关于神经肌肉技术压力方面的建议进行比较。

动作要缓慢——触诊时不应着急。

这样小心轻触将会显示什么?

- 健康组织会在轻触手指的前方“堆积”或升高(前方 2~3cm/1 英寸)。
- 到达阻力区时,可感觉到张力增加,皮肤很难或无法继续移动。
- 皮肤将在这些区域的轻触前方形成皱褶,堆积会变大。
- 与对健康组织的轻触相比,该轻触的进程也会变慢。
- 某些因素可能会改变预期发现,如:患者的年龄、体质状况、姿势及进行检查的区域等。
- 身材纤细、脂肪组织少的人更容易进行皮肤与其下方组织的位移。
- 肥胖者的皮下脂肪厚、水容量大,移动较难。

Dicke 指出:甚至在诊断性轻触之前,可能会经常看到以收缩和升高为特征的反射区,如:

- 组织的收缩带通常见于以下区域,如:颈部、胸缘下部及骨盆与臀肌上方。
- 凹陷或变平的区域可见于胸部、肩胛骨、胸椎与肩胛骨之间、髂上组织与骶骨上方。
- 很多情况下可以看到平面升高,如:第七颈椎周围、肩胛骨外缘或骶骨周围。
- 这些组织升高或凹陷的区域不会因按摩和慢反射活动表现而消失。它们被认为是一种内脏皮肤反射(又被称为内脏躯体反射);该反射因血供改变而引发,会导致细胞和组织的胶体变化。

这些诊断性轻触显示:血管皮肤反应、组织张力、组织密度、组织敏感性及通常的组织位移发生了变化。此类轻触和“推动”可提供有价值的临床证据。

我们应当对 Dicke 的工作进行深入研究,以便能更深层地理解该体系。现在幸运的是该体系已被其追崇者在全球讲授,并被很多从事软组织疗法的专业者们广泛应用,如:物理治疗师、按摩治疗师及某些医师、整骨疗法师、脊椎推拿疗法师等。

Lewit 的皮肤评估法

Karel Lewit 汇总了一个信息宝库(Lewit 1992,1999)。他在皮肤触诊的重要性的讨论值得仔细学习(方框 4.3)。

> **方框 4.3　Lewit 的皮肤痛觉过敏区(HSZ)**
>
> Lewit(1992,1999)指出十九世纪末就首次报道了反射活动的特定区域的针刺敏感性会提高。不幸的是这种自觉症状意味着执业者需要从患者处获取正确的反馈;对患者来说,这些反馈发生缓慢,且不是一种特别和舒适的体验。
>
> Lewit 还讨论了“皮肤翻转”技术;该操作要求将皮肤捏起皱褶,并在指间向前翻转。执业者很容易发现它有阻力增加;而事实却是:所有发生反射活动的区域均会有皮肤皱褶“增厚”(见图 4.4)。不幸的是该技术可能会引起患者疼痛,并很难在皮肤与其下方组织紧密相连区域实施。
>
> 在德国结缔组织按摩体系(CTM,见方框 4.2)中,对该评估方法进行了一点改变,即用指尖将筋膜上的皮肤轻轻沿远离操作者的方向进行牵拉。如练习 4.7(见图 4.3)中所述,通常要双侧操作,以能将两侧弹性的变化程度进行对比;如果对比时出现“延展性”减小,那这即为反射活动的证据。

方框 4.3　续

这些方法的缺点在于它们只是进行了大致的说明，所以它们通常用于确定与器官或系统功能失调有关的大的反射活动区，而非小的局部反射活动区，如：肌筋膜触发点。这些对使用 CTM 的人来说均不重要。

Lewit 报告说自己已研发了一种比上面提过的方法更可靠的诊断方法；这种方法无痛且有效；如果将过程延伸，该方法可由诊断性评估转向治疗（见练习 4.8）。他将此方法称为“皮肤牵拉法”。

Lewit 先用最小的力牵拉皮肤，以将可用的松弛区域拉紧；然后不用力牵拉至其范围末；该处会形成轻微的皮肤“弹簧”。他在评估区沿各个方向进行类似的牵拉。

如果有痛觉过敏区（HSZ），那么由于该区有反射输入，所以松弛区被牵拉后会感觉到坚硬的阻力，而非弹性“末梢感觉”。

相似物必须与相似物进行比较，因此很少对皮肤覆盖层的可用弹性程度进行比较，如：腰部椎旁肌与其所覆盖的背部椎旁组织。在自然情况下，前者通常相对“松弛”，而后者则非常“紧张”。但如果将背部椎旁两个不同区域的皮肤弹性进行比较，其中一个弹性严重差于另一个，那么就意味着“较紧张”皮肤区下可能有反射活动。

这些区域的治疗目标是使反射活动达到某种程度的正常化；而坚持牵拉 10 秒左右可引发此类反射活动，并实现治疗目标。

根据 Lewit 的观点：

如果治疗师将皮肤保持在牵拉末位置（通常约 10 秒钟），那么可以感觉到阻力会减弱直至恢复正常弹性。一般来说，之后就找不到痛觉过敏区了。如果疼痛是因痛觉过敏区所致，那么该方法就和针刺、电刺激及其他类似方法一样有效。

Lewit 认为该方法可使我们对那些非常小的、位于难以达到或有潜在疼痛部位的反射区（HSZ）进行诊断，如：脚趾之间、骨性突起上及瘢痕周围。

那么这些 HSZ 区到底发生了什么？有时它们覆盖的区域受内脏躯体反射活动或节段性易化（易感性）的影响；在这些区域中，任一脊髓区的神经结构可能会变得反应过度，并因之对各类反复性压力因素产生反应。这会在局部和其相应脊髓水平神经支配区域造成不良后果。

在第五章中的肌肉触诊部分将对脊髓节段性易化（而不是 HSZ）水平的触诊辨别方法进行讨论。

局限性肌筋膜易化的发生还与触发点的发展相关。这些软组织局限性紊乱区域能将异常的神经冲动向远处的软组织放射；通常这些冲动是疼痛性的。在 HSZ 区可见其上覆盖有活跃（及“雏形期”和潜伏期）的触发点及受触发点影响的目标区域。

对针灸治疗模型感兴趣的治疗师将会注意到经络系统的活跃点所覆盖的皮肤上有电阻变小的区域。这些区域可能会很容易地用 Lewit 的皮肤牵拉法及牵拉触诊法（见练习 4.14）进行定位。根据 Lewit 的观点，这些区域会对进一步牵拉会像针刺一样产生治疗作用。

在第五章中将就触发点现象进行更为详细地解释，并总结了如何辨别这些常见问题，并将之作为 Lewit 法的提示。还可见于专题 4 中。

体位性放松与皮肤

软组织能依临床环境中的机械性的体位而作出相应地反应；要想理解这些反应方式，对皮肤与表层组织“放松”情况进行评估将会非常重要和有用（方框 4.4）。

方框 4.4 位置性放松体验

用翻转皮肤或“推动”结缔组织(练习 4.7)或 Lewit 的皮肤-牵拉法(4.8~4.13)进行评估、定位皮肤“紧张”的区域。

- 将2~3个指腹放于皮肤上,并在其覆盖的筋膜上先向上、再向下滑动皮肤。
- 皮肤沿哪个方向滑动时最容易?
- 沿滑动容易的方向滑动皮肤,然后保持不动;检查向内还是向外更容易滑动。
- 哪种滑动方向最容易?
- 将组织沿上面第二个容易的位置滑动。
- 现在沿上述两个容易的方向滑动并保持不动(堆积),并分别对其沿顺逆时针进行轻微旋转。
- 旋转时哪种方式皮肤感觉最舒服?
- 沿此方向滑动。现在你已经有3个放松方向/位置。
- 保持不动至少20秒。
- 轻轻放松皮肤并重新测试;现在它应该在所有之前“紧张”的方向上显示得更加对称。

你已经形成了这样的认识,即将皮肤向障碍(自然的、非强迫的)推动、然后放松可以改变其功能(见练习 4.12);现在你应该已经观察到:将组织移离障碍并松开时,也能使之放松。这是一种功能性位置性放松技术(Chaitow 2015)。

练习 4.8 Lewit 的皮肤-牵拉触诊(A)

建议时长 5~10分钟

这种方法开始练习时速度必须要缓慢;最终可能会相当迅速地找到反射活动的证据(或穴位)。

- 触诊同伴应和之前的几个练习一样,取俯卧位。
- 挑选两个评估区域;理想状况下这两个区域扫描时应不同,且在之前练习中显示出筋膜与其上方的皮肤有一定程度的粘连异常。
- 尽可能选择脊柱背侧椎旁肌区域的皮肤或肩胛骨和(或)肋骨区域的皮肤,范围为7.5cm×7.5cm(3英寸×3英寸)。
- 第二个区域应在下背部/臀部区域,大小相似,弹性更大,皮肤“松弛”。
- 用皮肤铅笔或标签笔将这些区域标记出来,然后开始找寻。
- 将双手食指并排或头对头彼此相邻放于皮肤上;不施加任何压力,只是与皮肤接触(图 4.5A)。
- 轻轻地缓慢地将手指分开,体会操作时皮肤牵拉的感觉(图 4.5B)。
- 使牵拉至其“放松”的极限。换句话说,不要强制牵拉皮肤,而是仅仅至开始感觉到阻力时。这就是“阻力障碍”,在该处会比较容易,可能只需稍多用一点力,就能将皮肤进一步分开至其绝对弹性极限。
- 松开牵拉;将双指向第一次检查的部位移动0.5cm,然后按同样的方式再次检查,并沿同一方向拖动分开手指。
- 按完全一样的顺序一遍又一遍地进行操作,直至检查完组织的所有范围。
- 进行系列牵拉时,要确定自己的节奏不要太慢(如果两个牵拉之间的间隔太长,那么就很难记住前面牵拉的细微本体感觉)。
- 另一方面,如果这些牵拉的速度太快,那么就不可能每次都能牵拉到评估出的真正弹性障碍。
- 我建议若有可能每秒牵拉一次。
- 在某些局部区域,你可能会觉得其皮肤弹性和之前牵拉时不同。这个区域即为潜在的皮肤痛觉过敏区(HSZ)。用皮肤铅笔或标签笔将之标记出来以便以后注意。
- 如果你轻微指压该小区域的中心,那么就几乎总能发现一个敏感的挛缩;持续按压该挛缩,可能会向远处放射(这意味着它

练习 4.8 续

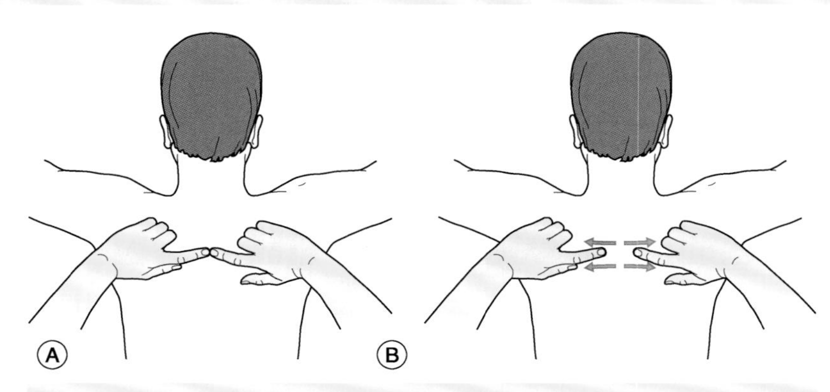

图 4.5 （A）两指在被测皮肤上直接相触-仅轻微的皮肤接触。（B）两指向两侧拉离，评估皮肤的弹性程度-与邻近皮肤区域对比

是一个触发点；此时你要将之在皮肤上-或在记录卡上标记出来-放射的方向），或可能没有放射感（这意味着它可能是一个活跃的针刺点，或是一个潜在的或早期的触发点，或是某种其他的反射表现）。

- 将你的发现记录下来。

练习 4.9 Lewit 的皮肤-牵拉触诊（B）

建议时长 5~10 分钟

- 现在，对之前练习中的同一皮肤区域重新进行精确评估，但注意这次各牵拉的方向不同，如：可能是和脊柱平行而不是垂直。
- 看看你这次是否能发现同样的反射区域/触发点（HSZ）。
- 用皮肤铅笔或标签笔标记出 1~2 处特别“紧张”的区域（HSZ）。
- 将你的发现记录下来。

练习 4.10 Lewit 的皮肤-牵拉触诊（C）

建议时长 10 分钟

当你对自己能用皮肤牵拉有效地发现局部功能异常区非常满意时，用之前两个练习中所述的方法，在脊柱的其他区域进行操作并注意：

- 背部区域覆盖的皮肤与腰部/臀部区域覆盖的皮肤之间可能的弹性差别。
- 怎样通过触摸手指在该区的移动来改变牵拉的方向，并仍然能够区分弹性和非弹性皮肤区域。
- 怎样能够加速触诊的进程，使小心仔细的牵拉由耗时 5 分钟缩短至 1~2 分钟以内，而准确性不变？
- 将你的发现记录下来。

练习 4.11 Lewit 的皮肤-牵拉触诊（D）

建议时长 12 分钟

要想发展自己的皮肤对角牵拉技术，现在你应当努力对疑难区域的皮肤弹性变化进行评估，如：

- 胸骨/剑突。
- 棘突。
- 脚趾或手指之间的蹼。

如果你没有可用的触诊同伴，那么就和上面很多练习中一样在自己身上练习。

用皮肤铅笔或标签笔标记出 1~2 处特别“紧张”的区域（HSZ）。

练习 4.11　续

切记评估时不要用润滑油;“干燥”状况下,评估效果最好、最准确。

有头发的区域可能会引起明显的不适感,所以这些区域评估时一定要小心。

注意不同的解剖区域评估时,它们的皮肤弹性程度变化情况。

练习 4.12　Lewit 的 HSZ 持续性皮肤牵拉

建议时长　3~5 分钟

- 现在返回到某个之前练习中寻找并标记出来痛觉过敏区。
- 轻微牵拉皮肤至其弹性障碍处;不施加任何力量;在此至少保持 10~15 秒。
- 此时你是否觉得自己在弹性障碍处牵拉的紧张感在逐渐减小、手指实际上分开的距离在变大?
- 在皮肤新的牵拉位置上至少保持几秒钟以上(该牵拉位置是新阻力出现的地方);然后在之前评估时发现和注意到的其他 HSZ 区域上进行同样的操作。
- 现在返回并重新检查你用此方式“放松过”的区域;看看这些之前显示皮肤有反射受限的区域、是否恢复了一定程度的弹性。
- 将你的发现记录下来。

练习 4.13　Lewit 的大面积皮肤区域评估/触诊

建议时长　2~4 分钟

Lewit(1999)描述了一种用于大面积皮肤区域(如下背部)触诊的触摸方法,该方法要求双手交叉,以两者的尺侧缘触摸皮肤。这种方法和之前练习中小区域评估时所用的指腹牵拉方式基本相同。

- 双手掌面相贴,然后将两者自小指至腕部的整个侧面与下背部皮肤区域(举例来说)紧密接触。
- 两手缓慢分开,同时牵拉手下所接触的皮肤,直至其弹性障碍处。
- 移动到皮肤的某一即刻相邻区;如上述一样放置双手并检查,用之前的力量牵拉皮肤,比较距离情况。
- 顺序进行此操作,直至完成了整个区域的牵拉,如:背部或大腿部。
- 找出并标记牵拉时皮肤弹性对比似乎受限的区域。
- 该练习可能会显示出与器官功能异常或其他神经性因素相关的大面积反射活跃区的情况。
- 参照练习 4.12 中的例子来“放松”这些受限区域,即在障碍或阻力处不施加任何力量保持牵拉 15~20 秒,或直至感觉到张力放松、紧张感消失。
- 再次检查,看看此时该区的弹性与邻近区域的相比,是否真的不同了。
- 将你的发现记录下来。

关于练习 4.8~4.13 的讨论

反射活动的出现表明痛觉过敏区可能与器官性、系统性或结构性功能异常有关;它的影响既可能是局限性的,也可能是全身性的。其发病可能是急性的,也可能是慢性的。

因此,发现 HSZ 区能证明该处可能正在发生反射活动;按 Lewit 所说的方式放松皮肤张力时,可能会输入一些促进功能正常化的信息;但如果还没有去除下述因素,则所有这些过程均可能仅是暂时性的。

所以,上面描述的这些方法有助于辨别和定位出现反射活动的组织;但是从治疗角度考虑,它们的价值应只是短期的,而非长期的。

一般性思考

本专题已列出了部分非常重要的皮肤触诊有关的概念。很多专家强调皮肤触诊发现的重要性，如 Walton（1971）所说：

浅层触诊时，操作者（执业者）用指腹轻轻敲击检查区域的皮肤，但一定要与皮肤保持紧密接触，以便能够进行感知。急慢性损伤的浅层触诊均可发现下述 5 种类型的变化：

- 皮肤改变。
- 温度改变。
- 浅层肌肉张力变化。
- 触痛和水肿。

急性损伤时，可能会感觉其表面的皮肤温度实际上升高了；但证据却非常模糊且极其短暂，可靠性较差。皮下组织损伤所致的充血效应会使表面的皮肤产生紧张感及活动度相对下降。慢性损伤时可能会有温度变化，但也可能没有……其表面的皮肤温度可能正常或下降；下降多因下方组织缺血所致。这是慢性纤维化改变的特征。

不同的观点

Byron Beal（1983）对一般性椎旁触诊发现（主要涉及到上胸段）与急慢性心血管病患者的相关性进行了研究，发现：浅层触诊变化的可靠性似乎没有深层的强。他指出：和深层肌组织的张力亢进相比，皮肤质地与温度变化并非一直都明显和突出。

但 John Upledger 不同意 Beal 关于皮肤证据在这些诊断中不可靠的观点（Upledger 1983）。他认为用皮肤“拖拽”触诊法可以非常准确地在 Beal 认为的那些用深部触诊法更可靠的区域中进行定位诊断。

Beal 和 Upledger 的观点不同可能是因为他们的触诊方法不同，或更可能单纯因为 Beal 在肌肉中发现了更可靠的证据（见专题 5，练习 5.1）。最后，他这样说：不是找不到皮肤证据或皮肤证据没有可靠性，而是皮肤证据不像肌肉证据那样有“持续性”。

在下面的几个练习中，出汗（汗）增加的现象及其对触诊的影响通常对众所周知的“拖拽”触诊法有显著的影响。

皮肤拖拽触诊法

练习 4.14　皮肤拖拽触诊法

建议时长　5~7 分钟

- 在进行此练习之前，先扫描一下计划触诊的组织，找出温度明显升高的区域（同练习 4.6）。
- 然后，直接触诊这些温度升高的组织（同练习 4.6A）。

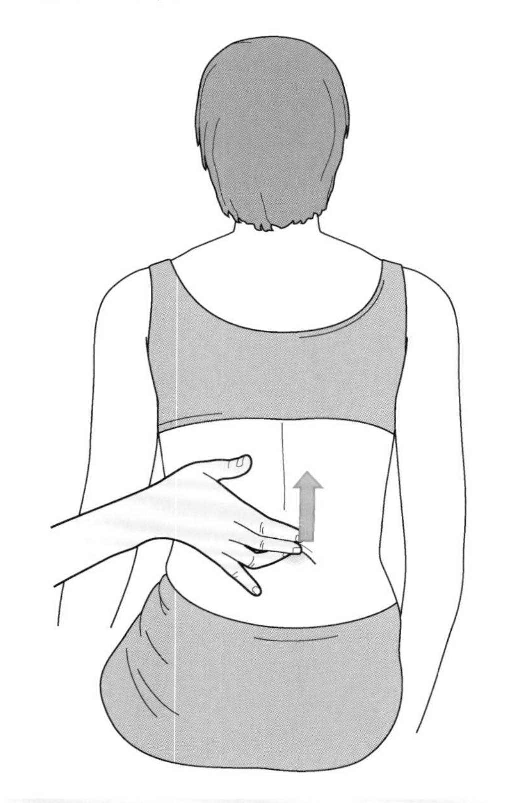

图 4.6　评估皮肤摩擦的变化（拖拽、阻力）

练习 4.14　续

- 现在用指尖在皮肤表面轻微迅速移动（不应使用润滑油）的方法对同一皮肤区域触诊，以评估皮肤表面摩擦的变化情况，尤其是在那些扫描或触诊时温度比周围高的区域（图 4.6）。
- 用两手的不同手指进行此练习。

要求用最小的压力-只需皮肤接触到皮肤即可（“羽毛-轻触法”）（见图 4.5）。

- 单一触诊手指的运动应有目的性，不能太慢，当然也不能太快。理想速度为每秒移动约 3~5cm（1~2 英寸）。
- 注意任何“拖拽”感；有此感觉表示手指在皮肤表面放松、平滑地移行过程中遇到了阻力。
- “干燥”感、“砂纸”感、轻微粗糙或粗糙不平的质地都可能表示组织有出汗增加的现象，或有液体流入增加的现象。

关注点的变化情况（“山峰和峡谷”）

- 拖拽触诊练习时，要注意调整自己的关注点。
- 同一单指准确地敲击；不要考虑有否有拖拽的感觉；仔细体会敲击手指在组织上移动时轻微地上升和下降情况。
- 你所用的方法是中国古代触诊法；针灸师也是用此法来找出活跃的穴位。
- 当在众所周知的针灸穴位区域发现明显的上升或下降感（“山峰”或“峡谷”）时，就认为该处有变形过度（山峰）或变形缺乏（峡谷）；随之对穴位处进行治疗。
- 在之前发现“拖拽”的区域上准确地轻微敲击。
- 敲击指是否有轻微上升或下降的感觉？
- 部分执业者更喜欢用这种关注点的方法来评估而不喜欢用拖拽法；但如果你的辨别目的是找出征兆或提示，那么这两种方法的效果相同。

体育运动之后

- 当你已找出几个“拖拽”区时，引入练习 4.6B 和 C 中所用的相同的变量；在重复“拖拽”评估之前，你或触诊同伴已简单高强度地对这些变量进行了练习。
- 注意自己的效果，尤其要看看自己是否能在同一皮肤区域中找到之前练习中所发现的皮肤摩擦和温度变化（练习 4.5 和 4.6 中扫描与直接触诊）。
- 在图表上将发现标注出来，尤其是那些比周围组织温度增高且同时显示有局部皮肤拖拽/摩擦特征的区域。

练习 4.15　皮肤拖拽（表带）触诊法

建议时长　10 秒

- 如果你对之前练习（练习 4.14）中努力感觉到的还有些轻微的混淆，那么将手表或手镯摘下来（或让其他人摘下自己的手表/手镯），用手指轻微迅速地在表带下和邻近区域的皮肤上移动。
- 通过触诊手指分别在“干燥”和“潮湿”区域上快速移动，你应能很容易地感觉到它们在拖拽、摩擦及阻力上的差别。
- 现在等待 5 分钟，然后不戴上表带/手镯，再次进行上述练习。
- 看看原来表带下的皮肤拖拽感现在是如何消失的；之前有“拖拽”感的部位现在的触诊感觉和周围皮肤一样了。
- 在另一种情况下，对表带下所感觉到的皮肤温度差异进行研究；先检查刚摘下表带时的温度，然后再检查 5~10 分钟后的温度，并将之与周围皮肤的温度进行对比。
- 将你的发现记到日志上。

关于练习 4.14~4.15 的讨论

你需要问自己比周围皮肤感觉“凉”一

些的区域是否温度真得低一些(或温度高一些),或它是否实际上是和高温传导率相关;高温传导率可能是因为局部或全身的无毛汗腺活动增强而致表皮水化(你的或研究对象的)增加引起。而汗腺活动增强可能是因为反射活动、情绪压力或某些其他现象(空调、中央暖气系统?)所致,或你可能已发现的一些体育活动(Lewit 1992,1999)。

如果同一皮肤区域扫描和触诊时,温度与周围组织不同且同时还显示有皮肤摩擦增加等特征(拖拽),那么这很可能是因为无毛汗腺活动增强所致(Barral 1996)。

触诊时,你还需要记住自己的体育活动及交感神经活动情况;它们与外周循环和表皮水化有关。问问自己:

- 我的手在出汗吗?
- 它们已经汗湿了吗?
- 我现在感觉焦虑吗?

如果你对上述任一问题的答案是肯定的,那么你的温度感受器可能在你触诊温度变化时,会潜在地给你提供不准确的信息;实际上这可能会合并患者正在出汗,或环境相对湿度或温度较高等情况。

你可能还会对下述情况感到困惑,即所有组织质地变化评估时,自己都注意不到类似的相互影响(水化、潮湿等)有改变"皮肤拖拽"特征的可能性(摩擦或"皮肤拖拽")。

"拖拽"现象通常可见于活跃的肌筋膜触发点表面及发生反射活动的区域,它是一个极好的评估工具。

触诊技术的总体情况

至此为止,上述所有练习均已成功完成,这意味着你现在应该已经具备了辨别下述变化的能力:

- 皮肤/表面温度。
- 皮肤的弹性质量。
- 皮肤与其下方筋膜的相关性。

且你应该能够用"拖拽"现象定位出汗增加区。

如果你对自己在温度变化和"拖拽"方面的感觉敏感程度不满意,那么就以常规间隔重复上述练习;若有可能,每天练习或至少1周几次,直至自己对这些概念和练习方法非常熟练。

你还应很满意自己的手的不同方面比其他人敏感,能发现有很多变量会影响自己感觉的潜在准确性。

最后,你需要能够几乎即刻估算出自己的触诊发现及变量,如:环境温度、患者的(和你自己的)汗化水平、之前的活动、焦虑等;并根据自己已掌握的身体知识来解释这些发现。这些解释构成了你对患者当前状况及要求所进行的整体评估的一个组成部分。

- 你是否理解"拖拽"感的生理机制?
- 你是否觉得自己能通过身体扫描和直接触诊来辨别温度变化?
- 你是否觉得自己能够理解所显示的这些触诊现象?

对适当的内容进行回顾,并将自己当前对这些主题相关情况的关注水平记录到日志中。

瘢痕

Karel Lewit(1999)将大家的注意力集中到另外一种皮肤现象上,这种现象就是瘢痕,它通常会被忽略掉。他在治疗的抵触条件讨论中或有似乎无法解释的症状时,建议我们找一下瘢痕组织:

德国文学中用 storungsfeld 一词,该词的意思是"干扰的焦点"。它经常用来指损伤或手术之后的陈旧性瘢痕,如常见的扁桃体切除术的瘢痕。检查时,这种焦点-瘢痕通常会有触痛,并伴有内在性痛点或周围有痛觉过敏(皮肤)区(HSZ)。

皮肤行为变化会导致其他系统的功能改

变,如:呼吸系统(Petrů,2003)、淋巴系统(Wald 等,1999)和神经肌肉系统(Lewit,2003)。

大的瘢痕会对天然组织的形态学及其本质和质地产生干扰,所以会造成皮肤的机械性行为变化(Cerda,2005)。从组织学角度来看,瘢痕皮肤真皮内的胶原纤维结构与正常皮肤的不同(van Zuijlen 等,2002)。

Lewit 认为这些瘢痕可能是作为"破坏者",需要对其特别关注。Lewit(1999)建议用深触诊找寻瘢痕附近的痛点,并通过皮肤牵拉对增高的阻力("粘连")及 HSZ 进行评估。

如果牵拉不能使皮肤放松,那么可以进行针刺(入痛点中)或局部渗透性注射。治疗成功时,局部皮肤的阻力和痛点都应消失,患者的症状应开始改善。

Upledger 和 Vredevoogd(1983)讨论了瘢痕组织,并以因慢性筋膜牵拉所致的慢性偏头痛患者为例对其重要性进行了说明;这种慢性筋膜牵拉来源于阑尾切除术瘢痕。"在瘢痕中间深压可引起头痛;在其两侧深压可消除头痛。在瘢痕上进行持续轻柔的深压可使其松动。"这些作者均备受尊敬,他们认为这样操作可以解除头痛,并补充到:"瘢痕松动术还可以自然消除下背痛、月经失调及慢性周期性颈椎躯体功能失调。"

Valouchová 和 Lewit(2008)曾报道:下背痛是腹部区域常见的因活跃瘢痕所致的临床症状之一。具体报道如下:

活跃瘢痕位于一侧腹下部的患者,其两侧之间的腹直肌的表面肌电(SEMG)活动的不对称性增加。这种不对称性经软组织技术治疗后会马上消失。约 1/2 病例胸部屈曲时,瘢痕侧的 SEMG 活动增强;但对其触诊时则张力减退。该矛盾现象主要是由瘢痕软组织表面的张力减退所产生的一种触觉假象所致。瘢痕治疗后,不对称性迅速减弱、下背痛减轻,这些均显示出一种反射机制;活跃的瘢痕就是通过这种反射机制而产生临床症状。

在下一个专题中,我们将思考筋膜对软组织正常功能与异常功能的影响。

练习 4.16　瘢痕触诊

建议时长　3 分钟

- 触诊瘢痕。
- 对瘢痕组织本身进行感知,并看看周围组织是如何与之相关的。
- 是否有束缚感,或瘢痕是否在合适的、柔软而有弹性的局部软组织中"漂浮"?
- 看看瘢痕周围是否有局部压痛。
- 看看此时皮肤弹性是如何变化的。
- 你是否能通过持续的无痛牵拉来使皮肤放松?如果是这样,那么这是否会改变压痛程度?

你应尽可能多地去感知瘢痕,并将你最近以及过去的感觉都记录下来。

练习 4.17　混合性皮肤触诊练习

建议时长　20~30 分钟

现在你应该已经尝试了很多不同的温度变化评估;评估方法可能包括扫描、直接触诊、Dicke 的结缔组织法("推动"筋膜上的皮肤)及 Lewit 以皮肤牵拉和"皮肤拖拽"为主的痛觉过敏区辨别法。所以,现在你应该已经能够将所有这些方法的可靠性和准确性逐一进行比较和评估。

但显然,只有当触诊同伴是同一个人时,上述比较才会有效度。尽量保证在同一对象上进行所有描述过的皮肤变化评估,并将之与你用下述触诊方法所得的结果进行比较。这些触诊方法及其顺序如下:

1. 离体扫描温度变化(切记温度降低可能意味着缺血;温度升高可能提示有发炎/炎症)。注意温度"不同"的区域。

练习 4.17　续

2. 现在直接进行触诊，将手轻轻依组织轮廓放置；评估温度的差异。避免手接触的时间过长，或这样将会改变所触部位的状况。几秒钟就足够了。
3. 对皮肤与下方筋膜的连接情况进行评估（可以用轻轻或紧紧“推动”所评估的结构，和（或）滚动皮肤，和（或）将组织提起等方法），要特别注意那些在扫描触诊时“不同”的区域。这些区域扫描和触诊评估时所得的信息是否一致？
4. 在这些之前评估（上述的 1、2 和 3）显示功能异常的区域上找寻局部皮肤的弹性变化（Lewit 的“皮肤牵拉”）。弹性质量消失提示可能存在痛觉过敏区，并可能伴深层功能异常（如：触发点）或病理改变。
5. 最后，用单指极轻微地触诊来找出反射活动（触发点等），即找寻“拖拽”现象［和（或）“山峰和峡谷”］。这些发现前后一致吗？它们应该是一致的。如果不一致，那么就再次操作，直至一致为止。

将上述自己感觉准确的多种方法融合到自己日常的评估模式中，并逐渐将之熟练。

检查反射区的皮肤触诊技术

软组织的变化和多种功能异常的模式有关，通常可以触摸到。触摸方法既可用浅层的拖拽触诊法，又可用本专题中描述的其他方法。

在第五章中对其他几个系统进行了描述，这些系统中均可以在浅层找到可触摸的局限性组织变化区，包括触发点（Travell 和 Simons 1992，1999）；在本专题的后续练习中，可能会评估你区分局限性的正常区域与有潜在反射活动的活跃区（“点”）的能力。

Chapman 的神经淋巴反射点

在 20 世纪 30 年代，Chapman 和 Owens 在图表上将一组可触摸的反射变化标记了出来，并将之称为神经淋巴反射。Owens（1963）表示这些可触摸的变化与同一内脏相关，并可见于筋膜中：

这些极为局限的组织变化（神经节样收缩）位于肋间隙前部、胸骨附近。它们可能大小不同，范围从猎枪子弹 1/2 大小至小豆大小不等；有时多个并存。这种变化类型在骨盆的一些反射中非常明显，而在下肢中（结肠、宽韧带及前列腺）特征会发生改变。这些可能是“无定型弹丸样斑点”区或“纤维聚集”区。

Patriquin（1997）将 Chapman 的反射特征描述如下：“小、平滑、坚硬、离散明显、直径约 2～3mm。有时会有西米样的小珍珠感、部分固定在深部腱膜或筋膜上。”

近些年的整骨疗法实践发现，先前 Chapman 的观点在内脏躯体诊断中特别有用（Fossum 等，2001）。组织质地的变化可能是由相关内脏的本质及严重程度和患者体质双重因素所致。

- 触诊时发现的触痛程度与 Chapman 所称的“脂肪球”不同。
- 在某些区域，如股直肌中，其反射（来自肾上腺）有剧烈的收缩感。
- 后面的反射主要可见于棘突和横突尖之间；这些部位多有水肿、肿胀感；有时深触诊时本质上会有“纤维”感。

Arbuckle（1997）在其作品集《Beryl Arbuckle 的文章选录》中讨论了 Chapman 关于这些反射的初始探索：

Chapman 在筋膜的不同区域中发现了高度阻滞（congested）的点，并发现确定的疾病对应确定的一组点；或反之，他总能在某一特定疾病的这些区域中找到一个明确的模式。根据这些发现他进行了如下总结：高阻滞状态是因内脏或腺体中的淋巴瘀滞所致；它以脊神经远端疼痛或触痛的方式显现出来。要想理解上述机制，就必须具有关于淋巴系统、自主神经系统、内分泌腺的相互关系及身体的胚胎学分节等知识。

Arbuckle 引用了 Speransky(1944)的发现来支持 Chapman 的概念。Speransky 显示:CSF 经淋巴结构至全身所有区域。Erlinghauser(1959)使这一事实更有说服力,他发现 CSF 循环经小的管状结缔组织纤维(在专题 13 中进行了描述)进行,期间汇入了很多由神经轴突携带的营养物质;这些研究和知识有力地支持了 Chapman 的神经淋巴反射概念(Korr 1967)。

效度研究(Snider 等,2016)

最近的研究确认了 Chapman 反射评估的存在和作用:

> 统计学上的显著正相关可见于特定的脊柱[触诊]发现和异常的食管、胃食管连接部、幽门部、升结肠及乙状结肠之间;也可见于特定的 Chapman 反射点压痛和异常的食管、胃食管连接部、幽门部、升结肠、降结肠、乙状结肠及直肠之间;及特定的内脏括约肌压痛和异常的十二指肠、升结肠、乙状结肠之间。

注:

这些反射的图表及手法治疗细节可见于:
Chapman 反射的内分泌腺说明(Owens 1963)
现代神经肌肉技术(Chaitow 2002)

注:

本专题中的图解及相应的表格位于附录中,它们均仅限于触诊使用。

找出这些反射非常困难吗?

Arbuckle 这样评论定位这些反射的触诊要求:"训练过的、看到的、感觉到的、进行感觉的手指……都能'打开部分窗户和门'以矫正液体的异常循环。"

容易达到此目标吗? Owens 这样说:

> 起初你可能不能随意定位神经节状收缩;但随着练习及触觉感知的提高,你的定位能力将会大大增强。不要在前面或后面施加过多的压力。

神经淋巴反射可能的临床价值

由于这些可触摸的组织变化的位置与特定的内脏呈相对持续性相关,所以可以在不知道它们本质的情况下构建病理学定位。

这些反射的价值有以下三方面:

1. 它们的价值在于辅助诊断。Patriquin(1997)指出:部分反射对右侧下腹痛的差异诊断有着不可估量的作用,如:对阑尾(右侧第 12 肋骨端-见图 4.8,点 38)。"今天,Chapman 的反射可能更多用来作为体检时不可缺少的一部分[整骨疗法],而不是作为某一特定的治疗干预方法。"
2. 它们可用于影响淋巴运动。
3. 内脏功能可能会经神经系统来进行影响。

> 临床中,[这些]反射可用于减少特定器官或内脏系统的交感神经逆向影响……因 IBS 的影响而致经常性大便的患者报道:他们在髂胫束和(或)腰骶旁组织及 Chapman 的相关反射上进行软组织治疗后会有几天至几个月的功能正常或接近正常。(Patriquin 1997)

对我们来说,用这些反射确定自己是否能辨别所描述的局限性变化要比其上述可能性作用更为重要。

Chapman、Owens 和 Arbuckle 建议这些点只在活跃时-才有治疗作用-当前、后成对的点都活跃时,它们会既敏感又同时可以触摸到时,此时才可以作为证据。

顺序

这些研究者建议触诊应遵从以下顺序:

- 从触摸前面的反射开始。

- 如果发现有活跃的点（如：它们很容易触摸/定位，且很敏感），那么就检查身体后面成对的反射点。
- 如果它们很容易触摸到且很敏感，那么就在前面的反射点上开始治疗。
- 治疗期间要用轻微的旋转压力；并通过触诊决定“剂量”大小。
- 其目标旨在减少触摸性水肿、放松深筋膜的神经节样收缩，同时减轻前面反射区域的触痛。
- 一个点的实际治疗时间约为20秒~2分钟。
- 建议治疗后用轻触诊来再次进行敏感性检查。

> **注：**
>
> 这些点可能还可以通过下述方法找寻，如：皮肤牵拉法、“拖拽”触诊法或系统性软组织评估法；下一章节中所描述的Lief的NMT评估中比较支持软组织评估法。

练习4.18　Chapman反射区/点触诊

建议时长　一组反射点评估和“治疗”4~6分钟

- 如果你对该系统感兴趣，那么花一些时间将上面描述过的和图表上标记出（见图4.7~图4.12）的成对的神经淋巴点进行触诊（用本专题中所列出的所有的或任一评估方法）。
- 参考附录（pp. 316-318）中与这些图表有关的说明/图例的表格。
- 将你的发现记录下来。

后续

下个章节中将重点进行肌肉的触诊与评估。在此之前，专题5就穴位和软组织（皮肤、筋膜等）之间的联系进行了讨论。

你可以用有技巧的皮肤触诊法来锁定表面下的功能异常区；而位于浅层组织和肌肉自身中的结构信息将是我们后续的关注重点。

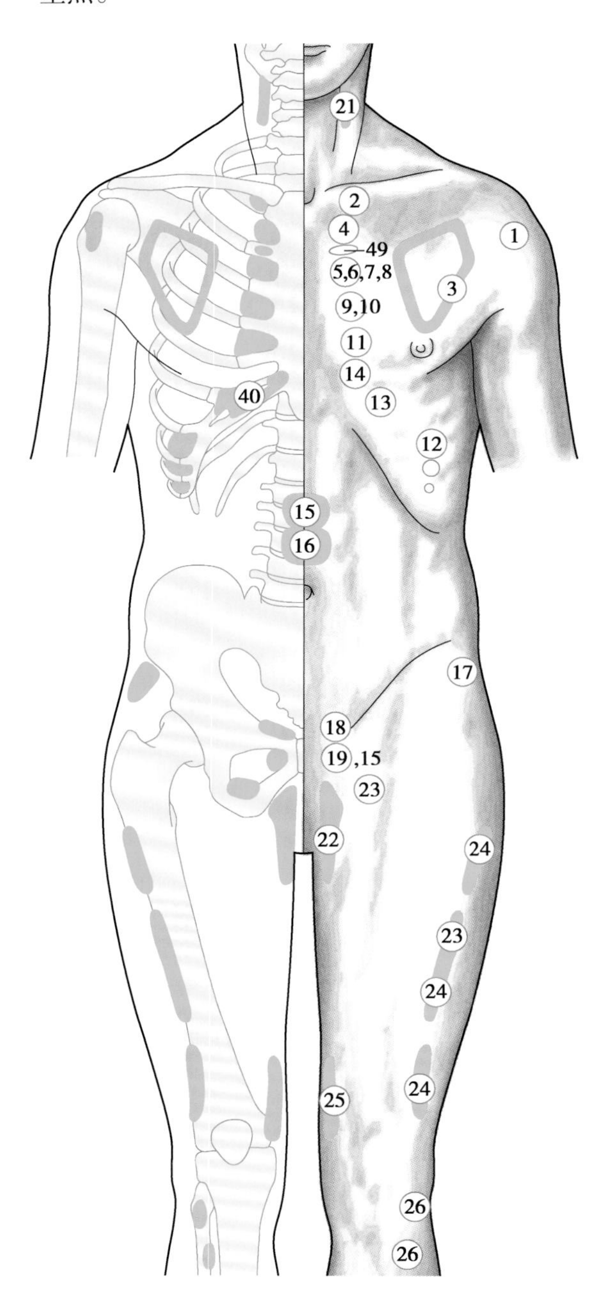

图4.7　Chapman的神经淋巴反射-前表面。见附录中的表格

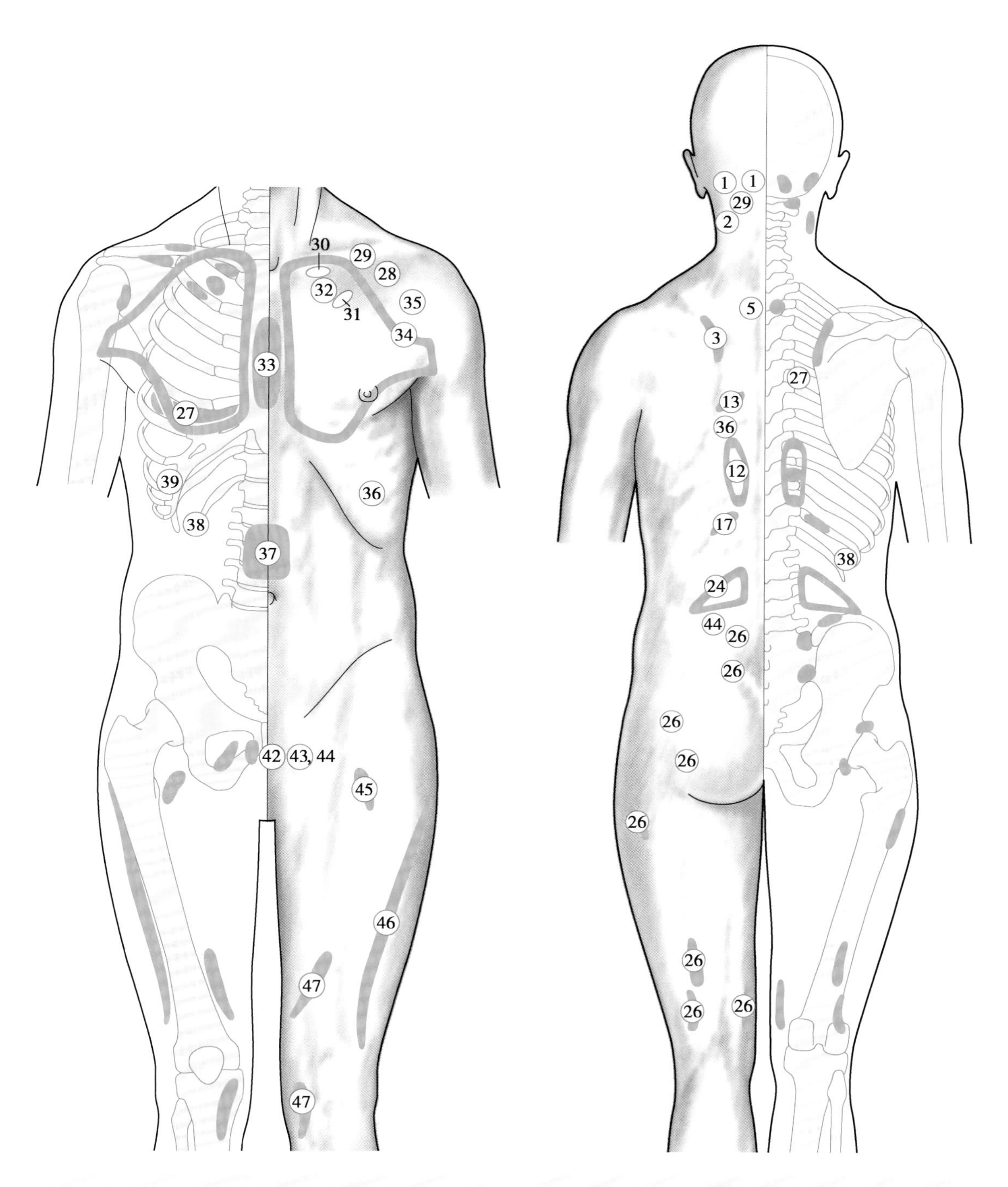

图 4.8　Chapman 的神经淋巴反射-前表面。见附录中的表格

图 4.9　Chapman 的神经淋巴反射-后表面。见附录中的表格

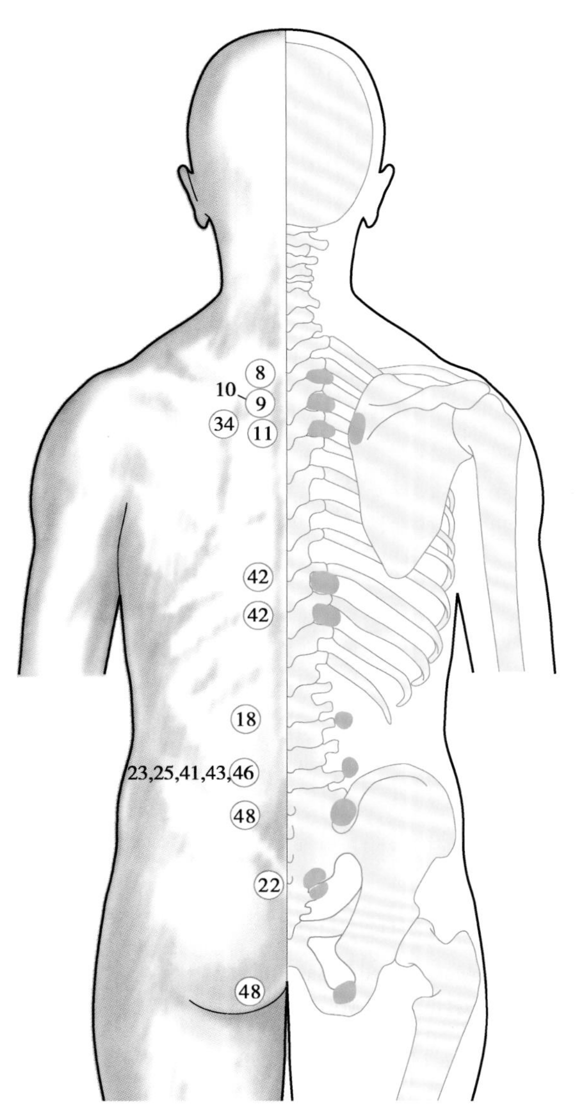

图 4.10　Chapman 的神经淋巴反射-后表面。见附录中的表格

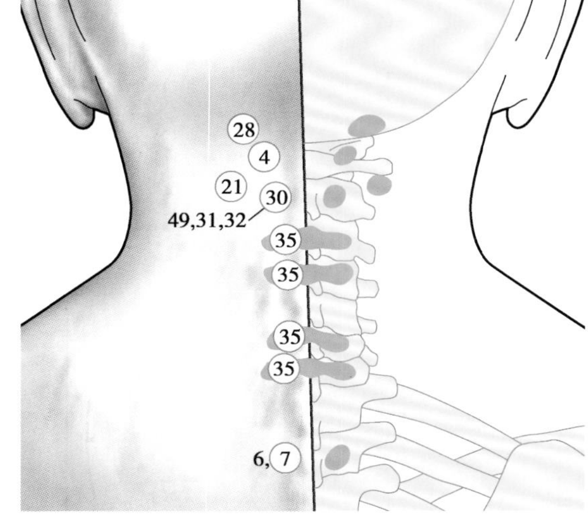

图 4.11　Chapman 的神经淋巴反射-后颈部表面。见附录中的表格

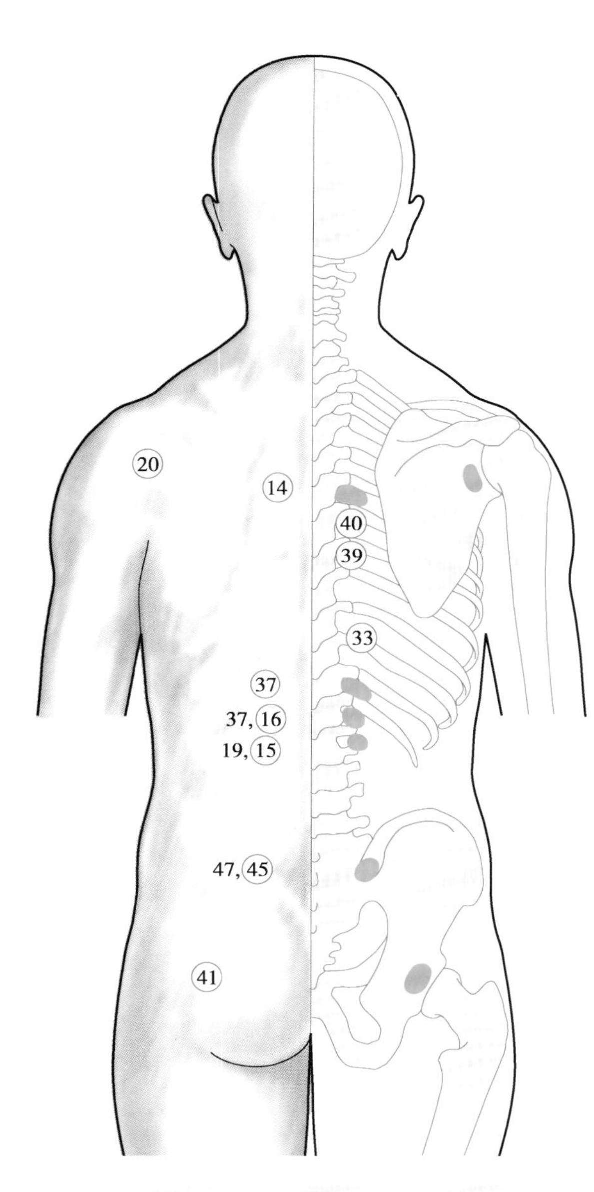

图 4.12 Chapman 的神经淋巴反射-后表面。见附录中的表格

参考文献

Adams T, Steinmetz J, Heisey R et al. (1982) Physiologic basis for skin properties in palpatory physical diagnosis. Journal of the American Osteopathic Association 81 (6): 366–377.

Arbuckle B (1977) Selected writings of Beryl Arbuckle. Chicago, IL: National Osteopathic Institute.

Baldry P (1993) Acupuncture, trigger points and musculoskeletal pain. Edinburgh: Churchill Livingstone.

Barral J-P (1996) Manual-thermal diagnosis. Seattle: Eastland Press.

Beal M (1983) Palpatory testing of somatic dysfunction in patients with cardiovascular disease. Journal of the American Osteopathic Association 82 (July): 822–831.

Beal M (1985) Viscerosomatic reflexes: A review. Journal of the American Osteopathic Association 85 (12): 786–801.

Benjamin M (2009) The fascia of the limbs and back – a review. Journal of Anatomy 214: 1–18.

Bischof I and Elmiger G (1960) Connective tissue massage, in Licht S (ed) Massage, Manipulation and Traction. New Haven, CT: Licht.

Brugger A (1962) Pseudoradikulare syndrome. Acta Rheumatologica 19: 1.

Cerda E (2005) Mechanics of scars. Journal of Biomechanics 38: 1598–1603.

Chaitow L (2002) Modern neuromuscular techniques. Edinburgh: Elsevier.

Chaitow L (2015) Positional release techniques, 4th edn. Edinburgh: Elsevier.

Dicke E (1954) Meine Bindegewebsmassage. Stuttgart: Hippokrates.

Dvorak J and Dvorak V (1984) Manual medicine diagnostics. Stuttgart: Georg Thieme Verlag.

Erlinghauser R (1959) The circulation of CSF through the connective tissue system. Newark, OH: Yearbook of the Academy of Applied Osteopathy.

Fossum C, Kuchera ML, Devine WH et al. (2011) Chapman's reflexes, in Chila AG (ed) Foundations for Osteopathic Medicine, 3rd edn. Baltimore: Lippincott, Williams and Wilkins, pp 853–865.

Frymann V (1963) Palpation – its study in the workshop. Newark: Yearbook of the American Academy of Osteopathy, pp 16–30.

Gutstein R (1944) A review of myodysneuria (fibrositis). American Practitioner and Digest of Treatments 6 (4): 114–124.

Juhan D (1987) Job's body. New York: Station Hill Press.

Kelso AF (1985) Viscerosomatic reflexes: A review. Journal of the American Osteopathic Association 85 (12): 786–801.

Korr I (1967) Axonal delivery of neuroplasmic components to muscle cells. Science 155: 342–345.

Korr I (1970) Physiological basis of osteopathic medicine. New York: Postgraduate Institute of Osteopathic Medicine and Surgery.

Korr I (1975) Proprioceptors and somatic dysfunction. Journal of the American Osteopathic Association 74: 638.

Korr I (1976) Spinal cord as organiser of disease process. Newark, OH: Academy of Applied Osteopathy Yearbook.

Korr I (ed) (1977) Neurobiological mechanisms in manipulation. New York: Plenum Press.

Lewit K (1992) Manipulative therapy in rehabilitation of the locomotor system, 2nd edn. London: Butterworths.

Lewit K (1999) Manipulative therapy in rehabilitation of the locomotor system, 3rd edn. London: Butterworths.

Lewit K (2003) Manipulační léčba v myoskeletální medicíně. Prague: Nakl. Sdělovací technika s.r.o, p 411.

Owens C (1963) An endocrine interpretation of Chapman's reflexes, 2nd edn. Carmel, CA: Academy of Applied Osteopathy.

Patriquin D (1997) Chapman's reflexes, in Ward R (ed)
Foundations for Osteopathic Medicine. Baltimore: Williams and Wilkins.

Petrů V (2003) Ovlivnění ventilace u žen po ablaci prsu pomocí měkkých technik na hrudníku. Prague: Thsis FTVS UK, p 82.

Simons D (1987) Myofascial pain due to trigger points. International Rehabilitation Medicine Association, IRMA Monograph Series Number 1, pp 22–26.

Simons D (1993) Myofascial pain and dysfunction review. Journal of Musculoskeletal Pain 1 (2): 131.

Snider KT, Schneider RP, Sinder EJ et al (2016) Correlation of somatic dysfunction with gastrointestinal endoscopic findings: an observational study. Journal of the American Osteopathic Association 116: 358–369.

Speransky AD (1944) A basis for the theory of medicine. New York: International Publisher.

Swerdlow B and Dieter N (1992) Evaluation of thermography. Pain 48: 205–213.

Travell J and Simons D (1992, 1992) Myofascial pain and dysfunction, vols 1 and 2. Baltimore: Williams and Wilkins.

Upledger J (1983) Craniosacral therapy – beyond the dura. Seattle: Eastland Press.

Upledger J and Vredevoogd W (1983) Craniosacral therapy. Seattle: Eastland Press.

Valouchová P and Lewit K (2008) Surface electromyography of abdominal and back muscles in patients with active scars. Journal of Bodywork and Movement Therapies 13 (3): 262–267.

van Zuijlen PP, de Vries HJ, Lamme HM et al. (2002) Morphometry of dermal collagen orientation by Fourier analysis is superior to multi-observer assessment. Journal of Pathology 198 (3): 284–291.

Wald M, Křížová H, Prausová J et al. (1999) Sekundární lymfedém po lymfadenektomiích. Praktický lékař 79: 665–716.

Walton W (1971) Palpatory diagnosis of the osteopathic lesion. Journal of the American Osteopathic Association 71: 117–131.

专题 4 疼痛的来源：是反射性的还是局限性的？

Leon Chaitow

如果某人的疼痛是源于远处的牵涉痛，那么在疼痛的部位触诊时，很少会引起不适感增加。反之，如果疼痛实际上就是源于所触部位，那么对组织进行施压过程中（即使是很轻的压力）通常会造成不适感增加。

但牵涉痛可能源于哪些部位？一个对 3 000 人以上的 Norwegian 研究显示：局限性肌骨痛相对较少；肌骨痛通常和身体其他部位的疼痛同时存在（Kamaleri 等，2008）。

根据触发点的症状/疼痛分布模式的知识，我们可以迅速地将注意力转换到相应的部位，并在此找寻令人不适的触发点（如果疼痛的确和肌筋膜触发点相关的话）。

有时候，不适感可能是源于脊柱的神经根症状。Grieve（1984）曾报道："如果疼痛是因脊柱问题所致的牵涉痛，那么疼痛距离痛源越远，则成功治疗的困难指数就越大"（如：疼痛病源距离越远，治疗越难）。

Dvorak 和 Dvorak（1984）观察到："对有急性神经根症状的患者来说，诊断虽然不总是非常简单，但也并不难，而对慢性下背痛患者来说则完全不同，诊断往往较难；两者在后续治疗上的部分差别尤为重要。

注意

"放射痛"一词包括其他感觉，如麻木和刺痛。因触发点所致的功能受限包括肌肉虚弱、运动协调性差、活动时容易疲劳、工作时耐心降低、缺乏耐力、关节僵硬及主动和被动运动范围受限（Dommerholt 和 Issa 2009）。

当然，临床上更常见的是混合性的情况。于是，Dvorak 和 Dvorak 说："如果是为了检查神经根的症状，要特别注意运动干扰和深部肌腱反射情况。当检查感觉神经根功能失常时，应注意痛觉过敏的情况。"

但牵涉痛可能不是源自触发点或脊柱。Kellgren（1938，1939）显示：

背部的浅筋膜、棘突及棘上韧带可在刺激下产生局限性疼痛，而刺激棘间韧带的浅层部分和浅层肌肉会引起弥漫性（更向周围）疼痛。

Mense 和 Simons（2001）就执业者在寻找肌肉痛的原因时需要关注的内容制定了一个清晰的指南："肌肉疼痛和触痛可能是从下述部位放射而来，如触发点、关节功能异常、起止点炎（与肌肉肌腱连接有关的炎症），因此检查者必须要对这些部位进行检查，以寻找造成肌肉牵涉痛和压痛原因的证据。"

Mense 和 Simons 认为："肌肉的局部疼痛和触痛通常是因触发点所致"。但他们建议将局部痛与其他可能的病源分隔开很有必要，这些病源包括影射性的、牵涉性的以及中枢性的：

- "影射性疼痛（projected pain）"（源自"周围神经激惹，该激惹会刺激激惹部位的潜在的感觉活动"，如：肘关节处的尺神经被碰撞到时会有闪痛感。）
- "牵涉痛（referred pain）"通常会有"弥漫性痛感"。但有时可能会是一种源于神经损伤的尖锐的"影射性疼痛"。

内脏性因素与“假冒”的症状

Gieve(1984)曾描述过“假冒”的症状源自肌骨因素以外的原因。他建议我们需要关注什么时候徒手或其他物理治疗可能不适合——或可能鲁莽——什么时候痛源伪装成肌骨症状;并建议我们应怀疑这样出现的肌骨症状:

- 出现的症状好像不“很准确”,如:患者的病史和所出现的症状相互矛盾。
- 患者主诉加重或减轻症状的活动方式在执业者的经历中并不常见。

Gieve提醒操作者们应注意对下述情况保持警惕,即源于危险因素(如:肿瘤)的症状可能会和肌骨症状非常相似,或可能和实际的肌骨功能异常同时存在。如果无法进行治疗计划,症状没有任何改善,或治疗时出现非同寻常的反应,那么执业者应迅速地对情况进行回顾。

此外,内脏损伤可能会引起肌肉疼痛,如:右下腹阑尾部位出现的疼痛类型与在该区域发现的触发点的疼痛类型几乎完全一样。

中枢性疼痛源自脊髓损伤、涉及中枢神经系统的手术或周围性损伤;这种周围性损伤打断了与中枢神经系统之间的联系,如:可见于截肢及随后出现的幻肢痛。Mense和Simons(2001)报道说:“显然,周围性疼痛经历会产生中枢性表现;该表现可作为中枢性痛源,并能对周围性牵涉模式进行调整。”

疼痛还能从以下部位牵涉到肌肉:

- 尚不可知的触发点以外的敏感部位,如:在距离活跃的或潜在的触发点几英寸远的区域进行按压,可产生牵涉痛。Mense和Simons(2001)声明说:“尚未对正常肌肉中此类点敏感的原因进行探寻。”
- 关节,特别是关节囊和关节突关节(小的平面关节)。当局部触发点产生相似的疼痛模式时,会给判断带来困扰。Mense和Simons(2001)报道说:“经过特定(锁住的)关节的肌肉是……更有可能发展成为触发点;也就是关键问题导致了继发的肌肉源性的疼痛。”

因此,必须要考虑将韧带和筋膜作为牵涉痛的痛源,Brugger(1960)对此进行了进一步地明确。他描述了一组综合征:在这些综合征中,关节肌肉成分的变化可引发反射性疼痛(reflexogenic pain)。这些主要是因为受刺激的疼痛组织(腱器官、关节囊等)在肌肉、肌腱及其所覆盖的皮肤上产生了疼痛。

胸前部

举例来说,胸骨、锁骨及肋骨与胸骨相连部位等区域会因职业或姿势性压力而致激惹和敏感性增高,继而影响或引发肋间肌、斜角肌、胸锁乳突肌、胸大肌及颈肌的疼痛。这些肌肉的张力增高及其产生的合应力可能会造成颈部区域的椎关节问题,并伴有向远处扩展的症状。总之,该综合征可以导致头颈部、胸壁、上肢及手部的慢性疼痛(甚至酷似心脏疾病)。

Dvorak 和 Dvorak(1984)以图表的方式将他们所称的源于(主要)椎间关节的多个"椎关节反射"记录下来。其触诊的变化特征如下:

疼痛性肿胀、按压时疼痛及触摸时的分离、位于外形界定非常清晰的肌筋膜组织中。大小平均0.5~1cm,其主要特征在时间上和质量上与体位的功能性异常程度(节段性功能失调)绝对相关。只要障碍存在,那么就能够找出激惹区域;当然障碍解除后,激惹也会即刻消失。

Dvorak 等还认为椎体单元的力学变化会导致"软组织的反射性病理改变,其中最重要的是肌肉-肌腱变化(myotendinoses),这可以通过触诊辨别出来"。

部分人会争辩:至少在某些情况下,软组织变化发生于脊椎变化之前(不良的姿势、过用、误用、滥用及外伤)。不管你是否支持此争议,关于"疼痛源于何处"的部分观点在此已清晰地显示:我们应该知道有多种可能性。

我们在触诊和评估时,几乎一直需要问自己这样一些问题:"患者的哪个症状、到底是疼痛还是其他形式的功能异常是因反射活动而导致的,如触发点?"

换句话说,有哪些可触摸到的、可进行衡量的及可进行辨别的证据是和我们观察、检查及触摸到的患者的症状(疼痛、受限、疲劳等)有关?做什么或做哪个能够安全和有效地对这种状况进行弥补或调整、患者能做什么(或教其做什么)来预防情况的再次发生?

参考文献

Brugger A (1960) Pseudoradikulara syndrome. Acta Rheumatologica 18: 1.

Dommerholt J and Issa T (2009) Differential diagnosis of fibromyalgia, in Chaitow L (ed) Fibromyalgia syndrome: A practitioner's guide to treatment, 3rd edn. Edinburgh: Elsevier.

Dvorak J and Dvorak V (1984) Manual medicine: diagnostics. New York: George Thieme Verlag.

Grieve G (1984) Mobilisation of the spine. Churchill Livingstone, Edinburgh.

Kamaleri Y, Natvig B, Ihlebaek CM, Benth JS and Bruusgaard D (2008). Number of pain sites is associated with demographic, lifestyle, and health-related factors in the general population. European Journal of Pain 12 (6): 742–748.

Kellgren J (1938) Observation of referred pain arising from muscles. Clinical Science 3: 175.

Kellgren J (1939) On the distribution of pain arising from deep somatic strictures. Clinical Science 4: 35.

Mense S, Simons D (2001) Muscle pain. Philadelphia: Williams and Wilkins.

专题 5 反射点与穴位的形态学

Leon Chaitow

疼痛研究者已显示:约有 75%的触发点位于传统经络图上的穴位上(Melazck 和 Wall,1988;Wall 和 Melazck,1989)。传统中医学(TCM)把其他点看作"名誉"穴位(honorary acupuncturepoints),认为所有的自发性疼痛区域(无论其是否在经络图上)均适合用针灸治疗(或穴位按压 acupressure)-而如果触发点没有自发性疼痛,那么它将什么都不是!

Ward(1996)用精密的测量技术研究了斜方肌和冈下肌中的 12 个针灸穴位,这 12 个穴位同时也是常见的触发点。他精准地发现所有这些穴位都具有活动性触发点特有的"尖峰性"的电活动特征。

Mense 和 Simons(2001)则没有如此肯定:"疼痛治疗时选用的穴位经常同时还是触发点,但有时也不是。"

但如果触发点经常和穴位的位置一样,那么具体有哪些组织呢?

Bossy(1984)对相关组织进行了广泛地检查,并报道:所有医疗电的运动点(motor points)也同时是穴位[他称之为"机体的优先部位(privileged loci),此处身体内部与外界环境之间可以相互交换"]。他说皮肤的显示"用感知比用看更容易。最浅表的形态学表达是杯状凹陷"(见专题 4 中触诊部分的"山峰和峡谷")。

这些优先部位的皮下(比周围皮肤要薄)通常有如下特征:

- 通常可见神经血管束。
- 结缔组织总是特征之一。
- 有时会有脂肪组织。
- 在治疗过程中,由结缔组织变形及随后的牵拉所致的血管和神经刺激通常是间接的,但血管和神经似乎仍然是常见的重要特征。
- 在某些情况下,会涉及到肌腱、关节周围结构或肌肉组织,并将它们作为针灸/触发点形态学的组成部分。

Bossy 在广泛地解剖之后,宣称"脂肪和结缔组织是针刺感出现的决定因素"。

Bossy 的研究已被随后的调查证实有效。其中 Langevin 和 Yandow(2002)最有名,以下即为他们的描述。

穴位和筋膜

Staubesand 和 Li(1997)用电子显微照相技术对人体筋膜进行了研究,发现平滑肌细胞镶嵌于胶原纤维之间。该研究还显示浅筋膜层有很多穿透点,此处特征是有静脉、动脉和神经(主要是无髓鞘的营养性神经)穿过筋膜。

Heine(1995)也记载过穿透浅筋膜的这些成分;另外他还进行了针刺的研究,并确定大多数(82%)穿透点在位置分布及形状和传统的中医穴位完全一样。

Langevin 和 Yandow(2002)指出:传统针灸认为经络构成了连接身体表面和内脏器官的渠道。Langevin 和同事们曾这样假设:经络和穴位构成的网络可以看做是间质结缔组织网络的代表。超声影像支持此假设，并显示正常人体穴位上有结缔组织切割面。她在人体上肢上按粗大节段的解剖顺序将穴位图示出来，发现“组织节段尸检时，穴位和肌肉间或肌肉内的结缔组织面的位置有 80% 是一致的。”

此类对穴位（及其他反射）的行为与形态学研究有助于解释触诊的一些常见的发现，如：其上覆盖的皮肤组织略薄上，通常会有轻微“杯状”感或凹陷感，表明这有一个穴位（如果该处非常敏感和活跃，那么它极有可能还是一个触发点）。

Shang（2009）这样解释“杯状”现象：“很多穴位位于不同的身体部位或肌肉的连接点或边界上；它们和筋膜及结缔组织平面一致。”

正如我们在专题 4 中所指出的，还存在有其他触诊征象，如皮肤“拖拽”及弹性质量消失等，都是最重要的触诊提示。

参考文献

Bossy J (1984) Morphological data concerning acupuncture points and channel networks. Acupuncture and ElectroTherapeutics Research International Journal 9 (2): 79–106.

Heine H (1995) Functional anatomy of traditional Chinese acupuncture points. Acta Anatomica 152: 293.

Langevin H and Yandow J (2002) Relationship of acupuncture points and meridians to connective tissue planes. Anatomical Record 269: 257–265.

Melzack R and Wall P (1988) The challenge of pain. Harmondsworth: Penguin Books.

Mense S and Simons D (2001) Muscle pain. Philadelphia: Lippincott Williams and Wilkins.

Shang C (2009) Prospective tests on biological models of acupuncture. Evidence-based Complementary and Alternative Medicine 6 (1): 31–39.

Staubesand J and Li Y (1997) Begriff und Substrat der Faziensklerose bei chronisch-ven'ser Insuffizienz. Phlebologie 26: 72–79.

Wall P and Melzack R (1989) Textbook of pain, 2nd edn. London: Churchill Livingstone.

Ward A (1996) Spontaneous electrical activity at combined acupuncture and myofascial trigger point sites. Acupuncture Medicine 14 (2): 75–79.

专题 6　它是肌肉的问题还是关节的问题?

Leon Chaitow

患者的疼痛是软组织的问题还是关节的问题?我们如何才能迅速地找出其中的不同?

这里有几个筛查表,它们以 Kaltenborn(1980)的工作为基础,对这些问题进行了解答:

1. 被动牵拉(牵引)疼痛区域是否会引起疼痛水平增加?如果是的话,那么它可能是由软组织(关节外)引起的。
2. 挤压疼痛区域是否会使疼痛增加?如果是的话,那么它可能是关节源(关节内)性的,也包括关节附属组织。
3. 如果某一方向的主动(由患者控制)运动能引发疼痛[和(或)受限],而反方向的被动(由治疗师控制)运动也会引发疼痛[和(或)受限],那么就表示收缩的组织有问题(肌肉、韧带等)。这可以通过下面所述的抗阻检查证实。
4. 如果沿同一方向进行主动和被动运动会引发疼痛[和(或)受限],那么就有可能是因关节功能异常所致。这可以通过关节的牵引和挤压检查证实(见专题 9 中的活动/"末端-感觉")。

抗阻检查用于评估肌肉的收缩力量和疼痛反应,这些反应或源于肌肉,或源于肌腱附着点。当关节在活动范围的中间保持不动时,可使所怀疑的肌肉进行最大程度的收缩。此时关节不能有任何运动。该检查完成后可进行上述检查 3,来确定它是源于软组织的功能异常而不是关节的问题。在进行抗阻检查之前,最好先进行挤压试验来排除关节参与。

Cyriax 的"肌力"检查

- 如果抗阻检查时(Cyriax 1962)肌肉的力量很大且感觉很疼,那么肌肉或其肌腱仅有微小的损伤或功能异常。
- 如果肌肉力量很小且感到很疼,那么肌肉或其肌腱的损伤或功能异常的程度就比较严重。
- 如果肌肉力量很小但并不感到疼痛,那么可能存在神经损伤或肌腱断裂。正常的肌肉检查时应既有力量又不会感到疼痛。
- 这意味着你已经对所有已知的痛源情况进行了检查。
- 显然在很多情况下,软组织功能异常会伴有(之前或在其之后)关节功能异常。
- 在软组织功能障碍的早期阶段,关节受累的可能性小于(例如)肌肉缩短的慢性阶段。
- 如果没有某些病原(或持续)软组织参与,很少会出现关节的急慢性病痛。

然而,上述测试提供了强有力的指征,来说明此时主要涉及的是软组织问题还是骨结构问题。

挤压—疼痛激惹

Blower 和 Griffin(1984)以骶骨间功能异常为例对关节挤压的评估进行了描述。

- 它显示:在骶骨的下半部或髂前上棘上施压时,如果骶骨和臀部出现疼痛,则诊断骶髂有问题(可能提示有强直性脊柱炎)。
- 软组织功能异常不会引起这类挤压性检查出现疼痛反应。

> **注意**
>
> 骶骨施压时出现的腰痛没有太大意义,因为这个动作会引起腰骶关节的运动以及整个腰椎的一些运动。

关节或肌肉功能异常—哪一个为主?

Janda(1988)的回答如下:到底是因肌肉的功能异常而导致关节的功能异常还是反之,目前并不清楚。但他指出:大量的临床证据表明关节松动术(用力地或轻轻地松动)能够影响与关节在解剖上或功能上相关的肌肉,所以将过高的肌张力调整至正常可能会有很好的帮助;这意味着用其他方式(如:MET)使肌张力正常化会产生有益的结果并会促使关节正常化。肌肉痉挛/收缩减少通常会导致关节疼痛减少,因此很多此类问题的答案似乎都是应适当地关注软组织。

Liebenson(1990)从脊柱推拿疗法角度上的观点如下:

> (肌骨)功能上的主要异常包括肌张力过高、关节阻滞感。这些异常是功能性的,而不是结构性的;本质上它们是可逆的。一旦某一特定的[脊柱]关节失去了正常的活动范围,该关节周围的肌肉就会试图将相关节段的压力降至最低。

在描述了渐进性代偿的过程之后,由于某些肌肉在抑制其拮抗肌的同时变得高张,他继续说:

> 开始时是某一关节简单的运动受限,之后会导致肌肉失衡及姿势改变。通过调整来预防半脱位就是这一连锁反应的一个实例。

据此,我们可以得出结论,肌肉的放松通常会使关节受限正常化,而关节正常化又可以解决软组织的问题。

这两个观点都是正确的吗?

Kappler 和 Jones(2003)说"绝对正确"。他们对在活动范围末端感觉受限的关节进行了如下描述(如在专题 8 中所指出的):

> 遇到障碍时,必须要加大力量,缩小距离。如果将"障碍"一词理解为"墙壁"或"僵硬的阻碍物",它们可以通过推动来克服,那么就可能产生误导。当到达障碍点时,紧张的肌肉和筋膜会有束缚感,并会阻止进一步的活动。我们不是在推解剖结构,而是在拉束缚。

可能这两个观点都是正确的;但临床确定性却和 Janda 帮我们理解的那样(见专题 5),我们需要的不是只关注局部。

专题练习 6.1　软组织和相关关节的评估

建议时长:5~10 分钟

你的触诊搭档要对软组织和关节的功能异常有所了解,这样你才能做充分的评估。

- 测试上述的各项指南(即:在相同或不同方向上做主动和被动运动,以及挤压-分离),以确定你的操作部位是单纯的关节还是单纯的软组织源性问题。

- 判断这些评估方法是否准确。
- 切记关节和相关软组织同时出现疼痛是很常见的,可能会给你一些相互矛盾的证据(如:关节和软组织都参与)。
- 如果是这样,那么关节相关知识可能会影响你的治疗方法。

参考文献

Blower PW and Griffin AJ (1984) Clinical sacroiliac tests in ankylosing spondylitis and other causes of low back pain – 2 studies. Annals of Rheumatic Disease 43: 192–195.

Cyriax J (1962) Textbook of orthopaedic medicine. London: Cassell.

Janda V (1988) Muscles and cervicogenic pain syndromes, in Grant R (ed) Physical therapy of the cervical and thoracic spine. New York: Churchill Livingstone, pp 153–166.

Kappler RE and Jones JM (2003) Thrust (high-velocity/low-amplitude) techniques, in Ward RC (ed) Foundations for osteopathic medicine, 2nd edn. Philadelphia: Lippincott, Williams and Wilkins, pp 852–880.

Kaltenborn F (1980) Mobilization of the extremity joints. Oslo: Olaf Novlis Bokhandel.

Liebenson C (1990) AMRT, pt.1. Journal of Manipulative and Physiological Therapeutics 13 (1): 2–6.

第五章 肌肉触诊

Leon Chaitow

肌肉止于何处？结缔组织始于何处？

首先我们要建立一个重要的概念，就是本书的“肌肉”是什么。

骨骼肌由可收缩的组织构成，它们和纤维网状的结缔组织交织在一起，逐渐融合到肌腱中……纤维性的结缔组织把肌肉附着到骨骼上。尽管可收缩的组织和肌腱经常因为研究目的不同而被分别考虑，但它们在日常的临床测试、牵拉以及功能活动中都不能独立分开。因此，“肌肉”这个词指的是整个骨骼肌可收缩组织和肌腱（Weppler & Magnusson 2010）。

在触诊评估肌肉的时候，应该将此定义深深记入脑海。

如何去感觉？

皮肤，我们既可以看到又可以摸到。而当我们通过触诊皮下去收集有价值的临床信息，就需要更高的技巧了。在特定的条件下，通过轻柔的触诊，可以知道浅表肌肉是什么感觉。“你感觉如何？”在此有全新的意义。因为你“感觉（摸到/触诊）如何？”决定你“感到了什么”——随后的解释非常必要。

你的感觉不仅仅是张力、紧张性、收缩性、无力以及其他表现的一个相对状态（尽管我们也同样要关注它们），它们还是经由结缔组织的流体波动感以及其他节律模式，能够帮助我们确认软组织正常或不正常的程度。

当触诊深入，有了更多精妙的感觉，为了理解这种流动的感觉，就需要更加纯熟的触诊技巧了。这些技巧有的已经被发现，并且被解释。例如 Upledger（1987）、Becker（1963，1964，1965）和 Fritz Smith（1986）。这些将在第十五章进行讨论。同时还有 Stanley Lief，他是神经肌肉技术的主要创建者（见本章的后部 Chaitow 1988，2002；Chaitow & DeLany 2008）。

本章的方法关注于如何确定软组织（张力增加，短缩，纤维化，骨膜的痛点，触发点等）的结构性改变。

过用、错用和滥用软组织

在我们研究软组织触诊之前，我们先简要回顾一下这些问题发生的原因。

众多因素皆可增加肌肉的张力。诸如应激反应、姿势异常、过度负载、重复性的身体活动（运动、职业、习惯等）、情感抑郁、创伤、结构因素（先天长短腿）、内脏问题和其他反射活动等。

这些以及其他因素，都能够被归纳为骨骼肌系统的过用、错用和滥用，并伴随着适应和代偿性改变。

一个系列

高张性在字面上定义为“过高的肌肉张力”（Ng 等，1998；Simons & Mense 1998；Mense 2008）。它包括两个类型：

- 固有高张性是张力的非正常增加，是一块静止的肌肉上对拉伸的阻力。
- 神经运动高张性是准备阶段的非正常增加，此时神经系统对刺激进行响应而激活肌肉。

Masi & Hannon（2008）指出局部（病灶）结节（例如触发点部位）可以导致肌肉的损伤和重复性的劳损。一个可能的机制是：这些区域收缩的肌动蛋白单元中发生了缺血和钙的释放（Simons 2008）。

- 慢性紧张性头痛中的研究结果支持这一

论点。在肌电图中触发点周围肌肉的自发性电活动没有健康组织那么高(Couppé等,2007)。

- 在另一项关于肌肉的敏感度和客观硬度的研究中,发现触发点的这些指标要比总体肌肉高(Ashina 等,2005)。

这些发现表明触发点和高张性肌肉只是区域性的表现(Simons & Mense 1998)——而不是整个肌肉。

Higham 和 Biewener(2011)已经展示了“有可能肌肉的一部分只有非常小的拉力,而其他部分却出现很大的短缩或者延长”。这些研究也表明,当肌肉张力增加一段时间,就会产生一定程度的局灶性激惹。这是由以下两个因素造成的:

1. 局部组织的缺氧和缺血(随后的反应是钙的流失和触发点的生成),涉及到由于张力和需求的增加导致局部组织的氧化不足。
2. 清除代谢废物的相对不足。

它们的联合作用首先导致疲劳,其次是激惹,随着时间的推移,会出现一定程度的炎症。这是机体对任何持续性张力的“急性”反应阶段(见下面的局部适应综合征)。在此阶段,可能有不适,可能有疼痛,造成了一个因更高张力而更痛的恶性循环。如果这种变化仅仅是适应一个单一或者短期的需求(例如长时间休息后第一次打网球,春天在花园里挖土,或者任何不习惯的劳作),自我调节机制能够确保僵硬和酸痛在几天后消失。但是,如果适应性的需求反复重复,就会有不同的影响。

局部适应综合征

这个阶段等同于 Selye(1984)总体适应综合征的报警阶段。事实上,总体适应综合征的所有元素都可以按比例缩小到局部(例如一个单独的肌肉或者关节),其中会经过同样的阶段(报警、适应、崩溃)。这就是为什么叫做局部适应综合征。

不论是局部适应综合征还是总体适应综合征,在急性阶段之后,适应阶段就如期而来。对于肌肉来讲,它就意味着如果张力增加持续几周,就会进入一个慢性的阶段,其特征是支持性组织的结构改变[①]。

有些人把这个适应性的改变称为“机化”反应,在此阶段持续的张力被具体物和支持性的束带所替代。此时机体被看成是要适应肌肉组织永久的张力需求(Lewit 1999)。

此阶段,相对缺血,缺氧、中毒的组织碎片的滞留持续增加,其程度因人而异(也因区域而异),也和年龄、运动程度、营养状态等等相关。此期的疼痛经历经常是深部的酸痛。触诊经常会发现,一个纤维条索,可能有水肿。在这个适应阶段要注意的早期的征象是肌筋膜触发点的发展,原本受影响的软组织中分散的区域,进展为局部的易化/敏感(facilitation/sen, sitization)(Kuchera 等,1990;Norris 1998)。或者,如 Kline(2011)所说:

> 时间并不能治愈所有的创伤。重复性的动作劳损和一次的突然损伤,都会导致多年以后在远离原始拉力来源的部位出现让人困惑的、貌似不相关的症状,[影响着软组织的]状态和功能。

Pavan 等(2014)对触诊中感觉到的一些筋膜变化提出了以下想法:

> 饮食、运动和过度使用使筋膜中的疏松结缔组织的黏度发生改变,从而引起致密化,是一种可逆的改变。创伤、手术、糖尿病和老

① 注:Selye 的模型在本文中有所讨论,他们被许多人认为过于简单,可能“过时”了(McEwen & Wingfield 2010),对于身体的内稳态、稳态以及身体应对拉力的方式有更复杂的解释。然而,Selye 的模型对于理解身体对生活事件的反应还是有用的,即使有些片面。要总览当今对拉力的认识,请参阅 Le Moal(2007)。

龄影响了筋膜的纤维层，导致筋膜纤维化。

一些离散的组织相对敏感，手下可以感觉到一些组织的变化。它们会发送一些有害脉冲到远处，疼痛在远隔的地方被感觉到，并且产生新的触发点萌芽。在高张力的组织中成束的纤维带比较明显，肌肉因此受到影响，在肌腱和骨骼附着点上张力增加（Mense & Simons 2001；Simons 等，1999）（请参考第六章结缔组织的诊断方法）。由于肌腱开始改变，所以你可以触诊到非常敏感的骨膜痛点（本章的后面将进行讨论，请看练习 5.11），或者看到早期的关节紊乱征象。

组织从急性损伤到适应是一个自然的过程（可以持续多年），最终（潜在的使用率枯竭）到达最终阶段——退变和疾病。这是任何无法释放的高张力的最终结果，最后导致关节炎的形成，或者慢性肌肉或者其他软组织的功能紊乱（Lewit 2009；Murphy 2000；Ward 1997）。

触诊任务表

触诊的手要感知变化的部位、性质和程度——如果可能的话，还要感知到上面所说进程中软组织的变化阶段。我们触诊中需要问：

- 手下的变化是急性的还是慢性的（或者，也是常见的，是慢性状态的急性期吗）？
- 如果是急性期，有炎症改变吗？
- 手下的组织变化和患者的症状有关系吗？
- 手下的变化作为应力诱发的后果，能够被描述或者被理解吗？
- 这些软组织的改变和疼痛有关系吗？如果有的话，那么疼痛的本质是什么呢？
- 手下的改变是反射性活跃点吗？是活跃的还是潜在的激动点？（如果是，它们引起了远端的牵涉症状吗？患者有没有感觉到这种疼痛，是他们症状的一部分？）
- 手下的改变是其他部位的触发点引发的，还是其他反射性活跃点？
- 手下的改变出现于肌群的特定姿势或者位置中吗？
- 手下的改变是关节受限的结果吗？（“阻碍”，受限，半脱位，障碍）或者它们导致了这些功能紊乱吗？
- 是否有与此相关的病理学改变？

换句话说，我们要问自己：“我感觉到了什么？它意味着什么？”

当我们寻找急性或慢性期手下的变化，Viola Frymann（1963）建议我们要考虑触诊的深度。

坚定而轻柔的触诊，能够使检查者了解到浅层肌肉的张力、水肿和代谢状态，渗透更深，我们就了解到深层肌肉的上述状态，也能够了解筋膜鞘的状态和紧密程度。

手法要轻并善于变化

“坚定（firmer）”和“渗透更深（penetrating more deeply）”这两个词，如果按照字面意义去做，会导致激惹，而适得其反。如果触诊时施加的压力过大，会有两个不良后果产生：

- 首先，会使触诊组织防御性地收缩，表层肌肉紧张，使得评估变得困难，或者解释无效。
- 其次，它会使敏感性降低。触诊的手指或手的压力增加，特别是持续时间久了以后会影响感觉的准确性。

触诊可解决的问题

针对如下问题，不同的触诊有不同的解决方式：

- 本章随后将论述的 Lief 的神经肌肉评估体系，通过使用“可变”压力的方法，可以使手指的接触方式与其遇到的不同阻力匹配。
- 其他人的方法不同，尤其是 Upledger（1987），他强调同步和融合，触诊的手和手指，“做患者身体正在做的和将要做的，虽然你并不在那里”（见第十五章）。

- Rollin Becker(1963)使用称之为“支点”触诊技术,此方法增加了深层组织的感知度,而没有增加皮肤表面的压力(见第十五章)。
- Fritz Smith(1986)用另外一种方法评估,名为“半月形”向量触诊(“half-moon” vector contact)(见第十五章)。

本章的第一部分关注于触诊结构。识别结构变化的方法之一是观察行为和功能,Janda 功能测试的几项检查被融汇到本章的练习中。不要把这些功能性的练习(例如评估运动时的肌肉的启动序列)和功能触诊相混淆,后者包括对波动和波动的微妙节律进行评估,将在第十三章进行讨论。

本章的练习融汇不同的软组织处触诊方法,是从许多不同学校不同课程的优秀的医师和研究者的方法中提炼出来,包括 Dvorak 兄弟、Janda、Magoun、Tilley、Lief、Nimmo、Lewit 和 Beal。这些触诊和治疗技术的发明者的理念之间不可避免地有一定程度的交叠。但是他们对“解读”身体、了解身体发生的问题上,都是有独到见解的。

本章将对缩短的姿势性肌肉的系列评估方法的概要进行解释。点缀其间的是大量的练习,能够深入提高触诊者的敏感度。建议把本章所涉及的所有方法都加以尝试、练习、评估在不同个体身上的可用度。很多治疗师使用所有的方法(加其他方法)。

结构的触诊和评估

Rolf(1962)提醒我们,当你试图了解手下是何物的时候,脑中要时刻想到筋膜。

整骨疗法的操作者,已经观察和记录了全身所有退行性变,肌肉的、神经的、循环以及组织上的变化,都反映在浅筋膜里。任何程度的退变,不论多小,大部分反映在筋膜上,因其深部的高张力和硬化而改变它的厚度,受到牵拉而导致折皱。

Dvorak and Dvorak(1984)概述了肌骨骼系统完整的触诊要素。他们强调,健康的解剖结构不能和周围的组织区别,而变化的结构却能够从周围的健康组织中明确地被区分出来。从一个患者确定有局灶症状的点开始,Dvorak 强调,治疗师要对手下的触诊物有一个三维的解剖概念。他们认为在特定的部位,当肌肉、韧带和其他的结构相互交叠或者毗邻时,这些三维解剖概念有助于决定施力的面积、大小和方向。他们建议初学者在疼痛区域,先确定部位,然后精确地感知硬度、骨性结构,再沿着韧带,去感知附着点的一些信息。要和那些具有相同的解剖结构,但是手下没有变化的区域相比较。和纤维的方向相垂直,用划或压(stroking and pressing)的方法触诊,直到确认起止点。

建议读者将这段描述和 Lief 的神经肌肉触诊技术以及本章后面描述的 Nimmo 的方法(参见方框 5.2)相比较,来决定最适合你的方法。

敏化区段(facilitated segment)

Magoun(1948)对肌肉组织的结构分析有重大贡献。讨论到触诊将发现什么?他问道:“触诊将揭示什么?”他第一个注意到,如果软组织不正常,操作者必须确定它是局部问题还是躯体内脏反射。

原发性损伤主要涉及深层肌肉,导致迟缓和不规则的僵化;如果持续下去,浅层的组织可能出现张力降低或者纤维增多。过度的敏化常常限于深层的组织……发生纤维性的退化,伴随着结缔组织的过度增生、钙化、骨膜的增厚等。

然而,如果组织改变的原因,是来自原发病灶的反射(也许是器官疾病所导致),那么将是:“浅层和深层的组织都会受累,在一定程度上,两者都有过度的敏化。这种持续的收缩和张力的增大,使得组织均一地坚硬、紧张。”

Beal(1983)指出要注意调整内脏躯体的

反射活动，要通过营养、手法或者是外科手术，来处理脏腑功能紊乱的原因。

Lewit（1999）指出，内脏躯体反射影响的首要征象是血管舒缩运动（增加皮肤的温度）和汗腺分泌活动（增加皮肤的湿度）的反应，皮肤质地的改变（例如增厚），皮下组织水液的增加和肌肉收缩的增加。因此皮肤轻触诊对于确认易化区域有很高价值，正如在前面的章节里谈过的，无论怎么强调都不过分。

近期的研究已经证实，在内脏功能紊乱和椎旁肌肉可触及的变化之间存在着直接联系（Snider 等，2016）。“本研究发现，躯体功能紊乱和内镜下的异常所见之间有大量的相关性。”

Tilley 和 Korr 关于敏化节段的论述

McFarlane Tilley（1961）概括了手指触诊椎旁肌的几个要素：

1. 轻触诊，以觉察皮肤表面的湿度增加的区域，这表明汗腺的活动增加（见第四章“拖拽”drag palpation 触诊法）。
2. 中触诊是用更重一点的“划”（heavier stroking）的方法，来做皮肤摩擦，引出“红色反应”（见专题 7）。
3. 深触诊是用压力以引发其下肌肉的紧张和组织的敏感。

他提到，应力改变可以由于多种身心原因而进展，脊神经通路和脊髓中心因此变得敏化（高反应，敏感）。此时，相关的脊柱肌肉也可以触诊到变化。此外，还会发生相应的反射变化，既有内脏躯体反射（内脏到躯体组织的），也有躯体内脏反射（躯体到内脏组织的）途径。

Korr（1976）把脊柱的敏化区比作“神经学上的镜头”（neurological lens），躯体和心理的应力因素通过敏化区传递，同时通过神经节段进一步聚焦和强化其活性。

在敏化区域，有一个简单的诊断性触诊方法，就是在椎旁组织上使用压法（compressing）和回弹法（springing），此法将在后面论述（见练习 5.2）。

敏化区段的触诊要点

- 椎旁肌区段性敏化的常见触诊要点是，和上、下区段相比较，去感觉组织的僵硬度和敏感度的不同。
- 结果可能包含了两个或多个相邻的区段，而不仅仅是一个局部的区域。
- 受影响的节段可能丢失了完整的活动度和对称性，一侧比另一侧更加严重。
- 如果椎旁组织的僵硬来源于内脏的病理，它对于肌肉和关节上的治疗将不会有反应（短时间的除外）。
- 然而，这些僵硬的肌肉却是一个很好的预后指标，随着对内脏功能紊乱的治疗，它们也会或好或坏。
- 在第三章讨论到的以首字母“ARTT”代表的触诊方法在此处适用：不对称（asymmetry），运动受限（restricted range of motion），敏感（tenderness），组织改变（tissue changes）。

McFarlane Tilley（1961）基于整骨疗法的临床观察，列举了多变的脊柱区域中可能的节段性敏化。

- 心肌缺血：T_1 和 T_4 之间任何两个相邻的节段出现肌肉僵硬（常常为左侧，但不绝对）。
- 心肺异常：在上胸段任何两个相邻节段的椎旁肌肌肉僵硬，可以双侧或单侧。
- 十二指肠异常：在胸段的右侧，6、7、8 水平，任何两个节段出现肌肉僵硬和敏感。
- 胰腺功能紊乱：在胸椎 6、7、8、9 节段的双侧，任何两个相邻的节段出现肌肉僵硬和敏感。
- 肝脏和胆囊：在胸椎 8、9、10 节段的右侧，任何两个相邻的节段出现肌肉僵硬和敏感。
- 肾上腺功能不足或压力导致的疲劳：在胸

椎 9、10、11、12 区域，任何两个相邻的节段出现肌肉僵硬和敏感。
- 肾病：在胸 11、12 和腰 1、2 区域，出现指压时的敏感和疼痛，叩击加重。
- 男女生殖器官疾病，腰骶区域的敏感和僵硬。

> **注意**
>
> 鉴别阶段性的敏化和脊柱整体僵硬（splinting）十分重要，后者是潜在性脊柱病变的结果，例如脊柱结核、脊椎退变（原发或继发）和骨质疏松。此时脊柱的僵硬经常超过两个节段。

提示：不要试图减轻脊柱保护性的紧张。

ARTT 触诊方法有多么精确？

有一项研究对照了 Jones（1981）的触诊方法（见本章后面 Jones 逆向松弛术的讨论）和标准的整骨疗法触诊程序（例如 ARTT）。McPartland and Goodridge（1997）声称他们的研究讨论了 5 个问题：

1. 逆向松弛术（SCS）中，相互校验者的诊断可靠性是什么？
2. 如何对比传统整骨疗法测试的可靠性（ARTT 检测法）？
3. ARTT 检测法的不同方面的可靠性如何？
4. Jones 的阳性发现与脊柱功能紊乱的阳性发现相关吗？
5. 整骨疗法的学生更信任 SCS 诊断法还是 ARTT 检测法？

测试者依照 Jones（1981）的方法对颈椎上 3 个节段进行敏感点触诊。这些点依照 Jones 原版教材中的解剖定位以及筋膜组织中有紧张性的结节为特征。

ARTT 检测法包括以下评估：
- 肌肉周围的敏感度。
- 关节的对称性。
- 关节活动度的受限。
- 组织非正常的质感。

其中，关节突关节的敏感和组织质感的改变是最精确的。

Jones 的方法中，敏感点的确定意味着确定功能紊乱的特性，但是 McPartland and Goodridge 发现，极少 Jones 的点与他们推测的颈椎关节的点相关。他们也发现，总体上来说，在有症状的患者身上，要确定局部功能紊乱，使用 Jones 的敏感点（例如软组织的敏感点），比使用 ARTT 检测法更加精确。而学生们使用 SCS 诊断法也比 ARTT 更好。

练习 5.1 ARTT 触诊法

建议时间 5~10 分钟

如有可能，检查一个确定有内脏病的人（心血管病、消化系统病、肝病等）。
- 目标仅限于脊柱和椎旁组织（例如，触诊区域不要超越从棘突到横突之间的范围）。通过皮肤触诊[使用前面的章节提到的扫法（scanning），皮肤筋膜之间的推法（skin-on-fascia pushes），皮肤的拉法（skin stretches）和拖拉式触诊（drag palpation）]去体验这些方法对于确立可疑的区域的有效性，以便做进一步更深的触诊。
- 现在来触诊浅层和深层的椎旁肌（参见第三章层次的触诊练习 3.17~3.24）以确定是否局部节段（至少包括两个相邻的椎体）变化能够验证本章前面提到的 Magoun 的描述。组织中如果有内脏躯体反应，将显示为均一的紧张/硬化（也许有纤维的增厚）以及浅层和深层的高度敏感。
- 将在特定的脊柱节段水平[本章前面描述的 McFarlane Tilley（1961）椎旁肌敏化节段的相关位置]的一侧或者双侧出现浅层和深层的组织缩紧。
- 如果有可能，和那些确定有脊柱结构病变的人相对比，后者只能发现深层组织的收缩和敏感。

练习 5.1　续

- 用手指去感觉正常的椎旁组织以做对照。
- 你能确定那些显然不对称的和不正常的敏感节段吗?(请注意:此处不包括活动受限,这个话题将在第八章进行讨论)
- 记录下来你的发现。

通过触诊确定敏化节段

Beal(1983)领导了一项超过100位确诊心脏病的患者的研究,检查这些患者的脊柱节段。大约90%的患者左侧有“从 T_1 到 T_5 的相邻的两个或多个脊柱的节段性功能障碍”。超过半数的患者有左侧 C_2 的功能紊乱。

Beal对脊柱功能紊乱的程度与病理学改变的程度有很强的相关性(从心肌梗死,到心肌缺血、高血压和冠状动脉疾病)。他进一步指出,在 T_2 和 T_3 左侧与心血管反射的相关性更强。

Beal描述组织的质地改变,十分有趣:“皮肤和温度的改变与深层肌肉结构的高张力状态相比并不总是很明显”。肌肉最主要的触诊变化在于浅层和深层椎旁肌的高张力性,往往伴随纤维性增厚。其敏感性常常很明显,尽管在这项研究中它并不是一个主要评估指标。当患者仰卧的时候,浅层的高张力就会放松,深层组织的初诊评估就相对容易。

Beal确定胸椎敏化区域的触诊方法

让患者仰卧,操作者的手指在横突的下方滑动,施加向前的压力(朝向天花板),来评估浅层和深层椎旁组织的状态,以及横突对于一个向前的压力和弹力的反应(因此Beal把这种方法称为“抗压检测”)(图5.1)。

一次给一个节段施加压力,逐渐沿着脊柱向下走,直到你不能再触及。也可以坐位或者侧卧位来进行,尽管不如仰卧位有效。

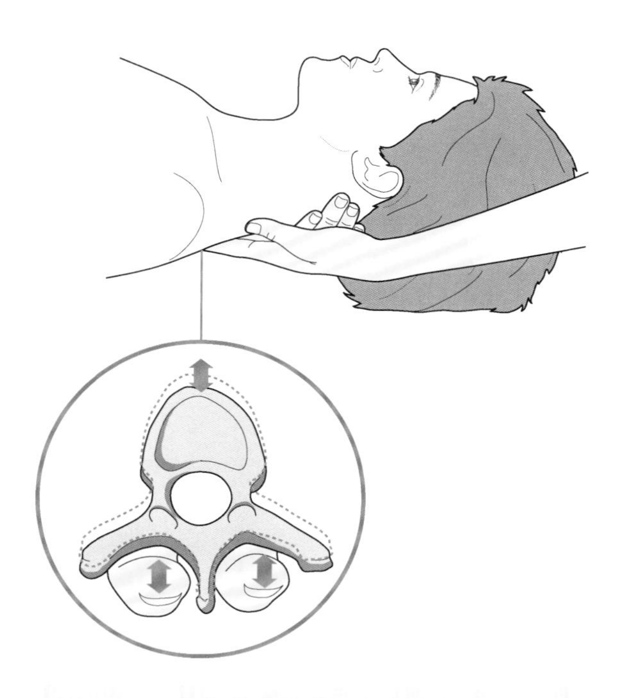

图 5.1　Beal的椎旁敏化组织僵硬性的“弹力(springing)”评估,其与节段性敏化相关

练习 5.2　Beal的压力触诊

建议时间　5~7分钟

想要发展触诊技巧,你需要让同伴仰卧,像前面所描写的那样,多花一些时间来做椎旁组织(和横突)弹力触诊。

如有可能,去触诊一些确实有心血管疾病或其他脏腑功能紊乱的人,以提高对正常组织和非正常组织的鉴别能力。

- 让模特仰卧,你坐在床头方向。
- 把一只手滑入患者的脊柱下方,把手指精准地放在图5.1显示的胸1~2的水平。
- 用最轻的力,轻轻地把手指接触到横突上,最大可能地使组织放松。
- 把压向天花板的力弹回来,评估“给出去”和“弹回来”的程度。
- 重复弹和压的评估,直到抵达胸6~7附近,不太容易进入为止。
- 比较和记录你做练习5.1时指下的感觉。

练习 5.3 内脏躯体联合反射的触诊

建议时间 10~12 分钟

- 在同一个患者身上同时使用 5.1 和 5.2 的技术,去看哪个方法对于躯体反射活动更加可靠。
- 应用如下列表中词汇(在“触诊发现的描述”标题下)来描述对这些触诊方法的感觉。

触诊发现的描述

实践操作者在 Beal 的练习里做相似的触诊,如何描述它们精确感知到的东西?以下方法非常有用,这 5 个术语是从 16 个描述性的词汇中筛选出来的,经常用于描述他们对于内脏躯体状态的触诊感觉。

- 僵硬(坚硬,紧张)[resistant(firm, tense)]。
- 发热/温暖(temperature/warm)。
- 条索(弦状的)[ropiness(cord-like)]。
- 肌肉增厚(增加了密度)(heavy musculature)。
- 水肿(edematous)。

其中,僵硬和发热最常使用。

当你做练习 5.1、5.2、5.3 到时候,你感觉到了僵硬和发热了吗?如果没有,可能你需要重复这些练习。

注意

此处建议你回看专题 1。特别是重读一下 Pick 关于不同水平触诊的建议——表面、“工作面”和抵抗面(surface,“working,” and rejection)。练习 1.1 提供了一个非常好的方法,使你在进入本章的下一个环节练习之前来提高触诊技能。

肌肉和敏化

在考虑到椎旁软组织的时候,我们不要忘记节段之间非常小的肌肉在敏化过程中能够被戏剧性地影响到。Korr(1976)提醒我们:

> 节段运动的精准调节,依赖于节段之间一些小的却容易被遗忘的肌肉。他们的关键性作用在退行性变中没有被考虑到。我们可以看到大肌肉,例如竖脊肌群,它们执行大的运动,但是,是什么介导了力从一个节段传向下一个节段?是什么不是一次,而是在二十年中成百上千次地专注于在特定的区域,执行特定的动作的力?
>
> 这些节段之间的小肌肉是调节部门,如果它们的功能受到影响,将会在接合部出现特征性的改变,表现为即刻的功能损害。

Korr 也提示我们,在正常运动中,活动越多的肌肉含有的肌梭数量越大(例如手部)。他继续讲:

> 关于深部枕骨肌群的研究表明,它们肌梭的比率和小肌肉和大肌肉一样(例如手部,26∶1.5)。尽管此处的紊乱在常规的检查中并不明显,但是对于有非常好的触诊感觉的临床实践者来说,还是可以察觉的(也是我强调的重点)。尽可能地定位这些紊乱,调整和消除它们,是预防医学里最重要的因素。

练习 5.1~5.3 中触诊过程的讨论

在应用 ARTT 触诊程序(虽然在这个阶段没有关节活动度评估)和触诊 Beal 所描述到的变化时,以及更重要的,理解了敏化的机制和脏腑躯体之间的影响,你就能够开始鉴别是原始的生物力学紊乱(例如过度使用、拉力)还是反射性的变化。

ARTT 触诊当然能够确定很多类型的局部功能障碍(包括机械性和过度使用性的),但是,把 ARTT 和压力方法(练习 5.2)结合起来,可以使你关注 Beal 和其他人描述的现象。

神经肌肉技术

神经肌肉技术(NMT)起源于20世纪30年代的欧洲,是传统的Ayurvedic(印度)技术和其他方法的混合。创造这项技术的人是Stanley Lief ND DC,既有诊断价值又有治疗价值。他和他的儿子Peter[毕业于芝加哥整脊大学(National College of Chiropractic, Chicago)]以及堂兄Boris Chaitow(也是这个学校毕业)共同发展了这项技术,使之成为一个方便实用的诊断和治疗工具。

在这部分我们将关注NMT技术中的触诊、评估/诊断部分。这部分可以有系统、有顺序、成体系通过触诊的手指收集触发点和其他局部软组织功能紊乱的信息(Chaitow 1991,2002;Chaitow & Delany 2008)。

Nimmo的贡献

另一个经常用于寻找触发点的评估方法是感受器-紧张技术(receptor-tonus technique)(Nimmo 1966)。在美国已经合并进NMT技术中,在两个版本的NMT(Lief's and Nimmo's)中都已经合并(Chaitow & Delany 2008)。Nimmo对于理解局部肌筋膜功能紊乱的贡献将在本章的后面(方框5.2)中有详细的讨论。

多"点"系统

在缩短的肌肉以及虚弱的肌肉中,常有大量可触及的、局灶性的、具体的、敏感的区域,它们的结构发生了变化,也许是或者不是活动性触发点,但他们都是潜在的触发点。一个简单的确定触发点的方式是,它是可触及、敏感的、局灶性的软组织结构。当他活化的时候,会向远端发出异常的、有害的神经冲动。当受压的时候,在一些可预知的区域会有牵涉的症状——常表现为疼痛,有时候也有其他症状。

Travell和Simons是迄今为止关于肌筋膜触发点的主要著作者(Simons等,1999;Travell & Simons 1992),他们对触发点下了极为广泛的定义,将在本章的后面综合论述。

所有可触及到的敏感的组织改变在触诊分析中都有潜在的重要性,然而决不是所有的区域都是触发点。认识这一点很重要:即使一个痛点没有牵涉的症状,它仍然具有潜在的诊断价值。它们可能是其他问题的点,例如Chapman的神经淋巴反射点(neurolymphatic reflexes)(在前面的章节中有所描述),Jones的拉力-反拉力敏感点(strain/counterstrain"tender"points),Lewit的骨膜痛点(periosteal pain points)。这些将在后面的章节中论述。

所有的这些点,都有一个皮肤特征就是和周围的组织相比弹性减少(见第四章),或者可以测到低电阻(与汗腺分泌改变有关,因此能够用"拖拽"的方式触诊到,见第四章)。

Lief的方法

这些自发存在的问题点[触发点(trigger points)]往往位于肌肉起止点附近。神经肌肉技术(NMT)在此处获得的信息会比其他系统更有效。

有很多的方法都可以确定功能紊乱的部位,本章和其他章节中提到的Travell、Pruden和Nimmo的方法都有帮助。

Lief主张在每一个部位都施加相同触诊程序,不论是治疗还是评估。治疗和评估模式的不同,只是在于治疗时增加一定程度的压力。但是,Lief并不是说每次都给同样的治疗,由于神经肌肉技术的核心是压力的应用,所以在诊断和评估的过程中,都要根据组织自身的变化而变化。

因此,尽管诊断和治疗性的施力看起来和前面的过程重复,但它也可能根据组织状态的不同而有所改变。这个概念在我们后面学习中会越来越清楚。

手指触诊

- 在做 NMT 时使用少许润滑油避免皮肤的摩擦。
- 主要的接触点应该是拇指的指尖,中间部分更敏感(图 5.2)。

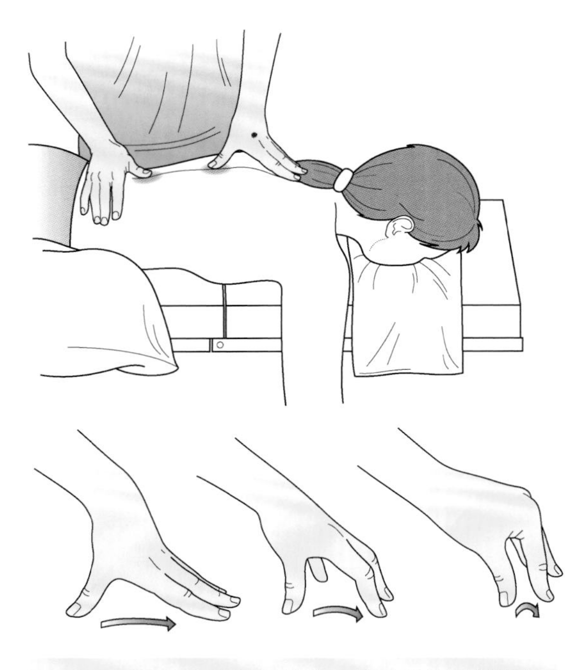

图 5.2 神经肌肉拇指技术。触诊者使用拇指指尖的中部(理想状态下)循序地进行“捏和放,应该是,相遇与匹配(meet and match)”的动作体会组织的密度和张力,来寻找功能紊乱的部位

- 在某些部位,也用到食指和中指的指尖(图 5.3)。因为它更容易插入肋骨中评估或治疗,例如对肋间肌的触诊。
- 这种手指的触诊(finger contact)非常类似于 Bindegewebsmassage,只是在德国体系中不用润滑油。

触诊者的躯体力学

在应用神经肌肉技术时,触诊者的姿势和位置至关重要。正确的力学应用可以显著减少能量的消耗和评估诊断的时间。

- 检查床的高度应该能使治疗者直立,双腿分开,方便转移重心,同时,手臂在肘关节处应该是伸直的。
- 他应该能使操作者的体重通过伸展的手臂向下到达拇指,在任何需要的角度上施力,只是通过改变手臂角度就可以施加最轻或最重的力。
- 这种施力方式对少部分拇指活动度过大或者不稳定的治疗师来说有一些问题。一个解决的方案就是使用下面讲的手指触诊法。
- 体重从后背到主力腿传递,膝轻微弯曲,这可以是精确控制压力应用并节约能量。
- 其他手指的作用也很重要。他们位于拇指的前方,起到支点作用,使拇指的压力能够通过手掌向环指和小指的方向传递(图 5.2)。

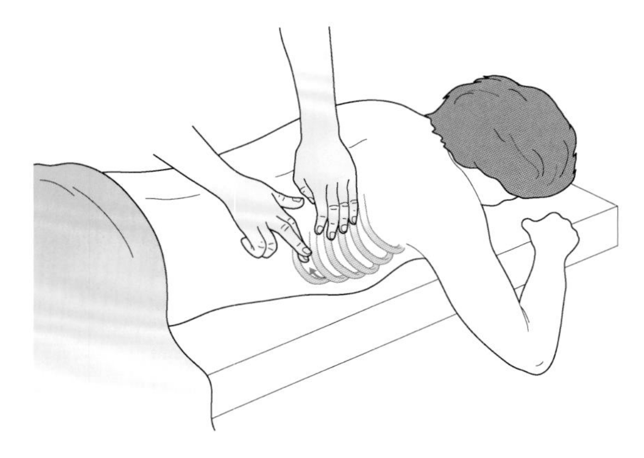

图 5.3 神经肌肉手指触诊技术。触诊者使用食指或者中指,在邻近手指的支持下,去触诊、评估肋骨之间的组织,判断是否有局部功能紊乱。在某些拇指不适合使用的时候,这个方法可以作为替代

做可控的精细触诊

上面描述的在神经肌肉技术中身体和手的使用方式有很多优点,其中最重要的是可以控制。如果手仅仅是沿着组织向前推,就会缺乏精细的、良好的控制。

- 当拇指移动施力(stroke)的时候,其他手

指作为支点来保持稳定(图 5.2),而拇指只是经过手掌,向其他手指的方向移动。

- 这和其他常规的按摩方法有所不同,后者是整个手掌的移动。
- 不论是诊断性的还是治疗性的操作,每次施力时,拇指的移动距离大约有 4~5cm。然后作为支点的其他手指,再向拇指将要去的方向移动。
- 拇指的滑动要持续,去寻找和感觉组织中的异常。

可变的压力:神经肌肉触诊法(NMT)成功的关键

- 另外一个关键问题,也是拇指触诊的最核心本质,那就是——施行可变的压力(诊断性的压力,经过测量,只有 10g)。不论你接触到的组织是纤维、硬化或是收缩,你都可以用这种方法去巧妙地触诊它。
- 触诊时你感受到的组织的抵抗或阻碍的程度,决定你施力的程度。
- 因此在非常紧张的组织中,需要使用数千克的力来做诊断性的划动。
- 紧张、收缩或纤维化的组织,从来都不会简单地屈服于压力,这时他们会受到激惹而增加功能紊乱。
- 然而,如果这种力根据组织的不同需求而在角度和程度上不断地变化,并时不时地施以较大的压力,纤维组织就会顺从。

拇指和食指的智慧

一定程度的振动性接触(vibrational contact),以及上面提到的变化的压力,使施力(stroke)的手指和接触(contact)的手指有一种“智能”的感觉,即使你过度用力,也不会有损伤组织的风险。

它有助于把拇指尖看做大脑的延伸,所以在探查组织的过程中,这种智能的感觉就能够被加载在机械性的组织上。患者能够迅速接受这种检查,他们不在感觉检查是一个机械性的过程,而是与疼痛或者功能障碍之间一个亲密对话。

- 很多 NMT 的触诊中,一般情况下推荐闭着眼睛进行。
- 即使施压很深,大部分患者的主诉也是“舒适的痛”。
- 最好是使用拇指指尖的中部来做精确的触诊,这个经过一定的训练就可以达到。但是,如果拇指关节活动度过大,会使这种触诊不稳定。

放松手臂

不论使用拇指或手指触诊(见下文关于手指触诊的讨论),如果手臂放松,不紧张,就可以使 NMT 更加轻松容易。如果前臂的肌肉过度紧张,或者手指的支点朝向拇指的移动的方向,就会僵硬:

- 将会耗能更多。
- 手臂很快就会疲劳。
- 控制力会减少。
- 对患者的体察将是粗糙的而不是温柔的。
- 在这个过程中知觉将会变得迟钝。

手指支点不应该是“抓”,或者“挖”组织,而是在拇指朝它移动的时候,以最小的压力保持接触。如果需要用力的话,是通过几乎伸直的手臂来将身体的体重转移上去,而不是用手臂或手的力量。

手指施力(stroke)

(见图 5.3)

手指触诊(finger contact)和拇指触诊的区别:拇指触诊是使拇指向远离操作者身体的方向移动,而手指触诊的手是向着操作者身体的方向,施加治疗的手指微微弯曲,和 bindegewebsmassage 的按摩方法一样。可以更好地控制手,其体重的使用也与拇指施力时不一样。

- 拇指施力时,除拇指外的手是不动的;而在手指施力时,整个手(有时候是整个手臂)是移动的。

- 除肋间隙外,手指触诊的另一个主要区域是骨盆和大腿外侧。
- 当你的手向自己的身体移动,越过一个弯曲的表面,你就可以知道这种方法的主要用途了。
- 向后倾斜,将重心转移到后面的腿上,弯曲的手指以一种可以控制的方式被拉着穿过组织。
- 从患者组织的惯性效应而来的中度均衡力(counterweight),可以使操作者仅用非常小的力就能增加组织的穿透。

站在患者的对侧,弯曲手指(如果可能,用邻近的手指去协助)可以比较深入地进入肋间隙(见图 5.3),或者骨盆外侧的肌肉以及转子的上方。

操作者身体后倾,允许患者的重量给手指一定压力,是一种从组织中缓慢向外拔的感觉,这也可以评估功能紊乱的性质。如果代之以十字形纤维摩擦,或持续性抑制手法,可以使用手指触诊变成治疗而不是诊断。

使用 NMT 做触诊评估

关于施力的方式,Lief 和 Chaitow 建议短时间内于潜在的障碍区使用最大的力,尽量少地改变位置和浪费体力。每个脊椎区域的操作试教以及脚的站位,请看图示(见图 5.5~图 5.9)。

- NMT 触诊评估法通常只包括浅和中等深度的组织。
- 如果决定治疗,那么就要考虑如何施力去放松结构。在检查阶段,就要选择不同的角度,应用拉伸、抑制性收缩,或触发点处理。
- 触发点的治疗可以使用直接的抑制压力,然后是肌肉拉伸(Chaitow 于 1991、2002 年完整描述;Chaitow & Delany 2008)。

特殊位置的 NMT

在评估(或治疗)四肢关节功能障碍或问题时,建议所有与关节有关的肌肉都用 NMT 检查起止点。包括腹肌的触发点和其他功能紊乱评估。通过这种方式,不仅关节得到关注,至少关节上下也得到关注。

一旦掌握方法,一个完整的脊柱 NMT 评估应该在大约 15 分钟完成。(治疗这些区域需要再添加 5~10 分钟。)

建议给每个患者做完整的脊柱和腹部(包括胸)的神经肌肉评估。在任何疗程开始的时候,都应该定期重复这些评估。很少有必要在每一次治疗的时候都进行全面评估。每次就诊时,局部的评估/评价可能是必要的。

遵循这种不变的模式,包括对病变区域的检查,最重要的是每次来诊发现哪些新问题,就可以为每个患者建立起个性化的功能障碍和局部结构改变模型。诊断评估和治疗过程(可或缺)就可以得到监控。NMT 的有效使用,不但能定位,发现离散的“点”,而且觉察条索的应力状态、软组织力学的改变、收缩和挛缩。作为内脏躯体活动以及局部的功能紊乱的结果,Beal 椎旁组织僵硬(Beal's rigid paraspinal tissues),可以被很容易地被辨别(见练习 5.2)。

NMT 治疗模式,已经证明了是手法的附属品,也经常使其他软组织或骨科方法不再必要。即使只是做了诊断手法,患者仍能收到潜在的有效“治疗”。

“神经肌肉技术”这个词准确?

神经的“报告”功能,如肌梭(the muscle spindle)的各种成分和高尔基腱器官(Golgi tendon organs),有助于解释 NMT 如何起效。

在起止点附近,负荷的探测器——高尔

基腱器官——显然是接收机械信号的传入，特别是施力的方向是向肌腹时。

- 任何程度的远离起止点、朝向肌腹的压力，都会先增加肌张力，如果这个力持续，会反射性放松肌肉(Walther 1988)(图 5.4)。

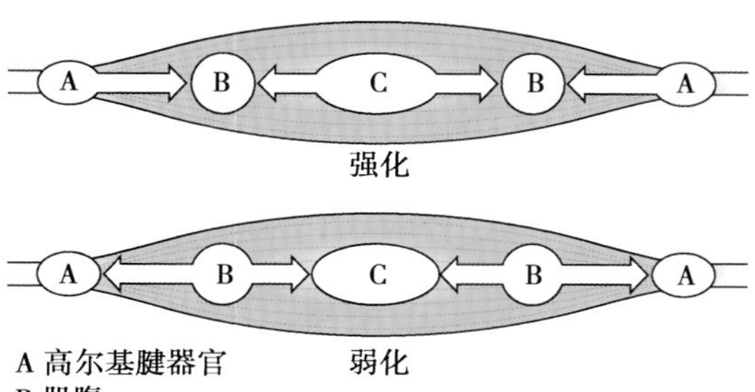

图 5.4 肌肉的本体感觉手法

- 如果压力是远离肌腹的，又都同时靠近起止点，就会有一个肌张力降低的倾向。肌梭会感受肌肉的长度和长度的变化率。应力通过 NMT 会改变局部长度并抑制神经放电(图 5.5)。

压力诱导的神经放电抑制是 NMT 对触发点治疗的主要贡献。通过神经介导的 NMT 的整体效果是使高张结构减少张力，超越拉伸疗法、摩擦和体液、废物排放等纯机械效应。

在取得一定程度的敏感性之前，需要较长时间的 NMT 实践工作。达到在触诊时能发现最小的功能障碍位点。最佳的触诊能力是应用 NMT 者的目标。

练习 5.4 手指和拇指的 NMT 施力

建议时长 15 分钟

练习 NMT 从关注你身体的姿势开始。

- 调节治疗床的高度，使你能够如图 5.5 一样站立。没有耸肩。

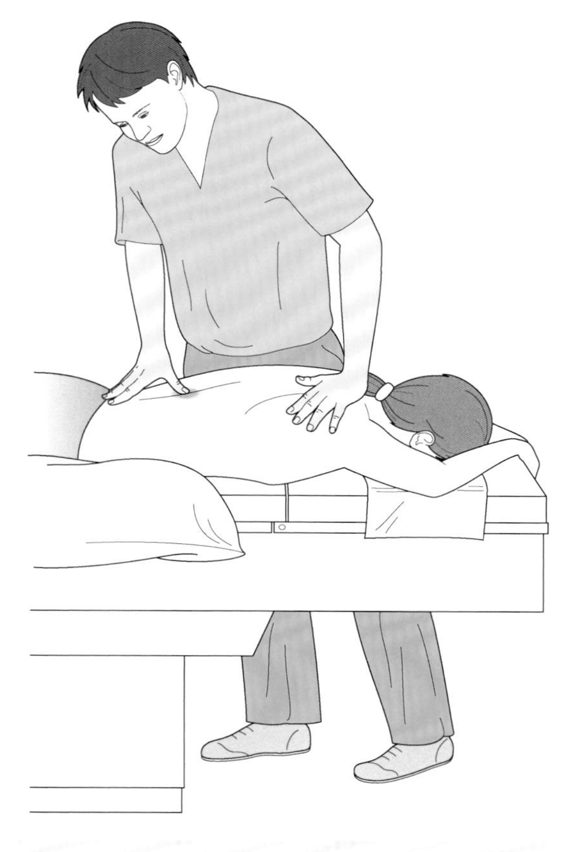

图 5.5 操作者应用神经肌肉技术。注意脚的位置、伸直的手臂、右手的位置拇指的位置

- 这个姿势可以使手臂保持伸直状态(拇指触诊如下所述)，也可以是重心能够转移。不需要手臂肌肉发力就可以增加施力。
- 使用少许润滑剂后，按图 5.2 来摆放你的身体和手臂的位置。用手指作为支点，拇指(中部指尖)用可变压力缓慢地透过组织去感觉。
- 做这个练习，可以没有特定的施力顺序，直到身体—手臂—手—拇指的位置舒适，能够自动发力。
- 要注意使用“可变压力”，和组织的张力相匹配，并通过伸直的手臂，使体重转移，随时增加压力。

练习 5.4 续

- 也要练习手指施力,特别是在弧形区域,通过轻微弯曲的手指和支持(用一个相邻的手指)的手指以一种慢而从容的探索,向自己身体方向移动(见图 5.3)。

练习 5.5 NMT 在评估模块中的应用

建议时长 每个节段 10~15 分钟

在图 5.6~5.11 中选择任何一个 NMT 技术的演示(图 5.8A 或 B 是一个理想的可以作为入门的简单练习。然后,随着时间的推移,要练习所有的序列)。如图所示,尽可能按照施力的路线做。

注意

手指用力的方向并不一定要遵循图中所示的方向,如果相反方向更加舒适,可以换方向。

- 我们的目标是获取信息,而不是引起患者疼痛或者是伤害你自己的手。
- 在 NMT 的治疗中,为了修正功能紊乱的组织,需要比评估用更大的力。然而在训练阶段,我们需要的只是收集信息,而不是治疗。
- 随着时间的推移,在临床实践中,治疗和评估将会无缝融合在一起,相互依托。
- 把你所发现的标记出来,例如酸痛、条索、紧张的纤维、水肿、结节、高张力区域、触发点等。
- 如果触发点在局部,那么还要寻找其他的区域。
- 在图示 5.8A 和 B 所示的肋间隙触诊训练中,你应该使用把手指勾起来去触诊这些区域。例如站在患者的左侧来触诊他的右侧肋间隙(见图 5.3)。
- 把任何发现都记录下来。

遵循上面的描述,缓慢地做,注意手指是在组织中迂回前进,注意不要压它们,也不要凿或者毫无感觉地推。

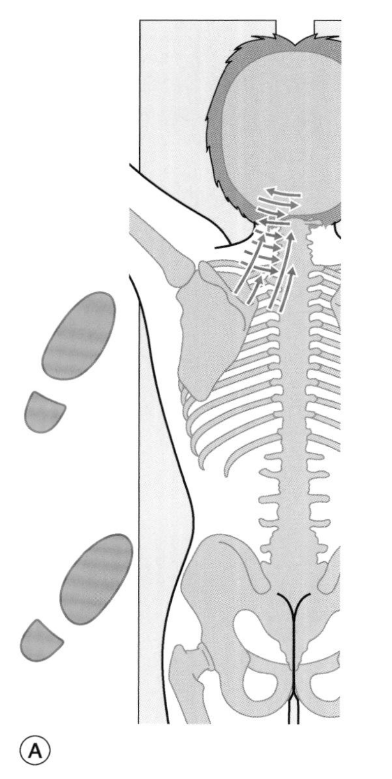

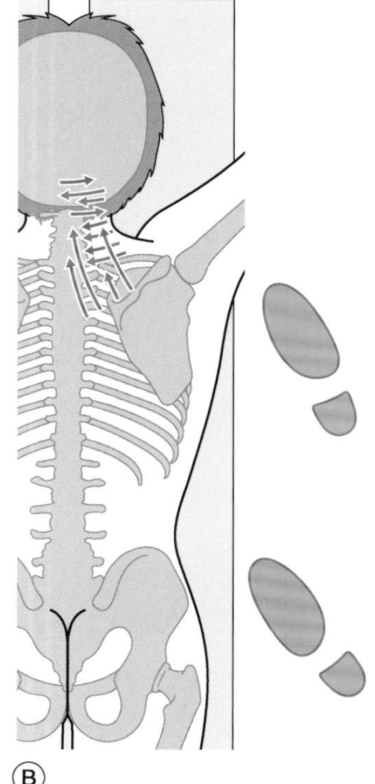

图 5.6 AB 从胸段和颈段开始的神经肌肉技术。图中所示为操作者的站位和施术的路线

练习 5.5 续

腹部节段的建议时长 20~30 分钟

用触诊代替眼睛。闭上双眼,触诊的敏感性就会增加。记录你的感觉以及你的发现,关注你手指感受到的阳性和阴性的感觉(把它变成你的第二天性需要数周的训练)。

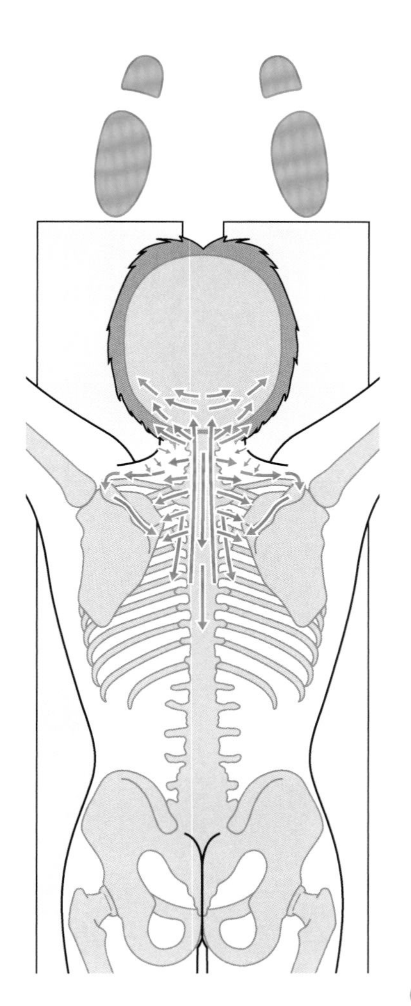

图 5.7 从患者头部开始的神经肌肉技术,定位于上斜方肌和颈部。图中所示为操作者的站位和施术的路线

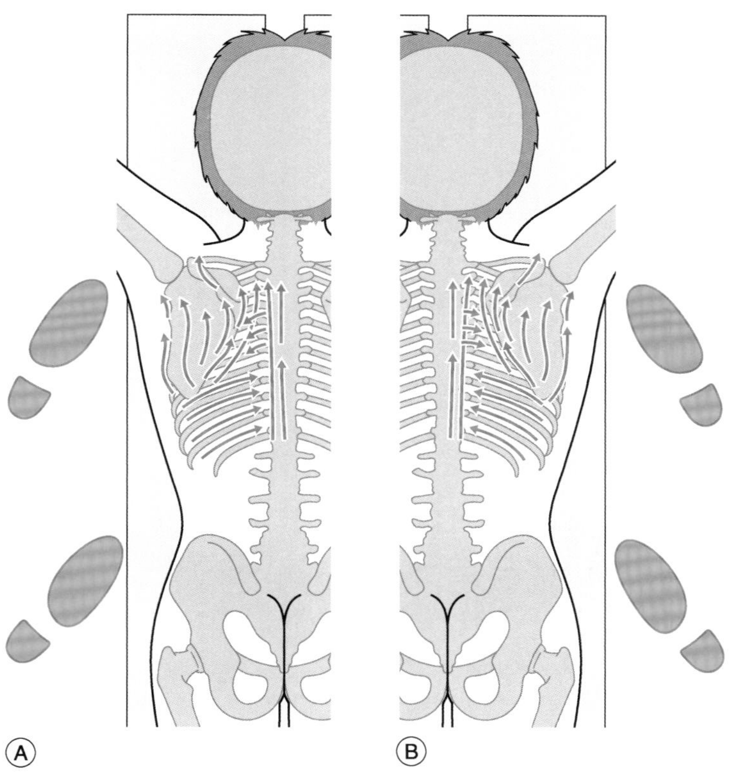

图 5.8 AB 中胸段的神经肌肉技术。图中所示为操作者的站位和施术的路线

练习 5.5 续

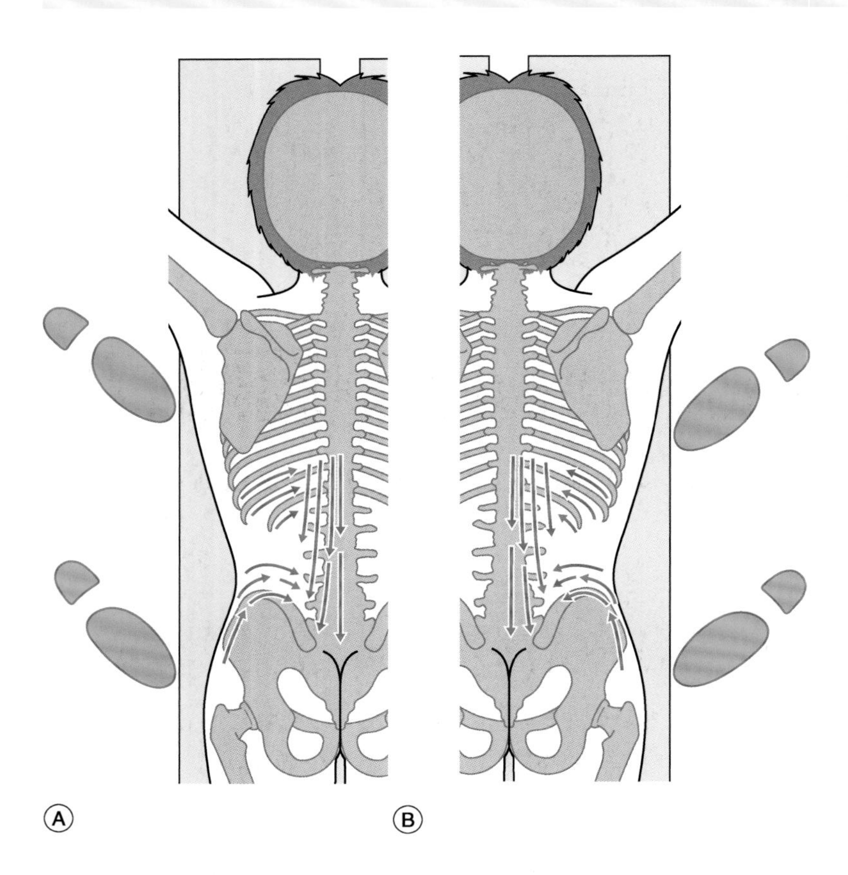

图 5.9 AB 下胸段和腰段的神经肌肉技术。图中所示为操作者的站位和施术的路线

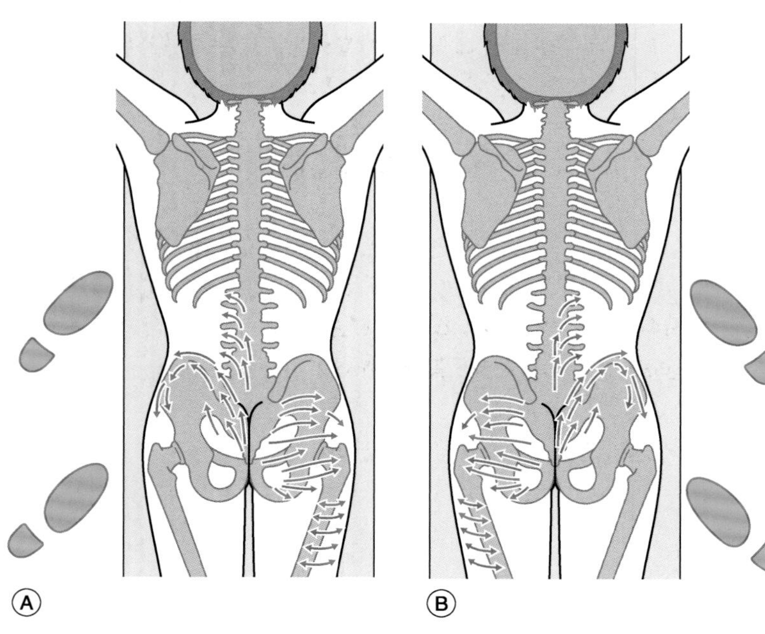

图 5.10 AB 臀部和大腿上段的神经肌肉技术。图中所示为操作者的站位和施术的路线

NMT 的腹部评估

评估腹部的软组织功能紊乱的时候，要特别注意邻近的组织（Simons 等，1999）。例如要注意以下的结构以及他们之间的关系。

- （膈肌）中央腱。
- 腹直肌鞘的外侧面。
- 腹直肌和腹外斜肌在肋骨上的附着点（见图 5.11）。
- 胸剑韧带以及腹内斜肌和腹外斜肌的低位附着点。
- 5~12 肋的肋间隙。
- 肋弓下缘膈肌的附着点（图 5.12）。

也要注意以前手术留下的瘢痕，它们可能在结缔组织中形成触发点（Simons 等，1999 年）。当手术瘢痕完全愈合之后，用拇指和食指很柔和地掐、压或滚动这些瘢痕组织，来检查是否有触发点存在（Chaitow & DeLany 2000）。

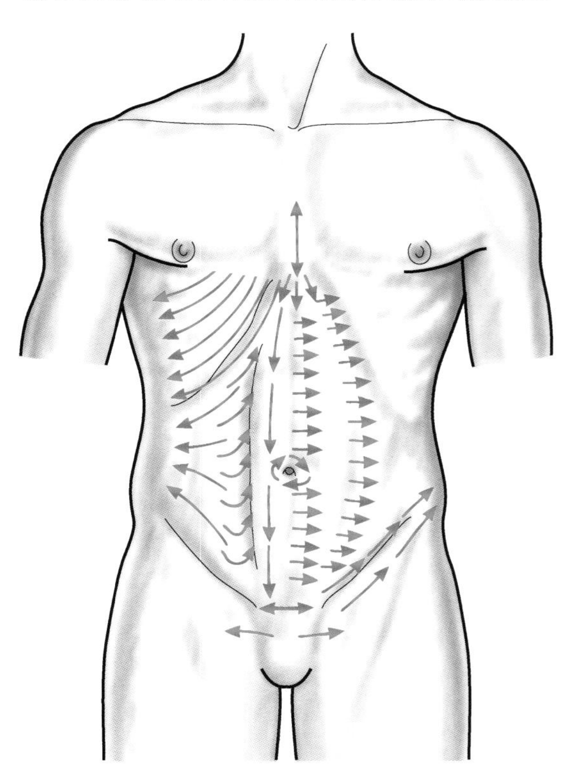

图 5.11 腹部常规神经肌肉技术以及施术路线

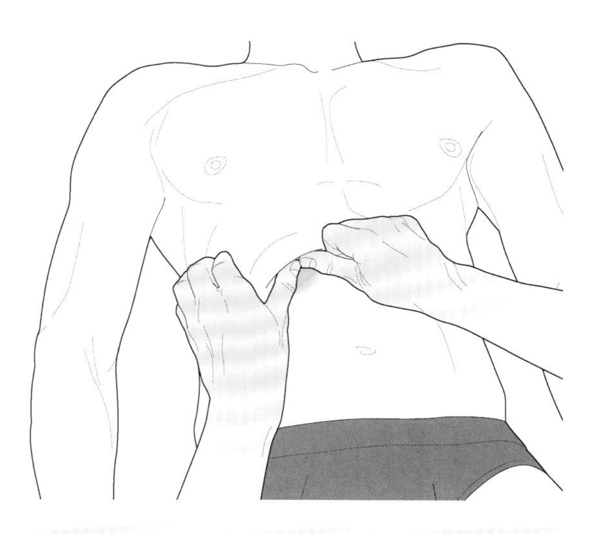

图 5.12 在肋骨下缘触诊来评估膈肌的附着点

触诊的疼痛位于肌肉还是器官？

腹部下面没有骨骼结构，所以很容易对肌肉进行触压。有一个关键步骤来帮助我们确定触诊的疼痛是源于浅表肌肉组织还是深层内脏。

- 当你用 NMT 或其他方法触诊发现一个局灶性的疼痛，用触诊的手指用力挤压，程度以能忍受，但可以引发出疼痛/放射痛（如果有触发点的话）。
- 患者仰卧，双腿伸直并抬离床面（脚后跟要抬数英寸）。
- 在这个动作下，腹直肌要收缩，如果此时疼痛增加，疼痛可能来源于肌肉。
- 而疼痛如果减少的话，来源可能是肌肉下方，也可能是内脏有问题（Thomson & Francis 1977）。
- 当然问题可能是腹壁上，也可能是内脏。这个测试无法鉴别。
- 这个测试只是提供线索，对于引起疼痛的部位并不是能绝对确认。

练习 5.6 胸前和腹部的触诊

在开始的时候建议时长 20~30 分钟，最终在临床中要减少到 10 分钟以内

腹部和胸廓下段的练习顺序可以按照图 5.11 和 5.12 进行。

- 请注意要使用比触诊椎旁肌时力量要小的触诊力度。
- 要注意触诊发现了哪些软组织的变化，特别要关注肌肉的起止点附近，例如胸廓的下部、骨盆和耻骨附近、下方的肋间隙。
- 如果有瘢痕，在其周围仔细寻找敏感、紧张的结构。

关于这个方法的更多指导，以及其他的 NMT 系列，请参看《现代神经肌肉技术》(Chaitow 2002)。

前方肋间隙和腹部触诊评估(见图 5.11 和 5.12)

NMT 施力的初始目的在这个区域是评估软组织变化(阳性的或潜在的触发点、组织结构变化、不对称、酸痛等)，触诊方式是“满足和匹配(meets and matches)”组织张力。

- 患者仰卧，你面对他的腰部水平，向头的方向旋转 45°，双腿分开，使体重均匀分布在两条腿上。膝盖弯曲，以便通过手臂转移的压力。
- 肋间区域和腹部触诊有很多技巧。包括手指和拇指的轻松运动，评估过程中手臂的放松。
- 但是，如果需要更大的力，特别是通过拇指(图 5.12)时，可应用同样的方法，把体重从肩膀转移到拇指，更加经济、有效地用力。
- 沿着肋间隙从胸骨向外用拇指施力(见图 5.11)。
- 要特别注意内外两层肌肉的附着点。
- 肋骨的上下两个边缘，要通过拇指、中指和食指的远端指骨来做滑动性的触压。
- 如果空间太少，不允许压力有所变化，那么沿着肋间隙简单施力也够了。
- 如果肋骨之间不能容纳拇指，可用手指(侧面)接触，这就要从侧面向胸骨来触诊。
- 从第 5 肋到 12 肋下缘的肋间隙，在每个边都要做 2~3 个缓慢地、滑动地、敏感地施力，会有放射的感觉传到有一些特别敏感、淤堵的点。
- 要注意在肋间隙接近胸骨的地方有一些神经淋巴管的反射点(Chapman 点)。这在前一章中详细讨论和说明过(参见图 4.7~4.12)。
- 为了评估他们的状态，触诊的时候，这些点只需要用很轻的环形压力。
- 如果找到了局部的功能障碍区域，引发出传导痛或者患者熟悉的症状，那么它就是一个活跃的触发点。
- 在胸骨区做轻柔的探查，本身就可以引发退化的胸骨肌的高敏反应，已经证实它可以覆盖触发点。
- 在评估肋间肌的时候，没有必要变换成侧位，除非患者感觉到更加舒适。

触诊和评估了肋间的肌肉组织和结缔组织，并找出你所发现的所有的触发点后，在腹外斜肌和剑突直下的联合处使用拇指深压或者用其他手指尖的指垫施加一系列短的压力。

警告：注意脉动

触诊过程中，在腹部中线、剑突的和脐之间，要谨慎对待任何大动脉的搏动。Kuchera (1997)指出：

正常腹主动脉宽度在成人不应该超过一英寸(2.5cm)。脉动发生在前面是正常的，但搏动在外侧，则说明血管壁薄弱，或动脉瘤。也要触诊腹股沟区域的搏动，并比较左右两侧。如果在一侧或两侧发现脉搏减弱，则询问患者是否有跛行，然后触诊和评估腘

窝、胫骨后侧和足背动脉,并做双侧比较。

触诊腹直肌鞘

你的拇指和手指可以沿着肋骨的边缘做一系列的深而缓慢的滑动(见图5.11)。膈肌的附着点是否能够被触及,还是一个疑问。但是持续的、坚定的(但不是侵犯性的)压力可以逐步地进入这个区域,去寻找敏感的触发点,常常传导到意想不到的位置。许多人在身体内产生感觉,另一些人则感觉传到下肢,或在喉咙、上胸部和肩膀。

- 从中线到腹直肌鞘外侧,使用拇指的相对深但不痛的压力做一系列的短的滑动性触诊。要从胸骨下方开始一直触诊到耻骨角。根据紧张、阻滞和敏感程度,在双侧重复几次。
- 接下来做类似的评估(如果在同侧就是用拇指,如果在双侧就是用其余手指),横向触诊腹直肌鞘的外侧缘。
- 一系列的短、深、缓慢的(通常是拇指)滑动性触诊应该从腹直肌鞘的肋弓下缘鞘一直到达腹股沟韧带。双侧都做。
- 在腹直肌鞘的一侧做一系列小的滑动,然后做另外一侧(见图5.12)。这些触诊循着躯干的轮廓,所以上部的触诊路线向外侧移动的时候有一些轻微的下垂(随着下方肋骨的曲线);而下部的触诊路线是斜向上的(循着骨盆边缘的曲线)。随着手向侧面的移动,总共五或六次滑动应该足够完成这些触诊。然后再做对侧。你寻找的是局部软组织变化的证据和支撑组织上任何潜在的紧张感或"拖拽"感。
- 触诊/评估你站立的一侧,用通过弯曲的指尖向你的方向划动可能会更舒适,也可以使用拇指。在触诊/评估对侧的时候,拇指的压力更容易用到。在脊柱触诊中,用四指作为支点,拇指滑向四指,做一系列的2或3英寸(5或7.5cm)长的划动。要在这个部位觉察到与功能紊乱相关的挛缩的结节是有一定困难的,要求触诊非常敏感以及极大的专注力。

触诊耻骨联合

腹直肌鞘从肋骨下缘到耻骨,可以通过手指或拇指划动来评估。要注意软组织成分,以及它在髂窝、耻骨和耻骨联合,包括腹股沟韧带的附着点(见图5.11)。

- 划动触诊开始于髂前上棘,应该注意评估腹内斜肌,腹外斜肌和腹横肌的附着点。
- 在耻骨嵴的上缘用拇指尖的指垫去做深而不痛的划动。从耻骨联合开始向外滑动,先在一个方向上做,重复1~2次后换另一个方向。
- 从耻骨的中间向外侧做一系列类似的触诊划动,然后在耻骨前面做同样的手法。当耻骨上的附着点出问题时,一定要注意不能过度按压,因为这个部位是很敏感的,甚至会产生尖锐疼痛。
- 从耻骨开始一直越过髂嵴,用大拇指沿着腹股沟韧带的上下表面,做一系列深而缓慢的触诊。

触诊腹直肌鞘的外侧缘

你的拇指或指尖或许可以迂回潜入到腹直肌外侧缘的下方,在下段的边缘,向中线深压。然后把你的手或拇指慢慢地向头部移动,同时保持中等压力。这样能把结缔组织从下面的附着组织中挑起来,分离出来,并帮助识别(有时能达到治疗作用)局部是否有挛缩和纤维性渗出。

触诊肚脐区域

- 接下来在肚脐周围进行一系列的划动触诊。在开始进行触诊划动时,从右侧腹部肚脐的外上方开始,先用一手固定,然后用另一手的拇指或者弯曲的指尖从固定手的位置出发,向左侧同样水平位置牵拉大约1英寸(2.5cm)。

- 用固定手按在上一步骤中划动结束的位置,另一手从此点向下,向肚脐左侧外下方探查划动大约 1 英寸(2.5cm),之后再用固定手按住这一位置,另一手向肚脐右侧的同一位置做同样的划动。
- 最后一次划动是向上回到肚脐触诊的第一个位置,这样就形成了一个圆形。
- 注意固定小肠的肠系膜附属组织位于肚脐左上方 1 英寸(2.5cm)、旁开 1 英寸(2.5cm)的位置(参见图 5.11)。从肋弓下缘向下,应该沿着腹白线和腹直肌鞘做更多的触诊。

注意

所有的这些触诊,目的都是将病变组织与正常组织相比较来进行评估,以张力变化、纤维化改变、局部水肿等作为衡量指标。

触诊腹白线

在腹直肌的中线上,即腹白线的位置,也要进行触诊,同时要寻找挛缩、粘连、纤维瘤、水肿和敏感点。时刻注意:避免在腹白线上进行深压,尤其是当患者因怀孕、手术或外伤而造成肌肉组织层变弱。值得注意的是,腹白线也是腹外斜肌和腹横肌的附着点(Braggins 2000)。

练习 5.7 综合 NMT 评估

建议时长 30~60 分钟

要在几周的时间里,按照每个节段脊柱 NMT 评估的演示来做,每个节段都做几次(一开始每个节段用 20 分钟,通过练习,减少到每个节段 8~10 分钟,最后到每个节段大约 5~6 分钟)。然后把他们整合到一起,成为一个完整的脊柱评估,并标记出你所发现的所有异常。一开始要花 1 小时。通过练习,你最终会在 20~30 分钟内有效而全面地完成它。

随时列表记录你发现的异常。

练习 5.4~5.7 的讨论

神经肌肉技术的触诊模式(不同于治疗模式)是一种轻巧、高效的方法,更重要的是,这一评估软组织功能障碍的评估方法已被证实(通过 70 年以上的使用)。只有通过反复的练习才能掌握这项技术,因此设计了这些练习。

Jones 的逆向松弛触诊术(Jones's strain/counterstrain palpation)

Lawrence Jones(1981)描述了他的治疗方法的演变过程,命名为“逆向松弛术” strain/counterstrain(SCS),这个方法在一定程度上依赖于软组织上“痛”点的识别。这些软组织与关节相联系,是被拉伸、拉紧或者损伤的。Dvorak and Dvorak(1984)称它们为“身体特定部位肿胀、变平的区域”。

这些“痛”点通常位于拉紧或创伤过程中被缩短的软组织上(也就是说,在急性或者慢性的损伤的过程中,位于那些被拉长部位的逆向上)。

- 例如,一些前屈的拉力导致的脊柱问题会表现为背痛。应该在身体的前面来找“痛”点。
- 在一些慢动作中也会有同样的现象出现。也就是说机体产生了慢性的适应,不是急性的拉伤。
- 在这些情况下,“痛”点还是在缩短的结构上,而不是在被拉伸的结构上。
- “痛”点通常对压力/触诊有高度敏感性,但平时却不痛。
- 一旦找到这些点,可以把他们当做局部或者整个身体的监控器(在下文中解释)。它们会被重新摆位(通过“微调”达到“放松”“fine-tuned” towards “ease”),直到触诊时疼痛消失或大幅减少。

- 组织张力通常会在触诊点疼痛缓解的同时放松。
- 如果"放松的姿势"可以保持大约 90 秒,损伤引起的功能障碍就会得到解决或者至少会有显著改善。

这个方法在 Jones 的书(1981)中有全面的阐述,还有一个修订版名为《姿势放松术》(*Positional Release Techniques*)(Chaitow 2007)。

将这个话题放到本节触诊内容的原因是,不论 Jones 的治疗方法随后是否会被使用,知道它的机制可以帮助解释触诊中不能解释、未发现和之前没有报告的敏感区域。

注意

这些点类似于有着几千年历史的中医记载的阿是穴(自发的痛点)。然而,中医不习惯上面的描述方式,但只要它们敏感,就被认为适合做针灸或按摩。这些点有时候也是触发点,因为它们可以引发远处的疼痛(Baldry 1993)。

练习 5.8A 触诊 Jones 敏感点:方框练习

Woolbright(1991 年)设计了一种教学工具,使逆向松弛术(SCS)容易学习和掌握。它的设计并不是为治疗,而是一个获得张力感知的良好途径。

注意

在本项练习中,患者的头部和颈部由医师进行被动摆位(见图 5.13A、B 和 5.14),患者不要用力。

- 每个姿势只是在寻找第一个阻力出现的位置,而不是在每个方向上把组织牵拉到最大。
- 因此,当医师在做触诊时,要用最轻的力度引导患者头部和颈做右侧屈和旋转,不要使用蛮力,不要让患者/模特感受到过度牵拉或者疼痛。
- 要完成下面"方框练习"所描述的每个动作,需要考虑这三个关键因素:

1. 在这个姿势下,你的搭档接受触诊是否很舒适并且很放松?如果不是,可能是你用力过大,或者患者没有放松。
2. 在这个姿势下,你的搭档是否会感觉到触诊的软组织(在这项练习中位于左胸上部的区域)对压力的敏感性比之前降低了呢?

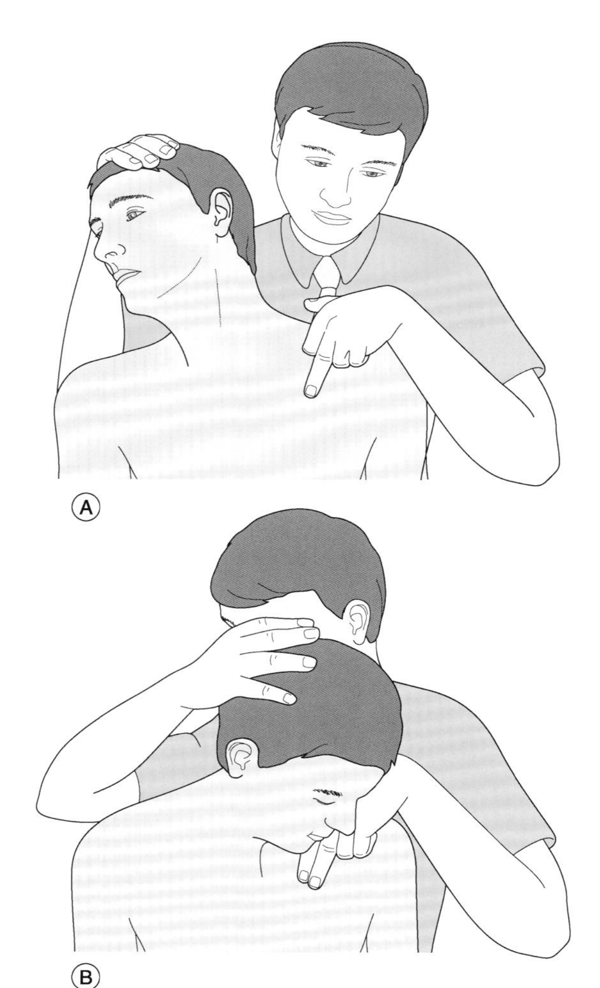

图 5.13 (A)方框练习中第二步的头/颈部位置。(B)方框练习中第四步,也是最后一步的头/颈部位置

练习 5.8A　续

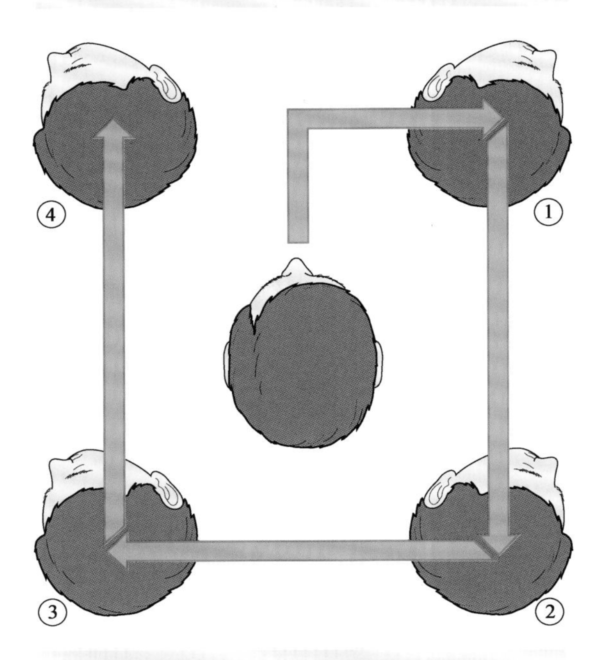

图 5.14　方框练习。患者头部有四个位置，由于触诊动作轻柔，软组织的敏感点和张力变化可以在运动过程中被触摸到和感知（在此练习中是上胸部/肋间肌肉）

3. 在这个姿势下，被触诊的组织是否感觉张力降低，更“轻松”，“紧束感”也减少呢？

图 5.13A 展示的是在“方框”练习第二步中头/颈部的位置下，疼痛和组织张力可以被触摸到和感知到（此时是在左胸上部区域）。

图 5.13B 展示的是“方框”练习的第四步和最后一步中头部/颈部的位置下触诊到并感知到疼痛和组织张力。

图 5.14 总结了整个“方框”练习。头部有四个位置：低头并右侧屈、右旋（1），仰头并右侧屈、右旋（2），仰头并左侧屈、左旋（3），低头并左侧屈、左旋（4），当手法轻柔地进行此项运动时，敏感点和（或）组织张力可以被感知到。

方法

当患者头部转动到不同位置时，你应该停下来评估软组织在这一位置的情况，询问患者/模特在触诊时疼痛和不适的“得分”是多少。

当头和脖子按照“方框”练习的位置进行移动时，要注意组织张力的变化。

- 患者取坐位，医师站在患者后面。
- 医师的右手应该很轻地放在患者头顶上（手掌按在头顶上，指尖放在前额，也可以把手掌横过来，掌根按在头部一侧，指尖按在头部另一侧），而左手的指尖放在左侧锁骨下方的胸部肌肉上，去触诊疼痛和高张力区域（见图 5.13A 和 B）。
- 要施加足够的压力引出患者的不适或疼痛。
- 疼痛的最大值为“10”，当需要报告疼痛程度的时候，应该给出一个（10 以内的）数值来进行打分表示。
- 做“方框”练习进行触诊的主要目标，就是随着头和颈部位置的改变，去感知不适/疼痛发生的改变——通过触诊软组织的张力——疼痛评分是否上升或下降。
- 当患者呼气时，医师用最小的力度引导其低头弯颈，然后轻轻右侧屈、右旋，完成位置 1 所示的动作（见图 5.13A）。
- 暂时停下来去评估一下触诊软组织的变化，并询问患者敏感性（疼痛评分）的改变。接下来让患者去掉右旋的动作（保持患者颈部轻轻向右侧屈不变），在患者吸气的时候使其头部从低头弯颈变为轻轻仰头伸颈。
- 当仰头伸颈的动作轻微受限时，让患者再次做出右旋以完成位置 2 所示的动作（见图 5.14）。
- 停下来对组织张力和疼痛/不适进行评估，保持轻度仰头伸颈的动作不变，让患者改为颈部左侧屈、左旋，到达一个能轻松完成的终点位置：位置 3 所示的动作（见图 5.14）。
- 保持头/颈位置，利用短暂间歇去评估组织张力和疼痛评分，轻柔的取消左旋动作并做低头屈颈（在呼气时），这一过程中要保持颈部左侧屈不变。

练习 5.8A 续

- 当头/颈部完成低头屈颈的动作时，再次将头左旋，完成位置 4 所示的动作（见图 5.13B）。
- 接下来，让患者的头部和颈部回到“方框”练习（如上所述）开始之前的中立位，以评估触诊部位的软组织是否变得更加放松（或者更加紧张）。
- 让患者/模特闭上眼睛，向上或向下或向侧面看——头往哪个方向动时就往哪个方向看，请注意观察这一操作是否对触诊带来了额外帮助。
- 在眼睛运动的过程中，如果眼睛的方向与头部运动方向保持同步，将会获得更大的放松（Lewit 1999）。
- 这意味着，你可以多次重复这个动作，感觉患者的眼睛和呼吸运动，以及头颈运动中倾斜的方向和速度，如何使“方框”运动更加地流畅。
- 多次重复做这个练习（和不同的人）。

练习 5.8B Jones 的痛点触诊法：需要一个搭档

建议时长 每个要点练习 5~10 分钟

- 触诊肌腱，包括在关节、脊柱损伤或拉伤时被牵拉的拮抗肌。
- 这项检查的压痛点不在疼痛的部位。
- 组织中的任何明确定位的高张力区域都可以当作“Jones 痛点”，能够灵敏地反映组织在最放松姿势下的张力如何变化。
- 在这个点上施加压力，引出轻~中度不适。
- 让你的搭档（或临床中的患者）评价这种不适感达到了 10 级中的几级。
- 在进行这项练习的时候，让助手定时反馈不适的级别。
- 慢慢摆放关节或者部位的位置，找到不适感至少减少 70% 的部位（从最初的 10 分减少到 3 分以下）。
- 给这些痛点所在的组织创造一个“放松状态”，常常可以在一定程度上增加这个组织的松弛度。
- 保持 30~90 秒钟后，慢慢地把组织摆放回中立位，然后再次触诊。
- 局部疼痛是否有所减少，甚至消失？
- 这些组织是不是更放松了呢？
- 记录你的发现，并继续多次使用，直到它刻在你脑海里。

触发点触诊

Travell 和 Simons（1992）和 Simons 最早认识到触发点，并描述了它有别于其他肌筋膜改变的特征。

1. 一个活化的触发点引起疼痛，并放射到可预知的部位，产生患者可以觉察到的症状。
2. 触发点往往不在疼痛的部位。
3. 触发点所在的肌肉中可见到非常明显的纤维紧张，呈条索状。如果在这些条索上施以压力或者张力（主动或者被动地压或者牵拉肌肉），会引起目标区域的牵涉痛。
4. 触发点所在的肌肉组织会有明显的条索或者结节，活动度会降低。
5. 触发点通常在紧张的条索状肌纤维上最敏感或最疼痛的部位。
6. 如果用手指或拇指在触发点所在的组织上快速卷动，急剧的压力变化会导致组织痉挛。
7. 在触发点上持续用手指加压（或者插一根针）通常会诱发相应地传导痛。
8. 除了疼痛以外，也可能诱发其他自律系统的反应。

Travell 认为从活化的触发点发出的高强度的神经冲动会导致反射性的血管收缩。大脑特定区域、脊髓等神经系统的血供减少，然后就会出现全身任何部位的症状。Travell 以及其他人报道的触发点活动所直接导致的症状（处理触发点之后，这些症状就会消失）列在方框 5.1 中了。

方框 5.1 触发点的可能症状

- 疼痛
- 腺体过度分泌或分泌不足
- 麻木
- 痒
- 局部冷
- 对正常刺激的过度敏感性
- 苍白
- 组织发红
- 痉挛
- 更年期潮热
- 抽搐
- 肤质的改变(非常油或非常干燥)
- 肌肉震颤无力
- 出汗量增多
- 在胸、腹部肌肉的触发点
  - 口臭
  - 胃部灼热
  - 呕吐
  - 腹胀
  - 紧张性腹泻和便秘
  - 视力障碍
  - 呼吸道症状
  - 皮肤过敏

触发点压力触诊指南

(Chaitow & DeLany 2000,2002)

中央性触发点通常可以通过平抚触诊 flat palpation(用拇指或任一手指对深层组织施加压力)或钳压触诊 pincer compression(拇指和其他手指像 C 形夹一样准确地握住组织,或者多个手指像衣服夹子一样延伸,握住更多的组织)(图 5.15)。

- 以拇指为例,平抚式触诊组织应该是用拇指指尖慢慢弹拨寻找来完成的,也就是将组织缓缓地压向深层结构。
- 钳压触诊法可以用在任何能被提起的组织上而不压迫神经血管束。

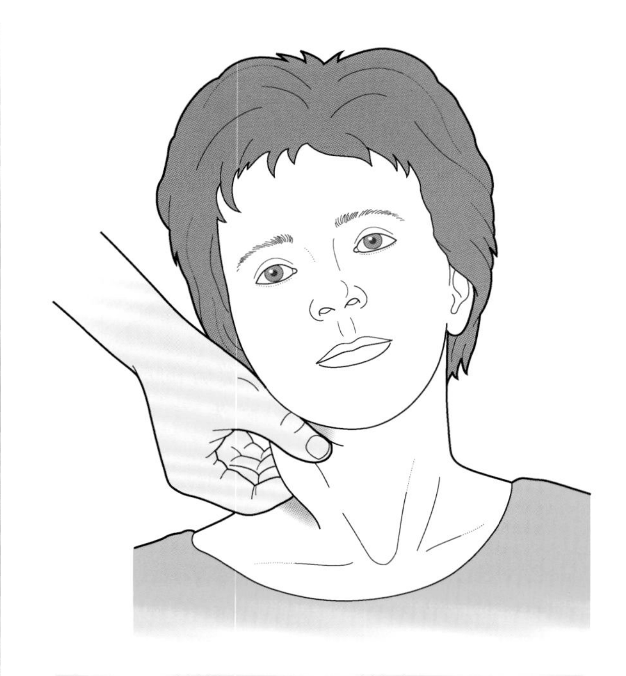

图 5.15 用浅部平指法来检查胸锁乳突肌

- 对个别的纤维可以使用指尖进行更精准的钳捏,或平抚式触诊,两种方法都可以在底层结构上方搜索到特定的组织条索。
- 用拇指和其他四指钳压具有同时提供来自两个或多个手指的信息的优点,而对深层组织的平抚式触诊则为要评估的组织提供了更可靠、更稳定背景。
- 一旦通过平抚式或钳压式触诊法施压,患者/受试者会被问到疼痛是局部痛、牵涉痛,还是放射痛。如果是放射的或者是牵涉的,靶点区域是哪里,疼痛是否是熟悉的,平常出现的症状。如有,它就是一个活性触发点。
- 其他所有的触发点是“潜在”的,没有多少临床意义。
- 此外,通过组织在拇指和手指之间滚动来评估它的性质、密度、活动性和其他特性,可以为进一步辨识提供信息。

练习 5.9 触发点触诊

建议时长 15 分钟

首先使用 NMT(神经肌肉触诊法)或其他触诊法例如"拉皮法(skin drag)"和上文概括的压力触诊指南,在你自己身上或者触诊搭档身上确定多个触发点。

- 上斜方肌是寻找触发点的一个好地方。在颈角和肩关节之间,大部分的成年人都有触发点。尽管这些触发点不总是活跃的。
- 当按压触发点时,建立精准的"靶区"或牵涉痛区域。
- 如果定位到胸锁乳突肌、斜角肌或者上部斜方肌上,应该轻轻地"捏压"这些点而不能用一个手指接触按压(见图 5.15)。
- 通过 Simons/Travell 指南来评估是否有方框 5.1 列举的与触发点相关的其他症状。
- 记录你的发现。

Nimmo 关于触发点的观点

Nimmo(1966)发展了一个"张力感受器"体系,然后用一些方法减压来"灭活"他们,例如对高张的肌肉采用牵拉,低张力的肌肉采用强化。

Nimmo 也把他称之为"有害(noxious)"的点应用到韧带上。他通过敏感等级诊断出所有有害的点,声称施加适当的压力可以在所有高张和低张肌肉上引发出痛点。他总结他的方法时说道:我们要解决 3 件事:有害点或者触发点、韧带和张力。

如果我们查看他的课堂讲稿(Nimmo1966)中的以下引文,就能理解他识别触发点和有害点的方法,其中包括影响肩部的肩胛下的触发点的检查:

> 请看距离左边棘突大概 2.5 英寸(6.5cm),和肩胛下界在一水平线上的位置。用手指滑动直到在小肌肉上发现轻微的差别。如果这个点反应敏感,就应该加以治疗。

描述完他处理触发点的方法(持续 5 秒的按压,必要时重复操作),他继续说道:

> 在一点保持一定压力后,在肩胛下界的水平线上沿着肩胛骨内侧缘向上大约 1 英寸(2.5cm)。在这里通常能找到另一个点。用同样的方法治疗这个点,再向上移动大约 1 英寸(2.5cm)找到另一个点。

Nimmo 说,90%的患者在这些点中,有一个或几个触发点,施加压力后疼痛会传到肩部或者头部。他随后建议操作者按照方框 5.2 列举的区域在患者身上寻找,表中列出的百分比(Nimmo 的指数)证明了活跃的、敏感的、"有害"的点。只治疗敏感点,从不做非疼痛的点。

方框 5.2 Nimmo 对敏感点的建议触诊位置(和报告的发生率)

1. 肩胛提肌止于肩胛骨上角。触诊此处会有牵涉痛传到头部、面部、颈部和肩膀,发生率为 90%。
2. 在肋骨上和肋骨之间,在横突与肋头之间。此处的触发点提示椎旁肌处于不平衡状态,正如 Davis 定律所说:"如果一侧的张力过高,肌痉挛会在另一侧释放。"触发点这一理论影响了很多人。
3. 肩胛骨下角,有冈下肌的内部附着点。沿着肩胛骨内侧缘向上到达肩胛冈的位置。90%的患者在此处都有触发点。
4. 按压冈上肌的内侧,然后向外侧移动到附着点的位置。此处的触发点通常是由于"劳累"肩引起的。有 40%的发生率。
5. 在肩胛骨的外侧缘触诊大圆肌的附着点。如果患者不能完成在背后抬手臂的动作,那么此处通常会有触发点。Nimmo 发现 60%的患者在这些肌肉中会有触发点。
6. 用拇指和其余四指相对,握住斜方肌上部,从肩部慢慢地向脊柱方向移动直到找到触发点。

方框 5.2 续

在乳突和前额会出现牵涉痛。非常常见——90%的发生率。

7. 在骶骨的上缘施加压力[Nimmo 称"坚硬的(firm)"力,],在髂嵴和骶骨棘之间进行触诊,产生对骶髂韧带的压力。向上和向下移动触诊去寻找敏感点。根据 Nimmo 的说法,有 50%的腰痛患者会在此处找到触发点。
8. 按压骶骨底与脊柱连接的上方,也就是髂后上棘的内侧。此处有髂腰韧带。大多数的腰痛需要通过深压来找到触发点。两侧都要进行触诊。有 90%的发生率。
9. 手指弯曲,在坐骨结节的内下方触诊骶坐骨韧带和骶结节韧带下触诊,如果出现疼痛则用手向外提起组织并进行延展。Nimmo 报告此处有 30%的发生率。

注意:Nimmo 使用了一种木质 T 型条,它可以手持使用,其顶部是个橡胶头,以便向需要高压的区域施力,比如髂腰韧带。

10. 用拇指以中等压力去触诊腰方肌的外侧缘,避免对横突的尖端施压,从最后一根肋骨下方一直触诊到骨盆边缘。与弹性正常、质感均匀的正常肌肉组织相比,如果存在挛缩(敏感性增加),则手下会有一种"胶"("gummy")的感觉。这种情况通常见于腰痛患者。如果背阔肌也有问题,则疼痛可能会放射到肩膀或者手臂上。80%的患者在这些肌肉上会有活动性触发点。
11. 在髂骨后侧区的下方去寻找与臀肌相关的病变点。
12. 对臀中肌肌腹的中部进行触诊,寻找可以引起坐骨神经样痛的触发点。有 90%的发生率。
13. 在大转子和髂前上棘中点进行触诊检查,通常情况下,在臀小肌中间部分的触发点会影响腿或者脚的侧面,或者复制坐骨神经痛。此处的触发点发生率有 90%,而臀大肌的活动性触发点只有 4%的发生率。
14. 从髂后上棘和大转子,以及坐骨结节和髂前上棘,画两条假想线,交汇的那个点就是梨状肌附着点的触诊点。如果从髂前上棘到尾骨画一条线,交汇点则正好投影在梨状肌的肌腹上。这两个点都需要做触诊,如果摸到敏感点,则需要进行治疗。Nimmo 说此处触发点的发生率在 40%。
15. 在约 20%的患者,腘绳肌的触发点位于膝关节上方一个手掌宽的位置。
16. 外展大肌(疑为大收肌,译者)的触发点靠近它的起点和止点,特别是靠近腱性止点,在坐骨附近。
17. 与小腿疼痛相关的触发点位于胫骨后方区域。90%的患者在此出现触发点。
18. 外踝区有大量的触发点,特别是如果反复出现踝关节劳损的情况下。
19. 患者侧卧,操作者面对患者胸部平面站立,近患者头部的手将患者肩胛骨最大限度地外展,同时近患者脚侧手的拇指插入肩胛骨下,试着触到大锯肌(serratus magnum)和肩胛下肌(两者都有 90%的触发点的发生率)
20. 患者仰卧,在上颈部的肌肉上寻找触发点,操作者的拇指沿着椎板槽(lamina groove)的长轴从枕骨到颈椎底部向这些肌肉施压。向内,向上(向天花板方向)施力。90%的患者在这些肌肉有触发点。
21. 同样的姿势,右手在下,托住下颈部,拇指在斜方肌纤维前面,向右旋转头部,让手慢慢地滑向地板方向。拇指进入到由头部姿势形成的"口袋"里(图 5.16A~C)。当拇指已经尽可能远地伸出,用朝向对侧乳头的压力触及头夹肌的止点(在第二胸椎附近)。颈椎底部的牵涉痛是常见症状。同样,90%的人在此处有触发点。
22. 站在患者头的方向,将右手拇指放在锁骨上方,胸锁乳突外缘;另一只手抬起头部使颈部屈曲,右手拇指进入锁骨下,恰好位于前斜角肌附着点。患者的头转向右侧,使前斜角肌恰好位于手下。用拇指横向按压可找在此处的触发点,这里很常见(90%)。
23. 患者采取坐位,医师面对患者。触诊其颈前部肌肉,寻找变化的部位和触发点。把拇指插入到下颌线的下面,接触到上端横突的前表面。向下滑动手指,触及头长肌和颈长肌等

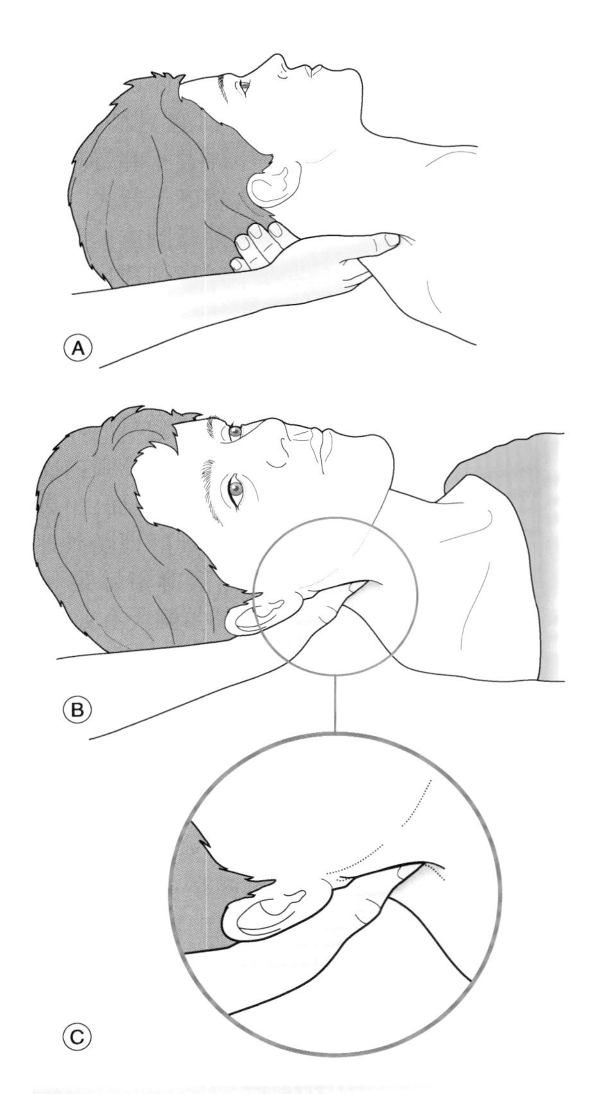

图 5.16 拇指滑进由斜方肌前侧构成的“口袋”中，保持拇指在横突的后方，直接触诊到夹肌下面的一部分

方框 5.2 续

(70%的触发点发生率)。注意在颈动脉小球区域施加的压力和时间不要过度。

24. 触诊胸骨乳突肌，让患者抬头，转向被触诊的一侧。对胸骨乳突肌触诊，要避免对肌肉的直接压迫，可以通过手指和拇指的对捏挤压来进行触诊(就像斜角肌触诊一样，除了在止点处)。
25. 患者仰卧，医师坐在头侧，可发现位于咬肌和翼外肌上的触发点。这些部位的触发点可能会导致颞颌关节功能紊乱、耳鸣、唾液腺功能障碍。
26. 医师在这个位置还能触诊到颞肌上活化的触发点。这些触发点会引起眼睛的功能失调。
27. 患者仰卧，医师站在一侧，用靠近患者头侧的那只手抓住患者手腕，使胳膊外展。用另一只手触及喙突，大拇指朝胸骨方向滑动，评估锁骨下肌。从喙突到剑突做类似的推抚评估胸小肌(Nimmo 报告说，这两块肌肉触发点发生率都是 90%，在胸大肌中只有 10%)。
28. 用拇指按压肱二头肌腱附着点下约 2.5cm 或者更低，去寻找一个跟肩关节疾病相关的触发点(90%发生率)。
29. 在退化的胸骨肌上，能找到一些触发点(40% 发生率)。胸骨的肋软骨附着点上也有。
30. 让患者仰卧，屈膝。一只手平放(手指接触多于手掌的接触)，另一只手放在这只手的上方，向肋弓下缘施加压力，沿着肋弓尽可能向远处寻找到腹肌上部的触发点。从肋骨下缘开始，用指腹向着肚脐的方向做了一系列的推抚。能感触到紧张的肌肉条索，而触发点就在那里。
31. 触诊前锯肌的时候，把手掌平放，向附着点去延伸它(90%发生率)。
32. 患者保持同样的体位。医师站在检查部位的对侧，从肚脐下约 7.5cm 处向髂前上棘做一条直线，手掌紧靠腹壁，先向下再向内移动，直到从前方触及第四、五腰椎(下腹

方框 5.2 续

部神经丛和交感干的位置)前方。对于大概70%的患者来说,这里很可能是一个放射痛(向胸部)的敏感区域。尽量不要给老人、肥胖患者以及主动脉瘤、主动脉硬化的患者做这项检查。

33. 患者的体位不变。医师站在检查部位的一侧。指腹放在髂前上棘的上方,先向地板方向按压,然后再朝脚的方向,使手能够触到骨盆内的髂肌。手指弯曲,然后滑动手指,以探寻这块区域内的触发点(90%)。
34. 想要触诊腰大肌,最好从腹直肌的侧面着手。这样手指就能从左侧的乙状结肠和右侧的盲肠下方通过。如果患者不是很胖,就可以触及到腰大肌的肌腹。另外一个方法就是在患者屈膝的状态下,从肚脐下7.5cm处的中线上直接触向患者的脊柱。快触及到脊柱的时候,指腹从第2、3、4椎体上方滑向对侧。这样就能触到腰大肌的起点,而这里也是触发点通常所在的位置(50%~70%)。
35. 在相同的体位下,外展肌和耻骨肌也可以被触及。当拇指沿着外展肌向耻骨附着点滑动时,旁边就是耻骨肌。50%的患者在这块肌肉上有触发点。
36. 患者仰卧,用拇指、手掌根或者手指触摸和寻找股四头肌。在股直肌(90%的发生率)和股直肌(股外侧肌、股内侧肌和股中间肌)(70%)有大量触发点。
37. 患者侧卧的时候最容易触诊阔筋膜张肌(TFL),触诊侧的腿伸直,下面的腿屈曲,这里的触发点可以引起坐骨神经痛(70%)。
38. 膝内的股薄肌附着点(通过肌腱)是一个主要的触发点(90%)。从胫骨的附着点到耻骨都是股薄肌需要评估的区域。
39. 胫骨前肌也许很少有触发点能影响足和足趾。

练习 5.10 用 Nimmo 的指南来触诊触发点

建议时间 每个 Nimmo 点 5~7 分钟(方框 5.2)

- 仔细阅读方框 5.2 的内容,来选择一个本次要做特定练习的方面。
- 或者选择另一种循序渐进的方法,通过 Nimmo 建议的触发点位置的法则依次触诊。
- 例如,一开始按照第1条或者第2条的描述(肩胛提肌附着点和肋骨后侧附着点区)去做,并且观察是否能用 Lief 的神经肌肉触诊评估法在这些区域找到活跃的触发点(用拇指或者手指触诊),并且或者用第四章描述的某一种皮肤触诊方法(“拖拽”、弹等),去评估将这些方法用在 Nimmo 已识别区域里定位的触发点的准确性。
- 观察你标记出的任一触发点是否和关节受限和 Lewit(见下文)描述的其他限制区域有关。
- 提示:使用后面章节描述的关节触诊方法将会很有帮助。
- 随着时间的推移,试着去评估 Nimmo 所有的靶点区域。
- 之前概括的寻找的方法很重要,尤其是皮肤评估,神经肌肉触诊(NMT)和层次的触诊。
- 将你的发现记录在你的触诊记录册上并将你的结果和 Nimmo 的建议进行比较(根据他的百分比)。

Lewit 关于触发点重要性的观点

Lewit(1992,1999)认为,就疼痛而言,除了其局部的显著变化和它对靶点区域的影响之外,触发点由于和特定病理相关而具有临床重要性。例如,触发点位于:

- 大腿内收肌提示髋部的病理改变。
- 髂肌提示腰5~骶1节段(尾骨)的损伤。
- 梨状肌提示腰4~腰5节段(尾骨)的损伤。
- 股直肌提示腰3~腰4(髋)损伤。
- 腰大肌提示胸腰结合段(胸10~腰1)的损伤。
- 竖脊肌提示相对应的脊柱水平的损伤。
- 腹直肌提示剑突、耻骨或下背部的问题。
- 胸肌提示上肋骨或胸腔内脏器的问题。
- 肩胛下肌常见于“冻结肩”。
- 中部斜方肌提示上肢神经根综合征。
- 上部斜方肌提示颈部损伤。
- 胸锁乳突肌提示颈0~1($C_{0\sim1}$)和颈2~3病变。
- 咀嚼肌和头痛和面部疼痛有关。

骨膜痛点

Lewit还阐述了骨膜痛点(PPP)是与特定的功能或结构相关。

肌肉紧张进一步发展成为慢性损伤,进而使软组织的结构发生改变,触诊时可以明显感觉到纤维组织增加而软组织弹性下降,当按压到肌腱和延伸到骨膜上的附着点时,会有同样的触感。某些功能紊乱发生时就会摸到这种特定触感,这使其成为了一种辅助诊断工具。

然而骨膜痛点的触诊感觉有所不同,常见特征是在肌腱和骨膜的连接处会有一个敏感的“软的隆起”。这种情况通常出现在一些棘突上。此时一侧肌肉紧张或者肌肉痉挛。这也阻止了椎体的轻松旋转。

某些部位的椎间关节可以直接触诊到,例如,患者仰卧时,颈椎关节是可以摸到的。当触诊其他脊柱关节的时候,让患者俯卧,需要使用更大的压力穿过椎旁组织去触诊(例如使用前文所描述的神经肌肉技术)。

许多肢体的关节可以直接触诊到:

- 如果仔细寻找,可以通过腹股沟触诊到髋关节的附着点。
- 肩锁关节和胸锁关节很容易摸到,耳屏前方的颞下颌关节也容易摸到。

表5.1描述了一些骨膜痛点的位置及Lewit(1999)认为的临床意义。

表5.1 Lewit(1999)提出的一些骨膜痛点以及其临床意义

骨膜痛点	临床意义
跖骨头	跖骨痛(平足)
骨刺(典型的骨膜痛点)	足底筋膜
胫骨结节	长收肌紧张,可能是臀部损伤
侧副韧带附着点	相应的膝半月板和韧带损伤
腓骨小头	股二头肌紧张或腓骨小头受限
髂后上棘	常见,但没有特定的临床意义
耻骨联合(外侧缘)	内收肌紧张,骶髂韧带受限或髋关节损伤
尾骨	臀大肌、提肛肌或梨状肌紧张
髂嵴	臀中肌或腰方肌损伤,或胸腰联合部功能障碍
股骨大转子	外展肌紧张或髋关节损伤
$T_{5\sim6}$ 胸椎棘突	低位颈椎损伤(译者存疑)

表 5.1 续

骨膜痛点	临床意义
C_2 颈椎棘突	颈椎 $C_{1\sim2}$ 或者 $C_{2\sim3}$ 损伤,或肩胛提肌紧张
剑突	腹直肌损伤,或者第六、七或第八肋骨功能障碍
乳腺或腋窝水平的肋骨	胸肌及其附属组织紧张或内脏功能失调
上部肋骨的胸肋交界处	斜角肌紧张
胸骨近锁骨处	胸锁乳突肌紧张
寰椎横突	寰/枕损伤,头外侧直肌或胸锁乳突肌紧张
桡骨茎突	肘部损伤
上髁	肘部损伤,附着在上髁的肌肉紧张
三角肌附着点	肩关节损伤
下颌骨髁状突	颞下颌关节损伤,咀嚼肌紧张

练习 5.11 骨膜痛点触诊

建议时长 每个痛点和相关肌肉 3~5 分钟

- 按照表格 5.1 描述的方法,对选好的潜在的骨膜痛点进行触诊。明确你的触诊搭档身上有多少点是敏感的。
- 像表格 5.1 描述的那样,对与痛点相关的软组织进行评估。
- 例如,表格中指出的肌肉是否出现张力改变,或者这些附着的肌肉的一般感觉是否有不同?
- 当你检测的时候,把连接到骨膜痛点上的肌肉的短缩也考虑进去,那么触诊的结果就会更加准确。参考本章节后面的提纲(Lewit 1992,1999)。
- 记录你的发现。

练习 5.8~5.11 触诊过程的讨论

- 前面练习/章节里评估的有关技巧有助于定位触发点、Jones 痛点和骨膜痛点。
- 这些不同名称的“点”最终有可能代表着同样的现象,只是视角和标签不同而已。
- 我们怎么称呼这些特殊的反射区都无关紧要,只要我们能发现它们,能够评估它们对患者和现有症状的影响就行。
- 这些触诊技巧可以揭示一些“不同”或“异常”,与组织结构、总体张力、体液含量等都有关系。
- 了解不同的视角(Nimmo、Simons、Travell、Jones、Lewit 等),通过触摸来识别他们所描述的点/带/区,你的技术将会进步。

肌肉功能改变

这是本章的最后部分。将要练习如何评估姿势肌的相对短缩,并做功能评估。在开始之前,要概述三项功能评估。要检查患者/模特做特定动作的时候肌肉的启动方式。

肌肉启动顺序能够表明其正常与否。在某些部位,还能指出某些特定肌肉是否有缩短或者受限的可能(Janda)。Janda 证明不论是生理还是病理状态下,姿势肌都有缩短的倾向。绝大部分的骨骼肌肉系统的功能失调,都有部分病因是起源于肌肉的缩短(Janda 1978,1983;Lewit 1999;Liebenson 2006)。

相对于相位肌(phasic muscles)来说,姿势肌(postural muscles)在遗传上更老,具有不同的生理和生物力学特性。这些肌肉通常是弱化的，在紧张(stress)和病理情况下容易表现出抑制性指征。当肌肉的主要特性被判断为弱化(缺乏张力)的时候，常见的是拮抗肌缩短，反过来抑制它们的张力。

在对明显无力的肌肉进行强化之前，应该首先拉伸并且放松高张的拮抗肌，这样可使原来低张力的肌肉自然提高张力。如果张力仍然很低，就应该锻炼和(或)采用等张的肌能量技术(Chaitow 2001;Janda 1978)。

启动顺序(Firing sequences)和功能评估

下面的简易测试可以花费最小的力气来快速地收集患者的信息。这些测试是基于Janda(1983)的工作和Liebenson(1996年，2006年)的翻译。在每个测试的说明之后，都会有"触诊练习"的概述。

髋关节伸展试验

患者俯卧，医师站着正对患者的腰部，靠近患者头端的手放在两侧竖脊肌上，用靠近患者脚端的手掌鱼际放在臀大肌上，指尖放在腘绳肌上(图5.17)。

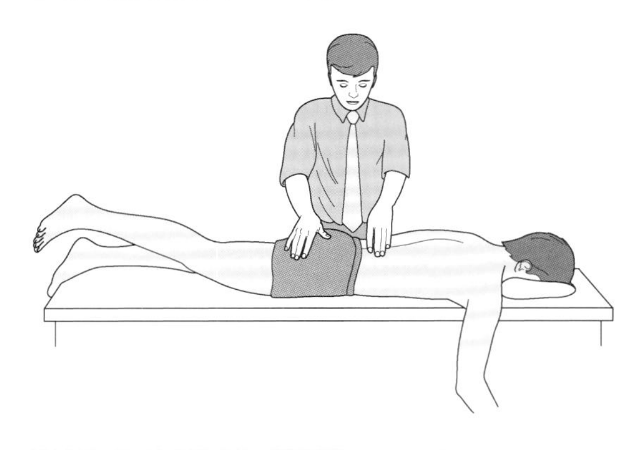

图5.17 髋关节伸展试验。正常的激活顺序是臀大肌、腘绳肌、对侧的竖脊肌、同侧的竖脊肌

让患者抬腿做伸髋的动作。

通常情况下，臀大肌和腘绳肌几乎同时被激活，然后是竖脊肌(先对侧再同侧)。

如果腘绳肌和(或)竖脊肌替代了臀大肌的角色，优先启动了，意味着他们的工作出了问题，发生了"紧张(stressed)"，或者暗示它们已经缩短。

练习5.12 髋关节伸展的启动顺序

建议时长 3分钟

- 患者取俯卧位。
- 医师站立，正对患者的腰部，靠近患者头端的手放在两侧竖脊肌上，靠近患者脚端的手放在下背部，确保你的指腹接触到竖脊肌的一侧，掌根放在另一侧。
- 用靠近患者脚端的手，把掌根放在臀大肌处，指腹放在腘绳肌上部。
- 嘱患者做伸髋的动作。
- 注意启动顺序(即：哪块肌肉先启动，哪块肌肉第二启动，等)
- 让患者放松后再测试几次。

1. 臀部肌肉先启动吗(应该这样)?
2. 是不是腘绳肌启动得非常快，而臀肌延迟很多吗(不应该这样)?
3. 最担心的是，是否有一侧或对侧的竖脊肌先启动?

- 如果腘绳肌或者竖脊肌首先启动，那么这些肌肉很有可能已经短缩，在以后的章节中，我们会演示相关的检测(Liebenson 2006)。

髋关节外展试验：观察并触诊

患者侧卧，下面的腿屈曲以提供支撑，上面的腿伸直与躯干成一条直线。操作者面对患者站在患者的足部的位置，嘱患者缓慢地将腿外展，这时只是观察而不接触：

- 正常-髋关节外展角度为45°。
- 异常-如果出现髋关节屈曲(提示阔筋膜张肌短缩)和(或)腿部外旋(提示梨状肌变短)，和(或)活动的刚开始就出现"提

(hiking)"髋(意味着腰方肌过度激活,因此提示短缩)(图5.18)。

操作者站在患者后面,正对腰部水平,指腹放在腰方肌外侧缘反复进行测试。

腿外展时,如果腰方肌启动过强,或者先于臀中肌启动,触诊手指会感觉到抽动或推动,提示过度活动并且可能有腰方肌短缩[这就是上文提到的看着像是"提髋"(hip-hike)的动作]。

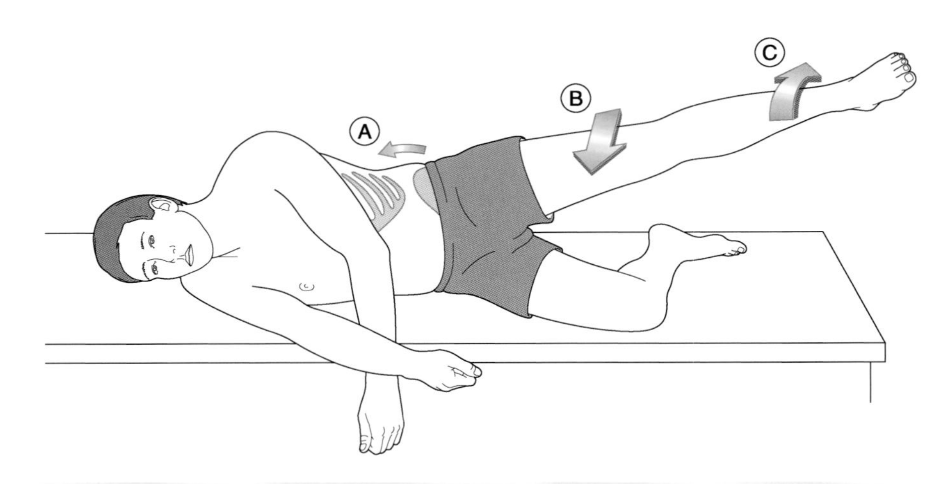

图5.18 髋外展观察试验。正常的启动程序是臀中肌或者阔筋膜张肌(TFL)是第一,第二,然后是腰方肌。如果腰方肌首先启动,说明腰方肌过度活动,将有短缩(A)。如果阔筋膜张肌(TFL)短缩将会在腿外展时屈曲(B)。如果梨状肌短缩,腿和足将会在外展时外旋(C)

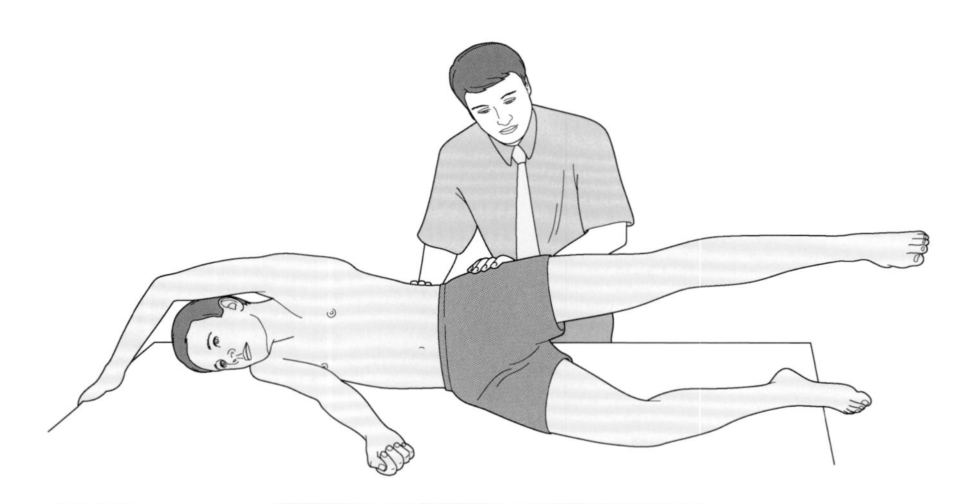

图5.19 腰方肌过度活跃的触诊评价。在外展腿部的过程中,触诊臀中肌和阔筋膜张肌。正确的启动顺序应该是,臀中肌、阔筋膜张肌,随后在25°左右时腰方肌启动。如果立刻出现提髋的动作,这表明腰方肌过度紧张,就能确定腰方肌紧张或挛缩

练习 5.13 髋外展的启动顺序检测

建议时长 3~4 分钟

- 让你的触诊搭档侧卧，下面的腿屈曲，上面腿伸直，和躯干成一条直线。
- 你面对他，站在足部水平，让你的搭档缓慢地外展腿，观察(不接触)。
- 注意观察骨盆嵴上方的区域——当大腿外展时，那些组织是否会发生跳动？或者外展角度还没有达到25°之前，是否就有非常明显的活动？如果存在，就说明腰方肌活动过度，而且有可能短缩。
- 让你的搭档彻底放松，然后重复外展的动作。
- 外展过程中，大腿是否向前移动？如果确实如此，阔筋膜张肌也可能收缩。
- 大腿/脚部有没有外旋？如果有，梨状肌有可能挛缩。
- 现在站在你的搭档背后，把靠近头端的手的一或两个手指指腹轻轻放在腰方肌上面，离第三腰椎棘突大概 2 英寸(5cm)的处(图 5.19)。
- 把靠近脚端的手的掌跟放在臀中肌上，指腹放在阔筋膜张肌上。在髋部外展的过程中评价启动顺序。如果腰方肌启动过早(你能感受到指下有一个强的抽搐或者跳动)，说明腰方肌过度活跃、短缩。
- 理想的顺序应该是阔筋膜张肌—臀中肌—腰方肌(大约在 20°~25°外展时)(Liebenson 2006)。

肩肱节律测试

这是一个很重要的检测，用来评估肩膀上部的稳定性。

患者取坐位，上肢在身体两侧，曲肘，对着前方。

- 正常——上肢外展 60°以后，才能看到肩部上抬。
- 异常——外展 60°之内出现肩部上提，或在肩和颈之间有明显的收缩聚集(bunching)，或者出现翼状肩胛(表明肩胛提肌和斜方肌上部短缩，而斜方肌中下部以及前锯肌是无力的)(图 5.20)。

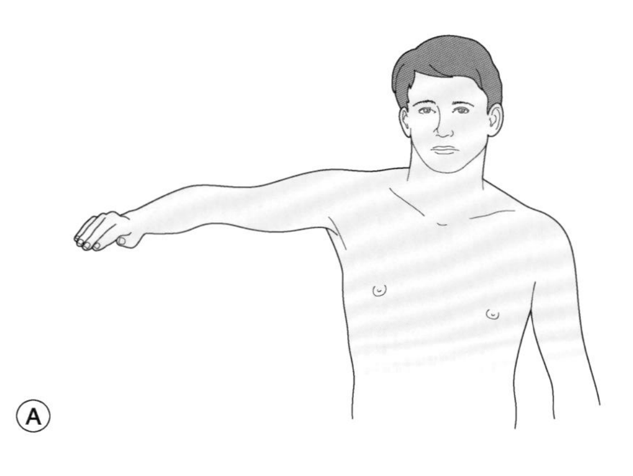

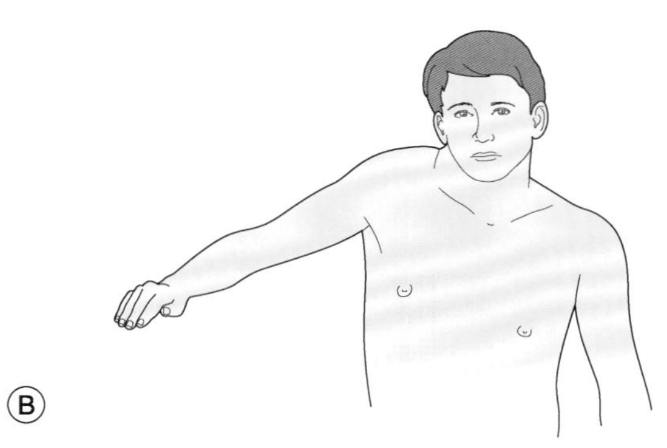

图 5.20 肩肱节律测试。(A) 正常-上臂外展 60°之后肩关节才上抬。(B) 异常-上臂外展不到 60°就出现肩关节上抬

这个模式表明，肩胛下部的稳定肌无力，而上部的稳定肌有可能缩短，并且过度工作，这是非常常见的姿势模式，伴随着圆肩和头前移。

练习 5.14 肩肱节律的评估

建议时长 2 分钟

- 按照上面的描述进行肩肱节律测试。这是一个纯粹的观察性评估，不用触诊。
- 如果测试结果是阳性的，在肱骨外展到 60° 之前斜方肌上束就出现收缩聚集，

练习 5.14 续

那么就应该对相关的肌肉(肩胛提肌,斜方肌上束)进行短缩的检查(稍后将在这一章中进行描述)。

触诊练习 5.12~5.14 的讨论

- 在最后这些触诊和观察练习中,已经将结构和功能融会贯通起来,尤其是在 Janda 的功能评估中。
- 在这些过程中,你已经能够感知和观察到一些异常表现,并将其与可能的结构改变联系起来,与其短缩状态连接起来。
- 这些结构变化的线索可以通过在本章其余部分的测试和评估得到确认。
- 神经淋巴"点"的触诊也体现了结构(软组织改变)和功能(改变的淋巴流动)之间的联系。这类触诊练习很有临床实用性,它只指现实生活中患者的问题所在。包括疼痛和活动受限,以及你在诊疗过程中扮演的角色。

肌肉短缩的评估

作为综合触诊方案的一部分,以一种标准化的方式去学习如何评估短而紧的肌肉是非常有用的。

Janda(1983)建议,要准确评估肌肉的短缩状态,就要按以下标准进行观察:

- 必须仔细观察动作的起始位置、固定方式和运动方向。
- 原动点不应受到外部压力。
- 如果可能,对测试的肌肉施加的力不能超过两个关节。
- 检查者应该以平稳的速度进行慢速运动,在动作末端要缓慢制动。
- 检查者应该平稳拉伸,避免突发动作。
- 压力或拉力必须始终作用于所需运动的方向。
- 只有在关节活动度没有减小的情况下(如骨性受限,或者是关节受限),缩短的肌肉才能正确地被评估出来。

通常在缩短的肌肉纤维上可看到反射活跃。根据局部功能障碍形式的不同称为触发点(trigger points)、敏感点(tender points)、应激区(zones of irritability)、痛觉过敏区域(hyperalgesic zones)、神经血管(neurovascular)和神经淋巴反射(neurolymphatic reflexes)等。可通过一些通用触诊方法,例如神经肌肉触诊法、"拖拽法(drag)"、皮肤弹性检查等来定位,也可作为神经肌肉诊断性治疗的一部分。

可以按照下文描述的方法来系统地识别紧张肌肉。请注意,这里所提供的评估方法本身不具有诊断性,但是提供了被检肌肉可能缩短的强有力的指征。

末端的不同的感觉可以参见专题 9"末端感觉"。

下面的试验来自 Janda(1983)、Kendall 等(1952)、Seffinger 和 Hruby(2008)的著作和各种其他的资料。

姿势肌的缩短试验

放松和紧张

在开始对姿势肌肉的相对短缩进行逐个肌肉检查序列之前,专注于获得识别"紧张"或抵抗感的技巧会很有帮助,因为肌肉会被移向"抵抗感"的临界。

伴随"紧张"/抵抗感,能够识别他们的相反感觉——"放松"也是必要的。关注软组织的这两种特性,了解他们当下的舒适和痛苦程度。在这上面无论用多少注意力都不为过。

Hoover(1969)将"放松"感描述为一种平衡状态,或者"中立"状态,即操作者至少要以整个手或单个或几个手指与被评估的组织的接触,做一种完全被动的"倾听"式接触。

当然，"紧张"与"放松"相反，最容易通过对关节周围组织的轻柔地触诊来鉴别，特别是朝阻力边界运动时，即运动的终末范围。

为了"读出"高张力，需要改进触诊技能，并且作为 Goodridge（1981）建议的第一步，在下面检查内侧腘绳肌和外展短肌状态的测试中，要以一种实用舒适的方式来确认是放松还是紧张。

练习 5.15A 触诊肌肉缩短临界的"羽毛边缘"

建议时长 5 分钟

这个触诊练习可以通过评估大腿内收肌来认识"放松和紧张"概念的价值（图 5.21A）。

- 开始之前，让你的搭档仰卧，使不需要测试的腿稍外展，足跟在检查床的尾端。
- 被检查的腿靠近床的边缘。
- 确保被检查的腿摆放在正确的解剖位，膝盖完全伸展，并且没有外旋，否则将使测试无效。
- 握住患者的足和踝关节，使下肢外展，在过程中闭上眼睛，感受你自己的身体，从手上经过前臂直到上臂的最开始的抵抗感。
- 当你感觉到抵抗感时停下来，睁开眼睛，看看它在弧线上移动了多少度。
- 实际上，当你感受到阻力时，你已经越过了组织的"障碍"。

你试图建立的是，认识到自由运动范围末端的初始感觉（"羽毛边缘"），此处自由运动停止，开始发力。这种"屏障"不是病理性

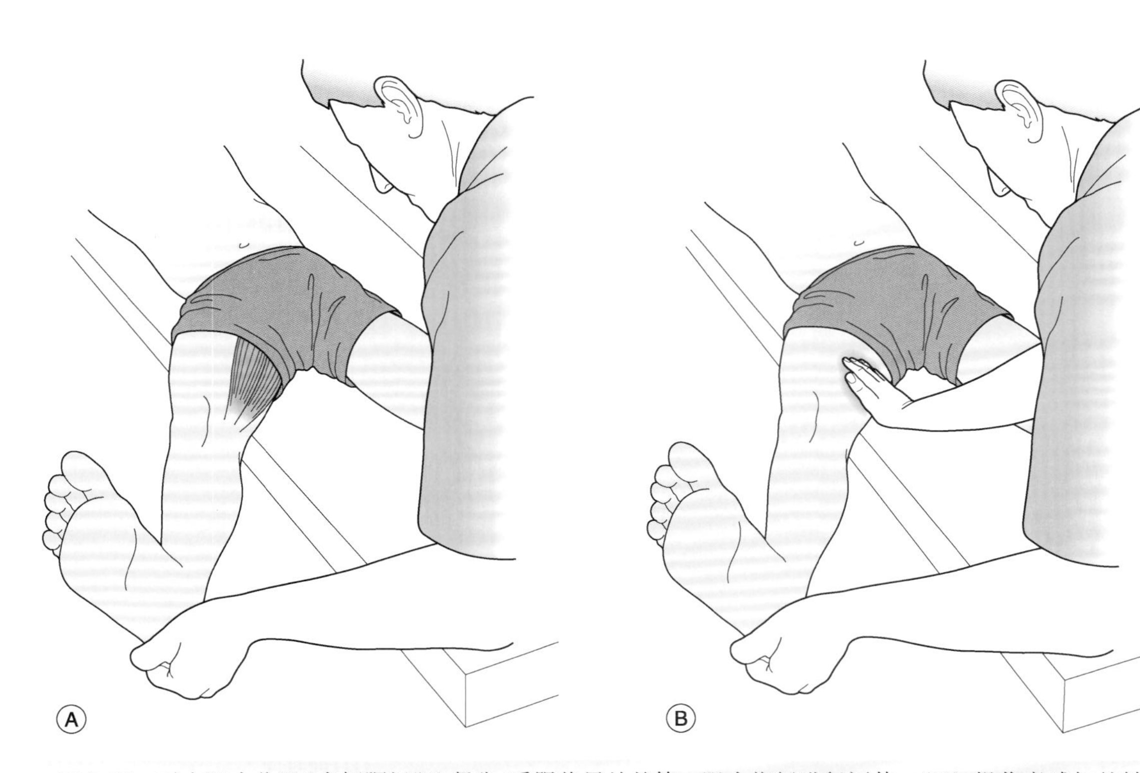

图 5.21 对右腿内收肌（内侧腘绳肌）紧张/受限临界处的第一阻力指征进行评估。（A）操作者感知的转折点，此处轻松的移动转化为需要用更大的力气来完成，这个点就是临界点。（B）当触诊的手在原来放松的肌肉组织上捕捉到一个紧张感时候，就可以确认出这个临界点

练习 5.15A 续

的，只是代表第一个阻力标志，此处组织需要更多的被动施力才能越过它这个障碍。

这个位置也是在接下来的练习中触诊“紧张感”的位置。

在做这个练习的下一个部分之前，建议重复上面这些动作，直到你能感受到阻力从什么部位开始。然后再做一次练习，不过这次要像练习 5.16B 中描述的那样做。

练习 5.15B Goodridge 的“放松和紧张”触诊（图 5.21B）

建议时长 5 分钟

- 站在触诊搭档轻度外展的腿和床之间，面向床头，这样就可以用你外侧的手来控制被检查的腿，托住脚踝以支撑大腿，同时另一只手放在大腿内侧来进行肌肉的触诊。
- 用来触诊的手（常被称为“听手”）必须接触到皮肤，感受组织轮廓，但不要用力，彻底放松。
- 用外侧的手臂/手将被测试的腿从中立位慢慢外展，直到第一个阻力标志被另一只触诊的手感觉到。
- 当你接近阻力点的时候（之前练习中标记的），你能否用你靠床一侧的“听手”感受到大腿中内侧组织的紧张？
- 这种感觉就叫“紧张（bind）”。
- 如果感觉不太明确，可以将下肢内收后再次外展。但这次要超过那个放松点丢失的地方，向动作末端的方向开始用力。这样你就能再次感受到紧张的存在。
- 当你再次将下肢内收的时候，你会发现这些组织会变得柔软，放松。

换另外一条腿，重复之前的动作，你就能够增加对这种感觉（放松和紧张）的体验。你也能够觉察到两者的转换的那一刻。这种感觉不是极端的放松或紧张，而仅仅是一个开始。不论是从哪个方向做。

正常直腿外展是 45°左右。通过上述的方法检查双腿，你能发现双腿的内收肌是否都紧张或缩短，或者哪一个是、哪一个不是。

即使两条腿都是紧张和缩短，也总有一个更受限，我们优先治疗更严重的那条腿。

建议：

你应该在多处肌肉练习触诊操作，体会临界点，而不仅仅是做 5.16A 中那些。在肌肉主动和被动运动中详加体会，知道你对自己识别张力的技能感觉满意。

那个你能感受到的紧张点，或者用手感受到阻力变大的时候，你就找到了阻力点。此处让肌肉进行等长收缩，就是肌肉能量技术中使组织结构收紧的方法。

用两种方法（操作 5.16A 和 B）评估肌肉的短缩，并记录你的感受。当你做下面练习的时候，尽量用手去直接地触诊和评估这种紧张。

刚开始的时候，下面的每一项练习，包括评估单块肌肉的缩短，都应该在 5 分钟左右。随着熟练度的增加，可以减少到 2~3 分钟。

这里提到的肌肉都是非常有代表性的（腘绳肌、梨状肌、竖脊肌、上斜方肌）。下面罗列出更多的评价触诊方法：

肌肉功能测试（*Muscle Function Testing*）（Janda 1983）

运动系统康复中的手法治疗（*Manipulative Therapy in Rehabilitation of the Locomotor System*）（Lewit 1999）

肌肉能量技术（*Muscle Energy Techniques*）（Chaitow 2006）

循证手法医学（*Evidence-Based Manual Medicine*）（Seffinger & Hruby 2008）

按摩治疗中的骨科评估（*Orthopedic Assessment in Massage Therapy*）（Lowe 2006）

练习 5.16A　腘绳肌短缩的触诊：上部纤维

建议时长　5 分钟

为了方便评估腘绳肌（股二头肌、半腱肌、半膜肌）的短缩，你的搭档应该仰卧，将受测的下肢外展。另一条腿屈膝屈髋，使腰部放松（图 5.22）。

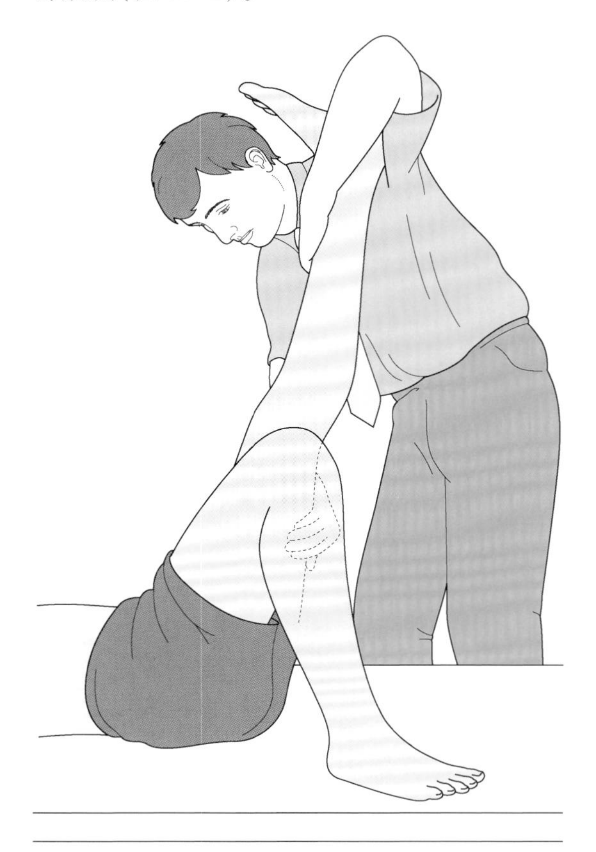

图 5.22　通过腿抬高过程中的触诊来评估缩短的腘绳肌上部肌纤维

- 为了评估左腿腘绳肌的紧张度（上部纤维），你应该站在检测下肢同侧，面向床头。
- 用手托起小腿，使膝盖保持轻度伸直，如果可能的话把那条腿的脚跟放在肘部的弯曲处，防止外旋。
- 另一只手放在腘绳肌上，大约在大腿的中部，随着高度的增加而评估紧张程度。
- 如果腘绳肌是柔软的，髋关节的活动度应该能使受测试的腿抬到 80°，而不出现紧张感。
- 第一个阻力点，或紧张感，在 80°之前发生吗？
- 如果是，腘绳肌是短缩的。
- 让你的搭档头和颈向测试的一侧弯曲，再向对侧弯曲，重复进行触诊练习。
- 当脖子转动的时候，在感受到腘绳肌群紧张时，腿抬高的高度有变化吗？

可能会有不同，因为颈部张力反射（tonic neck reflex）使得颈部旋转时增加了身体同侧的伸肌的张力和对侧屈肌的张力，同时减少了对侧伸肌和同侧屈肌的张力。

简单地说，这意味着当脖子转向被测试的对侧时，腘绳肌群应该更放松。当颈部转向测试的同侧时，腘绳肌应该更紧张（Murphy 2000）。这种现象在检查过程中明显吗？

练习 5.16B　腘绳肌短缩的触诊：下部肌纤维

建议时长　3~5 分钟

- 做这个测试的时候，被测试的腿的髋关节应当完全屈曲（让患者的双手协助握住大腿的上部）（图 5.23）。
- 把一只手放在腘窝下方的肌纤维上，在腿伸直的时候评估紧张度。
- 被动伸膝，直到在小腿后面的触诊的手感觉到紧张或者阻力。
- 在屈髋的状态下，如果膝盖不能轻易伸直，说明腘绳肌是短缩的，在伸直的过程中，应该记录腘窝后方和小腿的牵拉程度。
- 如果屈髋时膝关节可以伸直，但是先前的直腿抬高检测达不到 80°，那么下部肌纤维并没有短缩，要关注的是上部腘绳肌纤维。

练习 5.16B 续

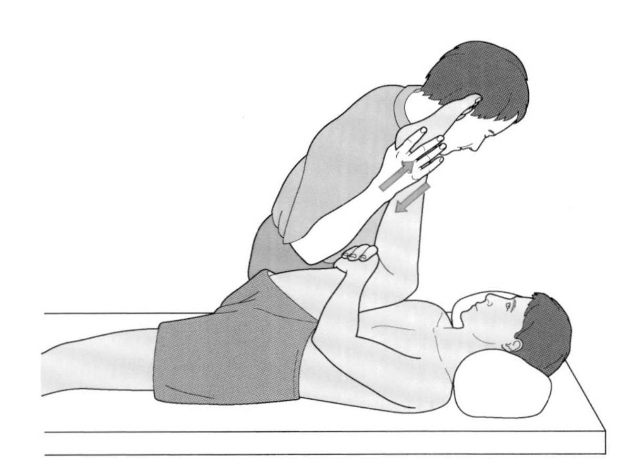

图 5.23 在直腿触诊过程中评估腘绳肌下部肌纤维的缩短

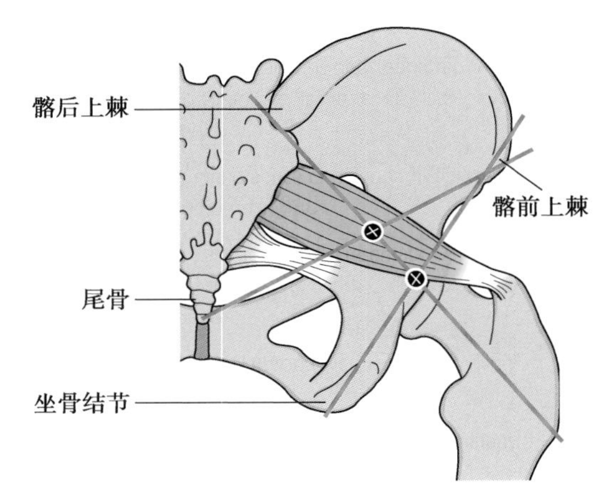

图 5.24 体表标志用来定位臀部区梨状肌的附着点,以及肌腹上主要的活化触发点

练习 5.17 触诊缩短的梨状肌

建议时长 3~4 分钟

如果梨状肌缩短,它会使患者在仰卧位时出现患侧腿变短而且外旋。

- 让患者侧卧,待测试的一侧位于上面,医师站在患者骨盆水平,面对患者。
- 为了触诊到梨状肌的附着点,画出两条假想线:一条从髂前上棘到坐骨结节,另一条从髂后上棘到股骨大转子最突出点(图 5.24)。两条线交汇处,正好位于转子后方就是肌肉的附着点。如果梨状肌缩短或者激惹,在此处按压则会产生明显的不适感。
- 要找肌腹上最常见的触发点,要把髂前上棘的线通向坐骨结节的线改为通向尾骨尖。另外一条从髂后上棘到股骨大转子高点的线不变。
- 两条线交汇处接近梨状肌肌腹的中点,在此处施加压力,常常会找到触发点。
- 轻度按压就会产生疼痛反应则表明此处存在肌紧张并可能伴有梨状肌缩短。

练习 5.18 椎旁肌的评估(图 5.25)

建议时长 观察 3 分钟,如果加入其他触诊方法,则最多可达 15 分钟

5.18A

- 患者应坐在治疗床上,双腿伸直,骨盆保持垂直。
- 上半身屈曲,将前额贴近膝盖,而不牵拉。
- 应该观察到一条均匀的曲线,并且额头距离膝盖大约 4 英寸(10cm)。
- 膝关节不应该屈曲,脊柱只有一个运动,骨盆不要倾斜。

5.18B

- 你的触诊搭档应该坐在床边,膝盖弯曲,小腿垂在床边,放松腿部肌肉。
- 躯干向前弯曲使前额接近膝盖。
- 如果在此时,躯干的弯曲程度高于 5.18A,那么可能存在骨盆倾斜和腘绳肌缩短。

练习 5.18　续

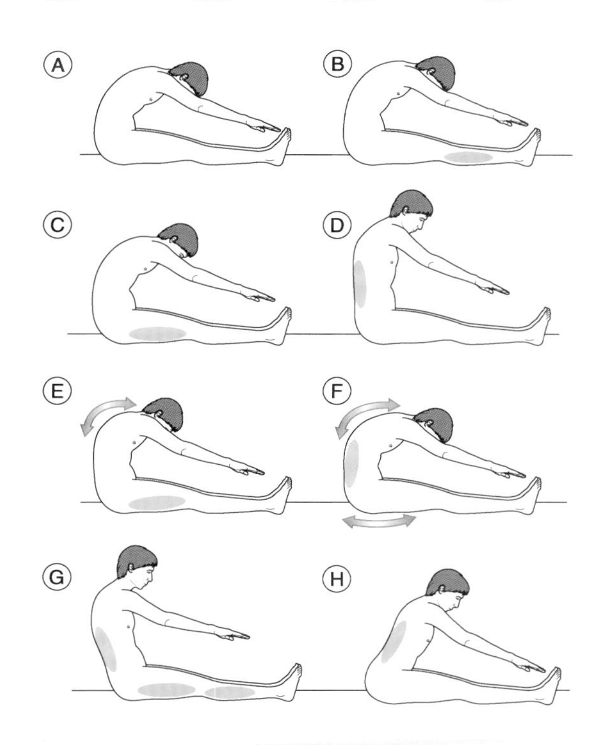

图 5.25　测试竖脊肌和相关姿势肌的短缩。（A）正常的竖脊肌长度和大腿后方肌群的长度。（B）腓肠肌/比目鱼肌紧张；足不能背屈表明跖屈肌群的紧张。（C）腘绳肌紧张会导致骨盆后倾。（D）下部竖脊肌紧张。（E）腘绳肌紧张；下背部肌肉轻度紧张，上背部肌肉过度伸展。（F）下背部肌肉轻度缩短，上背部肌肉拉长和腘绳肌轻度拉长。（G）腰背部肌肉，腘绳肌和腓肠肌/比目鱼肌紧张。（H）腰背部肌肉非常紧，在屈曲状态下脊柱依然前凸

在练习 5.18A 和 5.18B 中识别和触诊“脊柱平坦”区域

在这些评估过程中，全脊柱的弯曲程度应该是一致的，从侧面看，有一个“C”型曲线。然而，脊柱肌肉的缩短非常常见，特别是在那些“平”的地方，那里很少或没有弯曲。

在某些情况下，即使脊柱能够完全屈曲，仍然会保持前凸的状态，或者没有脊柱前凸，但是屈曲非常受限。有时候在上背部可以看到明显的过度拉长，这是对下背部相对短缩的代偿。

一般来说，脊柱的“平坦”区意味着竖脊肌群的局部短缩。

- 在这两种屈曲练习中，你是否能够观察到平坦的紧张区？
- 当你的搭档屈曲时，辨认一个或两个这样的区域，并做触诊。
- 体会一下组织紧绷、紧张的感觉，并且与那些具有正常曲线的、活动度好的区域相对比。
- 如果你明确了平坦的区域，让你的搭档俯卧，轻轻地用指尖触诊，去评估高张力的程度和（或）用第四章中的皮肤触诊方法（例如拖拽法、触发点定位法）去评估，并与正常的组织对比。
- 运用练习 5.1～5.3 来评估这些紧绷的椎旁肌肉是否敏化。并记下来。

> **注意**
>
> 屈曲时，胸椎的“平坦”的区域，在呼吸功能评估中尤为重要，因为这很可能与肋骨受限以及完全、自由的呼吸有关。

练习 5.19　上斜方肌短缩的触诊

建议时长　3 分钟

5.19A

让你的触诊搭档坐着，你站在他的身后，一只手搭在将要触诊一侧的肩上，另一只手放在同侧的头部侧面。

- 脖子轻度侧屈，不允许前屈、后伸或者旋转，到达“放松”点的临界。此时毫不费力，被测试侧的肩膀从上方被稳定住（图 5.26）。
- 比较两侧的活动度，通过触诊（例如拖拽法）找到短缩的肌纤维。
- 仰卧位再做一次。侧屈时让耳朵接近肩部。

练习 5.19 续

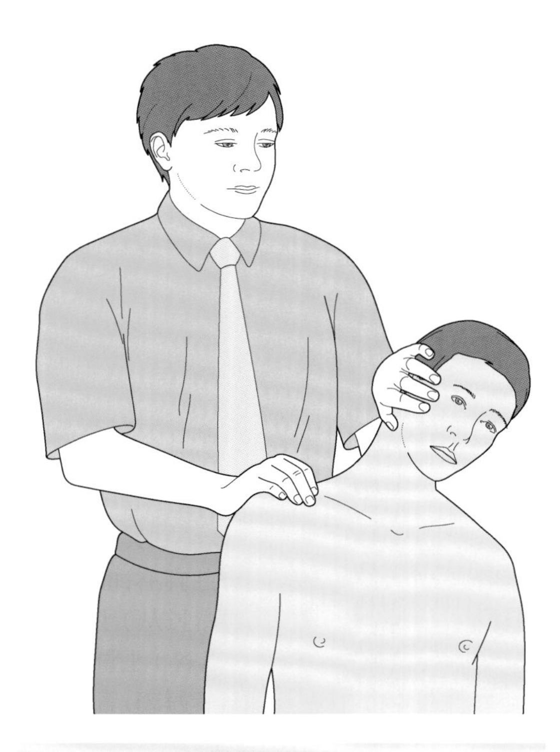

图 5.26 右侧上斜方肌相对短缩的评估。当颈部不发力地侧屈到第一个阻力位时，右肩是稳定住的。两侧互相比较。正常的范围大约在 45°左右

5.19B

建议时长 5~7 分钟

- 评估右侧的上斜方肌，触诊搭档采取仰卧位。开始时让脖子要充分（但不要用力）转向左侧。
- 为了评估上斜方肌的后部纤维，用你的左手托住颈/枕的位置。同时右手掌心向上，右臂尺侧靠近脖子的右侧。
- 右手指腹触诊上斜方肌后部肌肉，然后慢慢向左侧倾，直到你支撑并运动头部的那只手的指腹感觉到第一个阻力点。
- 用右手把搭档的头在这个侧屈和旋转的角度上固定，把左手交叉过来，放在患者的肩上（图 5.27）。
- 把头和颈部保持在这个侧屈和旋转的临界位置上，评估把肩膀向脚端下压时的放松程度。

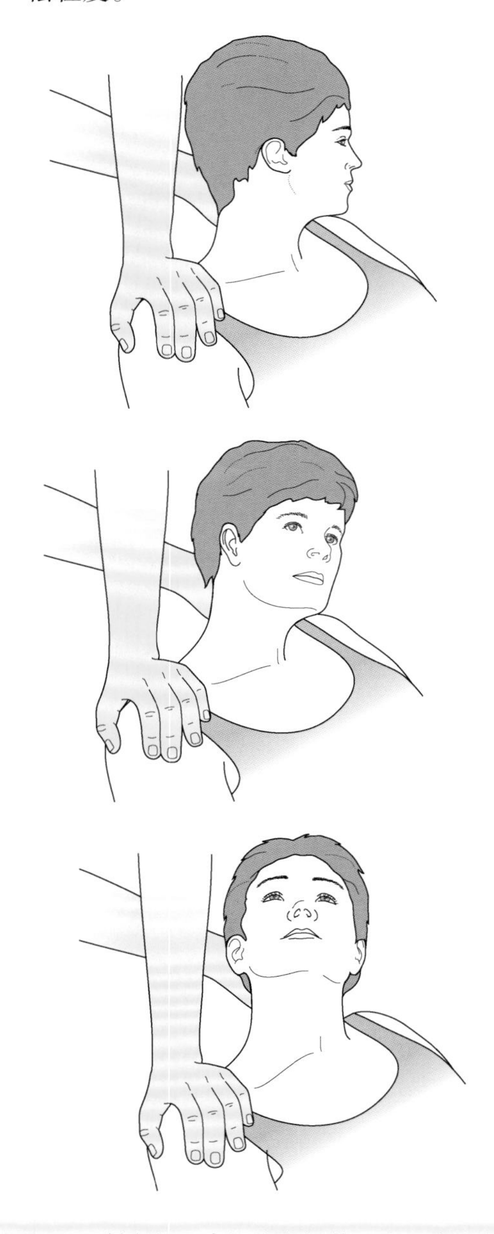

图 5.27 斜方肌上束短缩的评估。这三个头部位置与后部纤维（头部完全旋转并侧屈）、中部纤维（头部半旋并侧屈）和前部纤维（侧屈并将头部轻微转向被评估一侧）有关。

练习 5.19 续

- 向脚端下压肩膀,你会有一个柔软的末端感觉,应该是一个很放松的、弹簧一样的感觉。
- 重复几次。
- 如果这个弹簧是硬的,末端感觉像木头一样,说明被评估的上斜方肌是短缩的。
- 同样的方法可以应用到头部完全向侧方旋转的评估中(上斜方肌上束纤维),还有头部向侧方旋转1/2的评估中(上斜方肌中束纤维),以及头部向一侧轻度的旋转的评估中(上斜方肌的前束纤维)。对于上斜方肌评估的方法是相同的。这样就可以对上斜方肌不同部分的短缩和功能影响进行相应的检测。
- 当颈部侧屈以评估中部和前部肌纤维时,应按照类似于上述方式去触诊肌肉的相应部分,手掌向上或向下,以舒适为度。

你能同时识别出用手感知到的阻力障碍,和触觉捕捉到的束缚感吗?

在这个练习中,不同的评估是否相互确认?

基于这些触诊测试,是哪些肌纤维缩短了?

附加触诊练习

花点时间去比较上述肌肉测试的结果,它们与你寻找触发点和其他反射活性点时所发现的是否一致?

- 在这些检测中,这些点所在的肌肉总是缩短的吗?
- 通常这样或者有时这样?

下面进行本章的最后一个练习,你和搭档重复以上所述的姿势肌肉评估,并在图上注明缩短的肌肉。然后将结果与基础的脊柱神经肌肉技术(NMT)(或腹部神经肌肉技术)评估后获得的结果进行比较,包括所有区域、点、带的软组织功能障碍(触诊异常、硬结、收缩和敏感)。

还可以练习表5.2所述的Nimmo的评估序列。

Greenman(1989)描述了一种脊柱区域肌肉的触诊模式,是值得反复做的,直到他要求你感觉到的组织能够被你清晰地识别出来。以下是他对这一区域"触诊处方"的总结,从表面触诊开始,类似于第4章中描述的触诊方法。

触诊技能状态

在这一章中,你已经接触到各种方法,所有这些方法都有助于揭示功能完整性或功能失调的变化,这比前一章又有新的收获。

- 如果你已经成功地完成了这一章的练习,你现在应该完全能够评估出来特定肌肉(姿势肌)的缩短,同时也能确定这些肌肉的局部变化。

正如人们已经知道的,结构和功能是相互交织在一起的,它们在现实中是不可分割的。正如我们可以使用结构分析和触诊来推测可能发生的功能变化一样,我们也可以用功能评估来引导我们寻找结构的改变。这一点在练习5.13、5.14和5.15中描述的功能评估中已经明确了。

在下一章中,所使用的方法不再仅仅是寻找结构变化,而是关注伴随结构变化而发生的功能变化。

所描述的方法,有的是微妙的,有些却不。

如果你有足够的耐心去提高你的触觉,而这种触觉有时候需要等待证据来被证实。为此,你所做的一切努力都是值得的。

后续

关于如何区分肌肉问题和关节问题的讨论,请参阅专题6。

在第六章中,Tom Myers将集中讲解筋膜的触诊。

参考文献

Ashina S, Bendtsen L and Ashina M (2005) Pathophysiology of tension-type headache. Current Pain and Headache Reports 9: 415–422.

Baldry P (1993) Acupuncture, trigger points and musculoskeletal pain. Edinburgh: Churchill Livingstone.

Beal M (1983) Palpatory testing for somatic dysfunction in patients with cardiovascular disease. Journal of the American Osteopathic Association 82: 822–831.

Becker R (1963) Diagnostic touch (part 1). Newark, OH: Yearbook of the Academy of Applied Osteopathy.

Becker R (1964) Diagnostic touch (part 2). Newark, OH: Yearbook of the Academy of Applied Osteopathy.

Becker R (1965) Diagnostic touch (part 3). Newark, OH: Yearbook of the Academy of Applied Osteopathy.

Braggins S (2000) Back care: A clinical approach. Edinburgh: Churchill Livingstone.

Chaitow L (1988) Soft tissue manipulation. Wellingborough: Thorsons.

Chaitow L (1991) Soft tissue manipulation. Rochester, MA: Inner Traditions.

Chaitow L (2001) Muscle energy techniques, 2nd edn. Edinburgh: Churchill Livingstone.

Chaitow L (2002) Modern neuromuscular techniques, 2nd edn. Edinburgh: Churchill Livingstone.

Chaitow L (2006) Muscle energy techniques, 3rd edn. Edinburgh: Churchill Livingstone.

Chaitow L (2007) Positional release techniques, 3rd edn. Edinburgh: Churchill Livingstone.

Chaitow L and DeLany J (2000) Clinical applications of neuromuscular technique (upper body). Edinburgh: Churchill Livingstone.

Chaitow L and DeLany J (2002) Clinical applications of neuromuscular technique (lower body). Edinburgh: Churchill Livingstone.

Chaitow L and DeLany J (2008) Clinical applications of neuromuscular technique (upper body), 2nd edn. Edinburgh: Churchill Livingstone.

Couppé C, Torelli P, Fuglsang-Frederiksen A et al. (2007) Myofascial trigger points are very prevalent in patients with chronic tension-type headache: A double-blinded controlled study. Clinical Journal of Pain 23: 23–27.

Dvorak J and Dvorak V (1984) Manual medicine: Diagnostics. New York: Georg Thieme.

Frymann V (1963) Palpation – its study in the workshop. Newark, OH: Yearbook of the Academy of Applied Osteopathy, pp. 16–30.

Goodridge J (1981) MET, definition, explanation, methods of procedure. Journal of the American Osteopathic Association 81 (4): 249.

Greenman P (1989) Principles of manual medicine. Baltimore: Williams and Wilkins.

Higham T and Biewener A (2011) Functional and architectural complexity within and between muscles. Biological Sciences 366: 1477–1487.

Hoover H (1969) Method for teaching functional technique. Newark, OH: Yearbook of the Academy of Applied Osteopathy.

Janda V (1978) Muscles, central nervous motor regulation, and back problems, in Korr IM (ed) Neurobiologic Mechanisms in Manipulative Therapy. New York: Plenum.

Janda V (1983) Muscle function testing. London: Butterworths.

Jones L (1981) Strain/counterstrain. Colorado Springs: Academy of Applied Osteopathy.

Kendall H, Kendall F and Boynton D (1952) Posture and pain. Baltimore: Williams and Wilkins.

Kline CM (2011) Fascial manipulation, part I. Journal of the American Chiropractic Association 48 (3): 2–5.

Korr I (1976) Proprioceptors and somatic dysfunction. Newark, OH: Yearbook of the Academy of Applied Osteopathy.

Kuchera W (1997) Lumbar and abdominal region, in Ward R (ed) Foundations for osteopathic medicine. Baltimore: Williams and Wilkins.

Kuchera M, Bemben MG, Kuchera WF and Piper F (1990) Athletic functional demand and posture. Journal of the American Osteopathic Association 90 (9): 843–844.

Le Moal M (2007) Historical approach and evolution of the stress concept: A personal account. Psychoneuroendocrinology 32: S3–S9.

Lewit K (1992) Manipulative therapy in rehabilitation of the locomotor system, 2nd edn. London: Butterworths.

Lewit K (1999) Manipulative therapy in rehabilitation of the locomotor system, 3rd edn. London: Butterworths.

Lewit K (2009) Manipulative therapy: Musculoskeletal medicine. Edinburgh: Churchill Livingstone.

Liebenson C (1996) Rehabilitation of the spine. Baltimore: Williams and Wilkins.

Liebenson C (2006) Rehabilitation of the spine, 2nd edn. Baltimore: Williams and Wilkins.

Lowe W (2006) Orthopedic assessment in massage therapy. Sisters, OR: Daviau Scott.

McEwen B and Wingfield J (2010) What's in a name? Integrating homeostasis allostasis and stress. Hormones and Behavior 57 (2): 105.

McFarlane Tilley R (1961) Spinal stress palpation. Newark, OH: Yearbook of the Academy of Applied Osteopathy.

McPartland J and Goodridge J (1997) Osteopathic examination of the cervical spine. Journal of Bodywork and Movement Therapies 1 (3): 173–178.

Magoun H (1948) Osteopathic diagnosis and therapy for the

general practitioner. Journal of the American Osteopathic Association December.

Masi A and Hannon J (2008) Human resting muscle tone (HRMT): Narrative introduction and modern concepts. Journal of Bodywork and Movement Therapies 12 (4): 320–332.

Mense S (2008) Muscle pain: Mechanisms and clinical significance. Deutsches Ärzteblatt International 105: 214–219.

Mense S and Simons D (2001) Muscle pain. Philadelphia: Lippincott, Williams and Wilkins.

Murphy D (2000) Conservative management of cervical spine syndromes. New York: McGraw-Hill.

Ng J, Richardson C, Kippers V et al. (1998) Relationship between muscle fibre composition and functional capacity of back muscles in healthy subjects and patients with back pain. Journal of Orthopaedic and Sports Physical Therapy 27: 389–402.

Nimmo R (1966) Workshop. London: British College of Naturopathy and Osteopathy.

Norris C (1998) Sports injuries, diagnosis and management, 2nd edn. London: Butterworths.

Pavan O, Stecco A, Stern R and Stecco C (2014) Painful connections: Densification versus fibrosis of fascia. Current Pain and Headache Reports 18: 441.

Rolf I (1962) Structural dynamics. Newark, OH: British Academy of Osteopathy Yearbook.

Rosero HO, Greene CH and DeBias DA (1987) Correlation of palpatory observations with the anatomic locus of acute myocardial infarction. Journal of the American Osteopathic Association 87: 118–122.

Seffinger M and Hruby R (2008) Evidence-based manual medicine. Philadelphia: Saunders.

Selye H (1984) The stress of life. New York: McGraw-Hill.

Simons DG (2008) New views of myofascial trigger points: Etiology and diagnosis. Archives of Physical Medicine and Rehabilitation 89 (1): 157–159.

Simons D and Mense S (1998) Understanding and measurement of muscle tone as related to clinical muscle pain. Pain 75: 1–17.

Simons D, Travell J and Simons L (1999) Myofascial pain and dysfunction: The trigger point manual, vol 1, upper half of body, 2nd edn. Baltimore: Williams and Wilkins.

Smith F (1986) Inner bridges: A guide to energy movement and body structure. New York: Humanics New Age.

Snider K, Schneider RP, Snider EJ et al. (2016) Correlation of somatic dysfunction with gastrointestinal endoscopic findings: An observational study. Journal of the American Osteopathic Association 116 (6): 358–369.

Thomson H and Francis D (1977) Abdominal wall tenderness: A useful sign in the acute abdomen. Lancet 1: 1053.

Travell J and Simons D (1992) Myofascial pain and dysfunction – the trigger point manual. Baltimore: Williams and Wilkins.

Upledger J (1987) Craniosacral therapy. Seattle: Eastland Press.

Walther D (1988) Applied kinesiology. Pueblo, CA: SDC Systems.

Ward R (ed) (1997) Foundations for osteopathic medicine. Baltimore: Williams and Wilkins.

Weppler CH and Magnusson SP (2010) Increasing muscle extensibility: A matter of increasing length or modifying sensation? Physical Therapy 90 (3): 438–449.

Woolbright J (1991) An alternative method of teaching strain/counterstrain manipulation. Journal of the American Osteopathic Association 91 (4): 370–376.

第六章　筋膜触诊

Thomas W. Myers

结缔组织基质的形式多种多样，它们存在于除呼吸道和消化道的开放腔以外的全身各处。所以我们在全身任何一个角落进行触诊都不能不接触这张全身性的网（Myers 2014）。神经、血管和上皮网也一样。每个触诊都会影响多种组织。在这种条件下，没有任何组织能够真正地独立出来。本章主要阐述在这个全身性筋膜网中特别突出的筋膜和结缔组织。此处的探讨仅限于与运动系统的肌筋膜有关的特定的结构——它们有别于腹侧和背侧体腔中的器官的韧带或脑膜。这些结构以肌筋膜经线命名，参见《解剖列车》（Myers 2014）。

在我们开始系统学习之前。先说一下筋膜层的概念。尽管筋膜网大约在胚胎第二周的末尾就已经形成了它的第一种模式——三维的蜘蛛网状的纤维和胶体，包裹、围绕着整个简单的三层胚。胚胎接下来的折叠使原始的筋膜网又折叠成可分辨的层(Schultz 1996)：

- 在成熟体上（例如我们），提起全身的任意一片皮肤，都会带起筋膜的第一层——真皮层。它是我们全身皮肤覆盖物的背面。它极具弹性，能在任意方向上移动。它也很坚韧，能抵抗一些钝物的侵袭，只要不是锋利的刀片。
- 尽管我们知道这些层次可以完全地互相分离，而它们也总是通过一些绒毛状的胶状物连接到了下一层。下一层叫做网状层/脂肪层。这个神奇的系统（它存在于大多数身体必须滑动的部分。因此，这种基质也被认为是关节系统的一部分。）充满了各种细胞，有白细胞和各种类型的成纤维细胞。它们悬浮在黏蛋白糖里。这些黏多糖可以根据力学的改变，例如针灸的捻转，而轻易改变它们的连接性（Guimberteau and Armstrong 2015；Langevin 等，2004，2006）。
- 网状系统下，是深封套筋膜，也叫“深筋膜”，它形成了肌骨系统的一个“紧身衣”。这种富有弹性的纤维在不同的区域被以不同的名字来命名，例如在小腿叫做小腿筋膜，在大腿叫做阔筋膜。同时它还是保持我们内部形状的一个全身性的层次。它提供坚韧的保护，也有一定方向。它既不像表皮层那样有弹性，也不像网状层那样松软。
- 围绕着每块肌肉，我们能找到一个薄的但坚韧的肌外膜层，和肌束膜以及包绕更小肌肉束的肌内膜连接在一起。在肌群之间，我们可以找到坚韧但又具有延展性的肌间隔。这在我们的触诊里是重点。因为这一层筋膜的紧张会给结构和功能带来不良后果。顺着这些肌间隔，在最深的肌肉的下方，朝向骨面深入，我们发现骨膜就像在骨头外面包着的一层保鲜膜一样，它连接到了骨头周围的韧带上。而最后，骨本身也是结缔组织。

这些层次的排列，在不同的位置有不同的变化。但是从浅至深有通用的排列规则。在你拿着这本书的时候，你可以同时摸到你的大腿前侧。因此让我们从大腿前侧开始触诊这些层次（图 6.1）。

- 用你的拇指和食指提起皮肤，并且滚动。你能够感觉到皮肤背后的弹性层，他们把皮肤细胞紧密地连接在一起（见第四章）。
- 前后推动皮肤，感觉其下可滑动的网状层。不要介意推动的方向。网状层可以移动很多——几个厘米。把手移到胫骨上，尝试着把皮肤从骨面上抓起来。你会发现很难，因为此处的网状层非常薄，紧贴在骨面上（见第四章）。

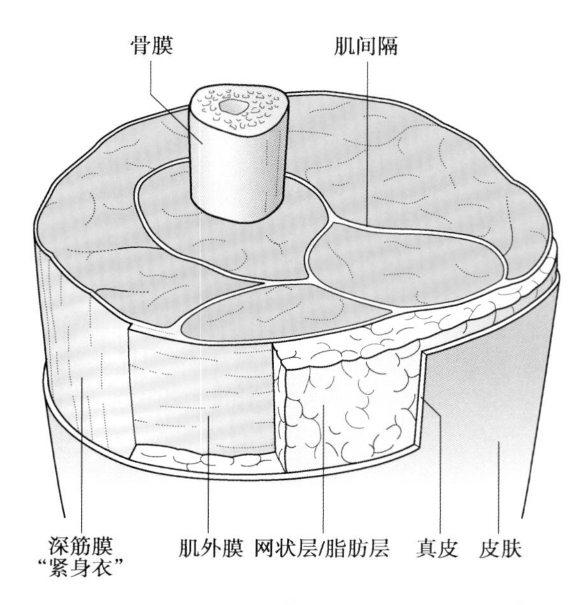

图 6.1　大腿部位典型的筋膜层。其他部位的皮肤和骨骼之间的层次或多或少

- 伸直膝盖，绷紧手指下方的肌肉。封套筋膜就像一个薄而坚硬的紧身衣。位于疏松可滑动的浅表筋膜和肌肉之间。

肌肉内筋膜的密度随着年龄、营养和基因而改变，而更多的时候跟你的运动训练有关。令人不可思议的是，当肌肉放松时，肌细胞本身是相当稠厚甚至是液态的。这一点在未经处理的组织上做解剖的时候可以发现。所以说是筋膜（以及膨胀力和神经张力）给你的腿赋予了形状。

- 顺着大腿的外侧滑动手指，去感受髂胫束。它是一个明显的筋膜层，顺着大腿的外侧向下走行。尽管它不是严格意义上的肌间隔（我们将在讲述身体其他部位的时候再介绍他们），但它也是身体厚筋膜层的一个代表，很容易从体表摸到。
- 在大腿的前侧，你还可以感觉到浅表的股直肌，它和下方更紧、更深的股中间肌有所不同。在这两者之间是另外一层筋膜，也叫肌间隔。这样股直肌的"香肠"就能够在股中间肌上前后滑动。

由于骨膜广泛的连接性，常常附着于骨头，它很难被当做一个分隔层来触诊。当你把胫骨撞在楼梯上的时候，你能明显地感觉到它。由于骨膜上神经分布非常丰富，所以和骨本身以及肌肉相比，骨膜受伤时表现为相当尖锐的疼痛（见第五章关于骨膜疼痛的讨论）。

- 当骨贴近体表的时候——例如髌骨和胫骨，触诊骨骼最容易做到。

假定骨骼和肌肉都是被结缔组织覆盖（详见第五章和第八章），让我们开始对这些结缔组织进行触诊。我们能在全身整体的筋膜系统中感知它。

这个触诊系列将纵向进行。所以小腿的前侧、大腿的前侧和躯干的前侧将放在一起展示，小腿的侧面将和躯体的侧面一起，小腿的后面将和腘绳肌和背部一起展示。

这可能会使希望在一个部位收集触诊信息的读者感到困惑。但是这种纵向的学习有其逻辑性，可以帮助理解这些筋膜结构在真实人体的功能和稳定方面是如何彼此相关的。在特定的区域对每个节段标号可以帮助读者快速收集信息。

获取更加全面的肌筋膜经线信息请参阅《解剖列车》（Myers 2014），相应的视频、网站请登录：www. AnatomyTrains. com。

练习 6.1　触诊前表线（图 6.2）

建议时长　20 分钟

足和小腿

- 让模特仰卧，一只手把模特的足趾压在屈曲位，同时让模特抗阻向上勾足趾。
- 另一支手去感觉足趾的长短伸肌。在肌肉收缩时，它们会在足背皮下跳出来。
- 趾短伸肌偏向足的外侧面，趾长伸肌则从我们的第一站下方穿过，即伸肌支持带。
- 在足的内侧，最主要的肌腱是胫骨前肌肌腱。

练习 6.1 续

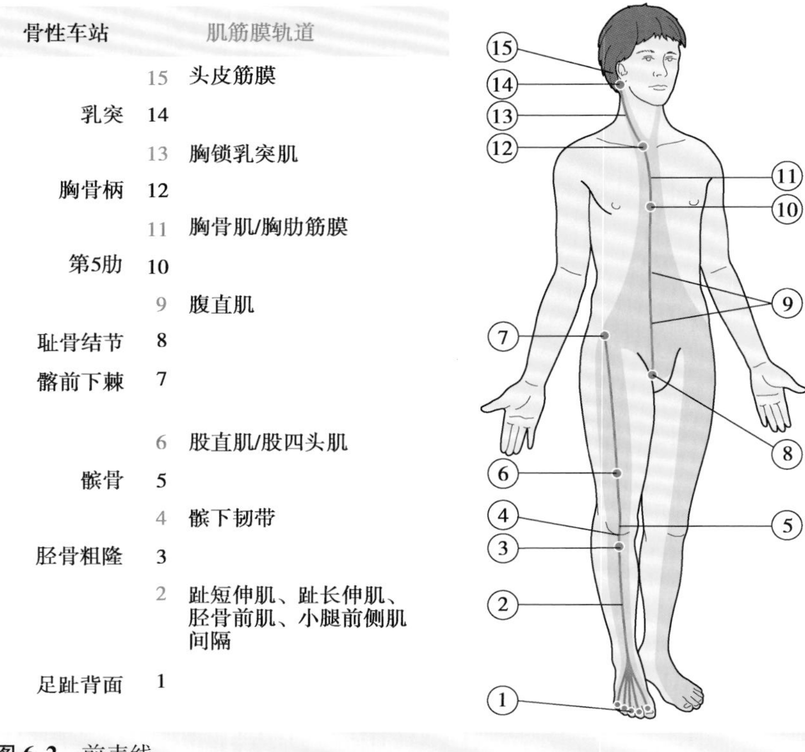

骨性车站		肌筋膜轨道
	15	头皮筋膜
乳突	14	
	13	胸锁乳突肌
胸骨柄	12	
	11	胸骨肌/胸肋筋膜
第5肋	10	
	9	腹直肌
耻骨结节	8	
髂前下棘	7	
	6	股直肌/股四头肌
髌骨	5	
	4	髌下韧带
胫骨粗隆	3	
	2	趾短伸肌、趾长伸肌、胫骨前肌、小腿前侧肌间隔
足趾背面	1	

图 6.2 前表线

在解剖图谱中,伸肌支持带是一个明确的结构。看起来像绷带一样,覆盖在肌腱的上方。而在现实中,只有手术刀才能制造出清晰的边界。而在治疗师的手下,它的厚度不一,从足到小腿的宽度也不一。

- 让模特持续伸足趾,做抗阻背屈动作来使肌肉紧张。把你的手放在踝部的这些肌腱的上方,可以在皮肤和肌腱之间触诊到这个支持带。
- 不同的模特触诊结果不一。有的人身上,几乎不可能触诊出一个边界清晰的结构。有的人,你也许会触诊像解剖书上所描述的一样清晰的结构,只是或高或低。
- 无论何时,请注意伸肌支持带并不是一个真正的间隔结构。它是像袜套一样围绕着整个小腿的小腿筋膜的增厚部分。
- 在小腿前侧向上移动,在胫骨光滑的表面上推动皮肤。在它骨面上的移动性如何呢?
- 这个因人而异。你能够在可轻易移动的皮肤和不能移动的骨头之间触诊到明确的封套筋膜(小腿筋膜)吗?
- 这层封套筋膜能够在骨面上被打开,或者移动。以我们的经验,向头的方向推会非常有益。

大腿

在膝部,在胫骨结节和髌骨之间,你能触诊到髌下腱。

- 让模特伸膝,会使此肌腱(根据你的喜好,也可以叫做韧带)清晰展现。
- 在使髌骨附着到膝关节和胫骨平台上的那套复杂的“缰绳”里,髌下腱是矢状中线上最强大的结构。
- 让模特伸直膝盖,来触诊这个区域的下方和髌骨的外侧。试着找一下这套“缰绳”

练习 6.1 续

里的束带。

- 同样，其厚度和范围，因人的使用而异。但是在正服役的运动员身上经常显示出明显的线状增厚。
- 让模特放松膝盖，在髌骨的上方去感受股四头肌的连接。这些强大的筋膜连接显然是肌肉的延续。

在外侧，有时候能够触诊出髂胫束的前缘。但是我们将在触诊体侧线的时候再谈这个结构。在内侧，缝匠肌覆盖着内侧的肌间隔。当我们讲到触诊前深线的时候我们再谈它。

- 在大腿的上方，找到髂前上棘。
- 从远端的自下而上有四个结构到达这个力学交汇点：髂胫束、股直肌、缝匠肌和腹股沟韧带。
- 如果让模特用力内旋大腿，可以触诊到髂胫束恰好在髂前上棘的外侧偏下。
- 缝匠肌的附着点可在髂前上棘的内侧偏下触诊到。当你让模特用力外旋大腿，同时抗阻抬腿尤为明显。
- 股直肌附着到髂前下棘。所以在上述两块肌肉之间，你能够找到股直肌的肌腱。它在缝匠肌和阔筋膜张肌之间的一个“小口袋”里，向着髂前下棘的方向一头扎进去。

有相当一部分人的股直肌有筋膜延续到髂前上棘。在我们学校人们亲切地称它为 Morrison 肌腱，这是以它的发现者命名的。

- 腹股沟韧带（这是一个错误的命名，他实际是游离的腹部筋膜末端的卷曲）从耻骨侧面的耻骨结节向上抵达髂前上棘。
- 在腿部和躯干之间的折叠区域的上方，你能够触诊到一个大约 1cm（1/2 英寸）宽的条索。
- 注意此处不要施压过重，因为其下有神经血管束在耻骨和髂腰肌之间通过。

腹部

在耻骨的上缘，触诊者能够找到腹直肌的一个圆形的下附着点。

- 由于这是一个相当敏感的区域。建议让你的模特仰卧，完全屈膝。然后把你的手指轻柔地沉入耻骨和肚脐之间，从堆积的脂肪之间深入到腹腔里。
- 此处触诊不应该令患者感觉疼痛，也可以说是禁忌出现疼痛。
- 将你的手指转向耻骨区域，停留在此处，让模特屈膝，双足用力向上推，将骨盆向后旋转，这样就把耻骨带到你的手指下。而不要用你的力量向下压耻骨联合。
- 不要在膀胱充盈的时候做此触诊。确保模特将耻骨向你移动，而不要用你的力量去推。
- 由于耻骨结节的外侧是筋膜壁的薄弱之处，触诊手法不宜太重，特别是对有些男性，此处手法过重会导致腹股沟疝。

你会惊奇地发现，腹直肌的下附着点是圆柱形的，它们之间的距离有几厘米宽。其间是小却很重要的调节器——锥状肌。腹直肌向外是腹直肌鞘的外侧缘。

腹直肌被腱划分隔成一列肌肉，这在运动员身上和普拉提爱好者身上非常明显，常被称为六块腹肌。

更重要的是，腹直肌被一个腱鞘包绕，此腱鞘与腹部其他肌肉的外膜相连。腹直肌的外侧，恰好就是腹直肌鞘连接到其他肌肉的地方，这是一个对于腹部的张力和稳定性都非常重要的筋膜缝隙。

- 沿着腹直肌的外侧去感知筋膜结构，它逐渐变宽，向上连接到肋骨上。
- 筋膜缝隙（或称半月线）恰好位于腹斜肌和腹横肌的内侧缘、腹直肌的外侧缘之间，从耻骨向上延续到下肋弓。
- 这个腹部四块肌肉的交界线，连接到了膈肌和肋骨上，构成了前面功能线和前表线。

肋弓前面

在第五肋的肋弓表面，你能清晰感觉到一个水平方向的筋膜带，位于腹直肌上端和

练习 6.1 续

胸大肌的下缘之间,基本沿着“胸罩带”走行。这个筋膜带来在解剖图谱中没有名字,因为它的发现者 Louis Schultz 博士而被常称作 Schultz 带。它非常重要。因为它变短变紧会束缚呼吸,限制胸部的向上移动,限制手臂的自如活动。

- 尽管这条筋膜带在限制活动上很有力,但却相当的表浅,能够在胸骨和肋骨的表面上下移动。
- 把它拉开、提起,可以放松这条限制模特运动的筋膜带。
- 胸骨筋膜(实际是深层封套筋膜“紧身衣”的一部分)可以在胸骨上移动。位于身体中线上的胸骨,两侧有个“山谷”。在像指关节一样的胸肋关节的突起部位可以感觉到额外的筋膜连接。

颈部

大部分触诊者对胸锁乳突肌都比较熟悉,让模特抗阻旋转头,或者是抗阻抬头,都可以清楚地看到和触摸到它。

- 在这个肌肉的上端来进行筋膜触诊。
- 这个肌肉本身是止于乳突的,但是可以触诊到它继续向着星点(顶骨、颞骨和枕骨的交汇处,内部连接到小脑幕上)的方向延续1~2 英寸(3~5cm)。星点在耳根上端后方3cm 左右,可以摸到一个指尖大小的凹陷。
- 把手指放在星点上,让模特转头,头向上顶,却感觉此处筋膜的紧张。临床上,胸锁乳突肌(以及前表线的延伸)在这个点向下拉并影响硬脑膜运动——特别是小脑幕。

练习 6.2 触诊后表线(图 6.3)

建议时间 20 分钟

足和小腿

前表线和走行于身体后面的线是相互补充的。

- 后表线中第一个,也是被熟知的筋膜是足底腱膜。把脚趾伸展的时候,它变紧张,很容易触诊到。
- 在脚球(ball of foot)处,它和五个脚趾一样宽,它的边缘容易被触诊到(有时候很柔软)。它沿着足底走行,缩窄到只有 3/4 英寸(2cm),融合到足跟前部的骨膜上。
- 此筋膜的一个分支——外侧束,可以在跟骨的外侧缘和第五跖骨的基底部之间触诊到。
- 此筋膜是外侧足弓的主要稳定装置,对足的内旋和外旋都有治疗意义。

足底筋膜融合成一束筋膜纤维,包绕足跟,然后连接到跟腱上。它通常不被认为是连续的,但太多时候是因为我们解剖时切断了这种连接。

- 随着跟腱上行到小腿,去感觉它如何变薄,覆盖在比目鱼肌的后表面上。
- 在腘窝,腓肠肌的两个头之间也有筋膜连接,腘绳肌的肌腱也连接在它们周围。

大腿

在大腿的远端,腘绳肌的内侧和外侧容易区分。

- 从此处向上触诊,朝着坐骨结节的方向体验一下腘绳肌能够被轻易地分离多远。
- 对于跑步者,腘绳肌的内侧头和外侧头被筋膜绑得很紧,所以在膝盖以上几英寸的地方,他们就不能再被分离了。
- 这种结构限制了两部分之间的不同运动。而这种不同运动,在足球、滑雪时是需要的。
- 让模特俯卧,屈膝 90°。把你的指尖放在腘绳肌之间的间隔上,让模特用力内旋和外旋小腿——你会感觉到当小腿旋转的时候,内侧的肌腱、半膜肌和外侧的股二头肌交替工作。在内侧和外侧肌肉之间可以轻易地找到一个筋膜的“山谷”。
- 当你检查内、外腘绳肌之间时,你是否能轻易地深入到股骨上?你能向上把他们分离多远?
- 在近端,请注意腘绳肌是附着在坐骨结节的后表面(而不是下面)。去感觉骨的背面,此处筋膜连接到了骶结节韧带上。

练习 6.2 续

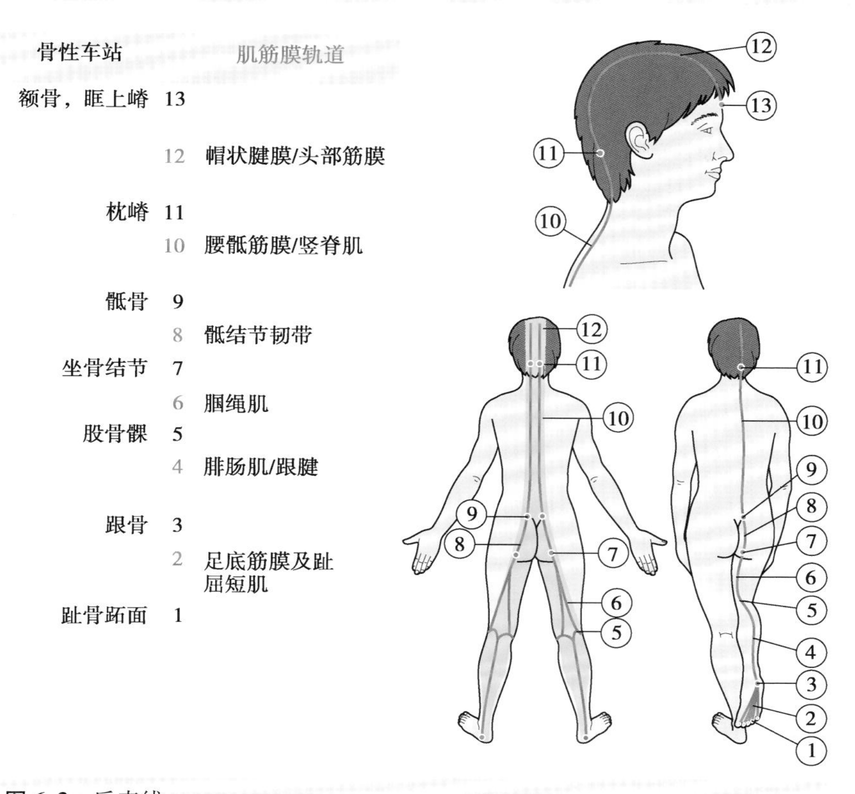

图 6.3 后表线

骨盆

- 在腘绳肌的上端,你能够持续追踪筋膜到骶结节韧带。这是一个强韧的、几乎像骨头一样感觉的条带,从坐骨结节沿着臀大肌的内侧缘到骶骨的下缘。
- 骶和胸腰筋膜是大而宽的多层筋膜结构。呈菱形覆盖在骶骨和腰部上方。对此处骨骼的触诊可以加深读者的印象,了解皮下和骶骨之间有多少软组织(有大量的胶原,但是也包括骶部的多裂肌)。胸腰筋膜包括背阔肌和腹部肌肉的腱膜,但后表线只是对竖脊肌群提供了一个“香肠外套”。

背部

竖脊肌完全占满了棘突和肋骨角之间的空间。

- 在下方的肋骨和后方的髂嵴之间,胸腰筋膜的外侧缘,你可以找到一个外侧缝,它是一个筋膜带,和前方腹直肌的外侧的筋膜条带互补。
- 增厚的筋膜结构位于竖脊肌筋膜的融合处,腹部筋膜的后方,它邻近腰方肌外侧缘。此处常会混淆。

头部

尽管竖脊肌有很致密的筋膜性结构,随着肌肉的上行,后表线的下一个筋膜结构是头部筋膜,它从项线到眉弓走行。

- 如果一个患者保持头前位,头部的筋膜就会在枕区增厚,有时候甚至是颅骨的增厚,以应对来自竖脊肌的拉力角度的变化。
- 颅骨的后方相对光滑。
- 如果头皮筋膜有一些增厚或增生的纤维组织,你会在头的后部,头发的下面触诊感觉到一些增厚、波纹或褶皱。

练习 6.2　续

- 把头的后方向上移动，使之回到身体的正上方，可以放松筋膜，使之向外向下，直到你再次感觉到颅骨光滑。

练习 6.3　触诊体侧线（图 6.4）

建议时长　20 分钟

足和小腿

我们继续来看身体侧面的筋膜连接。在外踝的下方，我们可以触及到腓骨长肌合和腓骨短肌的肌腱。腓骨肌从小腿的侧面上行到腓骨的侧面。

- 让模特把脚趾绷紧（即用力跖屈），在胫骨前肌和比目鱼肌之间可以轻易地触及到紧张的腓骨长、短肌。

腓骨长短肌的另一侧是肌间隔，把它们和周围的组织分离形成了外侧肌间隔。这些肌间隔的壁又连接到了围绕小腿的小腿筋膜上。在筋膜间室综合征中，它们往往变得短而紧。临床常用对腓骨长短肌上的小腿筋膜的放松术以及筋膜间隔放松技术来缓解筋膜间室综合征的症状。

- 前侧肌间隔，位于胫骨前肌和腓骨肌之间，从腓骨和足踝的连接处，向上到腓骨头的前方，你可以在这些肌肉间隙中触诊到一个小的“山谷”。让你的模特做足背屈和跖屈，可以交替地收缩这些肌肉，更容易地触诊到这个筋膜壁。
- 后侧肌间隔开始于跟腱和足踝后方的间隙里，向上走行于比目鱼肌的前方，向上沿着腓骨的后缘，至于腓骨头的后方。
- 理想中，这些“山谷”能够轻易地沿着腓骨向下触诊到；而在现实中，他们很紧，你根本感觉不到这些山谷，也无法区分不同动作的细微之处。
- 我们要做的就是打开这些“山谷”。

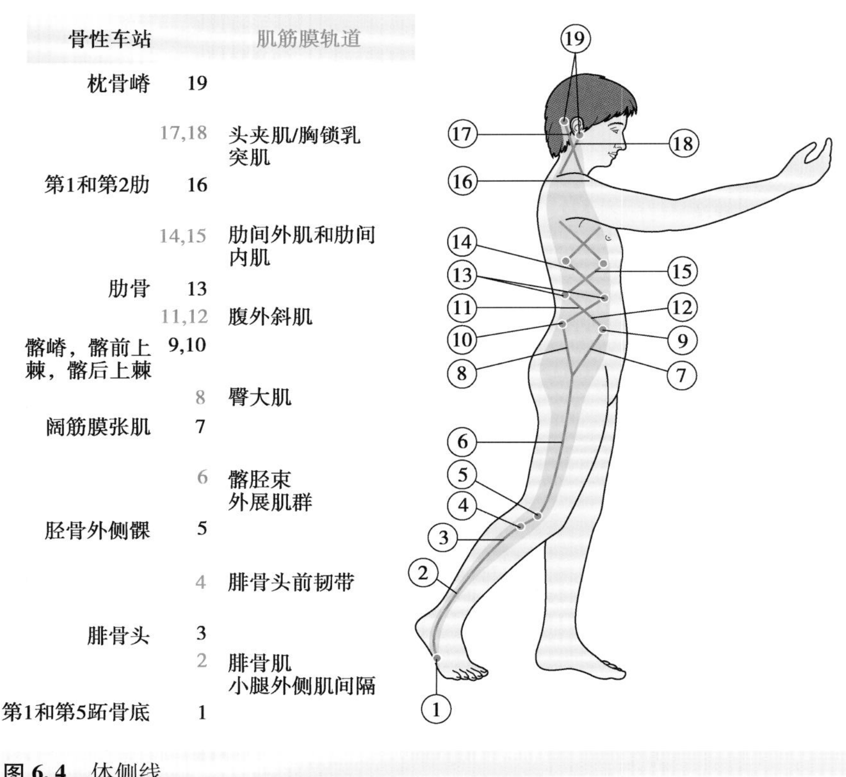

图 6.4　体侧线

练习 6.3　续

大腿和骨盆

髂胫束是我们所熟知的筋膜结构。它是强壮有力的纵行纤维，和阔筋膜交织一起，围绕着大腿（在腓骨头的前上方，通过腓骨头前韧带和下方的小腿筋膜相连接）。

大转子和臀大肌、臀中肌、阔筋膜张肌相连接。在阔筋膜张肌和臀中肌之间，可以摸到来自髂胫束的厚筋膜延续到髂棘中点的冠状面。

由于髂胫束是把身体的重量从骨盆传递到胫骨的主要结构，所以它应该是坚硬而紧张的。尽管它的过度紧张也能够限制髋关节的内旋和外旋。髂胫束前方变薄融合到阔筋膜中，而后方增厚，形成了外侧肌间隔，分离股外侧肌和股二头肌。

- 要触诊和评估髂胫束，让模特侧卧，把手放在大腿的外侧，手指从大腿向膝盖进行触诊。
- 何处髂胫束最紧张？——前侧、中侧，还是后侧缘？
- 对于大部分人来说，后侧缘会感觉到更厚更紧。但是在临床中，你能够通过对比来评估是否前缘或者中部是否有过高的张力。
- 髂胫束前缘的短缩经常伴随着骨盆的前倾，髂胫束后部的过度短缩常常伴随着骨盆的后倾和前移。
- 一旦评估好，你可以把你的工作重心放到最需要注意的地方。

躯干

体侧线由腹外斜肌和肋间肌的 X 形肌肉构成，上行于躯干的外侧。此部分的触诊在第五章有论述。与筋膜内容有关的深层结构是与腰方肌的外侧缘相平行的筋膜——外侧缝。

- 这个筋膜从髂嵴的外侧到十二肋骨的外侧端。要想找到它，让模特侧卧，把你的手指勾进髂嵴的内侧缘。
- 让你的手指沿着髂嵴的内侧缘，从髂前上棘向后“走”，在中线的外侧，或者是正后方，你能找到一个边缘锐利的筋膜带，向上向内走到十二肋骨（在长度上变化颇多）。
- 此筋膜在腰椎前凸和腰椎压缩的患者身上经常是缩短的，放松它们是治疗本病的关键。

颈部

尽管胸锁乳突肌和夹肌形成了体侧线的颈段，让你的模特侧卧抬头并旋转，可以轻易地触诊到。这条线更深的筋膜结构是其下覆盖的“裙状”斜角肌。

- 在胸锁乳突肌的后缘，很容易找到这群肌肉，他们在颈部扮演着腰方肌在腰部的角色，使头在躯干的上方做侧屈。
- 它们也是第二呼吸肌，从上方拉着肋骨和肺。
- 不幸的是，它们也经常把下颈段拉向屈曲位，把脖子变成海龟状。

一个不常用但是很有效的触诊斜角肌方法是通过腋窝。

- 让模特侧卧，去掉枕头，你站在她的肩膀后方，把她的头抬起来，向你的方向侧屈（远离床面）。
- 把另一只手轻柔地放在腋窝，手指尖朝向头部。
- 把手指滑入腋窝，与肋骨方向平行。让她的肩膀向头的方向放松，使你的手能够触及到最高的肋骨。此时她的肩膀和耳朵非常靠近。
- 用你的指腹轻柔地压住肋骨，然后向床的方向缓慢地放低她的头。让她的头抬离你的手，去感觉斜角肌延续而来的筋膜层明显放松。
- 你会感觉到斜角肌延续而来的筋膜在你的手下拉动。
- 施加一些压力，并且重复几次，可以将触诊变成对缩短的斜角肌筋膜的治疗。

触诊螺旋线（图 6.5）

双螺旋的螺旋线或内或外地环绕着前面和后面提到的这些线。这章所有的内容都与螺旋线的筋膜有关。

骨性车站		肌筋膜轨道
枕骨嵴/乳突寰椎/枢椎横突	1	
	2	头夹肌
下颈椎/上胸椎棘突	3	
	4	大小菱形肌
肩胛骨内缘	5	
	6	前锯肌
外侧肋骨	7	
	8	腹外斜肌
	9	腹肌腱膜，腹白线
	10	腹内斜肌
髂嵴/髂前上棘	11	
	12	阔筋膜张肌，髂胫束
外侧胫骨髁	13	
	14	胫骨前肌
第一跖骨	15	
	16	腓骨长肌
腓骨头	17	
	18	股二头肌
坐骨结节	19	

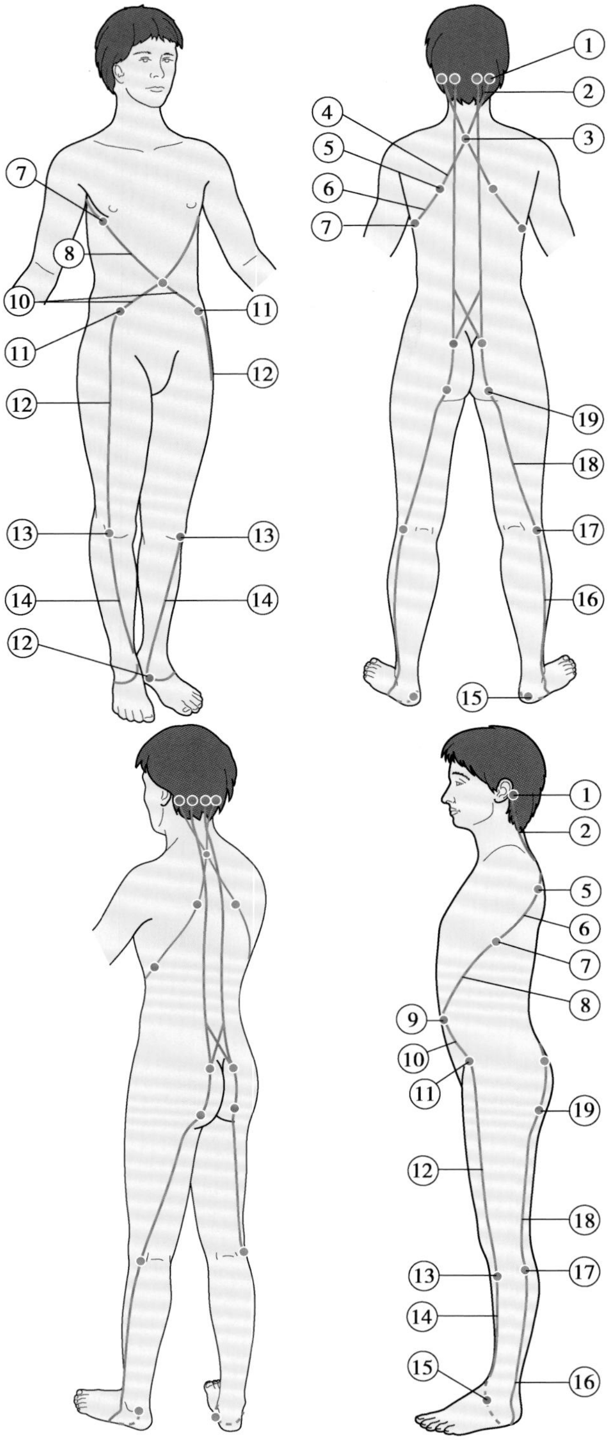

图 6.5 螺旋线

练习 6.4 触诊肩膀和手臂线(图 6.6)

建议时间 10 分钟

肩膀和手臂肌肉的触诊在本书的其他部分有所论述。所以此处我们仅仅强调一些特殊的筋膜结构。

臂前表线

手掌腱膜覆盖着手掌,就像足底腱膜覆盖着足底一样。

当手腕用力屈曲的时候,能够在屈肌支持带上清晰地看到掌长肌的肌腱。由于这个肌肉是不规则的,所以它并不总能被找到。

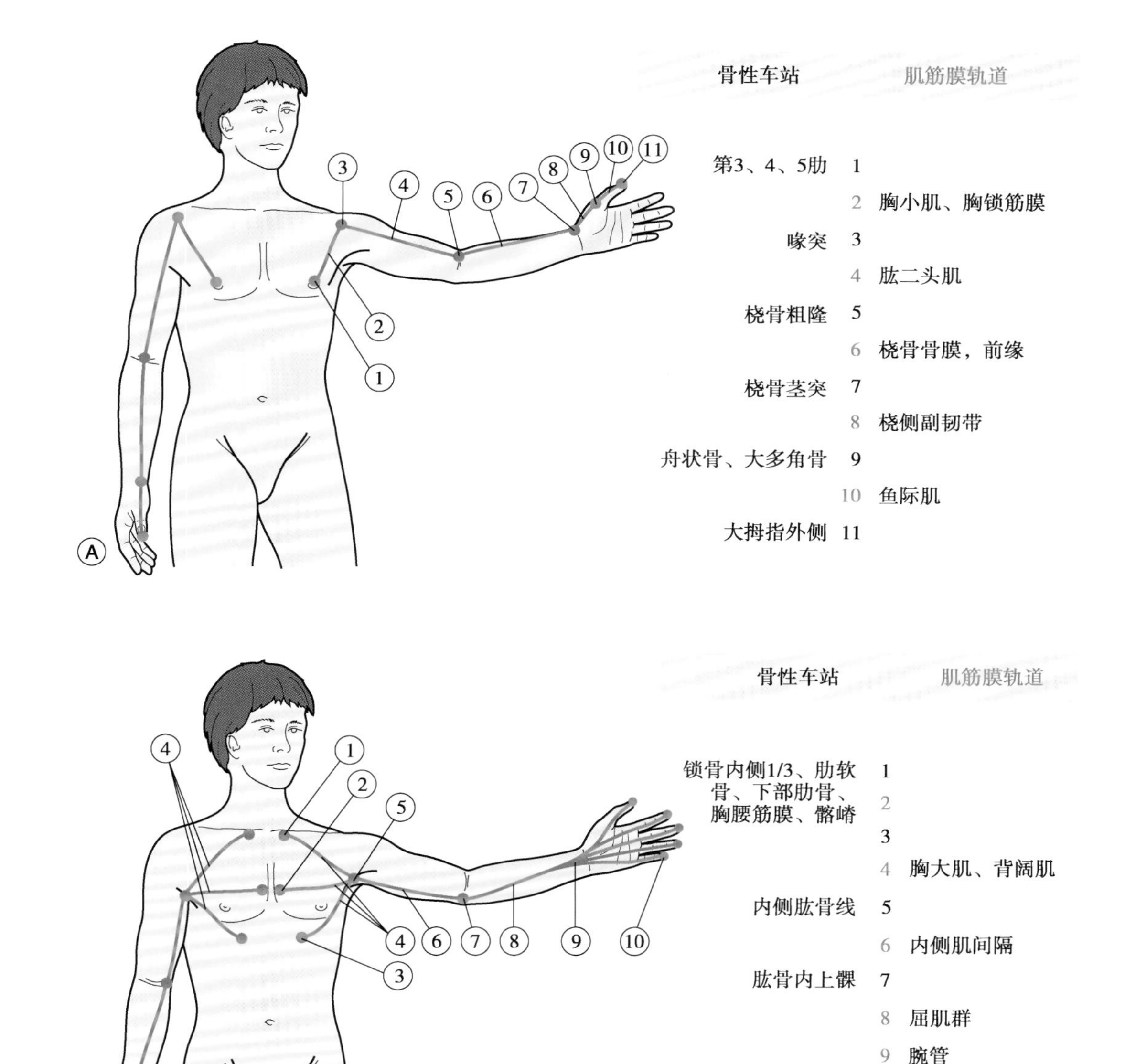

图 6.6 手臂线

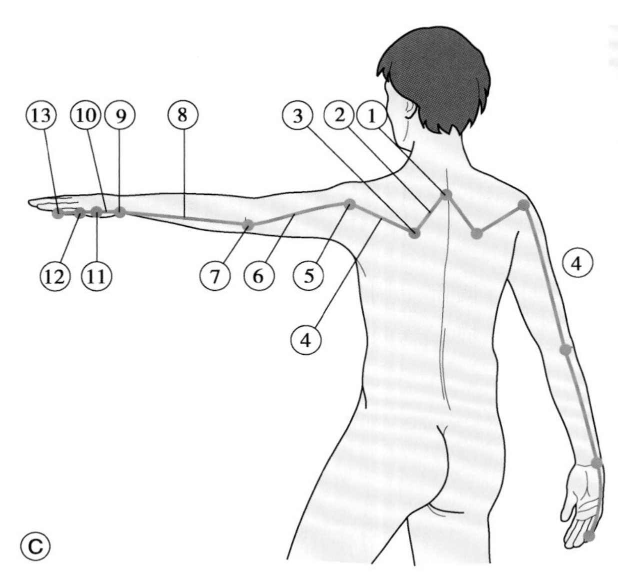

骨性车站		肌筋膜轨道
下段颈椎和上段胸椎的棘突、C1~4横突	1	
	2	菱形肌和肩胛提肌
肩胛骨内缘	3	
	4	肩袖肌群
肱骨头	5	
	6	肱三头肌
尺骨鹰嘴	7	
	8	沿尺骨骨膜的筋膜
尺骨茎突	9	
	10	尺侧副韧带
三角骨、钩骨	11	
	12	小鱼际肌
小指外侧	13	

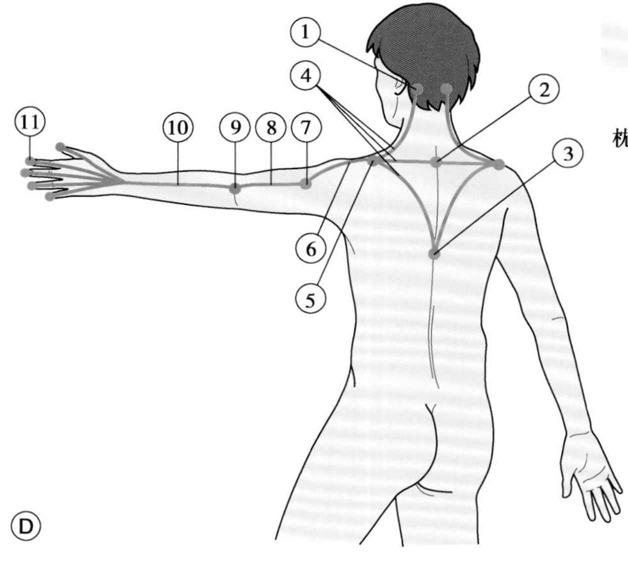

骨性车站		肌筋膜轨道
枕骨粗隆、项韧带、胸椎棘突	1，2，3	
	4	斜方肌
肩胛冈、肩峰、锁骨外侧1/3	5	
	6	三角肌
肱骨的三角肌粗隆	7	
	8	外侧肌间隔
肱骨外上髁	9	
	10	伸肌群
手指的背侧面	11	

图 6.6(续) 手臂线

练习 6.4 续

当手指外展时，手掌腱膜被绷紧，就像鼓面一样。在 Duputyren 挛缩中，手掌腱膜中部缩短。

- 在桡尺关节的远端能够触诊到屈肌支持带。从拇指掌侧肌肉的底部，到小指的小鱼际的基底部之间。
- 强大的筋膜覆盖着腕管，当你的手指做弹钢琴的动作的时候，能够感觉到手腕附近的屈肌肌腱在皮下滑动。
- 在腕管综合征中，屈肌支持带常常表现为过度的短缩，形成一个过紧的“弓”，卡压到了腕管。
- 能够触诊到屈肌总腱走行到肘部内侧的肱骨内上髁。在内上髁的近端，你能触诊到内侧肌间隔，它过紧的时候，手下像一个绷紧的弦。
- 这个肌间隔把上臂的屈肌和伸肌分离开，包绕了神经肌肉束，向上走到盂肱关节，在肱骨的近端内侧，连接了背阔肌和胸大肌的附着点。

练习 6.5 触诊臂后表线

建议时间 5 分钟

- 伸肌支持带在手的背侧比较容易找到。
- 伸肌支持带比屈肌支持带更加轻薄，尽管如此，敏感的手指还是能够在手腕的背部发现它。

在前臂的近心端，伸肌总腱延伸到肱骨外上髁，此处是频发的痛点。肱骨外上髁恰好是外侧肌间隔的起点，和内侧肌间隔比，它较薄，不太容易摸到。它在肱二头肌和肱三头肌之间走行，抵达三角肌的远心端，向深处走行到达肱肌并覆盖它。

- 在三角肌里，你能感觉到多羽肌的肌腱，其中最大的一束，走行到肱骨头的前方。

练习 6.6 触诊臂前深线

建议时间 10 分钟

- 在桡骨茎突和拇指底部的腕骨之间可以触诊到桡侧副韧带。
- 在桡骨的近心端，你能找到肱二头肌的两个肌腱。
- 要触诊桡骨的肌腱，请屈肘，把手臂对着腹部。用你的食指在肘窝上方触摸。
- 肱二头肌的肌腱是一个很明显的条索。
- 跟随这个条索深入肘窝，做前臂的旋前和旋后动作，来感觉此肌腱在桡骨周围的运动。
- 寻找肱二头肌的另一个下附着处——肱二头肌的腱膜或者腱膜的肌腱——保持肘部的屈曲，做上臂的外旋动作。
- 手指沿着此肌腱的内侧向下。可以感觉到此筋膜扩大并且逐步消失，融入到屈肌肌群的筋膜中。这就是肱二头肌的腱膜或者腱膜的肌腱。

这是典型的肌肉附着到肌肉的范例。当肘部负载重物的时候可以降低肘部拉力。

肱二头肌的短头附着到喙突上。喙突也是胸小肌的远端附着点。胸小肌位于胸锁筋膜中。胸锁筋膜位于胸大肌的下方，和胸大肌一样大。

胸锁筋膜的上方起于锁骨，下方到腋窝前方的内侧缘。它是双层结构，其内有锁骨下肌和胸小肌。

- 从胸大肌的下面进入腋窝可以感觉到它。
- 此筋膜也许很紧张，也许比较松弛以至于其中的胸小肌完全能够触摸到。

锁骨下肌位于锁骨下表层，是一个筋膜性的肌肉，对胸锁关节起到调节性韧带的作用。肋骨喙突韧带恰好位于锁骨下肌的下方，位于锁骨下肌和胸小肌的最短头之间。

- 此韧带从第二肋骨到喙突。在胸小肌的上方可以摸到一个坚韧的筋膜束。可以感觉到它在胸小肌上滑动。但是持续追踪的话，它可以抵达喙突。
- 这些筋膜都可以限制肩膀前方的运动。

练习 6.7 触诊臂后深线

建议时间 10 分钟

尺侧副韧带位于尺骨茎突和小指基底部的腕骨之间。

此筋膜越过尺骨,连接到鹰嘴的韧带上。此处肱三头肌的筋膜性肌腱在肘的近心端能够被触诊到。

- 追随着肱三头肌的长头到达肩胛骨后方外侧的小圆肌,在肱骨头的后方可以触诊到肩袖肌群的肌腱。
- 手指沿着小圆肌(大约有你的小指那么粗,常常酸痛)向外走到肱骨头后表面上。
- 旋转肱骨,寻找小圆肌、大圆肌和肩胛下肌的肌腱,它们汇入到了盂肱关节囊。
- 触诊肩胛下肌。把手指伸进腋窝中,指腹向后,越过背阔肌和大圆肌就到了肩胛下肌。它是一个多羽肌。当手指从远端向肱骨头滑动的时候可以感觉到此肌腱。手指向近端滑动,进入所谓的"肩胛胸壁关节"。在有的人身上能感觉到一个疏松的缝隙。而事实上,对于很多人来说它是一个肩胛下肌和前锯肌之间相当致密的筋膜层,经常引起肩肱节律的改变。

在肩胛骨内侧面的近端,这条线和菱形肌以及肩胛提肌延续,然后又连接到头外直肌上。此处的筋膜很有意思。它是一个大菱形肌和小菱形肌之间的肌间隔。从肩胛冈的内侧端,向上向内走行。在肩胛提肌的附着点上普遍存在酸痛。由于其总是处于离心收缩的拉力之下,所以在肩胛骨的内上端往往能够触摸到增生的纤维。

练习 6.8 触诊功能线(图 6.7)

建议时间 5 分钟

其余的手臂线结构以及功能线的肌筋膜在本书以及本章里的其他位置均有论述。我们此处只说一下几个关键之处。在前方触诊者能从一侧的内收长肌肌腱追随筋膜连接,通过尺骨联合到达对侧腹直肌外侧。半月线已经在前表线的章节里有所论述。它在胸大肌筋膜的下缘移行成一个厚筋膜带。

在后方,菱形的腰部筋膜更加浅表、致密、易于触诊到。它把力量从一侧的背阔肌通过腰骶结合处传递到另一侧的臀大肌下方。这条线从臀肌远端的下方进入股外直肌。它斜行穿过髂胫束的下方。髂胫束在体侧线的章节已经讨论过。

同侧功能线有两个额外的点很有意思。请注意背阔肌在第 10、11、12 肋骨端的强壮的附着点。背阔肌从这些附着处跨过,使人们没有注意到它。这些附着点是筋膜性的连接,和腹外斜肌的筋膜相对应。后者到达髂嵴上方和髂前上棘,连接到缝匠肌,最终止于鹅足腱。在胫骨上端的内侧去寻找鹅足腱。对抗重力做外展和外旋来感受缝匠肌、股薄肌、腘绳肌肌腱的汇合。它们使膝关节内侧稳定,并强化内侧副韧带。

练习 6.9 触诊前深线(图 6.8)

建议时间 40 分钟

前深线(或者"核心线")在我们的解剖中并不那么清晰,所以它的筋膜较难触及,不论是由于生物力学的原因,还是客户的安全(危险部位),或是社会原因,触诊都应当格外小心。尤其是对于经验比较少的操作者/学生,准确触诊这个在字面意义上或引申含义上的"深层"结构,都应该用一种缓慢而灵敏的手法,并且过程中要和你的模特保持交流(如果可能先在你自己身上试好)。

小腿

在踝内侧,你可以找到三个肌腱的远端,它们构成了这条线的最下段。

- 当足大趾主动或被动伸展的时候,你可以在足底触诊到蹞长屈肌的肌腱,它平行于足底腱膜的内侧缘走行。

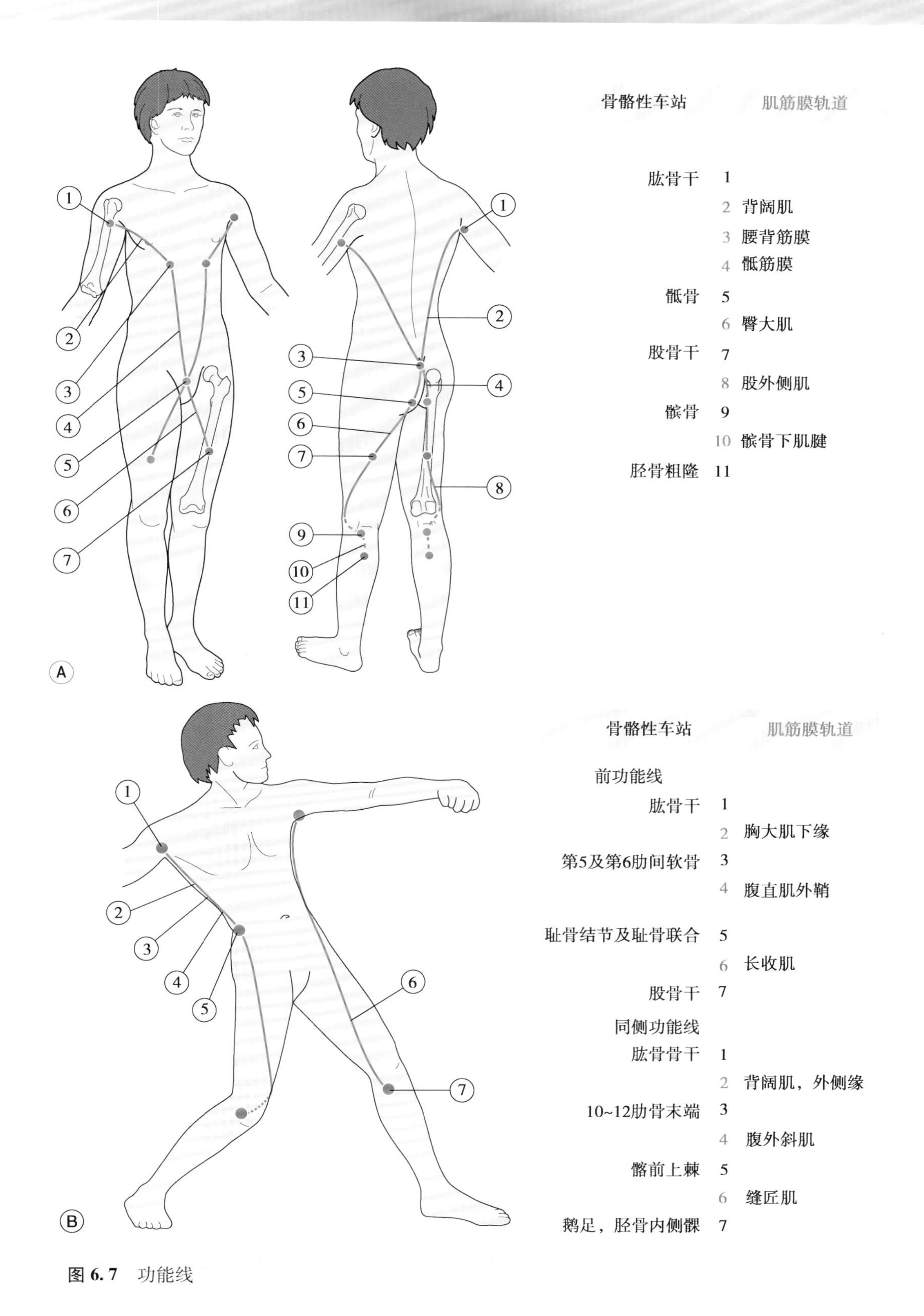
骨骼性车站
肌筋膜轨道
肱骨干 1
2 背阔肌
3 腰背筋膜
4 骶筋膜
骶骨 5
6 臀大肌
股骨干 7
8 股外侧肌
髌骨 9
10 髌骨下肌腱
胫骨粗隆 11
A
骨骼性车站
肌筋膜轨道
前功能线
肱骨干 1
2 胸大肌下缘
第5及第6肋间软骨 3
4 腹直肌外鞘
耻骨结节及耻骨联合 5
6 长收肌
股骨干 7
同侧功能线
肱骨骨干 1
2 背阔肌，外侧缘
10~12肋骨末端 3
4 腹外斜肌
髂前上棘 5
6 缝匠肌
鹅足，胫骨内侧髁 7
B

图 6.7 功能线

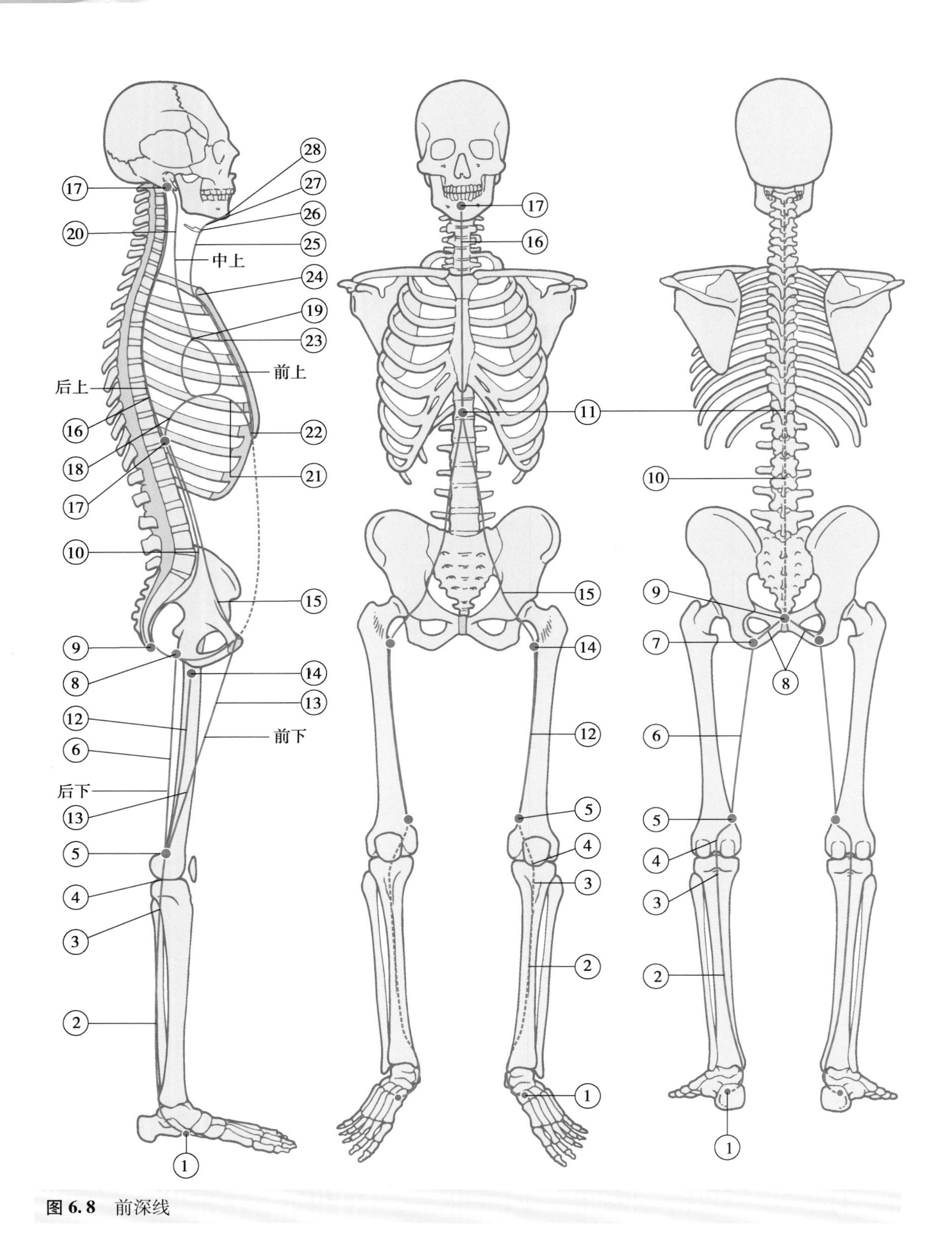
28
27
26
25
24
19
23
22
21
17
20
中上
前上
后上
16
18
17
10
15
9
8
14
13
12
前下
6
后下
13
5
4
3
2
1
17
16
11
15
14
12
5
4
3
2
1
10
9
7
8
6
5
4
3
2
1

图 6.8　前深线

骨骼“车站”		肌筋膜“轨道”
最下段共用		
足底跗骨，脚趾跖面	1	
	2	胫骨后肌，趾长屈肌
胫骨/腓骨的上/后侧	3	
	4	腘肌筋膜，膝关节囊
股骨内上髁	5	
下段后侧		
股骨内上髁	5	
	6	后侧肌间隔，内收大、小肌
坐骨支	7	
	8	盆底筋膜，肛提肌，闭孔内肌筋膜
尾骨	9	
	10	前侧骶筋膜，前纵韧带
腰椎椎体	11	
下段前侧		
股骨内上髁	5	
股骨粗线	12	
	13	内侧肌间隔，内收短肌，内收长肌
股骨小转子	14	
	15	腰大肌，髂肌，耻骨肌，股三角
腰椎椎体和横突	11	
上段后侧		
腰椎椎体	11	
	16	前纵韧带，头长肌，颈长肌
股骨粗线（译者注——应为枕骨基底）	17	

骨骼“车站”		肌筋膜“轨道”
上段中间		
腰椎椎体	11	
	18	横膈后侧，横膈脚，中央腱
	19	心包膜，纵隔，壁层胸膜
	20	椎前筋膜，咽缝，斜角肌，中斜角肌筋膜
枕骨基底，颈椎横突	17	
上段前侧		
腰椎椎体	11	
	21	横膈前侧
肋下肌后表面，软骨，剑突	22	
	23	胸内筋膜，胸横肌
胸骨柄后面	24	
	25	舌骨下肌，气管前筋膜
舌骨	26	
	27	舌骨上肌群
下颌骨	28	

图 6.8（续） 前深线

练习 6.9 续

- 在踝部，把拇指或食指放在内踝和跟腱之间的空隙里，可以感觉到这个肌腱。
- 要注意胫神经。当模特屈伸足大趾的时候，我们可以触诊到此肌腱在内侧足弓的距骨的后方动。
- 把你的手指放在模特内踝尖的下方，能够感觉到胫骨后肌的粗大的肌腱，然后让模特点脚趾并翻脚掌。
- 你手指下会感觉到一个粗大的肌腱在推。
- 这个肌腱向下到达足底的其他骨上，但是由于位置太深，很难再触及到。
- 趾长屈肌的肌腱在胫骨后肌后方大约 1cm 处，但是这个肌腱很小，有时候也很难触及。

这三个肌肉，仅仅在内踝上几英寸的地方可以触及，随后消失在肥厚的比目鱼肌下面。然而他们后方走行的深层横行的肌间隔却可以触诊到——至少在它的外侧缘可以。此肌间隔把这些前深线的肌肉和后表线的小腿三头肌隔开。

- 让模特仰卧屈膝，脚掌放平。
- 从足部开始，把你的两个拇指放在胫骨前，让你内侧手的手指柔和深入到胫骨的后缘，紧贴着胫骨后缘向上移动。
- 外侧的手做同样的动作，从腓骨肌后方，腓骨的后侧缘向上走。
- 一旦你的两个手顶到了深部横行的肌间隔，让你的模特做抬高、降低足跟的动作，再做抬高、降低前足的动作，去感受深层后部肌间隔里肌肉的运动。
- 这种方法和直接触诊比目鱼肌和腓肠肌中的团块相比，能更好的评估这些肌肉。

尽管严格意义上讲，鹅足囊并不属于这条线，但是在膝内侧可以触诊到它。在胫骨上方，股骨内侧髁的下方，可以触诊到缝匠肌、股薄肌和半膜肌的三个肌腱。

大腿

- 在鹅足上方的内侧，可以摸到股骨内侧髁的边缘以及粗大的内收肌肌腱。
- 请注意在内侧髁附着点上方不要过于用力，因为此处的内收肌间隙里有神经和血管束走行。

从大收肌的肌腱开始，两个厚的双层肌间隔插入到大腿的内侧——一个位于后侧，在内收肌群和腘绳肌之间；另一个位于前方，在内收肌和股四头肌之间。前方的间隔隔膜称为内侧肌间隔，其上的大部分被缝匠肌覆盖。

- 后侧肌间隔的触诊和评估。让模特侧卧，上腿屈髋屈膝并打开（用支持物来支撑），此时大腿的内侧面置于床上正对着你。
- 很容易找到此肌间隔的下端。它在膝盖的上方，位于股骨内上髁大收肌附着点和内侧腘绳肌肌腱之间——在大部分人身上是一个 2cm 宽的间隙。
- 追随这个“山谷”向上到达坐骨结节。
- 当你向上走行比较容易触诊到这个山谷的时候，此肌间隔恰当地使这些肌群之间可以相互运动。
- 但是很多时候，这个山谷饱满，消失，取而代之的是一个紧张的筋膜壁，为腘绳肌和内收肌间隔执行完美的捆绑功能。

因此，对这些人来说，肌间隔的上端比较难找到。但是可以通过一个简单的实验来确认：

- 把三个手指放在坐骨结节的后下方。一个手指置于坐骨结节后方，另一个手指置于坐骨结节中内“角”上，第三个手指置于坐骨结节的下方。
- 让模特向天花板举起膝盖。
- 这个动作将使大收肌收缩，在坐骨结节的下面，它会顶到你的手指下。
- 让模特放低她的腿，然后抗阻屈膝（你的大腿可以作为辅助）——此动作将使腘绳肌收缩，在坐骨后方的位置，它会顶到你的手指尖。
- 这个肌间隔的上端位于上面两个点之间的坐骨结节角上。

练习 6.9 续

- 有的人可以触诊到(如果你的模特可以耐受的话)大收肌肌腱的前方和股薄肌后方的筋膜上常常有一个小“窗户”。有时候你能够触腰大肌和髂肌的肌腱远端附着在股骨的“手指状突起”——小转子上。此处不好触诊,但由于这是脊柱最主要的拉力线的最下端附着处,所以值得好好探究。

坐骨结节的上方是骶结节韧带,它从腘绳肌向上到臀大肌的内侧,到骶骨基底部。在他们的内侧是坐骨直肠陷凹,此处可以进入盆底筋膜的后三角。

- 让模特仰卧或者侧卧,把三个手指尖放在坐骨结节的内侧,食指沿着骶结节韧带的边缘做引导。
- 在直肠边缘和坐骨之间的坐骨直肠陷凹中,手指朝向模特的肚脐,可以滑入一个空隙里。
- 指腹从坚硬的坐骨和柔软的闭孔内肌上滑过,指尖会触及到盆底肌的下方筋膜。
- 让模特收缩、放松盆底,你可以评估盆底筋膜和肌肉的张力,以及在上、下维度上的相对位置。

前方的间隔(内侧肌间隔)更容易找到。

- 在缝匠肌的后面去触诊“山谷”,从大腿内侧的下端开始,环绕向上到大腿前上方。
- 在大腿的表面比较容易触诊到这个山谷,但由于它的弯曲走向,所以你要真正地触诊这个间隔,就必须围绕着股四头肌向大腿后侧的股骨粗线的方向,屈曲手指。
- 让模特仰卧,你站在大腿旁边,面对它,来寻找缝匠肌后面、下方的这一浅表山谷。
- 你的手指小心而谨慎地追随着这个山谷进入大腿,将走一个曲线到达股骨后缘。
- 稍加练习,你将能再次评估出这个肌间隔是全程可移动的,还是只在表面可移动而在深层是受限的(常见)。

在顶端,这个筋膜隔在股三角处是开放的,股三角是以腹股沟韧带为底,缝匠肌为外侧缘,长收肌腱为内缘的三角形。

- 长收肌的肌腱起于耻骨,你可以追随这个肌腱到达耻骨结节附近的圆形附着处。
- 在长收肌起点外侧的深处,是耻骨肌的起点,位于髂耻缘上。
- 长收肌的肌腱后方,可以触诊股薄肌的腱性附着点。沿着坐骨耻骨支向后,到达大收肌的上方附着点的上面。

腹部

在腹股沟韧带的上方,你能够找到腰大肌和髂肌之间的髂筋膜。如果它纤维化,你的手指就很难进入两块肌肉之间(几乎是从其下方附着点就可以分离,所以“髂腰肌”其实是一个错误的名字);如果它短缩,就会把腰大肌向外拉向髂肌,使腰椎不平衡。

- 让模特仰卧双腿屈膝。
- 找到髂前上棘,沿着髂前上棘的内上方向内侧和后方走。
- 你的指腹下面首先摸到的是髂肌。
- 沿着这个肌肉向内后方滑动手指,就像滑下一个山坡,你的手指最后将进入腰大肌,你可以让模特把脚抬离床面来感受它的收缩。
- 如果髂筋膜过于致密或短缩,你的手指就不能滑下山坡。而髂腰肌两个部分之间的间隔就很不明显,这个旅程将结束在一个紧张而粘连的筋膜上。此筋膜松弛,这个“山谷”就容易找到,特别是在模特把脚抬离床面引起腰大肌收缩的时候。

肚脐就像一个扣子,把腹部从皮肤到腹膜的各层筋膜钉在一起。

- 让模特仰卧,把你的拇指放在腹直肌的一侧,食指放在另一侧,向上(天花板方向)提起肚脐,通常但不总是把腹直肌一起提起来。

练习 6.9 续

- 模特会有一种奇怪的感觉，但是很快会适应它。它不是疼而是腹膜的一种相当奇特的感觉。
- 柔和地向上提，你能够“称”出腹部内容物的重量，感受到腹部体壁的腹膜连接。
- 经过练习，初诊者将能够评估肾周围的韧带和腹膜附着点的粘连。

前纵韧带是身体最早的软组织结构。在胚胎早期，沿着脊索的前方向上，也就是现在的椎间盘的前方。正因如此，尾骨最底部是唯一能够进入体腔的下端的位置。对于大部分读者来说，这个超越了其操作范围。在一些自愿的客户身上，你可以在骶骨岬的位置触诊到前纵韧带。尽管此处我们只是讲解触诊，而不是技术操作，在此处和颈部（见下）向上提升前纵韧带将有深远的意义。

在你触诊之前让模特排空膀胱，最好没有水肿（例如月经前）。

疼痛是即刻的禁忌证

- 让模特仰卧，膝盖向上，放松腹部。
- 把手指轻柔地放在肚脐以下，阴毛以上的腹壁上，朝正后方深入。
- 让你的手指“游”入组织——不要过度用力。
- 如果你遇到主动脉的搏动，那就是位置太高了，退出来，向尾端的方向再重新进入。
- 进入身体 1/2 的时候，你将摸到脊柱的前缘。
- 骶骨岬是一个骨性的边缘，此处脊柱从水平方向（沿着骶骨的前缘）转为垂直方向（沿着 L_3 的前方）。
- 前纵韧带是一个强有力的纤维，它经过骶骨、L_5～S_1 的椎间盘（摸起来比较软）和 L_5 椎体（轻微的圆齿状），因此在此处前纵韧带和骨骼可以区分开来。
- 通常，试图高于脊柱继续向上，你会遇到髂总动脉的汇合为成腹主动脉的连接处，此处可以触及特征性的搏动。在此处不要挑战它。

胸部

前深线结构——纵隔、胸膜和胸内筋膜——是完全包绕在胸廓里的，只能用间接的方法触诊到。

即使不做触诊，纵隔、心包和膈肌中心腱的短缩也能够被看或者推测出来，它表现为剑突位置的一个凹陷，或是胸骨看起来有点被拉入身体。更有甚者，成为“漏斗胸”。但并不是因为胸骨凹入或被推进去，而是内部的筋膜紧张，使得胸骨向脊柱的方向贴近，肋骨向周围生长。

颈部

斜角肌与大部分肌肉比更像筋膜。它围绕着颈椎，形成一个强壮有力的裙子在肋骨的上方支撑着颈部，同时也支撑着上肋骨和胸膜顶。这些肌肉形成一个筋膜复合体，封套着臂神经丛，同时也是第二呼吸肌，在吸气的最后阶段很容易触诊到。

- 触诊，斜角肌复合体的筋膜性延续向下走到肋廓的外侧。
- 让模特侧卧。把一只手放入腋窝，掌心向下，指尖尽可能舒适地向腋窝上方的空间深入。
- 另一只手抬起患者的头（侧屈颈部，远离床面）。
- 同时把你的手滑入腋窝，让模特肩膀靠近耳朵。
- 缓慢向床面放低模特的头，你的手指在肋骨表面，能够触摸到斜角肌筋膜的延续向外走于你的指下。
- 让模特向你的方向抬头，再次感觉紧张的筋膜就像一层单子。

和斜角肌关系密切的是前纵韧带在颈部的两个肌肉性的支持带——头长直肌和颈长直肌。

练习 6.9 续

- 让模特仰卧,你坐在治疗床的头端。掌心向下,双手的指尖相对,置于胸锁乳突肌的后缘。
- 用手指尖的指甲一侧轻轻地把胸锁乳突肌向前抬,手指滑入胸锁乳突肌的后方,置于环绕颈部的坚实的圆柱形肌肉的前方,包括斜角肌。
- 稍加练习,就会比较容易地把手指滑入颈部的运动束和器官束之间。
- 你的手指位于翼状筋膜的后方(因此也在易损器官的后面),椎前筋膜和前纵韧带的前方。
- 前斜角肌在胸锁乳突肌锁骨端的下方比较容易触及,是一个 1/2 英寸(1.25cm)的条带,在呼吸过程中或者吸满气的时候能够触及。
- 偏向内侧,可以碰到横突前结节。
- 如果你的模特可以忍受的话,把手指放软,探索性地深入,继续向内走一点,你会触及到头长肌和颈长肌(取决于你的手指偏上还是偏下)。让模特轻轻地抬头,可以感觉到这些肌肉的收缩。当模特把颈部向床面放平的时候,你还能感觉到它们收缩吗?这意味着前表线的颈部的屈肌和非常强壮的后表线上的上颈段伸肌之间有着很好的平衡。
- 在颈部过伸的患者中,这些肌肉经常需要强化,以使前纵韧带更加有力。对于颈椎生理曲度减少(军姿颈)的人,应该逐步放松。

我们的旅行是基于连续的肌筋膜经线,因此注定更加突出筋膜网络的特征。希望你欣赏并认识到它的价值。最后,我们要再次强调,我们所确认的结构,并不是独立的,而是在全身网络中可以简单触诊到的部分,此网络越来越被认为是一个覆盖全身的有活力的、能响应的、高度交流的结构。

经过训练,触诊技巧高的人通过客户的运动配合和精巧的"末端感觉",可以从身体任何其他部位来评估这一网络的任意部分。

参考文献

Guimberteau J-C and Armstrong C (2015) Architecture of human living fascia. Edinburgh: Handspring.

Langevin HM, Konofagou EE, Badger GJ, Churchill DL, Fox JR, Ophir J and Garra BS (2004) Tissue displacements during acupuncture using ultrasound elastography techniques. Ultrasound in Medicine and Biology 30: 1173–1183.

Langevin HM, Bouffard NA, Badger GJ, Churchill DL and Howe AK (2006) Subcutaneous tissue fibroblast cytoskeletal remodeling induced by acupuncture: evidence for a mechanotransduction-based mechanism. Journal of Cellular Physiology 207 (3): 767–774.

Myers T (2014) Anatomy trains, 3rd edn. Edinburgh: Churchill Livingstone.

Schultz L (1996) The endless web. Berkeley: North Atlantic Books.

第七章 神经系统“异常机械张力”的评估

Leon Chaitow

在这一章中我们会讨论一些实用的评估技术，这些技术关系到所谓的“神经结构中的异常张力”。在开始之前有必要先讨论一下这种“异常张力”可能会引发的疼痛之外的影响。因此，我们需要简单探讨一个可能与之相关的生理内容：神经营养功能。

神经传导

Irvin Korr 主要研究骨科医学中的神经学及病理生理学。他研究了大分子物质沿着神经通路传导和交换的现象。

- 其（与我们主题）相关的发现表明，神经对其靶器官和肌肉的影响力很大程度上依赖于神经输送的特殊神经元蛋白。

还有证据表明有一个回路的存在，即信使物质从靶器官沿神经结构传回中枢神经系统和大脑。

Korr 的一个例子（Korr 1981）表明红、白肌在形态、功能和化学上有所不同（例如我们第五章中见到的对压力的不同反应），如果其神经支配产生了“交叉”（即红肌接受白肌的神经支配，反之亦然），这些差异就可以逆转。Korr 说：“这说明神经指导肌肉成为什么样的肌肉，这也是一种神经介导的‘基因表达’”。

换句话说，是神经决定一块肌肉中的哪些基因受到抑制、哪些会显现。此信息由在轴突中运输的物质负载。

肌肉失去了与其神经的联系（例如脊髓前角灰质炎），萎缩就发生了。这不是因为失用，而是因为失去了神经细胞与肌肉细胞在神经肌肉接头处联系的完整性。无论是否有神经冲动传递，营养交换都在神经肌肉接头处发生。

这些功能以及其他功能取决于轴突中传递的蛋白质、磷脂、糖蛋白、神经递质及其前体、酶、线粒体和其他细胞器的流通性。Korr 的说法可以帮我们进一步了解这种现象。

- 不同物质的传递速度从每天一毫米到每天数百毫米不等，“我们的货物按不同的速度运输”。
- “马达的动力（波浪式传送）由轴突自身提供。”
- “反向传送”可能是神经元间以及神经元与非神经元细胞间通讯的一个根本手段。

Korr 提示，上面的过程在保持“神经系统可塑性，即保持运动神经元和肌细胞或两个相互突触的神经元能够互相适应并依对方的情况变化而反应”中扮演重要角色。

启示

这些知识在临床有什么意义？更确切地说，与我们对触诊的研究有什么关系？

了解神经对其所支配的软组织结构及功能特点的营养作用，可以使我们警惕那些可能会破坏这些营养高速公路的双向流通状态的事件。Korr 解释道：

任何引起轴突内传导机制扰乱的因素，或者任何缓慢改变轴突传导物质的质量或数量的因素，都会损害营养作用。这种变化反过来会导致结构、功能和代谢的异化，从而引发功能失调和疾病。

Korr 告诉我们，在众多的负面影响中经常作用于传导机制的是：“神经和神经根的变形，诸如挤压、牵拉、成角和扭转”。Korr 说，这些应力经常发生于人体，特别是在神经结构尤其脆弱的地方：“高度灵活的关节处、骨性管道内、椎间孔、筋膜层以及强直性收缩的肌肉(例如脊神经后支和脊柱伸肌群)。"

当 Korr 探讨"持续过度活跃的周围(感觉、运动及自主)神经元"时,他将其关注范围扩展到对神经营养功能的不良影响。当神经结构(例如在脊髓的易化节段和触发点)发出一个高频放电时,神经元的代谢会受到影响。而且"几乎肯定会影响其蛋白质与其他高分子的合成与运转。"

在研究神经系统不良机械张力的评估方法时,我们需要牢记这些设想(以及下列 Korr 的其他想法),即神经系统至关重要的营养角色超越了其传导冲动的功能。如同 Che 等人发现的(2016):"联系轴突的物质双向传递对神经元的结构、功能和生存至关重要。轴突传送的缺陷与神经退化疾病的机制相关。"

神经系统不良机械张力的评估

测试和处理神经结构内的"张力"为我们提供了应对某些形式疼痛和功能障碍的替代方法,因为这种不良机械张力(AMT)经常是造成骨骼肌肉系统功能障碍乃至更广泛病理状态的重要原因之一(记住 Korr 的研究)。

Maitland(1986)建议我们将这种形式的评估和治疗理解为神经结构的"调动(mobilization)"而非简单的拉伸(stretching)。他和其他人建议将此类方法用于对普通的软组织和骨性结构(肌肉、关节等)的"调动"不能够得到充分回应时。多年以来,Maitland 和 Butler(Butler & Gifford 1989)探讨了那些在椎管内和其他地方会影响神经结构的机械限制。

如何描述此类神经环境中生物力学变化的术语并没有达成共识。例如,Maitland 等人(2001)就建议"异常的神经运动(abnormal neural movement)"比"神经张力(neural tension)"描述得更准确。无论我们用什么术语描述此类功能障碍现象,Butler 和 Gifford 对"不良机械性"改变对神经功能的不利影响以及其导致的疼痛等多种症状的关注,对我们理解疼痛和功能障碍的某些层面有独特贡献。

Maitland、Butler 和其他人所主张的,在不良神经张力管理方面的许多概念和方法,后来均得到证实和优化(Efstathiou 等,2015;Saurab Sharma 等,2016)。

基本测试

Butler 和 Gifford(1989)列出了一个"基本测试"系列,用以发现与神经系统相关的特定机械限制。下面将要描述的五个"基本(张力)测试",不仅在诊断方面,而且在相关结构的被动调动方面都非常有用。与"机械张力"相关的组织常常包括神经本身,及其周围的肌肉、结缔组织、循环结构、硬膜等。

五个张力测试方法如下所述:

- 直腿抬高(SLR)
- 俯卧屈膝(PKB)
- 被动屈颈(PNF)
- 上述方法的结合被称作"低头弯腰(slump)"体位及其变化
- 上肢张力试验(ULTT)

这些测试经常被相互结合起来使用[如"低头弯腰(slump)"与俯卧屈膝]。尽管某些上述测试在其他环境中有相似之处,要得到可靠的结果,严格遵从本文中特别描述的方法尤其重要。

Butler 和 Gifford 报告说,研究显示在牵拉活动中腰脊神经根的张力表现出了变化,而且在直腿抬高中附加踝关节背伸还经常会有颈、臂(有时还有头)疼痛的即时变化。类似直腿抬高中踝关节背伸这种附加拉伸,在此被描述为"致敏(sensitizing)"手段。

如后面的描述和图示(图 7.3A、B),实践中可以通过增加滑动代替增加神经结构的张力(Beltran-Alacreu 等,2015)。

正确定位重点

Butler 和 Gifford（1989）提示小心选择检测区域非常重要，因为在评估疼痛变化的同时，使用被动拉伸（或滑动）的方法既是发现限制也是将其释放的一种方式。神经系统内不良机械张力检测法的研发者指出，躯体活动（以及这些检测方法）不仅增加神经内张力同时也使神经相对其周围组织移动（滑动）。

认识机械界面

神经结构周围的组织被称为机械界面（MI）。这些邻近组织可以相对神经系统自由活动（例如：在桡神经通过桡管处，旋后肌是其机械界面）。

- 任何机械界面处的病理变化都可以导致神经活动的异常，产生伴随不可预期后果的神经结构张力。
- 机械界面病理变化最好的例子是椎间盘突出或骨刺接触导致的神经挤压以及腕管狭窄。

这些在初期被认为是机械问题，直到神经受限受到重视。任何由机械挤压神经结构所引起的症状更容易被活动性测试激发，而被非单纯（被动）张力的测试所激发。

神经张力的化学或炎症因素还可以产生或导致诸如“神经内纤维化”的结果，进而引起弹性下降和“张力”增高，在对这些结构进行张力测试时这种变化就会明显表现出来。（见第五章“局部适应综合征”标题下关于从急性到慢性的软组织功能障碍的讨论）

源自发炎或化学伤害（如中毒）的病理生理改变通常会发展为神经结构的内部机械限制，这与间盘病变等外部机械性损害的表现有所不同。

按照 Butler 和 Gifford 的说法，不良机械张力变化（或称“不正常的神经活动”）并不会必然地、自动地影响神经传导。但是 Korr 的研究显示，轴突传输很可能因之受到影响。近来的神经科学研究证实了大部分 Korr 的工作（Che 等，2016）。

不良机械张力与疼痛区域不一定一致

当一个张力测试表现为阳性时（例如，疼痛在测试的某个环节被诱发——仅在初始位置或在“致敏”附加动作中），这仅仅提示在神经系统的某处存在负面机械张力，而并不意味着这里一定是主诉的疼痛区域。

Butler 和 Gifford（1991）报告，在 115 例腕管综合征或肘部尺神经病变的患者中，70%具有明确的颈部神经病变的电生理和临床证据。他们主张这是“双重卡压”现象，即或许一个原发的、长期的脊柱紊乱，会在外周引起继发的或“远隔”的功能障碍。

此种现象也可以反向发生，例如，在腕部受压的尺神经最终导致肘部的神经压迫（他们称之为“反向双重卡压”）。

张力点和测试描述

Butler 和 Gifford（1991）指出在特定解剖部位，如果动作中神经系统相对周围界面仅有少量的移动，或神经系统相对固定，这些地方就容易产生不良机械性张力（adverse mechanical tension，AMT）。通常神经在这里分叉或传入肌肉。这些部位被称作“张力点”，并会在测试描述中提及。

1. 阳性的张力测试在测试过程中可以诱发患者的症状，并且这些症状会因“致敏手段”的改变而变化。这些改变通常会“增加权重”，而使最初的不良机械张力诊断更加明确。致敏活动的一个例子是在直腿抬高中增加踝关节背伸。
2. 也许不可能精确地诱发症状，但是如果在测试或者致敏检查中引发了其他异常症状，这个测试就仍然有效。例如，与对侧肢体比较或许能够发现一些异常，这值得探究。

3. 无论在初始测试体位还是在附加的致敏动作中，活动范围的改变都是一个异常指征。

检查与治疗过程中神经系统被动运动的变化

1. 当张力作用于两端时，神经内的结构张力可以增高，“slump（低头弯腰）”试验就是这种情况。
2. 张力增高也可以产生于神经外的结构，继而引发神经相对其机械界面的最大范围的移动（例如在直腿抬高试验中），此时“张力点”就有可能表现为紧张受限。
3. 可以制造在另外平面上的神经外组织移动。

在进行下列练习之前，请参看方框 7.1 列出的注意事项及其禁忌证。

方框 7.1　练习 7.1~7.6 的注意事项与禁忌证

1. 如果患者有间盘的问题或者颈部敏感（或者易发头晕），在“slump 试验”中要注意脊柱。
2. 在上肢张力试验中注意不要过度侧倾颈部。
3. 如果某些部位高敏，注意在测试过程中不要加重现存状况（手臂一般较腿更容易被“激惹”）。
4. 如果存在明显的神经问题，需特别注意不要粗暴或大力地拉伸引起症状加重。
5. 患有糖尿病、多发性硬化，或者刚刚做过手术的患者，或者检测部位循环不足的患者，都要小心。
6. 有新近发生或加重的神经体征，或有马尾或脊髓损害时不要测试。

不良机械张力的启示

要牢记，有多方证据显示，软组织（及骨组织）的功能障碍可以挤压神经结构。企图应用这些测试（及在其基础上的后续治疗）之前，使用常规方法松解任一与界面组织相关的肌肉是符合逻辑的。

本文不讨论释放异常张力的方法，只是建议，就像第五章中给出的短缩的姿势肌测试的（大多数）例子一样，治疗体位与测试体位相同。

Butler 建议以这种方式治疗神经结构中的不良机械张力时，对于敏感的个体，最初的拉伸应该从远离疼痛部位的地方开始。治疗过程中要经常性地重复检测，这样可以知道在测试过程中，运动范围是否改善，疼痛是否减轻？

注意：任何治疗引发的高敏应当立刻处理，使之平息，这一点尤其重要。否则就要停止治疗/测试，避免引起相关神经组织的激惹。

练习 7.1　直腿抬高（SLR）试验

建议时长　每个“致敏”附加动作 3 ~ 4 分钟

同时参见第五章（练习 5.16A）有关腘绳肌（短缩）试验及其相关图示（图 5.22）。

在伸膝位沿矢状面被动抬腿，直至有阻碍或抵抗亦或症状出现。

致敏附加动作可以包括：

- 踝关节背伸（这可以增加坐骨神经胫骨段的负荷）
- 踝关节跖屈并足内翻（这可以增加腓总神经负荷，对小腿前面及足背症状也许有用）
- 颈被动前屈
- 增加髋关节内旋
- 增加髋关节内收
- 改变脊柱位置（列举的例子是左侧直腿抬高同时通过向右侧屈脊柱以“致敏”）

通过直腿抬高试验及合并的每个致敏附加测试来评估症状的变化、新症状的出现、紧张受限等。

当附加致敏附加测试时，下肢是否能轻松抬高到正常位置（大约 80°）而不需用力，且没有症状(新或旧)出现?

直腿抬高测试的注意事项

在直腿抬高时,腰骶神经根相对界面组织向尾端滑动(这就是为什么当存在椎间盘突出时,直腿抬高试验会出现“阳性”指征——疼痛及抬高受限)。

我们知道的比较少的是胫神经在膝关节近端的部分在直腿抬高中向尾侧移动(相对其机械界面),而在膝关节远端的部分则向头侧移动。胫神经在腘窝的部分没有移动,这里也就被认为是“张力点”。

腓总神经牢固地附着于腓骨头(另一个“张力点”)。

练习 7.2　俯卧屈膝(PKB)试验

建议时长　每个体位(1 和 2)的各个“致敏”动作练习 3~4 分钟

方法 1

你的触诊搭档应当俯卧。

你将搭档的膝关节屈曲,足跟移向臀部以评估现存的症状或异常表现,亦或活动范围(足跟应当相对容易地靠近臀部)。

测试过程中,膝关节屈曲时,髋及大腿要稳定,这样可以移动发自腰 2、3、4 的神经和神经根,尤其是股神经及其分支。

方法 2

如果在侧卧位测试,受检侧髋关节应当保持在伸展位(这种姿势变化有利于发现股外侧皮神经卡压的问题)。

俯卧屈膝测试中牵拉股直肌,使骨盆前旋,从而使腰椎伸展,这样可能干扰对神经挤压症状的判断。

依靠致敏手段会有助于判断。它们包括下列附加动作(无论是俯卧或侧卧):

- 屈颈
- 采用“slump”体位(练习 7.3)——仅限于本试验的侧卧姿势
- 增加髋关节的外展、内收和旋转

在致敏测试时,膝关节能否轻松地完全屈曲而无需强迫也没有症状(新或旧)出现?

练习 7.3　“Slump(低头弯腰,叹气样——译者注)”测试

建议时长　每个“致敏”附加动作 3~4 分钟

按照 Butler 的说法这是本系列中最重要的测试。它将从脑桥到足的神经和结缔组织连接起来,在操作和判读时需要谨慎(图 7.1)。

测试建议用于所有脊柱异常、大多数下肢问题以及部分上肢问题(特别是那些可能涉及神经系统的)。

本测试中你的触诊对象会有下面一系列动作:

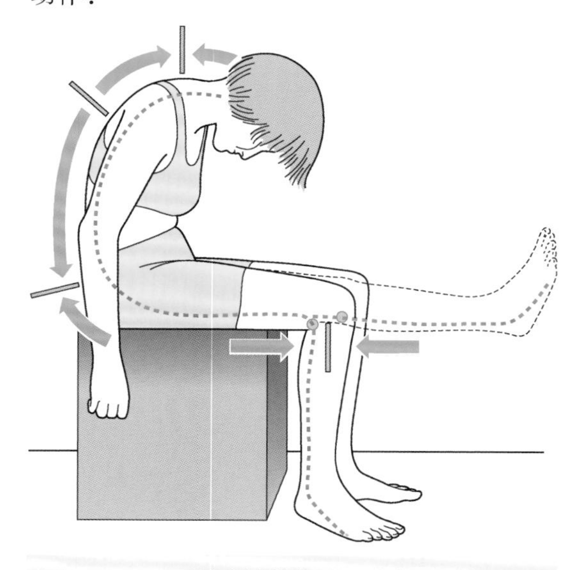

图 7.1　slump 测试的体位可以牵拉从脑桥到双足的整个神经网。注意硬脊膜和神经根的牵拉方向。当腿伸直时,箭头标示了胫神经相对胫骨和股骨的移动。在膝后或颈 6、胸 6、腰 4 水平没有神经移动(这些是“张力”点)

练习 7.3　续

- 胸及腰的屈曲，紧接着
- 屈颈
- 伸膝
- 踝关节背伸
- 有时伴有髋关节屈曲（要么通过髋以上躯干前移，要么增加直腿抬高）

作为规则，slump 试验中的致敏手段是通过改变关节的终末位置实现的。Butler 给出了范例：

- 如果“slump”体位复制了（例如）腰部放射至大腿的疼痛，改变头的位置——如果离开颈完全弯曲位——可能完全缓解这些症状。
- 踝或膝关节的位置改变可能引起颈、胸或头部疼痛的明显变化。
- 在上述两个实例中，虽然不清楚具体的部位，但是可以确定不良机械张力在起作用。

患者在 slump 体位的附加致敏动作可以包括躯干的侧倾和旋转——甚或伸展以及髋关节的内收、外展或旋转——乃至颈部位置的变化。

“slump 试验”更多涉及神经系统的张力而非运动。

“slump”体位的注意事项

Cadaver 的研究展示了神经脑脊膜在不同方向上的移动，与此同时颈 6、胸 6 和腰 4 椎间节段保持不变状态（例如，没有移动，因此是“张力点”）。

Butler 报告许多在“slump”试验中发现的受限可能只有通过适当的脊柱手法得以矫正，而直腿抬高试验更倾向于发现腰骶部的神经张力。

直腿抬高试验阳性（复制出了症状）而“slump”阴性（没有症状）是可能的，反之亦然。所以两个测试都要做。

在研究 slump 试验的应用中有下列发现：

1. 50%的正常人在躯干与颈屈曲时，从中段胸椎到胸 9 节段会有疼痛。
2. 列情况如果对称出现则被认为是正常的：

- 屈曲躯干和颈的同时，伸膝并增加踝关节背伸，腘绳肌和膝后疼痛。
- 屈曲躯干和颈的同时，伸膝，此时踝关节背伸受限。
- 在颈部屈曲减小的时候，出现疼痛缓解、膝关节伸直与踝关节背伸增加。

如果患者的症状在 slump 体位出现，而改变致敏手段可以减轻，测试结果就是阳性的。需要进一步强调的是，如果没有张力问题，在症状再现的同时，就不会有运动范围的对称性减低。例如，slump 时双侧踝关节背伸受限，而颈不再屈曲时受限消失。

在某些情况下会观察到一些异常反应，例如当颈从屈曲位回复时疼痛反而加重，或者躯干在髋部屈曲时减轻了症状。这可能归咎于机械界面（MI）的病理状态。

> **注**
>
> slump 试验的一个变形——“滑动（“gliding）”练习——会在后面练习 7.6 中描述。

练习 7.4　被动屈颈（PNF）试验

建议时长　每个变化 1~2 分钟

与直腿抬高一样，这个测试仅从一端开始。它可以导致使神经脑脊膜组织相对于椎管运动，椎管是其机械（MI）。

在一项行业调查中，22%的背痛患者被动屈颈试验表现为阳性。

- 用你的手支撑患者的头和颈，同时将其下颏移向胸部
- 颈正常时，下颏可以接近胸骨而无需强迫也没有症状
- 结合其他测试，诸如伸颈、侧倾和被动屈颈等变化可以被用来寻找不良机械张力

练习 7.5 上肢张力试验(ULTT 1 和 2)

建议时长 每个形式的各个“致敏”动作练习 3~4 分钟

上肢张力试验 1

- 让你的触诊搭档仰卧。
- 将受检者手臂的盂肱关节外展、后伸、外旋。到达上述体位时,做前臂旋后的反掌动作,同时伸肘。
- 然后被动伸腕、伸指。
- 如果患者在放置到上述测试体位的任何阶段或在致敏手段(如下)中感到疼痛,特别是复制了之前感受的颈、肩、手臂的症状,则试验为阳性,并可确认机械界面在某种程度上影响了神经结构。

通过下列方式进行附加致敏:

- 增加向受检侧相反方向的颈部侧倾
- 同时在另一手臂做上肢张力试验 1
- 同时使用直腿抬高,双侧或单侧
- 用腕的旋前代替旋后

上肢张力试验 1 的附注

在这个测试过程中有大量的神经移动发生。在尸体上观察,颈和腕的运动过程中正中神经相对其机械界面最大移动 2cm(0.8 英寸)。上肢的“张力点”位于肩和肘部。

上肢张力试验 2

Butler 创立了这个测试,并发现其较上肢张力试验 1 更敏感。他认为这个方法复制了与许多上肢劳损(“过用综合征”)相关的工作姿势。

在使用上肢张力试验 2 时,总是要与对侧手臂对比。

右侧上肢张力试验 2 实例

- 在检查右侧时,患者尽量躺在诊察床的右侧,将右肩胛骨悬空。
- 躯干和腿斜向床的左侧,这样可使患者感觉稳固。
- 术者站在患者的头旁,面向患者脚的方向,用大腿抵住患者的肩胛带(图 7.2)。
- 被测者右臂完全屈曲,检查者用双手扶住其肘和腕。
- 可以通过改变大腿的接触方式(向天花板方向“上提”,或压向地面)稍微改变对肩部施压的力度和角度。

在保持对肩部施压的同时,术者用右手握持患者右腕,左手持其上臂。

在这种状态下,对受检手臂施加致敏手段——如下:

- 肩内旋或外旋
- 屈或伸肘
- 前臂旋前或旋后

然后术者将右手滑向患者伸开的手掌,做反掌或覆掌或拉伸四指/拇指或尺偏和桡偏。

进一步的致敏可以涉及:

- 颈部活动(例如,向受检侧相反方向侧屈),或
- 改变肩的位置,如增加外展或后伸

肩内旋、伸肘和前臂旋前的联合动作(保持肩部持续受压的状态下)被认为是最敏感的测试体位。

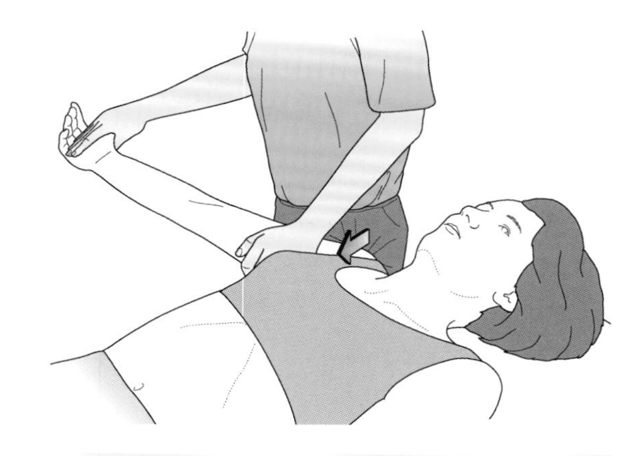

图 7.2 上肢张力试验(2)。注意在使用致敏手段时,术者的大腿抵住患者的肩部

练习 7.5　续

> **注意**
>
> 有93%的人在颈部向受检对侧侧屈时引发手臂症状加重，而70%的病例在颈侧向受检方向侧屈时症状加重（Butler 和 Gifford 1991）。

Butler 和 Gifford 指出，上肢张力试验引发硬脊膜的横向活动，而“slump”试验则引发硬脊膜前后向和纵向活动。

练习 7.6　神经动态牵拉和滑动练习

注意 Beltran-Alacreu 等人（2015）发现这些练习在神经动员方面具有迅速的、广泛的减痛效应。

7.6A：神经动态牵拉

产生神经牵拉效应的过程需要患者/模特从初始位置到终末位置反复持续地运动——然后再回来（图 7.3）。

重复的频率可以不同，取决于受测对象的身体状态。

- 开始时，受测对象仰卧屈膝——并将右腿腘部置于左腿之上。
- 也可以将一个坐垫/软楔形垫置于臀部和下胸背部以增加胸部的屈曲。
- 受检者双手交叉于胸前。
- 你站在受检者右侧，用一只手/臂支持其上背、颈和枕部。
- 另一只手放在受检者交叉的双手上（图 7.3A）。
- 欲达到终末位置，屈曲患者的胸椎和颈椎——同时在其交叉于胸前的双手上施加稳定的压力——以增加胸背部的弯曲。
- 与此同时，受测者被要求伸直右膝上抬小腿——并保持腘部与支撑腿的接触——同时最大限度地背伸踝关节和伸膝（图 7.3B）。
- 回到初始位置，再重复操作。

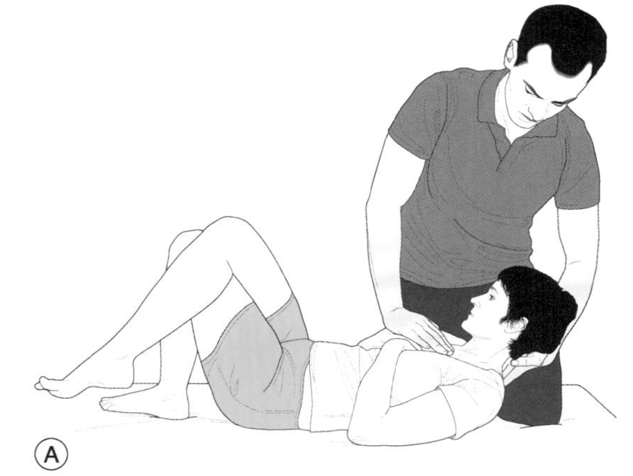

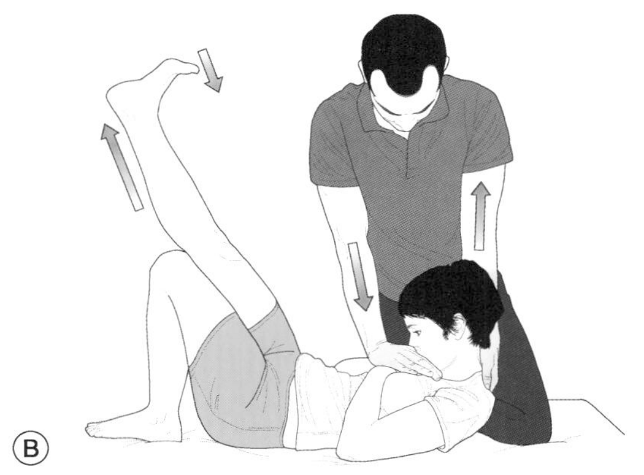

图 7.3　神经动态牵拉中的初始（A）和终末（B）位置

- 此技术是神经拉伸。

7.6B：神经动态滑动

产生神经滑动效应的过程需要患者/模特从初始位置（图 7.4A）到终末位置（图 7.4B）反复持续地运动——然后再回来。重复的速度取决于目的以及受测对象的身体状态。

- 欲治疗/测试右侧，患者坐位，右腿伸直左腿弯曲；双手抱住左膝。
- 你在屈曲的肢体那一侧，用膝顶住患者的腰以防止其弯曲。
- 先用双手抱持患者的头（枕部和前额）以屈曲颅颈，同时嘱患者背伸右踝（图 7.4A）。

练习 7.6　续

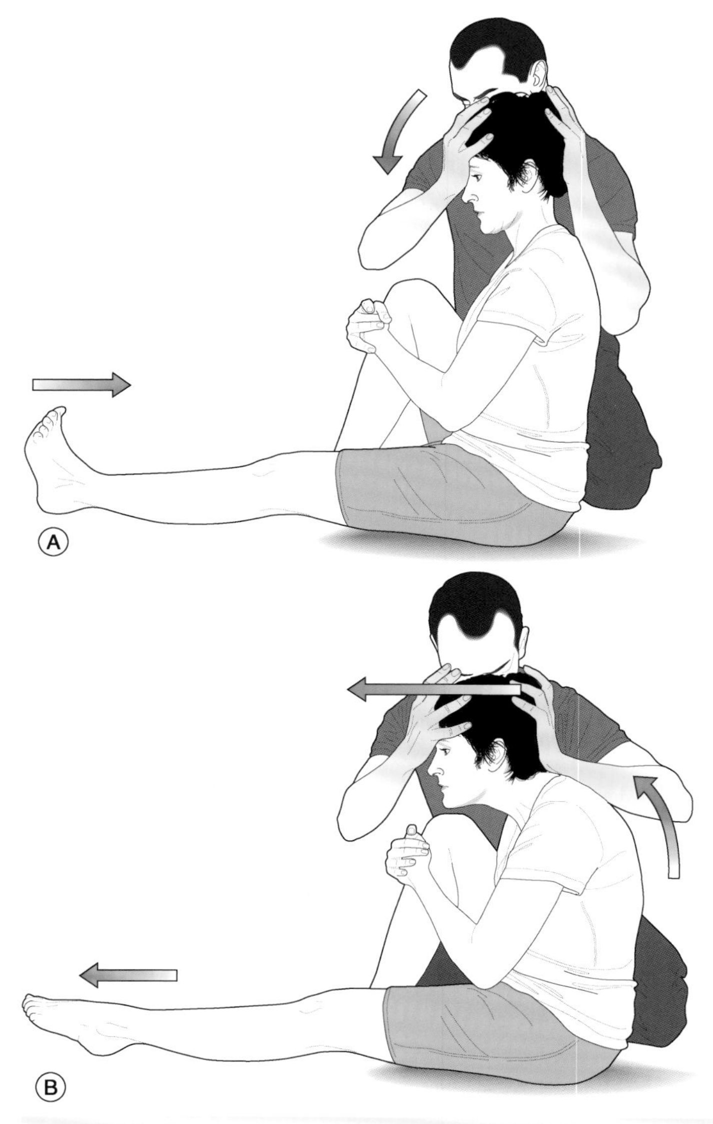

图 7.4　神经动态滑动中的初始(A)和终末(B)位置

- 为到达终末位置,让患者弯曲胸背的同时跖屈右踝,而你随之后伸患者的颅颈(图 7.4B)。
- 回复到初始位置,再重复此过程。
- 使用这一技术可以滑动神经,这是因为在*初始动作*中颈髓被拉伸而背部脊髓缩短同时伴有下肢后侧的神经拉伸。
- 在*终末动作*中,颈髓短缩而背部脊髓拉伸同时放松下肢后侧神经。

练习 7.1~7.6 的讨论

上述测试内容在主要关注增强触诊知识的教科书中可能会遭受质疑。这些与触诊有什么关系?

我认为之前描述的测试（第五章）、肌肉长度评估、关节内运动（joint play）（第八章和专题 9 的关节动作）以及本章的内容都可以评估可能的神经结构不良机械张力，在逻辑上都是皮肤（以及皮下部分）和肌肉、筋膜触诊的延伸。

“末端感觉”、活动范围和限制性障碍的概念将在其他地方讨论，而评估这些障碍、限制和正常“末端感”需要精巧的触摸，这是触诊知识的要素。如果能够精巧细致地完成本章描述的测试，将有可能提高这些触诊技术。

当我们用不同于上述方式触诊和测试时，应当将 Butler 称为“张力”点的知识添加到脑海中。

我们使用 Lief、Nimmo、Lewit、Beal、Smith 或 Becker 创造的方法（或任何其他触诊方法）时，这些知识的确非常有用。例如，如果当使用神经肌肉技术触诊或 Becker 触诊法在“张力”区域发现如 Butler 描述的软组织改变时，只有明白不良机械张力的概念，才会明了存在神经卡压的可能性。

使用一个或全部上述检测，可以确认或者排除这种可能性。

用另外的测试评估肌肉的短缩（第五章）和关节受限（第八章）也是需要的，因为这些变化可以很容易地引起神经系统的逆向张力。

这些测试试图鼓励使用不同的方式评估躯体功能障碍。除使用一些熟悉的方式（如直腿抬高）测试，也要增加一些复杂技术（如上肢张力试验 2）的高级触诊技巧。

神经结构中不良机械张力的临床应用以及潜在概念需要充分的专业训练。

如果你成功地完成了这些检测以及附加的敏化测试，并且获得了有关你触诊对象的神经系统不良机械张力点的反馈信息，你可能会受到启发，对这个近年来物理治疗里新出现的内容进一步学习。

参考文献

Beltran-Alacreu H, Jiménez-Sanz L, Fernández Carnero J and La Touche R (2015) Comparison of hypoalgesic effects of neural stretching vs neural gliding. Journal of Manipulative and Physiological Therapeutics 38 (9): 644–652.

Butler D and Gifford L (1989) Adverse mechanical tensions in the nervous system. Physiotherapy 75: 622–629.

Butler D and Gifford L (1991) Mobilisation of the nervous system. Edinburgh: Churchill Livingstone.

Che DL, Chowdary PD and Cui B (2016) A close look at axonal transport: Cargos slow down when crossing stationary organelles. Neuroscience Letters 610: 110–116.

Efstathiou M, Stefanakis M, Savva C and Giakas G (2015) Effectiveness of neural mobilization in patients with spinal radiculopathy: A critical review. Journal of Bodywork and Movement Therapies 19: 205–212.

Korr I (1981) Axonal transport and neurotrophic function in relation to somatic dysfunction, in Korr I (ed) Spinal Cord as Organizer of Disease Processes, part 4. Newark, OH: Academy of Applied Osteopathy, pp 451–458.

Maitland G (1986) Vertebral manipulation. London: Butterworths.

Maitland G, Hengeveld E, Banks K and English K (2001) Maitland's vertebral manipulation, 6th edn. London: Butterworth Heinemann.

Saurab Sharma S, Balthillaya G, Rao R and Mani R (2016) Short term effectiveness of neural sliders and neural tensioners as an adjunct to static stretching of hamstrings on knee extension angle in healthy individuals: A randomized controlled trial. Physical Therapy in Sport 17: 30–37.

专题 7　红、白和黑色反应

Leon Chaitow

许多研究人员和具有不同治疗背景(整骨、整脊和自然疗法)的临床工作者都描述了一种因手法或辅助工具的摩擦压力产生的“线”形的反应,具有由红到白甚至蓝黑的颜色。

在十九世纪,早期的整骨疗法已经利用了这种现象。McConnell(1899)报告:

我将两个中指置于棘突上,从背部开始向下到骶骨检查脊柱。我站在患者身后,用两个中指的指腹沿棘突从上背至骶骨一线划下来,各个椎骨的嵴紧密地在两指之间滑过;由此在皮肤血管被压到椎骨嵴上的地方留下红线。这样可以通过观察红线而极为准确地发现脊柱轻度的侧偏。当某个椎骨或一段椎骨过分后凸时,红线颜色加重,反之若前凸则颜色变得不明显。

数十年后,Marshall Hoag (1969)对利用皮肤摩擦观察脊柱作了如下描述。

以稳固的中等压力用指腹反复摩擦皮肤表面,最好是沿脊柱两侧区域广泛地纵向划过。因为只是简单地检查颜色改变,也可以用某种工具或笔的钝头来产生摩擦,但要小心切勿磨损皮肤。和常规反应相比,特定部位反应并不明显,且迅速褪去颜色,这是由于局部血管收缩,意味着自主神经反射活动的扰乱。此种反应的意义以及与(整骨医学)病变相关的反射变化的证据都有研究验证。红斑程度加深或红线反应线持续时间延长也有意义。

就同一主题,Upledger 和 Vredevoogd(1983)对这一现象的描述如下:

当你用手指轻轻划过背部的椎旁区域时,可以通过触诊发现易化节段[局部软组织的应激过度,涉及长期压力的神经敏化]导致的皮肤质地改变。我通常一次性从上颈部到骶部完成这一划皮评估动作。在指尖划过皮肤的地方,你可能会发现易化节段。在重复多次之后,伴随力度的增加,受影响的区域会比相邻区域更红。这就是“红色反应”。这个节段的肌肉和结缔组织会:

1. 具有“弹珠”感(好像皮下的大号铅弹)。
2. 对触摸更敏感。
3. 紧张并会妨碍脊椎运动;以及
4. 棘突在被手指或橡胶锤叩击时表现敏感。

骶-枕技术(sacrooccipital technique, SOT)的发明人 De Jarnette(1934)对“红色反应”有广泛的论述,在其经典著作《反射痛》中有一些复杂的解释。

De Jarnette 将患者经初步评估(部分依据血压的读数)后分类,在这个过程中他施加治疗以改变氧合水平,他认为供氧是分类的基础。这些方法中没有一个与探测皮肤反应有关,但是我们必须先引入他的描述,否则会引起后期阅读的困惑。

对已经做了适当前期处理(二氧化碳消除技术,carbon dioxide elimination technic)的“Ⅰ型”SOT 患者,他有如下建议:

坐或者站在患者后面，面向患者后背。让患者微微前倾。确保患者背部光线均匀没有阴影。将右手的示、中指放在第七颈椎，将两指置于第七颈椎嵴的旁侧1英寸［2.5cm］。在沿脊柱下划的过程中，保持两指间距均匀，这样每条划线都尽可能笔直。对于“Ⅰ型”患者(使用适当的技术后血压正常)使用轻触。为了使两个手指在背部产生均匀的压力，可以将左手的手指叠覆于其上。沿脊柱下划时，手指的压力程度为仅仅使皮肤下陷。

现在将你的手指沿脊柱快速下划至尾骨。后退并观察反应。通常沿脊柱全长会出现一条红线。它会迅速消退，而你要观察的是消退的过程。在消退开始时最红的部位，是患者的主要［病变］部位，应当用皮肤笔标记下来。你常常会发现此类患者背部主要部位的线较其他部位更宽。这是由于组织浸润造成的。

“类型2”的骶-枕技术患者在De Jarnette的预治疗后仍会有少许血压偏高。他建议在采用同样的初始体位后：

用牢固的压力足够缓慢地将手指沿脊柱下划。从颈7划至尾骨，应当可以足够平稳地数到十五。在后背有良好光线时，结果会显示出一条发红的线，有些地方亮些，而有些颜色会非常模糊。现在观察这些线的消退。表现为最白的部分就是主要［病变］区域，因为这里是脊柱肌肉极度贫血的地方。这里会比患者全身任何部分的皮肤色淡。

接下来是最后一类骶-枕技术患者(伴高血压者)，De Jarnette要求你先采用同样的初始体位，然后：

用重压沿脊柱缓慢下划，从颈7到尾骨要数到二十。现在观察反应。最白的线是主要［病变］区域。此类患者的血压超过180(收缩压)，最白的部分显得蜡样、色淡，并可能持续数分钟之久。

Korr(1970)描述了这些红色反射现象如何很好地对应低电阻区域，而这些区域又准确地对应痛域减低和有表皮及深层压痛的地方(称为“节段相关性交感神经紧张”)。Korr能够探查到血管强烈收缩的区域，它们与临床精细的手法检查所得的功能失调位置相符合。他提示：

你一定不要去寻找皮肤阻滞skin resistance(或红色反射)与更深层的病理扰乱分布之间的完美对应，因为某一个节段的皮肤不一定在那个节段的肌肉上。以背阔肌为例，由于该肌的神经支配来自颈髓，其肌筋膜紊乱可能是在髋部，但其反射表现会在更高的皮节。

使用一个可以量化的、匀速施压的机械工具，继而测量摩擦刺激引起的皮肤红色的持续时间，Korr可以探查到与临床手法检查所示的功能障碍区相对应的显著的血管收缩区。

可以说，在这些手指向下“划”过脊柱肌肉的过程中，“感觉”组织的机会被忽视了。Morrison(1969)没有忘记这个想法，他对其称为“硬结”技术的描述如下：

将你的手指沿背腰部椎旁下移(从

棘突到旁开2英寸[5cm]之间的任何地方)并停在任何组织感觉起来"更硬"或与正常不同的地方。这些增厚的区域、韧带的紧绷感、肌肉的条索等都反映组织的硬化;它们通常具有保护性,并提示激惹和功能障碍。这些硬化区域一旦被向下触按,几乎总会表现出敏感,提示此处需要治疗。

Morrison用来松解这些挛缩的方法与Lawrence Jones在其应力/反应力体系(又名逆向松弛术,Strain/Counter-strain system,Jones 1981)中所描述的类似。

整骨疗法研究者Cox等人(1983)记录了他们在冠状动脉疾病中触诊发现的骨骼肌肉表现(见第五章中关于易化节段的注释),并描述他们将红色反射作为其检查步骤的一部分(其他方法还包括脊柱节段和肋骨活动范围测试、局部疼痛触诊和软组织质地改变的评估)。他们在研究中发现,作为冠状动脉狭窄的显著预测指标,最敏感的参数是活动范围受限和组织质地改变:

在脊柱两侧区域(胸4和胸9~11)用手指实施"红色反射"皮肤刺激,向尾部轻快地划过皮肤。

患者被随意分为三组。

1级——皮肤刺激后脊柱组织的红斑持续不超过15秒。

2级——刺激后红斑持续15~30秒。

3级——刺激后红斑持续超过30秒。

在此描述中,第3级红斑持续被看作代表功能障碍最强的反应。

Roger Newman Turner(1984)描述了另外的整骨医学/自然疗法研究,Keith Lamont第一个报告了"黑线"现象:

对于整骨疗法医师而言,用脊柱探测仪去发现最活跃病灶的下述现象很常见,在某些患者的脊柱两侧压放上直径约0.5cm的半圆形探测头时,会引发一深蓝或黑色线。由于是用来记录皮肤(电)阻抗的变化,所以探头产生的压力通常非常轻微,但是它对皮下毛细血管网的微小动静脉有一种夹断效应。含脱氧静脉血的毛细血管床的局部怒张导致这种线的出现,随着循环的恢复又会逐渐消失。

有些人认为这种现象与营养素缺乏有关。Newman Turner指出,第一个注意到这种黑线现象的Lamont发现补充维生素E、生物类黄酮复合物以及顺势疗法的磷酸铁可以改变这种缺乏。

Hruby等人(1997)描述了他对这一现象的看法:

红色反射试验可以这样操作,用两个手指保持对皮肤稳固而轻的压力,从头侧向尾侧划过脊柱旁的组织。划过的地方会出现短暂的红斑,又几乎会立即恢复原来的颜色。

如果皮肤红斑持续超过数秒钟,则可能提示该部位存在急性躯体功能障碍。若功能障碍导致慢性组织改变,组织在划过后会迅速变白而且触诊时会感到干冷。

需要注意的是,Hilton法则证实:皮肤及其所覆盖的关节处的肌肉附着点属同一神经支配。Hilton法则指出,支配关节的神经同时也支配活动该关节的肌肉，以及覆盖着这些肌肉的关节附近的皮肤。

解读红色反应

显而易见，在划过脊旁肌肉这一简单操作中有许多值得学习和借鉴的东西。无论 De Jarnette 的预治疗方法是否得到验证都不会改变其在后续望诊中可能包含的智慧——通过施加不同压力并观察红色退变的过程而非红色本身，以此来寻找功能改变的证据。

与此相似，Lamont 关于营养方面的望诊也需要验证，但一些事情不会改变有些患者展示了这种异常“黑色条纹”的事实。在触诊过程中，“有些事情”是否被感觉到或观察到，几乎没有争论。而对它如何解释往往会激发争论。

Upledger、Korr、Hoag、Hruby、Morrison 和 McConnell（还有他们的同事）的望诊方法非常实用，应在已知的功能障碍病例中再次测试其在诊断评估中的作用。

Cox 等人的研究表明，单一的骨骼肌肉评估方法很可能在诊断方面不是足够可靠；然而，当诸如组织质地、活动范围改变、疼痛和“红色反应”都被用上时，这几种方法的共同表现很好地显示了与易化过程可能相关的潜在功能障碍。这也支持第一章中的想法。

反应的更简单应用

有一种不那么复杂的红色反应的应用，比 McConnell 的方法还要早过一个世纪，被用来凸显脊柱的偏歪。将你的手指用力划过脊旁以产生红斑，然后向后站，可以观察到脊柱的轮廓，某些部位的歪斜也能够展示出来。

问题

在这些评估或在其他双侧触诊过程中，你如何确定触诊的四指或拇指在两侧施加了相同的压力？通过比较你甲床的相对变白，可以得到压力一致的提示：甲床是否呈相同的白、粉、红色？

专题练习 7.1 红色反射评估

建议时长：20 分钟

- 做上述各种“划”。
- 将你的手指或探头牢固地沿脊柱近旁向下划。
- 观察“红色反应”及其消退过程。
- 寻找与周围组织相比，受激惹更明显或更少的区域。

使用第四、五、六和八章中讨论的部分或全部方法，再次触诊那些反应剧烈和消失迅速的部位，基于组织的不同来评估你感觉到的是什么。

- 那些似乎高张的组织对这类轻划的反应是否与正常或更松弛的组织不同？
- 你是否注意到在这样划过后变红或变白的地方，敏感度会增加还是并没有什么不同？
- 在这些不同地方，皮肤的“紧张”程度有什么改变？
- 在这些不同地方，（当皮肤滚动或被提起时）皮肤与其下结缔组织的依附程度如何？
- 如果你保持距离去感受躯体，你能发现这些相互形成对比的部位存在温度差异吗？

- 诱发“红色反射”对你的临床是否有任何价值?

参考文献

Cox J, Gorbis S, Dick L and Rogers J (1983) Palpable musculoskeletal findings in coronary artery disease (double blind study). Journal of the American Osteopathic Association 82 (11): 832.

De Jarnette B (1934) Reflex pain. Nebraska City, NB: privately published.

Hoag M (1969) Osteopathic medicine. New York: McGraw-Hill.

Hruby R, Goodridge J and Jones J (1997) Thoracic region and rib cage, in Ward R (ed) Foundations for osteopathic medicine. Baltimore: Williams and Wilkins.

Jones L (1981) Strain/counterstrain. Colorado Springs, CO: Academy of Applied Osteopathy.

Korr I (1970) The physiological basis of osteopathic medicine. New York: Postgraduate Institute of Osteopathic Medicine and Surgery.

McConnell C (1899) The practice of osteopathy. Kirksville, MO: Journal Printing Company.

Morrison M (1969) Lecture notes. Presentation/seminar, Research Society for Naturopathy, British College of Osteopathic Medicine, London.

Newman Turner R 1984 Naturopathic medicine. Wellingborough: Thorsons.

Upledger J and Vredevoogd W (1983) Craniosacral therapy. Seattle: Eastland Press.

专题 8 叩诊和治疗

Leon Chaitow

有很多不同的叩诊方法，下面讨论其中的一些技术(Miller-Keane 和 O'Toole 2006)：

- 听音叩诊：听叩击叩诊板 pleximeter(置于身体表面的塑料之类的材料，或者检查者另一只手指)的声音(沉闷的回声)。这个作法又被称作间接叩诊。
- 叩诊板通常是检查者左手的中指(右利手时)，需要紧紧贴在检查的部位(胸壁、肝区等)以挤出其与躯体间的所有空气。为检查不同部位，叩诊垫可以移动，例如肝脏下缘。
- 用远端指骨(不是指甲)反复敲击，叩诊力量源自手腕而非整个前臂的运动。
- 直接叩诊：即直接敲击躯体表面而不是叩诊垫。这种方式也作为治疗手段在脊椎疗法和触发点叩击治疗中使用，详见后。
- 触觉叩诊是触诊与叩诊的结合，在听觉效果之外还提供触觉。

这种方法的有效性如何？

与现代技术(如超声波成像)相比，类似这种"老式"方法可能被认为应当成为历史了。但下面的实例说明并非如此。

Skrainka 及其同事(1986)报告：

- 由学生、专科医师、资深专家分别在 75 例住院患者身上独立进行肝体测量。此床边检查，在深吸气状态下做触诊、直接叩诊和间接叩诊共三次，操作位置在右侧，距正中线旁开当胸骨全长 1/3 的平行矢状线上。此床旁检查结果除相互间对比外，还与仰卧位深吸气时的超声波探查以及平静呼吸时的放射线扫描结果相比较。
- 我们发现床旁的肝体检查中，直接叩诊的准确度与超声波检查相同，而间接叩诊不够准确。静息状态下的放射线扫描结果较超声波检查有夸大。之前建议的放弃临床肝体检查也许是错误的。

Gilbert(1996)曾报告：

- 在 45 个正常对象、20 个患者身上，就肋缘下肝的触诊、轻叩诊和听音叩诊做了比较。
- 仅用听音叩诊，在一些正常对象身上，肝脏在肋缘下不超过 1cm，所以认为肝脏如果在肋缘下 2cm 或以上属于异常。
- 在患者组，听音叩诊方法检查了 12 例肝脏，有 4 例肝脏和 1 例胆囊积水仅用此法就能查到。
- 同时，听音叩诊中右腹侧的后部发现了一例肾积水。
- 在 12 位患者中触诊检查了肝脏，其中 6 例仅通过触诊就已发现。
- 仅在 6 位患者中用轻叩诊探查肝脏，但对 2 例肝圆顶在胸廓内的压低非常有用。15 例中肝功能测试结果异常。
- 这些结果显示上述方法在检查患者的肝脏疾病时是有价值的。

叩诊声音的“含义”

叩诊作为一种确定器官的位置以及某种程度上器官状态的方法，已经有很长的历史，在东西方传统医学中，其使用有巨大差异。叩诊过程中会听到音域广泛的声音，众多医学课本都有对这些声音的解释，但几乎没有什么比 Robert Hutchinson 爵士(1897)发表于一个多世纪以前、迄今仍在印刷的解释更为彻底。

他描述了使用叩诊检查确定器官边界的具体方法，以及根据单一器官的共鸣确定正常或不正常的变化。例如，在胸腔叩诊中，他描述了声音数量上(从过清音到完全浊音的区间)和质量上(各种鼓音、Skoda 叩诊音、空盒音、破锅音、铃声/钱币叩诊音、空洞音等)的差异。每种声音质量变化依其与检查者得到的其他信息的关系解读后可以具有诊断和预后价值。

声音的变化取决于相关的密实或空洞程度，以及被触诊脏器的形态、介入组织的性质和介入程度，是否属骨骼、肌肉、脂肪或其他软组织，以及受检组织的空气含量，乃至实施叩诊的方式(专题图 ST 8.1 和图 ST 8.2)。

方法

- Hutchinson 建议使用左手的中指作为叩诊板。
- 将之紧贴皮肤放置，以确保没有空气介入其间。
- 然后用右手中指敲击左手中指。
- 在操作过程中，作为叩诊板的手指也可以有效感知被叩组织的抵抗。

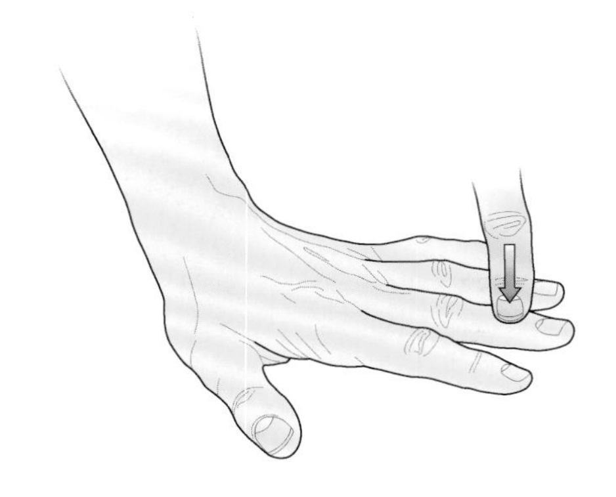

图 ST 8.1 末节指骨位置与受检体表保持水平

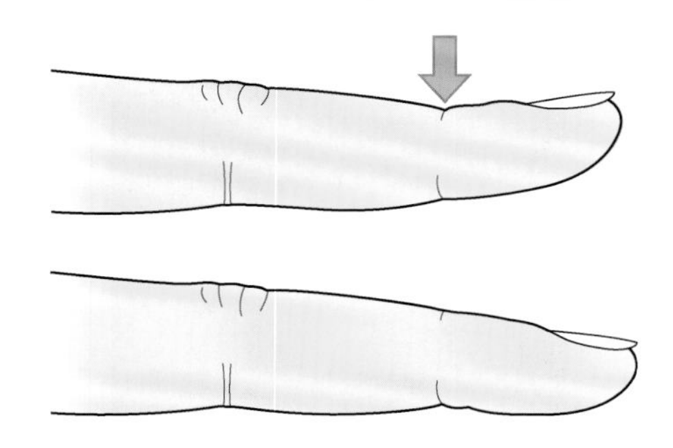

图 ST 8.2 箭头所示位置为欲取得理想的治疗性叩诊效果的最佳叩击点，在此例中用手的豌豆骨部位代替其他手指(Abrams 1910)

用右手的中指指尖叩击(左手中指)中节指骨的背侧。叩击的力量应当来自手腕与手指关节而不是肘部，叩击的手指应当适度弯曲，使得在接触的刹那其末节指骨与掌骨成直角以垂直击打叩诊垫。叩击的手指必须在完成接触后马上抬起，如同钢琴的琴槌在打击后自琴弦回落。在需要更坚固的叩击时可以使用多个手指，但是最好尽可能使用一个手指叩击……在任何情况下，很少有必要做 2~3 次以上的叩击。叩诊时需要注意的是所引发共鸣的音量与音高以及手指感受到的抵抗。

Hutchinson 指出了三条重要的叩诊规则：

1. 首先，要确定连续器官的边界时，从共振区[更空]向少共振区[更实]的移动过程中叩诊保持不变。
2. 其次，叩诊板[手指]的长轴应当与被测边界的器官缘平行，而叩诊的轨迹应与该边缘成直角。
3. 第三，作为叩诊板的手指必须与[被检查的]组织保持紧密接触。

Hutchinson 告诉我们，在腹部叩诊时，听到的音高取决于器官内部含气空间的深度以及外壁的张力，而这两个关键要素对于同一脏器在不同时间会有很大差异。

例如，腹膜腔内游离气体的存在会导致叩诊肝脏或脾脏时的浊音消失。而当发现异常浊音时，我们需要确认该浊音在所有体位都存在还是会随患者变换体位而移动，这在怀疑有不正常水平的液体存在时特别重要，如腹水。他给出了腹部异常扩张的例子，这可能是由于气体、腹水或新长出的东西引起的。肿瘤和液体都会产生沉闷的叩诊音，但当患者体位改变时，液体会流动(声音随之变化)而肿瘤不会移动。

专题练习 8.1　练习通过叩诊确定肝脏的上下边界

建议时长：10~12 分钟

为感觉肝脏的浊音，建议被触/叩诊的人在叩诊前面时采仰卧位，在叩诊后面时采用坐位或站位。

- 从第二肋开始向下叩击以得到良好的肺音。
- 从一个肋骨叩击到另一个肋骨，直到听到比较浊的声音，然后从肋间隙到肋间隙地重复，这次不在肋骨上。
- 以这种方式沿乳头垂线、腋下线和肩胛线向下叩击。
- 在中线上，肝浊音的上限不能与心浊音相区别。
- 要把它画出来，可以从心尖搏动处向心脏右界与深层肝浊音的交角画一条直线。
- 肝浊音的上限沿胸部形成一条几乎水平的线。
- 在确定肝浊音的下缘时，采用非常轻的叩击并向上移动。
- 肝脏下缘的确切位置不固定，一般位于肋缘与乳头垂线的交汇处。但也可能在没有任何脏器病理改变的情况下高过或低于这一位置很多。
- 在叩击未被肺覆盖的肝脏表面时，注意感受器官产生的一定程度的抵抗或称回弹。其正常值只能通过反复实践领悟。
- 当器官增大或有淤塞时，其对叩诊的抵抗会增强，这是由于它更紧密地贴附在胸壁上。
- 依上所述叩诊肝脏——你能确认其边界吗?

治疗性叩诊

叩诊是值得更广泛应用的一种触诊形式，而在获得叩诊技术后使用治疗性叩诊则是一种自然而然的扩展。下面描述其内容。

骨科/神经科叩诊

在骨科的诊断中，某些神经问题有赖于使用叩诊做初步评估。例如 Tinel 征（神经干叩击征，译者注）可以在任何可触诊到的神经根、神经干、臂丛神经束或周围神经上引出。

在腕管综合征的病例中，Tinel 试验是通过沿正中神经的腕部循行线叩击。如果叩击神经时手指刺麻感加重，则为阳性。

脊椎疗法

叩诊多年来已被用作手法治疗和诊断的手段。第一个明确的重要研究来自 Albert Abrams（以"黑盒子"闻名），其巨著《脊椎疗法》首发于 1910 年（Abrams 1910）。该书的序言告诉我们：

在脊椎疗法中，机械振动的使用扮演了一个重要的治疗角色。在熟悉使用脊柱叩诊方法的人手中，它是易于掌握又实用有效的。

Abrams 描述了他如何应用叩诊力量：

在做简单叩诊时，用一块约长 6 英寸（15cm）、宽 1.5 英寸（4cm）、厚 1/4 英寸（0.5cm）的软橡胶或油毡作为接受打击的叩诊板，并用一个带大块橡胶头的叩诊锤实施叩击……也可以用手指关节叩击棘突，或者更好的办法是用几个手指作叩诊板而用握紧的拳头进行叩击……（理想状况下）油毡片放在将被叩击的单个或多个棘突上，并用锤在叩诊垫上完成一系列短速、有力的叩击。自然的，这些叩击会在某种程度上震动到病患，但除此之外不会引发任何不适。

注意：Abrams 的用力程度和工具都是不可取的——它们仅仅是出于历史兴趣而被引用。

若干年后，Johnson（1939）描述了使用手或机械装置来实施叩诊震动，"它们只有在足够快时才有效。"

脊椎疗法（脊柱叩诊）

禁忌证：

- 骨质疏松。
- 恶性肿瘤。
- 治疗部位存在感染。
- 治疗部位近期受到创伤。
- 叩诊治疗时发生疼痛。

为了通过脊椎途径刺激内脏器官，直接叩击技术长期以来为整骨和整脊医师所使用。美国在过去的一个世纪形成了多种叩诊方法（Abrams 1910）。作为有效的手法体系，将中指放在单个（或多个）棘突上，同时用另一只手在其上作一系列快速弹击式的打击。这种方式被称为脊椎疗法（pondylotherapy，Johnson 1939）（专题图 ST 8.3）。

每秒钟重复 1～2 次叩击。脊椎治疗的叩诊一般在相邻 3～4 个（或者更多的）椎体上实施。这种治疗的一个实例是，针对肝脏的功能异常，从胸五棘突向下到胸九按上面的描述实施叩诊。治疗仅适用于触诊施压有疼痛的区域。类似地，在胸十、十一、十二棘突的叩诊可以刺激肾脏的功能。

为了用脊柱反射刺激器官或组织，叩诊只需要很短的时间：15～30 秒，

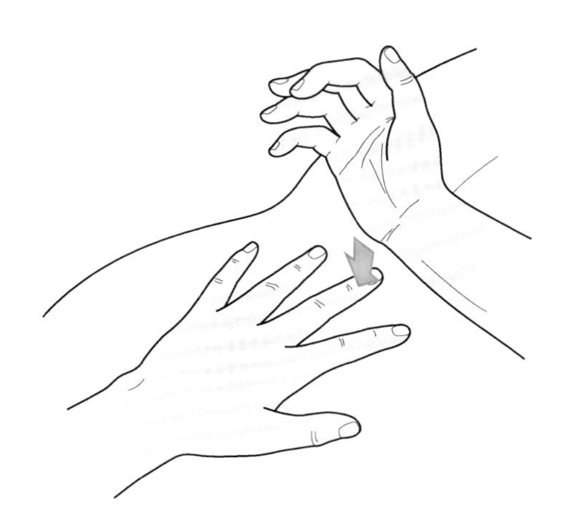

图 ST 8.3 起反射作用的叩诊——脊椎疗法

重复 3~4 次,大约 4~5 分钟。轻微的症状"闪现",以及治疗区域的敏感性增加,通常表明已经达到了预期的刺激程度。

为了抑制相应功能,或产生局部血管扩张,Johnson(1939)建议反复叩击,要重复一段时间,以使反射疲劳。

触发点叩诊技术

据 Travell 和 Simons(1992)的说法,触发点可以经由一系列叩击而得到有效治疗。他们指出:

1. 肌肉应当被拉长到产生被动抵抗的程度。
2. 医师或患者使用橡胶锤或叩诊锤在精准的触发点位置击打 10 次左右。
3. 应当低速操作,不要超过每秒一次,也不低于 5 秒一次,较慢的速度可能更有效。

Travell 和 Simons 认为这种方法可以替代拉伸下使用间歇性冷刺激(冷喷和拉伸)的方法。

他们列出的使用叩诊方法最有效的肌肉包括股四头肌、肱桡肌、指长伸肌和腓骨长、短肌。

注意:特别提示,腿前部和后部的肌肉不适合用叩击的方法治疗,因为肌肉内的出血可能引发筋膜间室综合征。

中医叩诊

禁忌证:

- 急性病。
- 严重的心脏病。
- 肺结核。
- 恶性肿瘤。
- 出血性疾病。
- 接触部位有皮肤病。
- 营养状况不好,如营养不良或虚弱。

中医对于叩诊的研究极大地增加了我们关于这些方法潜力的认识(Zhao-Pu 1991)。在中医(TCM)里面,这些叩诊方法被包含在广义的"穴位按压"中。

Zhao-Pu 指出:"穴位按压是基于与针刺相同的理论,并使用同样的腧穴和经脉。该技术的治疗效果在于调节和恢复被阻塞的功能。"这些功能(以及假设的能量输送)包括"刺激血液循环……和提高神经传导。"

中医的叩诊技术包括了三种不同方式。

1. 用拇指和食指支撑,使用中指做单指叩击。
2. 用拇指、食指和中指在一起的三指叩击。
3. 用拇指和其他四指在一起的五指叩击。

中医叩诊的力度也分为三级。

1. 轻　涉及的是起自腕关节的手部动作。
2. 中　腕关节严格固定，动作从肘部发出。
3. 重　腕关节固定，动作从肩部和上臂发出。

每天、隔天或 3 天一次治疗，20 次为一疗程，患者通常会接受 3 个或更多疗程。

Zhao-Pu 描述了叩击法对瘫痪和出生时大脑损伤患者的显著疗效。他指出：

> 研究基于对出生时脑损伤患者经穴位按压（叩击和按压技术）治疗前后的脑血流对比。应用扫描技术检测通过脑循环的短半衰期放射物质；经28～60 次穴位按压治疗后，将近 1/3 的患者有局部脑血流的增强。

这种方法不会产生即时的效果，而是试图影响并逐渐地利用患者组织中潜在的恢复和改善能力。欲了解更多有关东方体疗方法的信息，强烈建议参考孙承南主编的《中国推拿完全手册》（complete manual of Chinese therapeutic massage）（在很多方面与神经肌肉疗法呼应）（Chengnan 1990）。

参考文献

Abrams A (1910) Spondylotherapy. San Francisco, CA: Philopolis Press.

Chengnan S (1990) Chinese bodywork. Berkeley, CA: Pacific View Press.

Gilbert VE (1996) Detection of the liver below the costal margin: Comparative value of palpation, light percussion, and auscultatory percussion. Southern Medical Journal 87 (2): 182–186.

Hutchinson R (1897) Clinical methods. London: Cassel and Company.

Johnson A (1939) Principles and practice of drugless therapeutics. Los Angeles, CA: Chiropractic Educational Extension Bureau.

Miller-Keane and O'Toole MT (2006) Miller-Keane Encyclopedia and dictionary of medicine, nursing and allied health, revised reprint, 7th edn. Philadelphia, PA: Saunders Philadelphia.

Skrainka B, Stahlhut J, Fulbeck CL, Knight F, Holmes RA and Butt JH (1986) Measuring liver span. Bedside examination versus ultrasound and scintiscan. Journal of Clinical Gastroenterology 8 (3/1): 267–270.

Travell J, Simons D (1992) Myofascial pain and dysfunction, vol 2. Baltimore: Williams and Wilkins.

Zhao-Pu W (1991) Acupressure therapy. Edinburgh: Churchill Livingstone.

专题9 关节内运动(Joint play)/"终末感"/活动范围:分别是什么?

Leon Chaitow

*关节内运动*是指组成关节的骨骼之间特定的活动,指关节面之间离开(在牵拉的时候)或平行移动(又被称为横移或横向滑移)。此类运动在某种程度上可能存在于多数关节,仅受软组织的弹性的限制。这些软组织的任何长度变化都会自动改变关节活动范围——又被称为"松弛"度。

关节分离或者"牵拉程度"

以下等级用于描述关节面间分离的范围:

- 当牵拉力作用在关节(与关节面垂直)造成轻微的分离,仅仅消除了关节周围组织内在的压力时,这被称为Ⅰ级牵引。
- 当分离进一步消除了周围组织的"松弛"并使之紧张时,被称为Ⅱ级牵引。
- 试图或者已经使周围的组织受到拉伸,属于Ⅲ级。

滑动或横移

当关节面之间发生滑移时,关节面处于相互平行状态(又称"滚动滑移")(见专题图ST 9.1)。

在任何给定的时间点,只有关节的一部分能够沿与其对应的关节面平行移动。这是因为关节面从来都不是完全平整的,任何时候只有一部分与其他平行(技术上这被描述为由于关节面的不一致)。

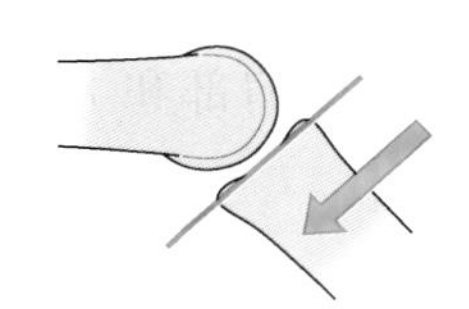

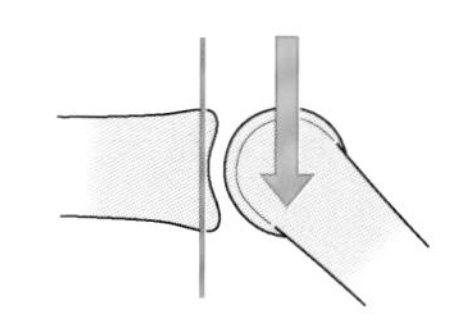

图ST 9.1 骨的平行错位涉及横向滑移(据Kaltenborn)。骨沿与治疗平面平行的方向移动,直至关节周围的组织被拉紧(Ⅱ级)或跨越关节的组织受到拉伸(Ⅲ级)

这种滑动同样可以分级:

- Ⅰ级滑动涉及松弛被消除,以及作为横移障碍的软组织被一定程度地拉紧。
- Ⅱ级滑动涉及继续横移时这些软组织实际上被拉伸(或尝试被拉伸)。

凹凸原则

这是Kaltenborn(1985)描述的关于关节面凸凹的一个重要原则。它指出:

- 当一个凹面相对另一个表面运动时,其滑动的方向与骨的运动方向一致。这就是说,运动的骨和关节的凹面在运动轴的同一侧(专题图ST 9.2)。

但是:

- 当一个关节的凸面滑动时,骨移动的方向与滑动的方向相反。这就是说,移动的关节面与骨分别在旋转轴的两侧。

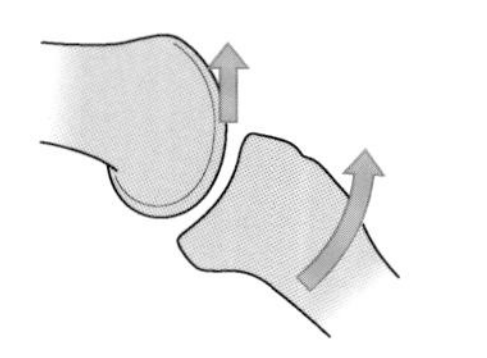
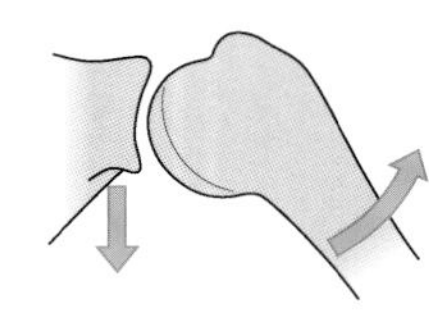

图 ST 9.2 关节内滑动的方向取决于涉及移动的关节面是凹面还是凸面。当关节凹面发生滑动时，它与骨的活动方向一致（图左），而当关节凸面发生滑动时，其方向与骨的活动相反（图右）（据 Kaltenborn）

因此，当有一个经由关节内运动仔细评估而确定的关节受限时，了解相关关节的形状至关重要。

- 对于凸面关节（如肱骨头），为了增加或改善关节活动范围，治疗师需将骨按与受限相反的方向移动。
- 对于凹面关节（如尺骨近端），为了改善关节活动范围，需要将骨按与受限一致的方向移动（专题图 ST 9.3）。

关节内运动的重要性

在 Kuchera 和 Kuchera（1994 年）讨论距下关节的例子中，我们可以清楚地看到关节内运动对身体的重要性。他们说，由于“跗骨间关节的协调，决定力在足部骨骼和软组织的分布”，因此称距下关节为“减震器”。

Mennell（1964）生动描述了这种减震的潜力：

它最重要的运动是距骨在跟骨上的摆动，并完全独立于自主肌肉收缩。正是这一动作承担了从脚趾上来的所有的压力和拉力，同时也避免了踝关节产生大的损伤。无论是在足趾离地还是足跟着地的阶段，也无论是在正常的行走，还是有异常应力的清况下……若不是因为距下关节的不自主摆动，踝关节的骨折和脱位会更为常见。

类似的减震潜力也存在于骶髂关节（IS），当它消失时，例如发生了关节融合，会导致骶骨骨折（Greenman 1996）。

建议：

1. 参阅第八章中有关骶髂关节闭合的“形态与力”。
2. 参见第十四章中 Smith 的观点，他声称“基础性的关节”不能自主活动。

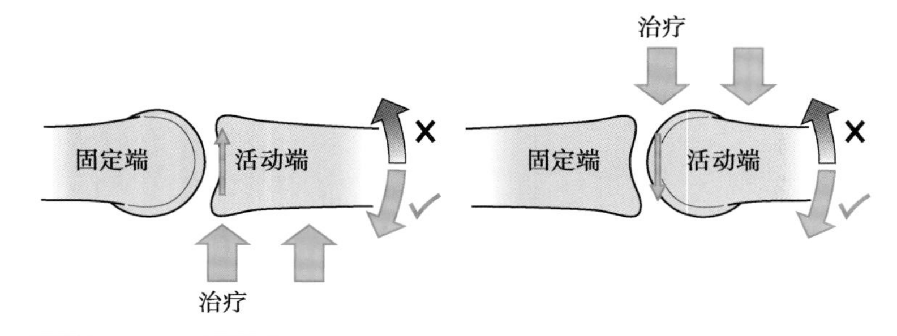

图 ST 9.3 此图展示了当骨在固定结构上活动时的“凹凸原则”。左图：关节面为凹陷（如胫骨、尺骨或指骨）。若活动端骨向上受限（图中灰色箭头方向），治疗中滑动激活的方向也向上（图中两个大箭头所示）。图右：活动端的骨具凸起关节面（如肱骨头、股骨或距骨）。若向上活动受限（灰色箭头所示），治疗中滑动激活的方向应向下（大箭头方向）（据 Kaltenborn）

阻碍

所有的关节都有“正常”的活动范围,要了解异常的受限或过度活动,触诊应当检查关节活动范围。在关节活动范围的终末,会有一种特殊感觉,这被称为“末端感觉”(专题图ST 9.4)。

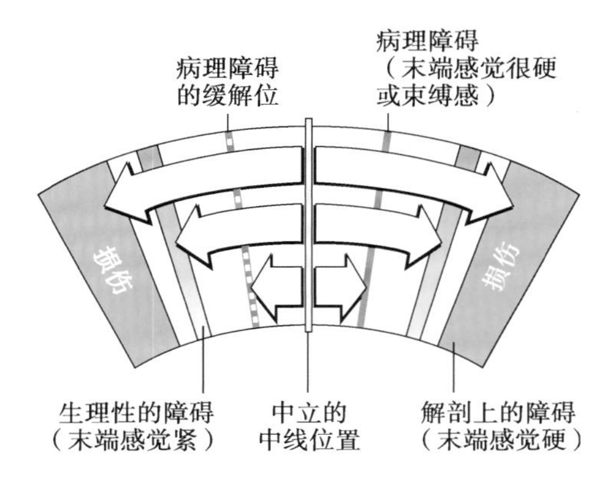

图 ST 9.4　运动范围的示意图显示了正常的限制性障碍(解剖和生理的)、病理性障碍以及最大放松位置。上述情况下每种“末端感觉”的性质差异很大

- 当一个关节主动或被动地达到其正常活动范围的极限时,会感受到一个抵抗位,关节即达到其生理性阻碍。这时会有一种紧的(firm)但不难受的末端感觉。
- 在达到阻碍之前,可能会开始感到自由活动范围的结束。在整骨疗法中这被称为“障碍的羽毛缘 feather-edge of the barrier”,在这里自由活动消失了,需要一定发力来使关节继续运动(见第五章,练习 5.15 的相关内容)。
- 从本质上讲,一旦在评估/触诊中感受到自由活动的第一个阻碍,就已经通过了该阻碍,而周围组织已承受了负载。
- 如果活动超过了“轻松”的生理性阻碍达到绝对极限,即达到了解剖阻碍。这时会有坚硬的终末感,任何超出这个限制的活动都可能导致损伤或不良刺激。
- 如果任何原因使得活动范围内出现了抵抗,那么在这个方向上的主动或被动运动就会遇到某个病理性阻碍。

如果受限的原因涉及骨间变化(如关节炎),则末端感觉是突然或生硬的。如果——更常见的——受限涉及的是软组织的功能异常,末端感觉会是一种相对软的感觉。参见专题 6 中 Kappler 和 Jones(2003)的观点。

Kaltenborn 总结了如下这些正常的末端感觉变化:

- 正常的软性末端感觉源于软组织挤压(如膝关节屈曲时)或软组织拉伸(如踝关节背伸时)。
- 正常的紧的末端感觉源于关节囊或韧带的牵拉(例如,内旋股骨)。
- 正常的硬性的末端感觉在骨与骨接触时产生,如伸直肘关节时。

而病理性末端感觉可能包括下列一些变化:

- 当瘢痕组织限制了活动或有短缩(致密或纤维化)的结缔组织存在时,就会有相对牢固、缺少弹性的感觉。
- 当肌张力升高限制活动时会有弹性的、不那么柔软的末端感觉。
- 由于剧烈疼痛(骨折或活性炎症)或

心理因素,患者在真正末端感出现前终止活动(或要求终止活动)时会产生空的感觉。

活动度过高的关节

活动性增加的韧带和肌肉不能给予关节足够的保护,因此不能防范达到超限的活动范围。离开这种稳定性,就会产生过度使用和伤害性应力,肌肉的过劳将不可避免。Janda(1984)在其经验中观察到:“在普遍具有过高活动度的种族中,存在着广泛的肌肉和肌腱痛,而典型背痛和坐骨神经痛则少见。”

逻辑上,具高强度工作效率的肌肉扮演了“假韧带”的角色,从而导致肌腱劳损和肌肉功能障碍,在自身已经减弱的情况下增加了拮抗肌的张力,这会导致已经复杂的不平衡更加复杂化,包括运动模式的改变(Beighton 等,1983)。

当你发现异常阻碍时该如何做?

触诊检查活动受限的目的之一是通过展现不同方向上的活动范围以确定受限的程度。另一个目的是通过确定末端感觉的软硬并结合其他因素来判断受限的性质。

某些手法在使用各种技术增加活动范围之前先处理病理阻碍——譬如说将阻碍向后推。这可能包括如肌肉能量技术(MET)中利用主动肌(缩短的肌肉或肌群)或其拮抗肌的等长收缩,或者整脊或整骨治疗中用到的主动高速扳推(HVT)矫正/手法,以及利用长杠杆或关节内运动技术等。

另一个不同的途径是向与受限方向相反的方向运动,离开导致受限的阻碍。如功能整骨技术中的逆向松弛术(Strain/Counterstrain)(参见第五章)。

无论使用何种方法,都必须知道如何在“感受”任意方向上活动范围的终点时,不会进一步刺激已经敏感的组织。通过在正常的组织和关节上练习会更容易识别受限。Kaltenborn 指出:“观察和感受运动的质量在手法治疗中具有特殊的意义,因为正常状态的微小改变经常可能是正确诊断的唯一线索。”

主动和被动运动

如果疼痛出现在两个无痛活动之间的一段范围内(主动或被动),这段伴有疼痛的区间被称为疼痛弧。在疼痛弧中对正常轨迹的偏离是逃避的一种策略,具有重要诊断价值。

作为一个原则,主动活动是为了检查所有的解剖结构和患者活动该区域的心理意愿。被动活动只检测非收缩性的组织,将此类活动与公认的标准以及对侧的相应关节作对比。末端感觉、疼痛弧、短缩的肌肉、受限或过度的关节功能都可以通过这种方式评估。一般来说,被动活动会比主动活动达到更大的活动度。

第八章中的许多练习会帮你提高“读取”终末感的技术。

专题练习9.1　近端胫腓关节的关节内运动评估

建议时长:3~4 分钟

- 你的触诊对象应当仰卧并屈膝屈髋,这样脚掌可以平放在检查床上。

- 你坐在患者足趾上以将其足固定在床上。
- 用一只手的拇指与食指捏住腓骨头，另一只手牢牢握住髌骨下方的胫骨。
- 要小心避免在腓骨头的后面施加过多的压力，因为那里有腓神经穿过(Kuchera & Goodridge 1997)。
- 用另一只手的拇指叠放在置于腓骨前面的拇指上，以增强力量。
- 用伴有微小曲线的腓骨前后移动(例如，不是笔直地向前、向后移动，而是向后时略向下弯然后向前时略向上弯，其角度约30°)来判断关节是否可以在每个方向上自由滑动。

如果在任何方向上发现受限，在活动范围末端有节奏地、重复又柔和地弹动腓骨将可以恢复正常的关节内运动。

值得注意的是，当腓骨头向前滑动时，腓骨远端(外踝)会有自动的向后运动，而腓骨头向后滑动会导致腓骨远端前移。因此，腓骨远端的活动受限会影响近端，反之亦然。

- 你能够感受到滑动吗？

参考文献

Beighton P, Grahame R and Bird H (1983) Hypermobility of joints. Berlin: Springer Verlag.

Greenman P (1996) Principles of manual medicine, 2nd edn. Baltimore: Williams and Wilkins.

Janda V (1984) Low back pain – trends, controversies. Presentation, Turku, Finland, 3–4 September.

Kaltenborn F (1985) Mobilization of the extremity joints. Oslo: Olaf Norlis Bokhandel.

Kappler RE and Jones JM (2003) Thrust (high-velocity/low-amplitude) techniques, in Ward RC (ed) Foundations for osteopathic medicine, 2nd edn. Philadelphia, PA: Lippincott, Williams and Wilkins, pp 852–880.

Kuchera M and Goodridge J (1997) Lower extremity, in Ward R (ed) Foundations for osteopathic medicine. Baltimore, MD: Williams and Wilkins.

Kuchera W and Kuchera M (1994) Osteopathic principles in practice. Columbus, OH: Greyden Press.

Mennell J (1964) Joint pain. Boston, MA: T and A Churchill.

第八章　关节的触诊和评估（包括脊柱和骨盆）

Leon Chaitow

在开始探讨关节触诊和评估之前，有必要反思一下几位整骨疗法权威的建议。他们的话旨在让我们跳出一些理所当然的观念……尽管这些建议一旦被思考和接受，很可能也变成理所当然！

Kappler 和 Jones（2003）曾试图定义我们关节评估时感受到的限制性阻碍的性质：

在遇到阻碍点时，有必要增加力量，并伴有距离缩短。如果将"阻碍"理解为需要用力推才能克服的一堵墙或刚性障碍物，那么它可能具有误导性。当关节遇到阻碍时，肌肉和筋膜的紧缩会抑制进一步的运动。我们是在对抗牵拉受限，而不是推到某些解剖结构上而受阻。

Mitchell（1998）做了一个同样发人深省的观察：

将关节运动受限视为肌肉紧绷造成的有助于恢复关节活动。

无论受限的原因是什么……基于"短肌"模式的治疗通常在消除障碍并恢复正常活动范围方面有完好的效果，即使障碍源于非肌肉因素。

在过去一个世纪或更长的时间里，许多整骨疗法、矫形外科、整脊医学的教科书都详尽地介绍了关节功能的完整性或功能障碍的评估。本章的目的不是要重复这些信息，而是总结部分关节触诊的要点，为"正常"的运动范围可能是什么及其评估方法提供指南。

另外会涉及一些新颖的系列评估方法，以及在骨科医学背景下开发的一种方法，该方法声称可以评估个体当前结构适应潜能的程度（Zink 和 Lawson 1979）。

认真学习关节触诊的学员应当另外寻找描述更全面的关节评估方法，同时学习第九章中 Whitney Lowe 论述的整骨疗法的评估。

观察、触摸、主动和被动测试

关节功能障碍可以通过三种方式表现出来，所有这些都是组成完整骨骼肌肉系统评估的一部分：

1. 望诊。
2. 触诊。
3. 功能测试（分为主动活动和被动活动）。

在之前的章节里我们已经看到了那一系列有用的筛选方法，它们被用来揭示肌肉短缩（例如，第五章中姿势肌的筛查）或肌内改变（诸如 NMT 评估、Nimmo 方法等）的证据。

Mitchell 等人（1979）进一步提供了有用的指导，说明了获取信息的简明方法，如应当关注哪里，或哪里需要更细致的检查。这种方法是必要的，因为在任何正常的会诊检查中，显然不可能覆盖每个肌肉、关节和测试。正如 Mitchell 所说："目的……是识别一个或多个身体区域，这些区域应该得到更详细的评估。"

注意

下面的每一部分和编号练习都可以看作练习和提高触诊、望诊技巧的良好机会。注意，这里并未涉及所有的关节及其功能，因为本书并未提供结构与功能分析的详细指导，而是提高它们所需的技巧。

症状

在触诊和评估功能障碍时，很重要的是确定什么能减轻症状、什么使症状加重，因为这可能说明了一些模式如何"承载"和"卸载"生物力学和神经生理学的特征，这些特征出现了许多症状。

患者自己关于什么能减轻和加重症状的观点以及治疗师检查出的受限与异常组织状态所在的位置,还有在标准测试和触诊中发现的功能障碍,所有这些应结合病史一起形成临时判断该受检功能障碍性质的基础。此一判断并非意味着已经作出了诊断,只是基于主、客观证据给出了一个可行的假说。

重复很重要

在进行评估时(例如,测试一个肩关节的内旋),如果一个特定的动作未引发任何症状,那么多次重复同一动作也许会有用。正如Jacob 和 McKenzie(1996)的解释:“标准的活动范围检查和骨科测试并不会充分探查到一个特定患者的特殊动作和(或)体位是如何影响脊柱(或身体其他部分)的力学机制和症状的。”

也许众多检查和测试的最大限制是假设每个测试动作只需要执行一次,就可以了解患者的抱怨是如何反应的。重复动作产生的效果或者保持不同时间的姿势,也许才最接近“真实世界”发生的情况。

评估时应当检查那些与姿势和体位、功能或动作相关的症状。要把功能与相关动作的质量、对称性以及活动范围(和质量)一起评估(见第九章和第十章)。

任何评估都需要考虑受检者的性别、年龄、体型和健康状况,因为所有这些因素都会影响与“标准”的比较。还应当注意动作对症状的影响(在做特定动作时它会或多或少地造成伤害吗?),以及动作显示的功能正常的程度。

练习 8.1　患者的望诊

建议时长　10 ~ 12 分钟(随着练习减至 3~5 分钟)

观察你的触诊对象缓慢和轻快地行走,寻找:

1. 正常和等距的步幅。
2. 观察从足跟到足外侧、再到跖骨关节、直到大趾推离时的重心转移。
3. 下肢内旋或外旋的征象。
4. 髋、膝、踝的正常屈伸。

在负重足迈步的过程中,要特别注意足弓是否发育良好。

正常的步态应当包括下列条件:

- 体重均匀地承载于每只脚上。
- 骨盆实际上是水平的,正常可以有轻微的摆动(多见于女性)。
- 从后面观察时,脊柱应当弯曲,如波浪式地从一侧移向另一侧,最大幅度在中腰段。
- 胸腰椎交界处应始终位于骶骨上方(参见本章后面有关长/短腿的注释)。
- 手臂的摆动始于肩部并几乎不伴有头的运动。
- 手臂位置不对称。
- 肩上部的稳定肌应当处于松弛状态。

总体上你应当寻找:

1. 不对称的模式、僵硬、任何摇晃或跛行的倾向。
2. 两侧膝、踝对称水平。
3. 不对称的形态——瘢痕、瘀青等。

Lewit(1992)建议倾听患者行走时发出的声音。他还指出:“当患者闭上眼睛,用足尖或足跟行走时,更容易发现特定的缺陷,应当根据需要做这些检查。”

总是要评估患者典型的工作姿势。

一些肢体语言暗示着未解决的或躯体化表达的情绪问题,尝试读懂它们——害羞/沉默、外向、“军姿”、沮丧或其他根深蒂固的姿势。

记录所有的发现。

练习 8.2　姿势望诊——后面和侧面

建议时长　10 ~ 12 分钟(随着练习减至 3~5 分钟)

接下来从后面观察姿势,注意以下:

练习 8.2　续

- 头的平衡(耳廓是否在同样高度?)。
- 颈和肩的对称性。
- 两肩胛骨的水平。
- 任何脊柱的侧弯。
- 下垂的两臂与躯干的距离。
- 腰部皮肤褶皱的水平(它们是否对称?)。
- 臀纹(它们是否与地面等高?)。
- 形态学改变。

然后检查侧面:

- 脊柱前后曲度的正常性。
- 头部相对躯干的位置。
- 腹部的下垂。
- 翼状的肩胛骨。
- 双足的角度。
- 形态学改变。

将所有发现记录并制图。

练习 8.3　姿势望诊和脊柱的活动范围

建议时长　10~12 分钟(随着练习减至 3~5 分钟)

然后从前面看姿势和对称性,观察并记录下述部位,评估其是否对称:

- 站姿(足的位置)。
- 髌骨高度。
- 肋骨间的角度。
- 锁骨。

接下来再次评估侧面:

- 头/重心通过身体了么? 在体前还是体后?

要求该人向后仰——活动范围应该约为 35°,并在腰骶交界或胸腰交界(当活动度增加时)处有明显的弯曲。

膝关节伸直的情况下前屈的正常范围大约为 60°。

腘绳肌的短缩会影响这个测试,所以坐位前屈可以更准确地评估腰椎的灵活性。

侧倾,要特别注意不要伴随前屈或后伸,每侧应当可达到 20°的范围。

注意,根据 Lewit(1992)的研究,过度活动的腰椎在放松站立时表现为过度前凸,而在放松坐着时则表现为过度后凸。

记录所有的发现。

练习 8.4　触诊髂嵴高度

建议时长　2~4 分钟

患者背部对着你赤足挺身直立(你的双眼在其髂嵴水平)。

双脚略微分开,踝关节在髋臼正下方[足跟相距 10~15cm(4~6 英寸)],足趾朝正前方。

将食指的桡侧缘(掌心向下)放在髂嵴的下方并用力向内上方推直至达到髂嵴。

如果你的双手在同一水平,则双下肢在解剖上是等长的。

如果不在同一水平(同时没有髂骨旋转或脊柱侧弯),则可能存在解剖上的下肢不等长(参见本章后面关于下肢不等长的讨论)。

在短侧的足跟下放一本薄的书,使腿的长度相等,直到骨盆嵴高度对称,这样就可以进行以下测试(如下)。

- 是否有解剖上的下肢不等长?
- 你是否能够通过“增长”短腿平衡两侧髂嵴的高度?

练习 8.5　触诊髂后上棘的位置

建议时长　2~3 分钟

通过触诊腰骶窝下的骨性突起可以评估髂后上棘(PSIS)的位置。可以触诊其对称性。

一侧是否相对另一侧处于前或后的位置?

如果一侧髂后上棘相对于另一侧偏前移,则存在下面两种短缩中的一种:

练习 8.5　续

- 同侧的外旋肌群，可能包括髋关节未屈曲时的髂腰肌、股方肌、［上和（或）下］孖肌和［内和（或）外］闭孔肌，以及髋关节屈曲时的梨状肌。或者
- 对侧内旋肌群，可能包括臀中、臀小肌和腘绳肌（髋关节未屈曲时），或者大收肌和腘绳肌（当髋屈曲时）。

向后错位表明缩短的模式可能正好相反。

- 当你触诊时，一侧髂后上棘是否高于或低于另一侧？

下行错位可能涉及腘绳肌短缩、髂骨或耻骨功能障碍。

记录一侧髂后上棘是否相对另一侧前移或后错，高或低。

关于骶髂关节触诊评估的思考

在实践中，骶髂关节明显受限后可能会——或者不会——表现出疼痛（Freburger 和 Riddle 2001）。因此不能假设运动功能障碍/限制的测试（见下文）可以确定疼痛的来源，也不能被假设类似的疼痛刺激测试（一些此类测试在第九章中描述，但不适用于骶髂关节）可以确定的运动功能障碍（Laslett 2008）。

目前的证据表明单次测试不足以诊断骶髂关节的功能障碍，因此应当进行一组测试（如练习 8.6、8.8、8.10A 和 B），至少一个结果是阳性，则意味着存在活动受限/功能障碍（Robinson 等，2007）。

练习 8.6　站立屈曲试验

建议时长　3 分钟

你的触诊搭档用上面练习 8.4 的站立姿势（即在发现有不对称时用薄书垫在短腿一侧以保持两侧髂嵴在同一水平）。将你的两拇指牢固地放在髂后上棘下的斜面上。让搭档保持膝关节伸直的同时弯腰向前摸足趾，你触诊的拇指保持在髂后上棘的相同组织的位置上（图 8.1）。

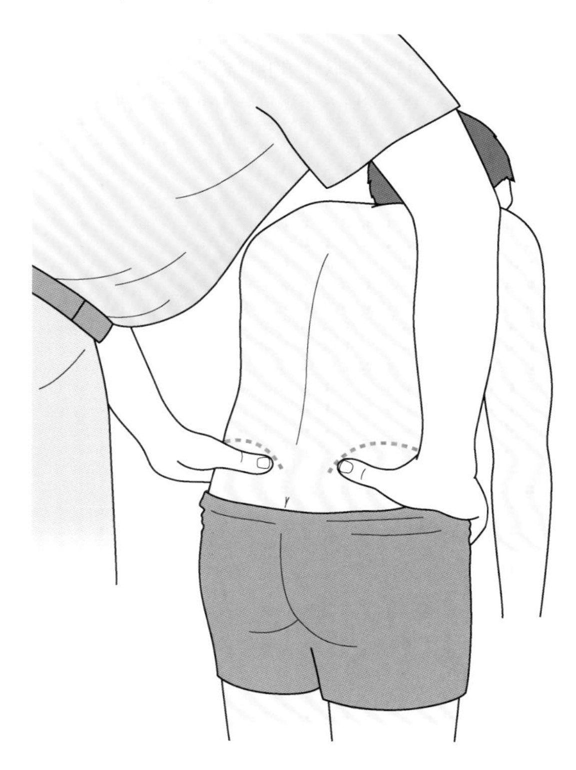

图 8.1　检查骶髂功能障碍的站立屈曲试验。弯曲过程中受限的一侧伴随拇指移动

你的两个拇指有移动吗？

你应当观察，特别是在屈曲快结束时，一侧髂后上棘较另一侧向前上方“移动”得是否更多。

如果在屈曲过程中一个拇指向前上方移动了更长的距离，这意味着该侧的髂骨被“固定”在了骶骨上（或者对侧腘绳肌短缩，或者同侧腰方肌短缩：因此应当在站立屈曲试验前评估所有这些肌肉，如第五章所示）。

练习 8.6　续

> **注释**
>
> 如果两侧的腘绳肌都过短,就可能产生假阴性的屈曲测试结果,由于肌肉短缩限制了屈曲的能力,从而妨碍了髂骨活动的准确评估。

Lee(1999)会在屈曲结束时要求患者挺直腰再后仰以伸展腰椎,“正常情况下,双侧髂后上棘会同时向下[尾端]移动。”

站立屈曲试验可以显示“髂骶功能障碍(iliosacral dysfunction)”,由于站立时下肢肌肉决定了骶髂关系,该影响在患者坐位时消失(见下面练习 8.8)。若坐位测试仍为阳性则显示有“骶髂功能障碍(sacroiliac dysfunction)”(即,以拇指运动为指征,坐位屈曲时发生髂后上棘运动不对称)。

- 在站立屈曲时,你的拇指是否对称地移动?
- 如果存在功能障碍,是在哪一侧的骶髂关节?

> **注释**
>
> 站立屈曲试验(上面)和“鹳”立试验(见下面练习 8.10)都仅适用于展示骨盆的哪一侧最不正常、受限或活动度下降。它们并不证明发生了哪个种类的功能障碍(无论是髋骨的前旋或后旋、内翻或外翻,或其他)。
>
> 功能障碍的性质需要用其他方法评估,下面会介绍其中一部分。

练习 8.7　站立屈曲试验中观察脊柱旋转侧弯

建议时长　2~3 分钟

当一个人站立并完全屈曲时,你应当移动到一个可以直视脊柱(向下看脊柱)的位置,以观察椎旁组织(竖脊肌)的对称性。

记录你的发现,并与患者随后坐位时(练习 8.9)的证据相比较。

Mitchell(1998)建议:

- 如果脊柱一侧椎旁组织更显饱满,这可能是脊柱旋转侧弯的表现,因为该侧的横突向后移了。
- 如果这种情况在站立位比坐位更明显,则肌肉(腿/骨盆的姿势肌)的紧张/短缩可能是主要原因,而脊柱旋转侧弯则是一种代偿特征。
- 然而,若坐位屈曲时椎旁组织有更明显的饱满感,则脊柱旋转侧弯可能是主要原因,而骨盆不平衡与姿势肌短缩是代偿的。
- 如果站立和坐位屈曲时单侧饱满感表现相同,则脊柱旋转侧弯是主因(类似脊柱侧弯),而没有腿部肌肉代偿。
- 屈曲过程中椎旁肌肉的“饱满感”是否增加?
- 若是,根据上述 Mitchell 的指导,这与什么有关?

练习 8.8　坐位屈曲试验

建议时长　2~3 分钟

坐位屈曲试验用于评估骶髂功能障碍,并且可以发现更多竖脊肌紧张的证据。

你的触诊搭档应当两腿分开坐于一牢固的低凳上,双手置于颈后。你应当在其后面,双眼在两髂后上棘水平,两拇指分置于各髂后上棘的下表面(图 8.2)。让此人缓慢地、尽可能地向前弯曲,同时观察拇指的活动。

特别是在屈曲结束时,你会观察到其中一侧髂后上棘较另一侧有更多向前上方的移动。

如果在屈曲过程中一个拇指向前上方移动了更多的距离,这意味着骶骨被“固定”在了该侧的髂骨上。因此这是骶髂关节受限。

练习 8.8　续

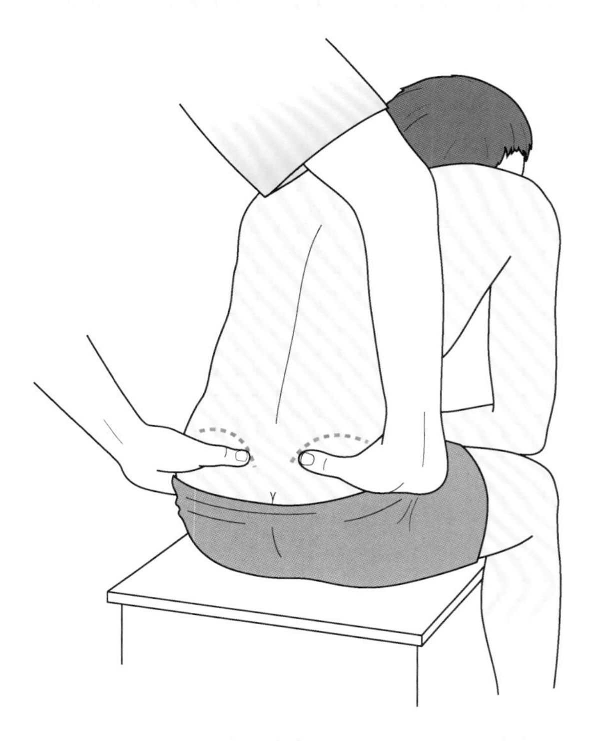

图 8.2　骶髂功能障碍的坐位屈曲试验。受限的一侧拇指会在屈曲时移动

> **方框 8.1　髂骶受限和骶髂受限的区别**
>
> 如果你将两个髂骨设想为一个框架，而骶骨像个楔子，两侧被这个框架包围。这样就容易理解，当一个关节面的一部分卡在另一部分上的时候原因是如何不一样。
>
> 以门和门框为例。如果在开门时遇到困难，问题可能与门框变形有关，或者是因为门的扭曲，又或者与两者都有关系。

练习 8.9　坐位屈曲试验中观察脊柱旋转侧弯

建议时长　2~3 分钟

你移到患者的前方，在相同的体位(坐位屈曲)再次观察椎旁肌肉的饱满度，结果如上面练习 8.7 的描述。

如果一侧椎旁肌肉的饱满度在坐位屈曲时更明显，而没有明显的脊柱旋转侧弯，则怀疑该侧腰方肌短缩。

这会造成骨盆倾斜，并干扰呼吸(通过影响其所附着的第十二肋，或其筋膜汇入的横膈)。

第五章中描述的侧卧髋关节外展试验，和(或)腰方肌外缘的直接触诊可以提供腰方肌因活动过度而短缩的证据，同时髂嵴上方可能存在痉挛或活性触发点(见练习 5.13、图 5.18 和图 5.19)。

- 试验过程中是否存在不对称的椎旁肌肉?
- 如果是这样，你如何解释?

确认站立屈曲试验的结果

仅仅靠单一测试的结果作为功能障碍的证据是不明智的(见第二章的相关讨论)。因此，如果基于某种测试如站立或坐位屈曲试验，提示存在髂骶或骶髂功能障碍，那么再使用其他方法加以确认才是明智之举。

练习 8.10A 和 B 以及 8.11A 和 B 中描述的试验提供了机会以支持或推翻之前所搜集信息。

Lee(2002)指出，虽然一些测试在孤立单独使用时其信度和效度会较差，但是若将这些测试组成一个包含若干评估策略的系列，特别是将“临床推理过程参与其中”时，他们会提供一个合乎逻辑的生物力学诊断并“持续被维护而问心无愧”。

当你进行本章(及其他章节)的练习时，强烈建议你复习第二章中有关触诊试验的价值和效度的深入讨论，明确判定这些测试的意义时使用不止一个证据的重要性。

当你权衡这些测试和评估结果的相对重要性时，应依据它们之间的相互关系、与症状间的关系以及与患者个人史和病史的关系而使用临床推理。

练习 8.10A 站立位骶髂“鹳立”或 Gillet 试验(图 8.3)

建议时长 3~4 分钟

你在立位的检查对象的后面,将一拇指置于髂后上棘,另一拇指置于同侧的骶骨嵴上,并保持同一水平。

让你的检查对象屈髋屈膝提起受检侧的膝关节,这样用对侧下肢单腿站立。

正常的反应是:运动侧的髂骨向后旋转,同时骶骨向运动侧旋转。因此髂后上棘的拇指向尾端和中线移动。Lee(1999)指出这一测试(如果在右侧)“考察了右侧髋骨向后旋转、骶骨向右旋转以及第 5 腰椎向右旋/侧屈的能力”。

但是,如果在屈曲髋膝时同侧髂后上棘相对骶骨向头侧移动,这表明同侧耻骨联合和髂骶的功能障碍。

这一检查结果可以用来确认站立屈曲试验(见上)的结果。

Petty 和 Moore(1998)还认为 Gillet 试验阳性表明同侧骶髂功能障碍。

Lee(1999)提醒我们,这一试验还能评估“患者通过对侧肢体转移体重和维持平衡的能力”。

练习 8.10B 站立位伸髋试验

建议时长 3~4 分钟

患者站立将体重均摊于双足。

你触诊髂后上棘和骶骨底,如上面“鹳立”/Gillet 试验(练习 8.10A)那样。

患者将受检侧的下肢向对侧髋部后伸。髋骨应当向前旋转,髂后上棘的拇指应相对骶骨向外上移位。

如果无法做到则说明髋骨在骶骨上向前旋转及向后下滑动的能力受到限制。

- 髂后上棘的拇指有适当的向外上移动吗?
- 如果没有,意味着什么呢?

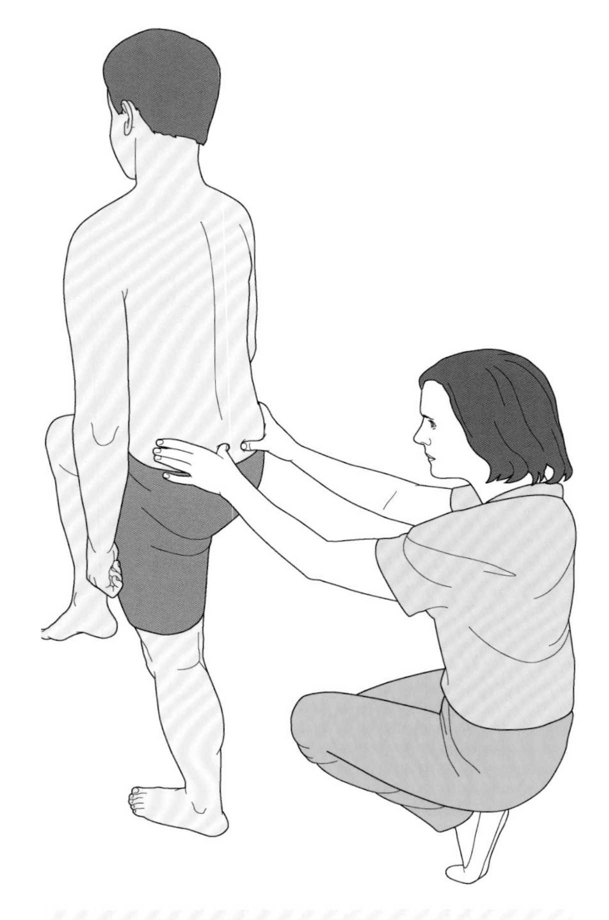

图 8.3 站立位骶髂“鹳立”或 Gillet 试验

关于骶髂关节形锁合与力锁合(form and force closure)的说明

“形锁合(form closure)”与“力锁合(force closure)”两种机制在生理上锁定了骶髂关节(Vleeming 等,2007):

- 形锁合代表了当紧密配合的骶髂关节面相互接近时形成的稳定性,以减少活动的机会。

形锁合的效率及程度取决于关节特定的特征(大小、形状、年龄)及承受负载的水平。Lee(1999)解释道:

在骨骼成熟的过程中,骶 1、骶 2 和骶 3 参与形成(骶髂关节的)骶侧关节面,每个部分都可以在不同的垂直平面上定向。另外骶骨在前后方向被楔住了。这些因素使纵向、横向移动都有阻力。年幼时楔入并未完成,因此骶髂关节在三个水平上都是平的,直到骨化完成前(第三个十年)都容易受到剪切力的影响。

- 力锁合与该区域直接对骶髂关节提供支持的韧带有关,也与各种肌肉和韧带的悬吊系统有关(见本章的讨论和图 8.4)(Vleeming 等,1997)。

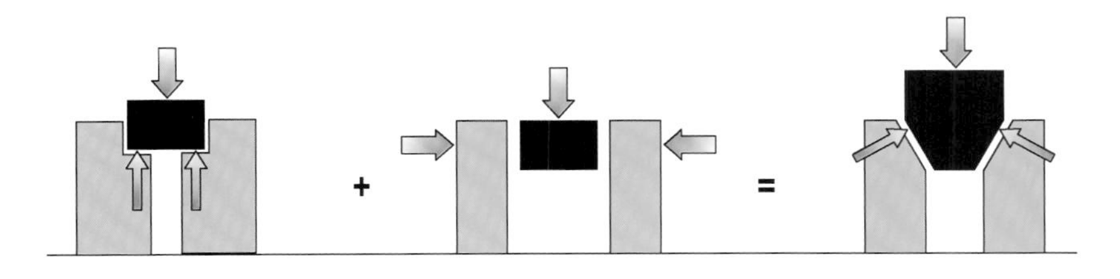

图 8.4 骶髂关节力锁合和形锁合的示意图

力锁合的实例如:

- 在髋骨前旋或骶骨后倾时,骶髂关节由拉紧的骶髂后长韧带(LDSIL)提供稳定(图 8.5)。
- 在骶骨前倾或髋骨后旋时,骶髂关节由骶结节韧带和骨间(interosseous)韧带提供稳定。

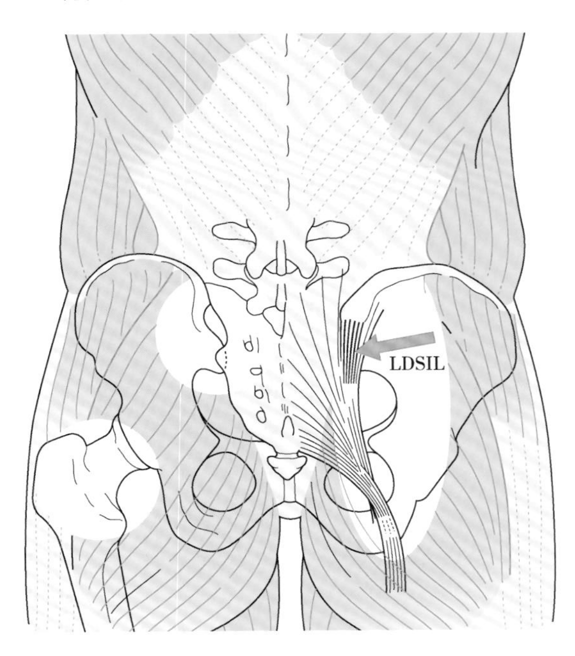

图 8.5 骶髂后长韧带(LDSIL)

练习 8.11 形与力的试验

建议时长 3 分钟

8.11A 俯卧位主动直腿抬高试验

此功能评估强化了坐位屈曲试验(练习 8.8)得到的信息。

- 让俯卧的患者一条腿自髋部向后伸约 10°。
- 转动轴应当在髋关节,而骨盆全程保持接触床面。
- 水平面上过多的骨盆旋转(即骨盆前旋)提示可能存在功能障碍。
- 如果可以通过增加背阔肌来增加胸腰椎筋膜的张力,则此练习中的力锁合会得到加强。Lee(1999)指出:"这通过[治疗师]在抬腿前抵抗处于内旋位的[对侧]手臂后伸而实现。"

解释

如果力锁合能使骶髂关节的功能更加正常,则预后良好,可通过运动和使用方式的改变来实现(图 8.6A)。

如果骶髂关节的形锁合(即结构组件)有缺陷,对髋骨向内压关节时,俯卧直腿抬高较正常(图 8.6B)。

8.11B 测试骨盆稳定性的仰卧位抬腿试验

此功能评估强化了坐位屈曲试验(练习 8.8)得到的信息。

练习 8.11　续

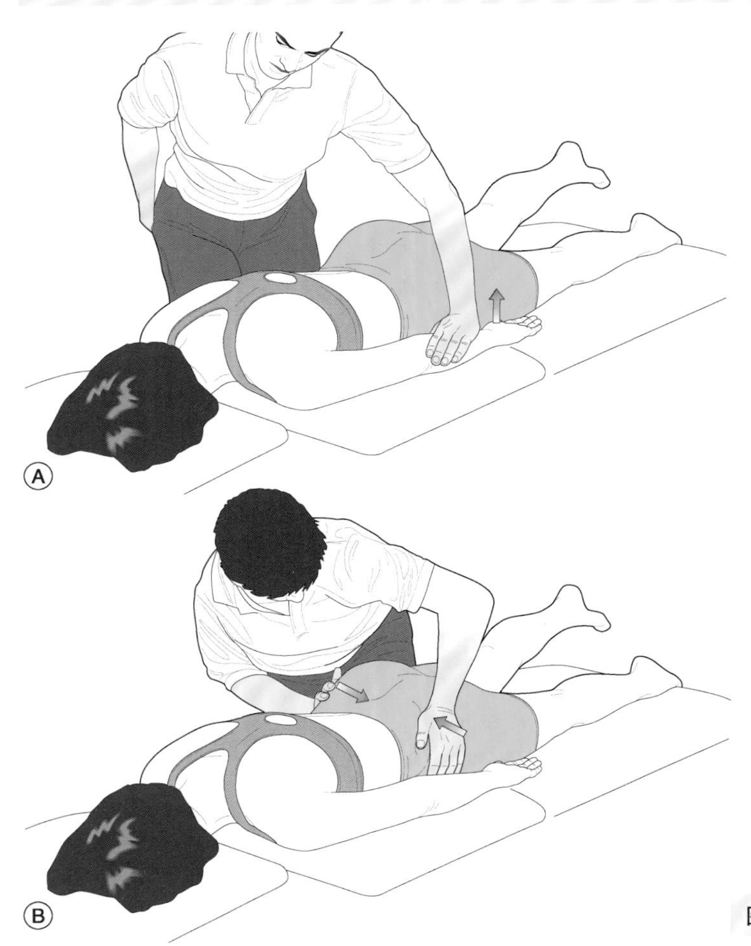

图 8.6　(A、B) 俯卧位力和形试验

- 让患者仰卧并抬起一条腿。

如果有证据显示在抬腿过程中骨盆向抬腿一侧代偿旋转,则可确认存在功能障碍。

同一条腿再次抬起的同时,你将双手分置于各个髋骨外侧的髂前上棘水平,并同时向中线施加穿过骨盆的压力(这样可以增强骶髂关节的形锁合)(图 8.7B)。

欲增强力锁合,在抬同一条腿时,患者将躯干向该侧稍稍旋转屈曲并对抗你施加在对侧肩部的阻力。这可以激活斜向肌肉力量和同侧(被评估的)骶髂关节的闭锁力量(图 8.7A)。

如果形锁合增强了患者轻松抬腿的能力,则表明关节内(形)的结构因素可能需要来自外部的增强支持,例如支持带(图 8.7B)。

解释

如果最初的抬腿测试提示骶髂功能障碍,而通过力锁合的方式得以改善,则患者参与适当的康复训练会得到良好的预后。

- 俯卧或仰卧抬腿试验是否提示骶髂关节功能障碍?
- 当你尝试形锁合时,是否减少了此类指征?
- 如前所述,当通过对抗肌肉的用力以增加力锁合时,是否减少了此类指征?
- 根据坐位屈曲、鹳立或站立位伸髋试验,是否有任何骶髂关节功能障碍的迹象?

练习 8.11 续

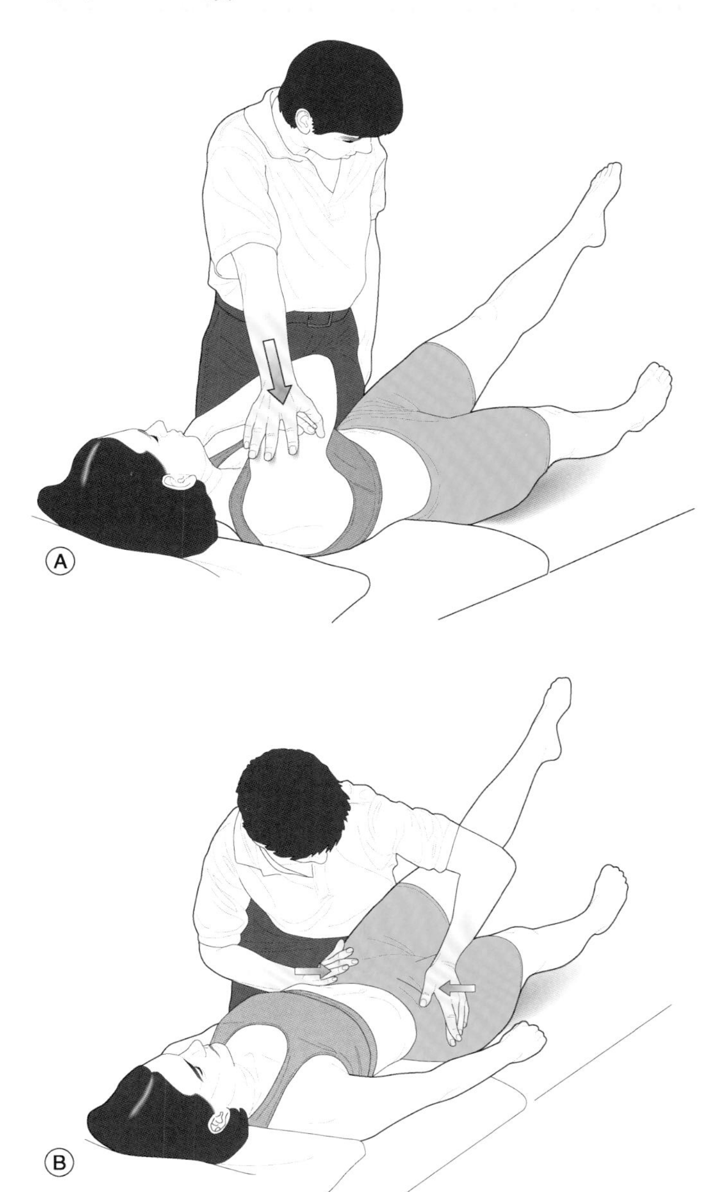

图 8.7 (A、B)仰卧位力和形试验

练习 8.12 屈-展-外旋-伸髋试验

建议时长 3~4 分钟

你现在应当进行屈-展-外旋-伸髋试验,之所以这么说是因为它同时评估髋关节的屈曲-外展-外旋-后伸。这个试验可以确定髋关节的病变。

你的触诊对象仰卧,你站在靠近受检腿一侧的床边。患者屈髋并外旋,将足放在对侧的膝上。

将受检一侧的膝关节垂向床面,应当可以达到该侧小腿与床面水平的位置。如果不行,小心地尝试下压膝关节以达到位置(图 8.8)。

与另一侧的活动范围作对比。

练习 8.12　续

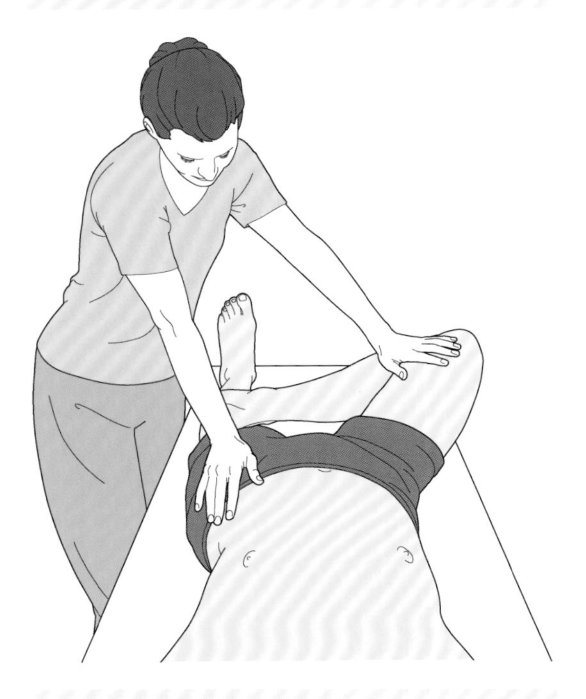

图 8.8　屈-展-外旋-伸髋试验

- 如果在膝垂(或被压)向床面时髋部疼痛,则可能存在髋部病变。
- 你的患者(或模特)在这个试验中是否有任何髋部功能障碍的迹象?

练习 8.13　耻骨结节触诊

建议时长　3~4 分钟

Mitchell 及其同事(1979)还建议了一些其他方法用于评估此区域,特别是针对耻骨结节的高度。

让仰卧者找到自己的耻骨嵴,并在骨的上表面靠近耻骨联合处保持指腹的接触。

你应当站在一旁,大约相当于患者大腿上段的位置,面向其头部。

一旦找到了耻骨的上表面,把靠近诊床的手置于患者的下腹部,指尖朝脐,掌根滑向尾端,直至接触到耻骨的上表面。

找到这个标志后,将你的两个食指放在耻骨联合的前表面,并分别向两侧(相反的方向)滑动约 1~2 个手指宽度,以评估耻骨结节的位置。

- 一侧的耻骨结节是否较另一侧更偏向头侧或是尾侧?
- 是否有证据显示某一侧腹股沟韧带附着点的张力升高?
- 是否一侧较另一侧更敏感?
- 如果有一侧更偏向头,只有通过站立屈曲试验(上面练习 8.6)才可能判断哪一侧有功能障碍(是一边太向头了还是另一边太向尾了?)
- 在那个试验中,触诊髂后上棘的拇指的相关运动出现在有功能障碍的那一侧。
- 耻骨的一侧触诊是否比另一侧更靠近头部?
- 如果是这样,是该侧偏上还是另一侧偏下?

练习 8.14　坐骨结节高度的触诊

建议时长　3~4 分钟

将你的双手掌根置于俯卧位触诊对象的两个坐骨结节上,指尖朝向其头部。

用双手拇指定位两结节最下方的侧面,用双眼在其上方直接评估其相对高度(参考专题 3 关于使用优势眼的说明)。

如果结节水平,则无功能障碍。如果一侧比另一侧更偏向头侧,则认为这一侧的功能障碍更严重。

这可以通过评估骶结节韧带的状态而确定。为此要将两侧的拇指向内上方(尾骨方向)滑动,直至遇到骶结节韧带的阻力。

如果存在上位坐骨半脱位/功能障碍,则该侧韧带相对于其对侧来说是松弛的。

- 两坐骨结节是否在同一水平?
- 如果不是,哪一侧更偏上?

练习 8.15　内踝触诊

建议时长　3~4 分钟

明显(功能性)的短腿评估最初是基于

练习 8.15　续

评估内踝的水平。

你站在床的脚侧,让触诊对象仰卧,比较两内踝的位置。如果两踝不在同一水平则可能提示有因髂骶和耻骨功能障碍引起的短腿。

让患者改俯卧,并再次检查两内踝。如此时有差异,则短腿可能是由骶髂或腰椎功能障碍引起。

> **注释**
>
> 这些概念和其他概念将在本章的后面进行扩展,稍后将详细讨论短腿/长腿问题。

- 是否有明显的短腿？如果有,是因髂骶还是骶髂问题？
- 这些发现是否与站立/坐位屈曲试验相符？或者鹳立/站立伸腿试验？抑或是形/力锁合试验？

练习 8.16　髂前上棘触诊

建议时长　每个 5 分钟

髂前上棘位置的测试显示髂骨旋转功能障碍和髂骨翻转征。在比较两髂前上棘位置时,功能障碍的一侧与站立屈曲试验时拇指向头侧移动的那一侧有关。

8.16A

让你的触诊对象仰卧并保持身体正直。你应当用两拇指定位并触摸双髂前上棘的下斜面,同时用你的优势眼(参见专题 3 关于眼的优势)从骨盆正上方观察并比较以了解上/下的对称/不对称(图 8.9A)。如果两髂前上棘在同一水平,则没有不平衡。

相反,如果站立屈曲试验提示右侧功能障碍,而在本评估中左侧的髂前上棘偏下,则表明右侧髂骨后旋。

如果对此感到疑惑,花些时间(画个草图或检查患者)找出为何如此。

如果一侧的髂前上棘高于另一侧,这可能提示该侧的髂骨向后受限或者另一侧的髂骨向前受限。这可以通过站立屈曲试验的结果比较来鉴别的(上面练习 8.6;图 8.9B 和 C)。

- 一侧髂前上棘是否高于另一侧？
- 若是,是与同侧髂骨向后有病变有关还是对侧的髂骨向前有病变？

8.16B

现在比较脐(如果伤疤使其不可靠,可以用剑突代替)到两侧髂前上棘之间的距离。

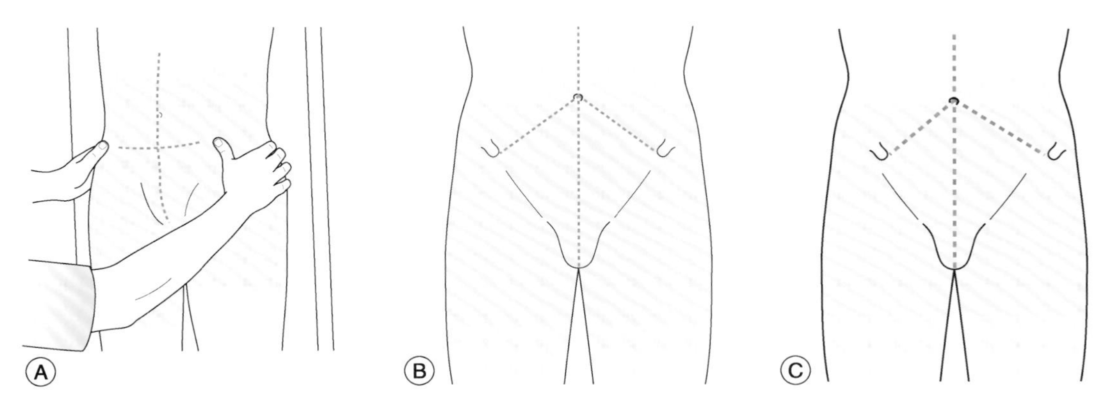

图 8.9　(A) 治疗师采取一个可以概观两侧髂前上棘突起的位置,并将两拇指置于其上。(B) 两髂前上棘在同一水平,且没有髂骶旋转功能障碍。(C) 右侧髂前上棘高于(更近头侧)左侧(更近尾侧)。如果在站立屈曲试验中,拇指向右移动,则表示右侧髂骶后旋功能障碍。如果在测试过程中拇指向左移动,这将代表左侧髂骶前旋转功能障碍

练习 8.16 续

如果两侧距离相等,则没有不平衡(图 8.10A)。

如果不等,这可能意味着在长的一侧(脐到髂前上棘的距离更长)髂骨出现了外翻,或者是距离短的一侧有髂骨内翻。

同样的,参照站立屈曲试验(8.6)以找到答案。

如果屈曲试验提示右侧髂骶受限,右侧髂前上棘与脐之间的距离较短,则确实存在该侧的髂骨内翻(图 8.10B)。

- 如果屈曲试验(练习 8.6)显示存在右侧髂骶受限,而左侧髂前上棘-脐间距离更长,这意味着什么?
- 你观察到髂前上棘到脐(或其他标志)间的距离有什么不同(如果有的话)吗?
- 如果你在做练习 8.6 时有髂骨功能障碍的迹象,那么上述不同与你的触诊对象有什么关系?

关于练习 8.1~8.16 的讨论

如果你能够熟练、自如地完成本章到此为止的所有练习,那么你将能够观察到你的患者是否有不对称和功能不平衡的迹象,并确认是否存在髂骶或骶髂受限——以及它属于何种类型。

你对评估结果的信心会因各种测试的相互确认而增强。如果不同的测试结果之间存在矛盾,那么可能是测试没有很好地进行,或者是当前的任何功能失调模式都与这些测试可能揭示的内容无关。

在坐位及站立屈曲试验中出现或不出现椎旁肌肉饱满度增加可能已提醒你脊柱旋转侧弯的存在,以及姿势肌肉缩短对你所观察或摸到的模式可能产生的影响。

脊柱功能障碍

下面的几个试验练习专注于确定脊柱功能障碍。

单个脊柱节段可以评估各种限制和运动:屈、伸、侧倾(左和右)、旋转(左和右)以及平移活动诸如分离(牵引)、挤压,还有侧向和前后向平移。

整体的望诊评估是通过观察患者直立、站立屈曲、坐下和坐位屈曲以及你认为可能有用的其他体位(如后伸)来进行的。

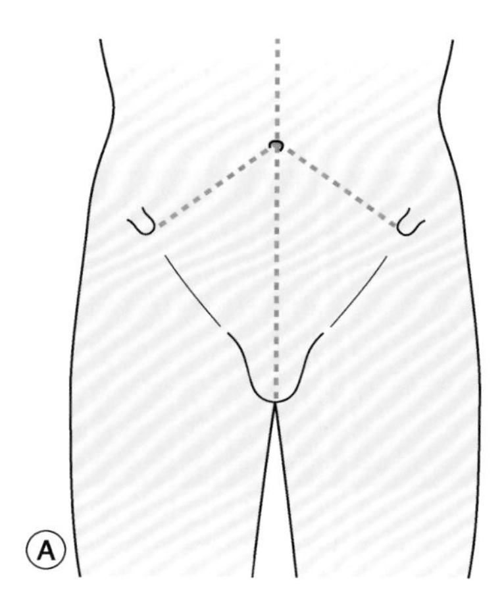

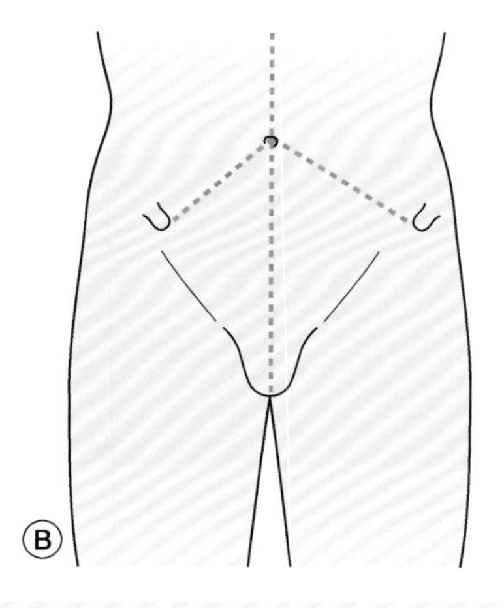

图 8.10 (A)两髂前上棘距脐和中线的距离相等,则没有髂骶翻转功能障碍。(B)右侧髂前上棘接近脐/中线,提示存在右侧髂骶内翻(当站立屈曲试验时右侧拇指移动)或者存在左侧髂骶外翻(站立屈曲试验中左侧拇指移动)

下列练习并不是为了提供完整全面的脊柱评估,而是为了提高一般和特殊的触诊技巧。它们包括了来自众多教材的方法,包括:Sutton(1977)、Lewit(1992)和 Grieve(1984)。在设计这些练习时也参考了很多 William Walton(1971)的建议。

练习 8.17　脊柱触诊系列

建议时长　每个方法 7~12 分钟

8.17A:上段胸椎,坐位评估

让你的触诊对象坐着。

将你的两拇指依次置于胸 1~胸 3 的双侧横突上,让患者缓慢、重复地先屈曲,再回到中立位,继而后伸头/颈,直到评估完成。

- 在各动作中是否存在任何不对称、单侧或双侧的过度束缚感?

8.17B:中段胸椎,俯卧评估

让你的触诊对象俯卧,将下颏置于诊察床上,头部居中。

你的两拇指依次置于胸 4~胸 9 的双侧横突,去除软组织的松弛后,向腹侧施加稳固的压力,以评估各胸椎节段过度后伸时的阻力。

- 应当注意单或双侧的任何拮抗或束缚感。
- 可能存在朝向最大阻力一侧的旋转受限。

8.17C:狮身人面像体位,中段胸椎触诊

俯卧的患者以双肘支撑上身,下颏置于两掌根上。

你在诊床的头侧,用两拇指触诊胸 7~腰 5 的双侧横突尖,注意任何向后移动的增加可能提示相关节段向该侧的旋转。

同时注意任何组织紧张/粘连的感觉。

8.17D:坐位胸椎评估/触诊

- 另一种或者附加的评估是让患者跨坐在诊床上以保持稳定,或坐在固定的高凳上。然后患者将双手放在颈后,两肘在颈前靠拢,用你的一只手从上方握持并固定双肘从而依次屈曲(胸椎,译者注),同时以另一只手触诊各节段在其运动末的张力。患者从中立位开始前屈(向前弯)然后再回到中立位。这样在你的手沿脊柱下移的过程中可以评估各胸椎节段间的活动质量。同时注意组织的质地并询问患者是否有压痛。棘突尖的骨膜疼痛(见第五章)提示所附着肌肉的慢性张力增高(图 8.11A)。
- 接下来患者仍将双手置于颈后,两肘在前。你用一只手从下面握持双肘,这样就可以很容易地将脊柱伸展开来,同时用另一手的一个手指触按棘突之间以依次感觉各胸椎节段活动的程度及运动末段的质量。患者缓慢、重复地从中立位开始后屈(retroflexion ,向后弯)再回到中立位直至检查完成。如果两棘突无法"靠近"则可能存在屈曲受限(flexion restriction)(即无法伸展)(图 8.11B)。
- 侧弯评估时,你站在后面,触诊棘突或横突上,另一只手在对侧肩部施加向尾侧的压力以侧弯脊柱。因此,触诊的手起着支点的作用。评估胸椎各节段的终末范围。任何较强的约束感或末端感觉性质的改变都可能表明无法侧弯,即此节段受限(图 8.11C)。
- 检查旋转时患者跨坐在诊床上,双手置于颈后。你站在一侧,一手自胸前穿过握持对侧肩部,前臂置于胸前。屈曲然后旋转躯干同时触诊各个节段(注意:旋转必须围绕躯干纵轴,这样触诊的手指在脊柱的每一侧都能准确地触诊每个方向的旋转程度)。任何束缚感或终末感改变均可提示受检节段的旋转受限。
- 使用这些方法,你发现这个区域的正常运动有何受限?你发现末端感觉质量的差异了吗?

记录你的发现。

8.17E:Denslow 胸椎触诊

Denslow(1960)建议进行下列胸椎触诊练习。

练习 8.17　续

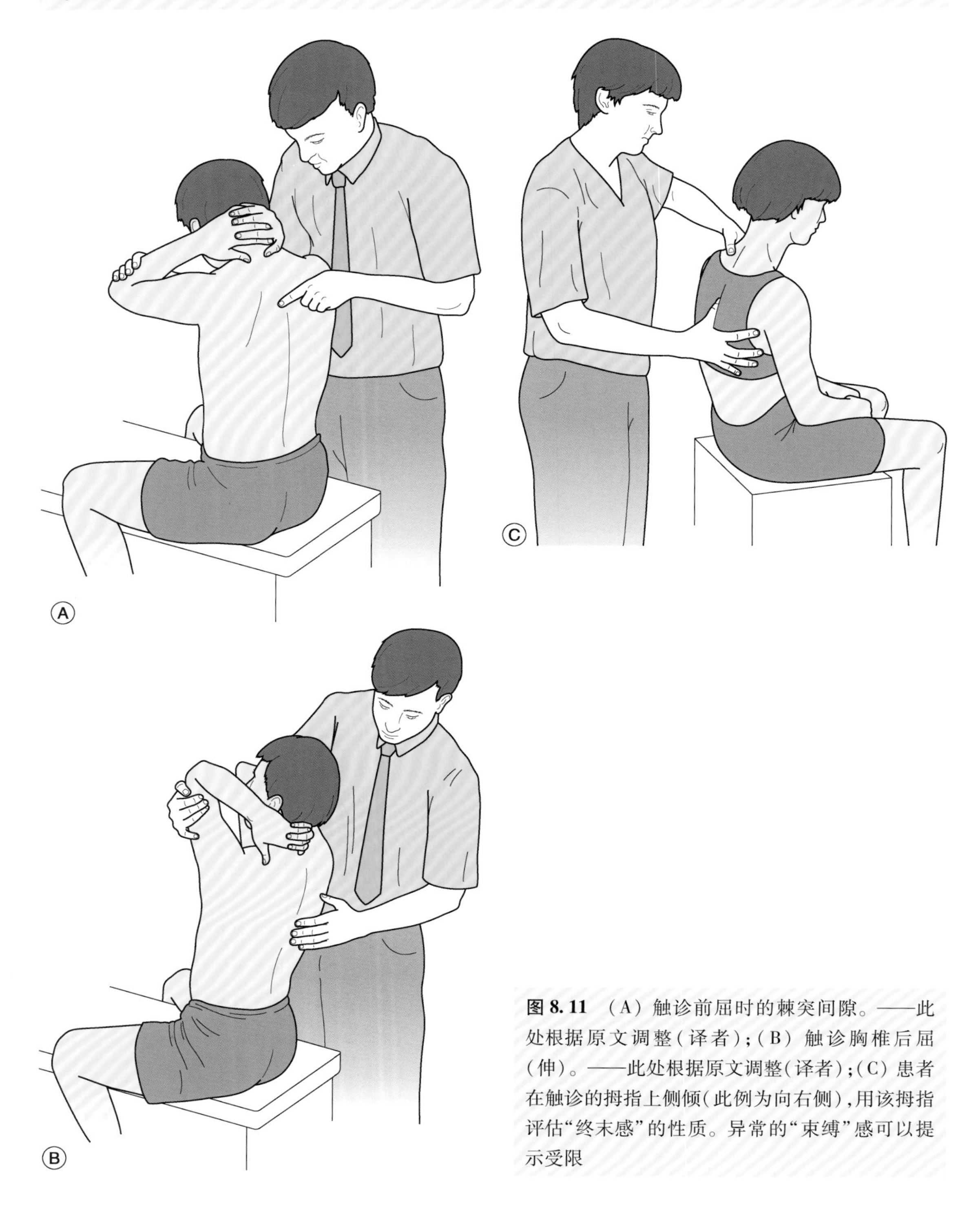

图 8.11　(A) 触诊前屈时的棘突间隙。——此处根据原文调整(译者);(B) 触诊胸椎后屈(伸)。——此处根据原文调整(译者);(C) 患者在触诊的拇指上侧倾(此例为向右侧),用该拇指评估“终末感”的性质。异常的“束缚”感可以提示受限

练习 8.17　续

患者坐位。触诊胸1、胸6和胸12的棘突,注意骨性突起是否坚硬且棱角分明(其感觉如同透过天鹅绒触摸边缘圆滑的类似金属形状的物体)或者覆盖并包绕棘突的组织显得变厚……自主控制下的运动检查是通过将一只手的中指尖置于颈胸段棘突之间来实现的。同时另一只手屈伸患者的颈。将手指从一个间隙移到另一个间隙,直至找到颈7和胸1的棘突。检查活动的容易程度和范围……对不受自主控制的运动的检查是通过重复上述步骤来实现的,在自主控制的运动范围结束时,弹压关节做出进一步的屈或伸,检查受限组织"。

最后那部分,弹压关节可以让你评估活动范围末段的质量,是否有弹性、坚硬、松软、牢固但不是特别结实……或者其他什么?

- 哪种诊断方法带给你最好的结果?
- 哪种体位让你有最敏感的评估接触?

记录你的发现。

练习 8.18　腰椎触诊

建议时长　7~10 分钟

让你的触诊搭档俯卧。

这种触诊练习包括单个节段的连续"弹动",一只手的两根手指放在节段的横突上,另一只手(伸展的)的小鱼肌方在它们上面。

消除松弛后向地面施加弹性运动以评估该节段固有的抵抗。应该感到一种柔顺的弹性。

但是,若感觉到阻力并伴有疼痛,则存在受限。如果仅有疼痛,则可能是椎间盘病变。

患者侧卧位,再次通过对每个腰椎的弹动来触诊这些节段。先让患者前屈,然后是后屈。

这个触诊方法可以告诉你某一节段是否不能自由活动,即被"锁住"了,但不能告诉你受限发生的形式(屈曲位交锁、旋转位交锁等)。

- 到此为止,你在这个区域的正常活动中发现了哪些受限?

关于练习 8.17~8.18 的讨论

这些练习提供了一些可行的触诊,以评估是否存在局部节段性功能障碍,以及确定这种功能的性质的方法。

本文并未完整地描述这些评估的所有方法,但是它确实提供了一些工具以提高必要的技能来使用这样那样的脊柱评估方法。

语义学

在脊柱触诊和评估中,你应该以一种其他医疗专业人员能够理解的方式来评估和描述脊柱节段受限的特征。

用于描述受限脊柱关节的术语可能包括"交锁""卡顿""功能障碍""病变"或者"半脱位",这取决于描述是源自物理医学、整骨疗法还是整脊医学。

语言的使用也延伸到细节上。例如,当胸椎存在屈曲位受限(即该节段不能完全伸展,或"屈曲位交锁")时,你应当能够确认并描述:

- 椎体的棘突能够接近和(或)远离其相邻两椎体棘突的程度。
- 与其上下相邻者比较,椎体的棘突是否有较明显的突起。
- 在评估的区域是否有整体的屈曲度增加。
- 该部位的伸展程度是否有全面下降。
- 是否有任何相关运动的明显受限(侧弯、旋转等)。
- 该区域是否存在任何肌肉高张、痉挛或其他可触及的组织变化(如纤维化、水肿、炎症)。
- 触诊时是否有压痛。
- 没有接触时是否有疼痛。
- 限制对相关肋骨的影响,如果有的话。

一旦你的触诊技巧足够敏感,在上述脊柱所有关节的评估过程中,几乎不需思考就可以回答这些问题。

请参考前一章和那些更注重"功能"的方法,以及那些要求触诊的手能够识别出正常和异常反应的方法。这些方法用于一个正常的功能发生的时候,例如呼吸,不论它包含动作还是功能。

呼吸

(有关这一主题更多的内容请参见第十二章。)

现在将我们的注意力转到呼吸功能的一个方面和肋骨受限上。

练习 8.19 呼吸波的评估

建议时长 2~3 分钟

你的触诊对象应坐在一坚固的平面上,双足着地,保持一个完全松懈的体位(slumped position):

- 如果脊柱是灵活的,其轮廓应当如"C"形的曲线(见图 5.25A)。
- 如果胸椎的某些区域相对不灵活,则可观察到如图 5.25D 所示的侧面图。
- 这种脊柱的"平坦"区域将会与肋骨受限程度相关,当俯卧于一个坚固表面时(将一个合适的垫枕置于腹下以防止腰部过度伸展),吸气时可以观察到一个呼吸"波动"(图 8.12)。当脊柱灵活时,这个波样活动起于腰部并向上波动至上段胸椎。
- 然而,如果存在类似之前胸椎评估练习中或者是松懈体位中展示的任何脊柱节段的受限,该受限可以是其本身或其椎旁肌肉引起,波浪式运动会有不同(见图 8.12),那些受限的节段很可能会在吸气时"整块"地升起,而且可能会是吸气时首先启动的脊柱部位。
- 观察呼吸波,如果一些区域整块地移动,触诊这里以评估其张力和组织状态(纤维化等)。将你触诊到的东西与更多功能区的组织进行比较,这些功能区的波是按顺序移动的,而不是整块移动。
- 波是否起于骶部?
- 是否起于其他部位?
- 脊柱的一些部分是否做整块的移动?

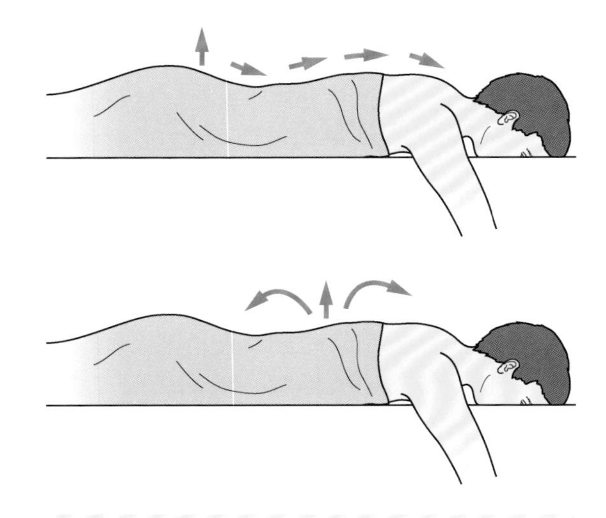

图 8.12 吸气时脊柱功能正常(上面)和障碍的呼吸波模式

将这个以及在起始后波浪移动的方向(头向、尾向、双向?)用图记录下来,波浪在哪里终止——胸部中段、下颈部?

将观察所得与触诊中发现的受限相比较,如前面的脊柱评估练习,或更早的评估中观察到的椎旁"饱满",或特别是与第五章中练习 5.18A 和 B 以及图 5.25D 观察到的平坦区域有关。

呼吸波不是诊断性的,而是提供了一种当前脊柱对吸入和呼出反应的"快照"。它可以用于评估受限区域治疗后的进展,随着时间的推移,波会变成一个更正常的模式。

练习 8.20　触诊凹陷的肋骨

建议时长　5~7 分钟

呼气时受限的肋骨会凹陷（它们不能自由地移动到吸气相）。

通过触诊确定凹陷的肋骨，应当在诊床旁进行，将优势眼（参见专题 3 关于眼的优势）置于中线。

双眼聚焦在触诊的手指之间，这样用余光就能捕捉到肋骨运动的任何变化（图 8.13）。

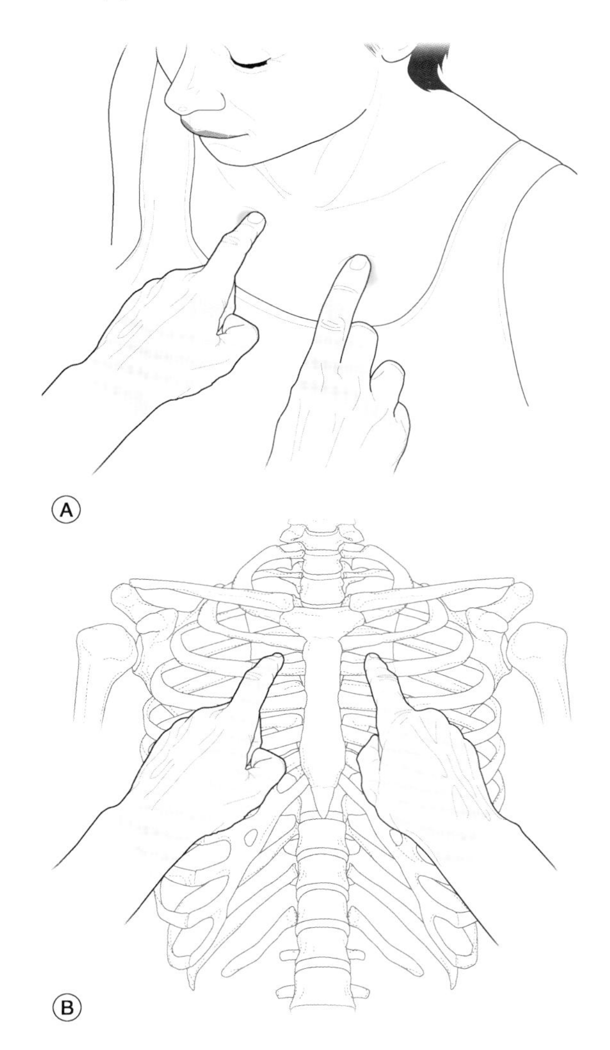

图 8.13　（A、B）肋骨触诊时放置手指的位置

应当评估两侧的桶状运动（上部肋骨的上下移动）和泵柄状运动（下部肋骨向内外移动）。

患者仰卧（屈膝），在平稳地深呼吸时检查。比较完全吸气和呼气时肋骨位置（右侧和左侧，同一水平）的相对升降（上肋骨）以及侧移（下肋骨）。

将你的两食指置于一对肋骨的上缘，如果其中之一不能像另一个一样升起（若是第五肋以下的肋骨则是外移），则该肋骨有凹陷。

除非这根肋骨受到了创伤性的震动，否则通常会有一系列这样的肋骨组成一个代偿组，而不是单一的肋骨。有必要确定呼气时不能升起的一组肋骨中最靠近头端的那根。它就是在呼气位被锁定的关键肋骨（也就是凹陷的肋骨）。

就像一根肋骨可以影响其下方的其他肋骨一样，一根在吸气时被锁住的肋骨（即抬高的肋骨，见下）可以影响其上的那些肋骨，这样一组抬高的肋骨中最近尾侧的一根就是关键肋骨。

第一和第二肋经常是凹陷的，并可能与肩部的疼痛、麻木有关，提示胸廓出口综合征和前斜角肌综合征（前、中斜角肌止于第一肋，后斜角肌止于第二肋）。

在哮喘、阻塞性肺病或有过度换气倾向的患者中经常可以发现类似这样的肋骨凹陷。

在 Jones 的拮抗松弛术（参见第五章）中，凹陷肋骨的压痛点位于腋窝中线、肋骨上方和（或）下方的肋间隙。

- 在这一区域你发现了哪些肋骨正常活动受限？
- 是否存在凹陷的肋骨？
- 你是否发现了一组这样的肋骨？如果是，你是否找到了该组中最近头侧的那根？
- 这些发现是否与处于同一水平在腋中线上的压痛点有关？

练习 8.20 续

- 如果你触诊斜角肌和(或)胸肌,你是否能发现与肋骨凹陷问题相关的这些肌肉的短缩?

练习 8.21 触诊抬高的肋骨

建议时长 5~7 分钟

吸气时受限的肋骨被描述为“抬高”。这些都是通过将一个指尖放在一对肋骨的上表面触诊来识别的(如之前的练习)。测试时,在吸气和呼气中都需要稍微加大呼吸力度。

评估桶状(上部肋骨的上下移动)和泵柄状(下部肋骨的内外向移动)两种运动。你的双眼聚焦在两触诊手指之间,以余光发现两肋骨活动中的任何差异(见图 8.13)。

如果一对肋骨中的一根无法回到与另一根相同程度的中立位置,则该肋骨抬高,被锁定在吸气位。

当发现有抬高的肋骨时,应当检查其下方的各对肋骨,直至找到正常的一对(即升起、陷下相同的两根)。正常一对肋骨的头侧之异常肋骨为关键肋(这也是一组抬高的肋骨中最近尾侧的那根)。

抬高的肋骨上方的肋间肌通常会敏感并触诊到紧张。

经常会发现第五肋被锁在抬高位。在深呼吸和胸小肌紧张时可能伴有深放射状胸痛。心脏或肺部疾病可能需要排除。可能会有提示肋软骨炎的水肿。

抬高的肋骨的敏感点在后背的肋骨角处。

- 在肋骨触诊中你发现了一些正常运动中的受限?
- 你是否发现有肋骨抬高?如果是,你是否发现有一组这样的肋骨?最重要的是,你是否找到了这组中最近尾侧的那根?
- 这些发现是否与后背肋骨角附近肋间隙的压痛点有关?
- 你是否触诊到肋间隙的敏感,尤其是肋骨上方和胸骨附近的间隙?

练习 8.22 Greenman 肋骨触诊法

建议时长 3~5 分钟

Philip Greenman(1989)建议对肋骨功能障碍进行额外的触诊评估。

让患者站着或坐着,你坐在其身后,从上向下触诊胸廓最后侧的部分,感受那种自上而下变宽的“平滑”的凸起感。

要感受某个肋骨似乎都比其他的或多或少地偏后。同时寻找覆盖肋骨或在其间的肌肉的高张力(以及疼痛)。

附着在肋骨角的是髂肋肌肌群,当肋骨功能障碍时会出现高张力。

- 用这种方式的触诊,你是否能发现一些肋骨功能障碍吗?

练习 8.23 坐位肋骨触诊

建议时长 5~7 分钟

你的触诊搭档坐或俯卧,你坐在其后或站在一旁。

用指尖触诊沿着肋骨干触诊,感受从一根到另一根之间的差异。下缘比上缘更容易触及。

评估肋间隙的宽度(两肋之间的空隙),评估对称性的差异,感觉肋间肌肉张力的变化。可能会发现触发点和纤维变性。

移向脊柱并定位肋骨和横突之间的关节。在患者深吸气和呼气时触诊这些关节。

评估肋间运动以及肋骨相对其脊柱关节的活动能力。

- 你可以触诊到此评估中描述的所有要素吗?
- 将你的发现与前面概述的肋骨功能评估

中建立的结果进行比较。

关于肩锁和胸锁关节功能障碍的注释

鉴于脊柱/颈和其他多数关节都是由肌肉(以及在其姿势影响下)移动的,因此在一定程度上可以通过影响肌肉来改变关节的功能,而诸如胸锁、肩锁以及骶髂这类关节受此类影响的程度就非常低。但是,肌肉能量技术广泛应用于整骨专业,以帮助恢复这些关节的功能完整。请回顾第十四章中 Fritz Smith 关于基本关节的观点,以及专题 9 中关于关节运动的部分。

练习 8.24　肩锁关节功能障碍的评估

建议时长　3~5 分钟

从肩胛骨开始评估肩锁(AC)功能障碍,其机制与肩锁功能密切相关。

你的触诊搭档直坐,你站在其后,同时触诊两侧的肩胛冈。

用手指接触肩胛骨的内侧缘并找到肩胛下角,用你的手指触摸这些骨性标志,检查它们是否处于同一水平。两侧不对称提示存在肩锁关节功能障碍,然而具体在哪一侧仍需确认。

欲检查右侧肩锁关节,你站在患者身后,以左手触诊关节,右手握住其右肘。

将其手臂沿距矢状面与冠状面 45°的方向抬至 90°水平,此时在肩锁关节处仔细触诊肩峰与锁骨之间的铰链运动。如果没有受限,当手臂外展超过 90°时,触诊的手/指应当稍微移向尾侧。

如果存在肩锁关节受限,触诊手指在手臂超过 90°水平时会向头侧移动。

一旦发现肩锁关节的功能障碍,肩胛骨的相对位置就很重要了。因为这决定了肩部内外旋转的软组织操作时手臂所处的位置(Chaitow 2001)。

- 两侧肩胛骨是否处于对称的位置,或者一侧较另一侧更偏头侧?
- 你触诊对象的双侧肩锁关节在如上述手臂外展时的反应是否相同?
- 如果不是,功能障碍一侧肩胛骨是高于还是低于正常一侧?

练习 8.25　胸锁关节外展受限的评估("耸肩"试验)(图 8.14A)

建议时长　3~5 分钟

锁骨外展时,它向后旋转。

患者仰卧或坐位双臂置于体侧以检查此动作。

将你的食指置于锁骨内侧末端的上表面,然后让患者耸肩,同时触诊预期中锁骨内段向尾侧的运动。

如果任何一侧的锁骨不能向尾侧塌陷,即存在妨碍正常活动的限制。

患者的胸锁关节在耸肩动作时反应是否正常?或者在此动作时关节保持静止甚至是不降反升?

练习 8.26　上臂水平屈曲受限的评估(胸锁关节受限——"祈祷"试验)(图 8.14B)

建议时长　1~2 分钟

你的触诊对象应当仰卧,你站在一侧,两食指分别放在两锁骨的前内侧。

要求患者双掌并拢,手臂前伸指向天花板,如"祈祷"的姿势。

当双手伸向天花板时,两锁骨头应向地板方向陷落,而不是随着手臂升起。

如果有一侧或双侧不能陷落,那么说明有受限存在。

- 祈祷试验中你患者的胸锁关节是否反应正常?

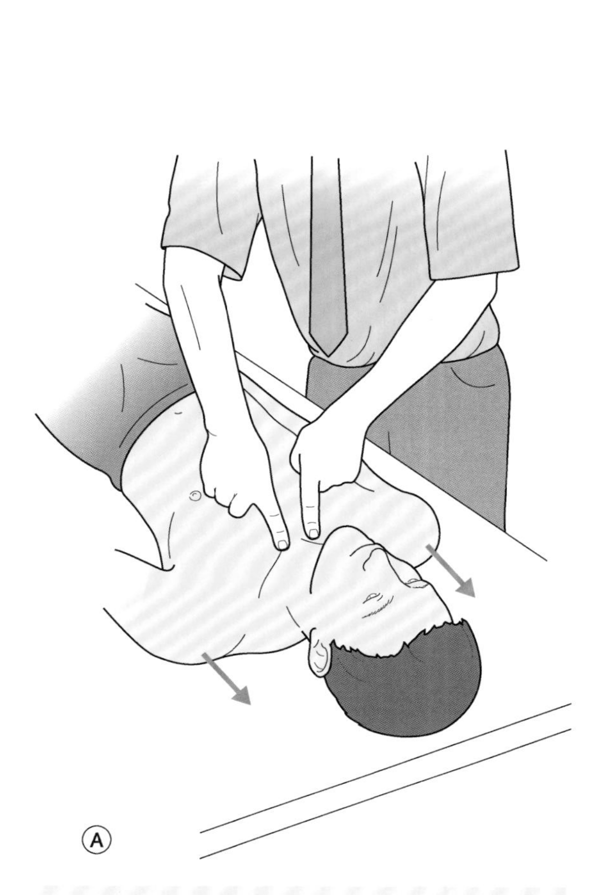

图 8.14A　锁骨活动受限的评估(“耸肩”试验)

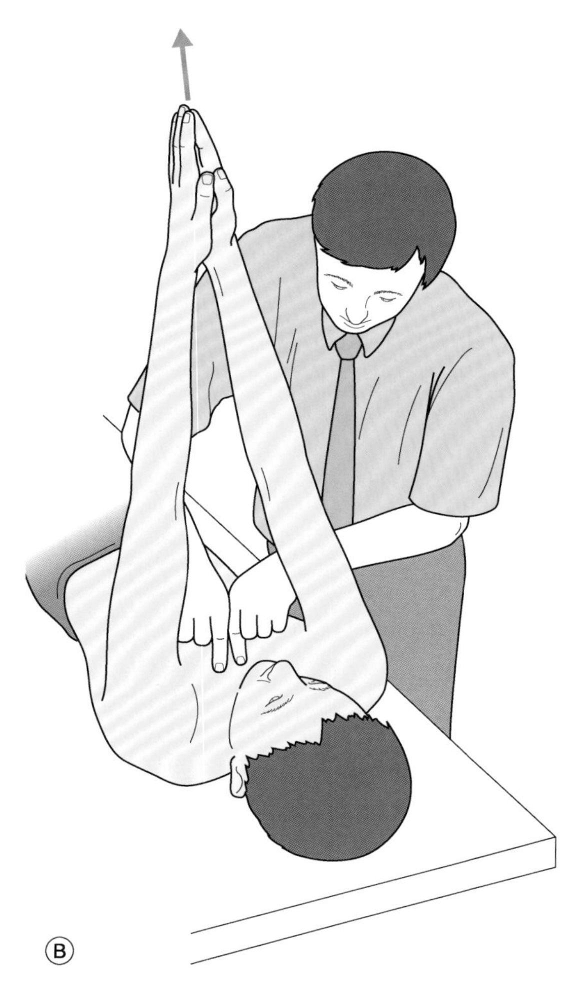

图 8.14B　胸锁关节水平屈曲受限的评估(“祈祷试验”)

有关练习 8.19~8.26 的讨论

这一系列的练习以呼吸为中心,首先是对呼吸波的鉴别,以此来观察肌肉和脊柱的限制是如何影响到正常的功能模式的。继而介绍了可以触诊和望诊的肋骨受限特征。可能出现的锁骨受限可以通过触诊或望诊或两者结合来发现。

总体上,本章清楚地表明了触诊与望诊结合密切,而整体评估应当为局部的受限和功能障碍提供背景知识。你也可以看到功能(如观察呼吸波)和结构(如肋骨受限)的评估是分不开的。

颅骨的触诊

下一个触诊练习是一个结构练习,非常简单,重点是颅骨的解剖和标志物。

在前面章节中的一些练习评估了颅骶节律功能的要素。下一个触诊练习的目的是学习更多关于颅缝和关节的知识。无论你是否打算使用颅骨整骨(或颅骶、骶枕/SOT)疗法,此练习都提供了一个有效的方式增强你的触诊技巧,使你熟悉颅骨的神奇形态。

这个练习应当在活体上进行,但为了效益最大化,建议准备好的参考手册和一个可分解关节的头骨(人类或塑料的)以便于参考和比较解剖标志、缝隙形态以及对个别关节的大体熟悉。

大量的整骨疗法研究表明,颅缝允许一个微小程度的可塑性,或者说活动,而在活体上,颅缝本身包含结缔组织纤维,其排列方式与该区域的功能运动有关。颅缝中还存在血管和小的神经结构(包括游离神经末梢和脱髓鞘纤维)。

下面的触诊并不全面,因为遗漏了大部分面部和眼眶的结构。这只是作为一种触诊练习而不是颅骨操作的课程(Chaitow 1999)。

练习 8.27　颅骨结构和标志的触诊(图 8.15)

建议时长　15~20 分钟

首先让你的触诊对象去枕仰卧。你坐在诊察床的头侧,触诊时两前臂撑在床面,颅骨的顶点就在矢状缝的后半段。

在触诊开始前,你先从现在所处的角度观察头和面的对称性。

- 鼻子是否指向正中,还是偏向一侧或另一侧?

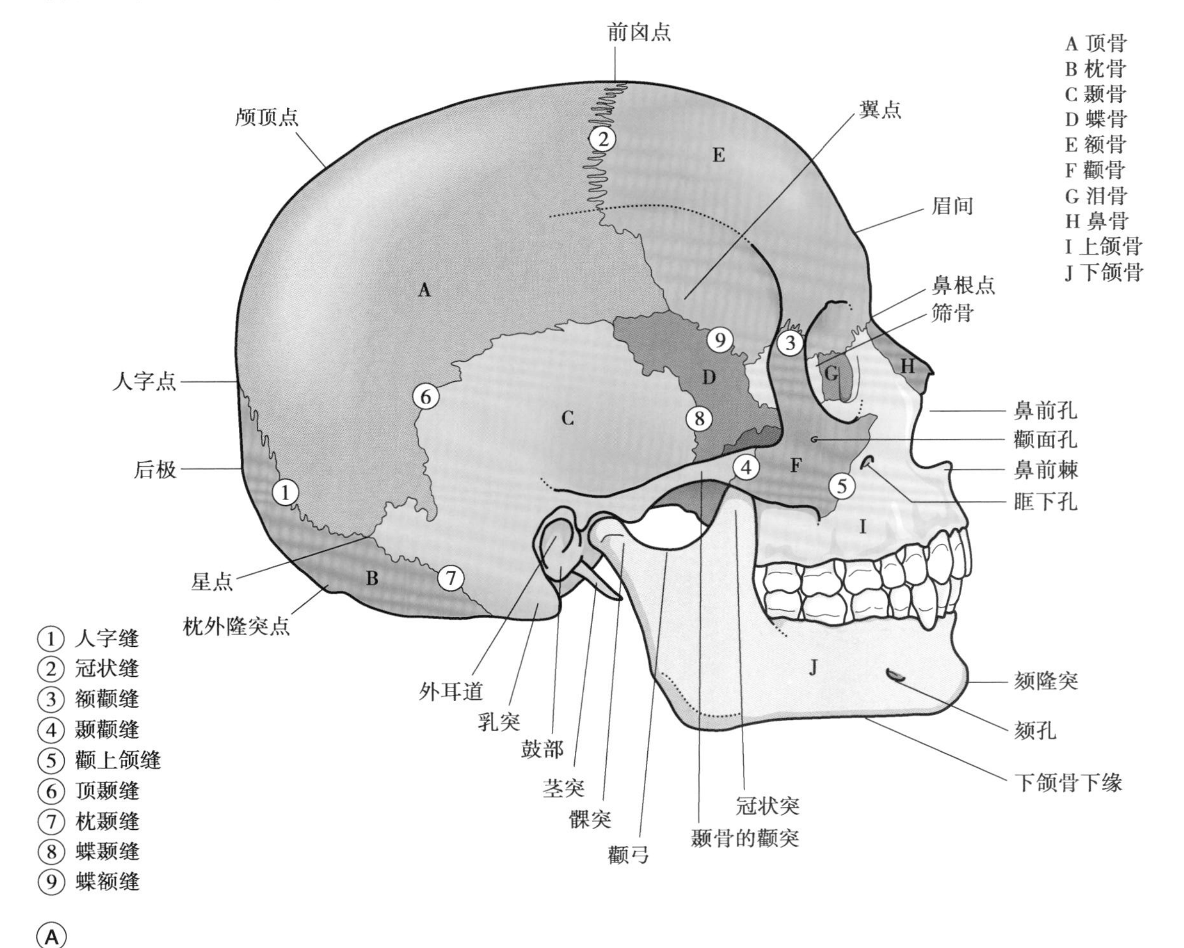

图 8.15　(A)颅缝和标志

练习 8.27 续

- 两耳是否对称?
- 双眉是否对称?
- 前额的倾斜是较大还是相当平缓?
- 下颌的中点在中线上还是有成角?
- 头是整体对称的还是从某个观察角度看有扭曲?

现在开始追踪矢状缝的路径,并注意其锯齿形态在后段较宽而在前段较窄。

可以通过轻轻地将一个指腹从一侧移到另一侧来触诊颅缝,以便感觉其曲折延伸的路径。

当你沿着这条颅缝从一侧向前移向另一侧时,你会遇到一处低洼或称空陷,这被称为前囟点,是冠状缝与矢状缝交汇的地方。

- 颅缝的一侧是否比另一侧更突出?
- 是否存在一些意料之外的僵化?

现在,在两侧各用一只手从前囟点向外(用指腹)触诊冠状缝直至到达额骨和顶骨之间的关节(问同样的关于对称、坚硬或者异常组织变化的问题)。

- 同样询问你自己颅缝是否对称。

当你的手指指腹到达冠状缝的末端时,它们会触诊到一个轻微的突起,然后到达翼点。这里是颞骨、蝶骨、顶骨和额骨的交汇点。

在颅骨的图谱或模型上检查这些标志、骨缝和骨骼。颅骨两侧的凹陷和突起是否对称?

稍微向下移动,你会触诊到太阳穴,蝶翼大翼的顶端,这是颅骨工作中最重要的接触点。

- 一侧的蝶骨大翼(太阳穴)是否比另一侧更突出?
- 一边比另一边高还是低?
- 是否存在一些异常坚硬的部位?

回到翼点以跟踪顶骨和颞鳞之间的关节(复习课本或者分解关节的模型)。

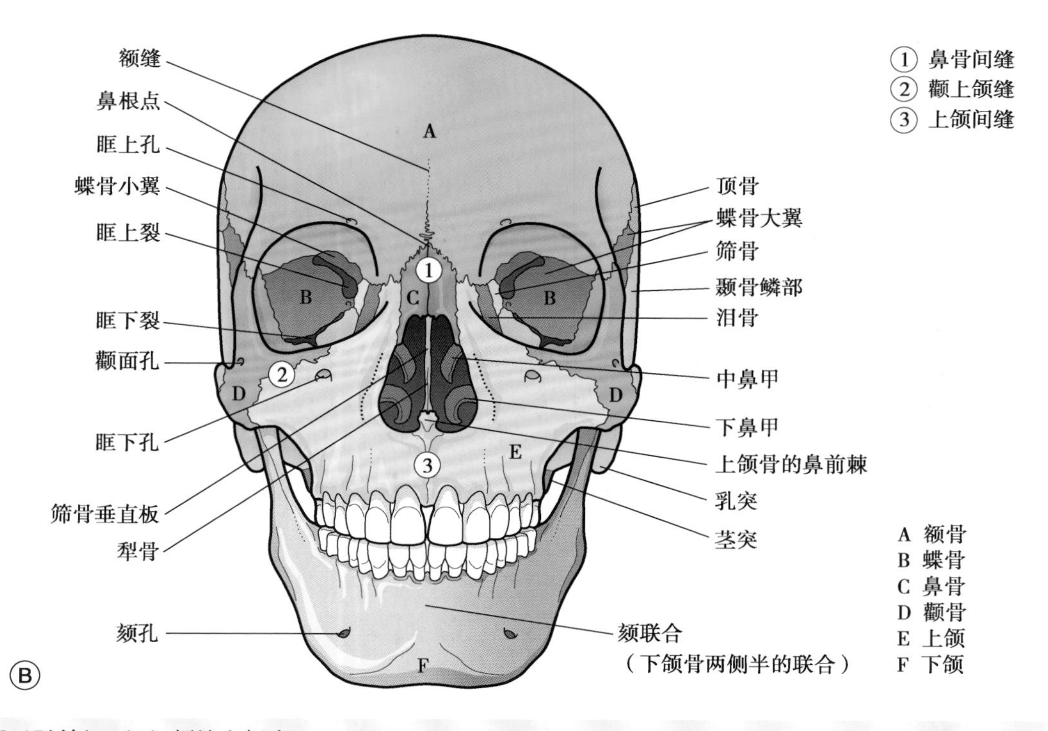

图 8.15(续) (B) 颅缝和标志

练习 8.27 续

该关节在耳朵上方向后弯曲(颞鳞在其内部表面呈斜面,在这个关节上轻微滑动)。

沿着两侧十分微妙的关节,这里最好的触诊方式是用指腹(非常)轻地反复从顶骨向下到耳(也就是到了颞骨上)再回来,注意到关节处的轻微隆起。

当你的指腹沿顶颞关节向后移时,最终会到达两侧的星点。星点是一种星形的(因此得名)连接处,是枕骨、颞骨和顶骨的交界处。

- 不断问你自己关于对称、突出、凹陷、坚硬的同样问题。确保你能识别出每一个命名的标志和骨缝。

经过星点向上(并向内)沿人字缝,直至再次到达中线。在触诊每个单独的骨缝时,你要不停地两侧对比。

人字缝与矢状缝相遇在 L 形的人字点。现在将每个指腹移回到星点,然后沿着枕乳突缝触诊向乳突,该缝在你到达颈部时消失在软组织之下。

触诊这里并注意强有力的肌肉附着点从下方嵌入到颅骨(包括斜方肌上部和胸锁乳突

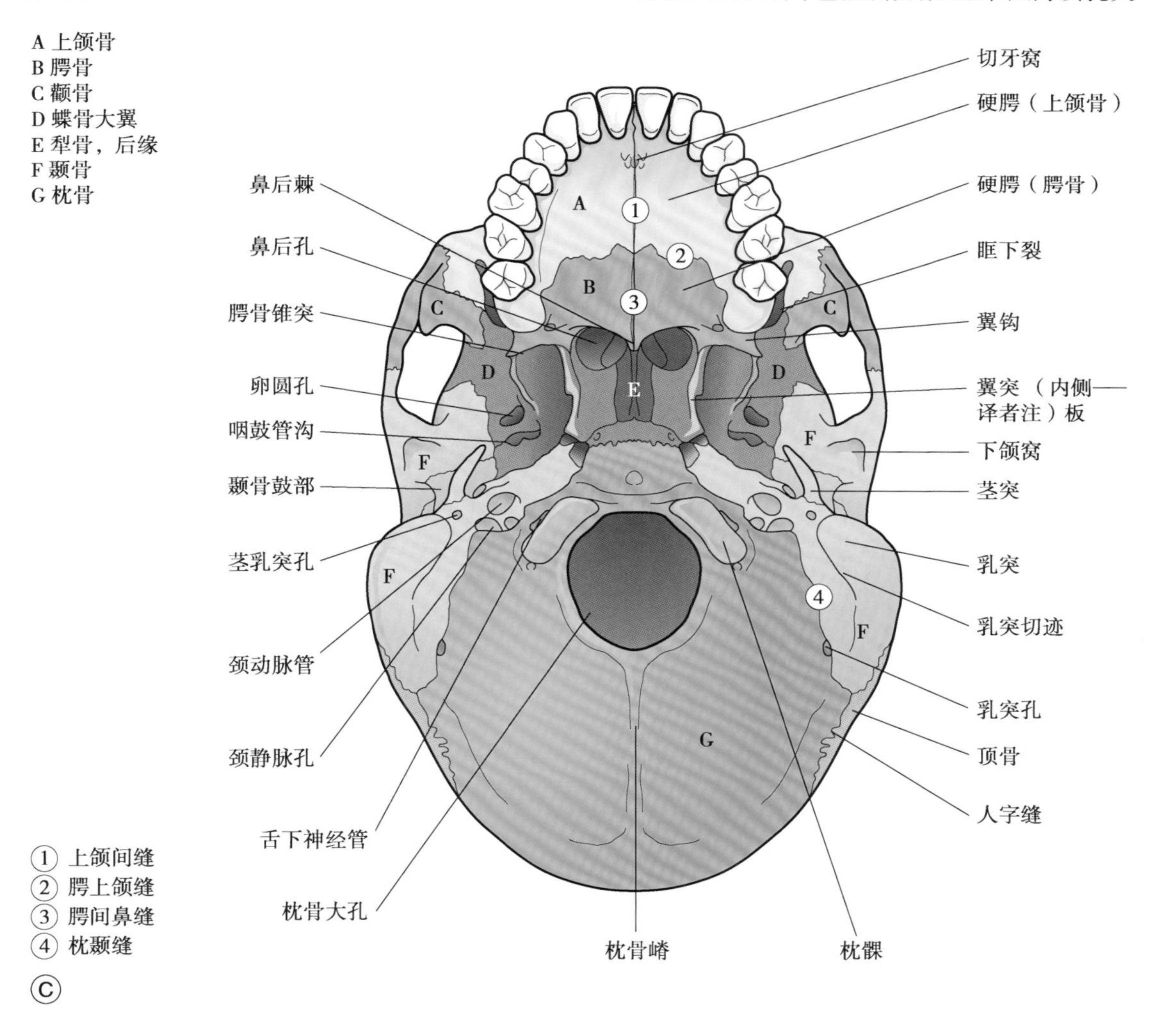

图 8.15(续) (C) 颅缝和标志

练习 8.27　续

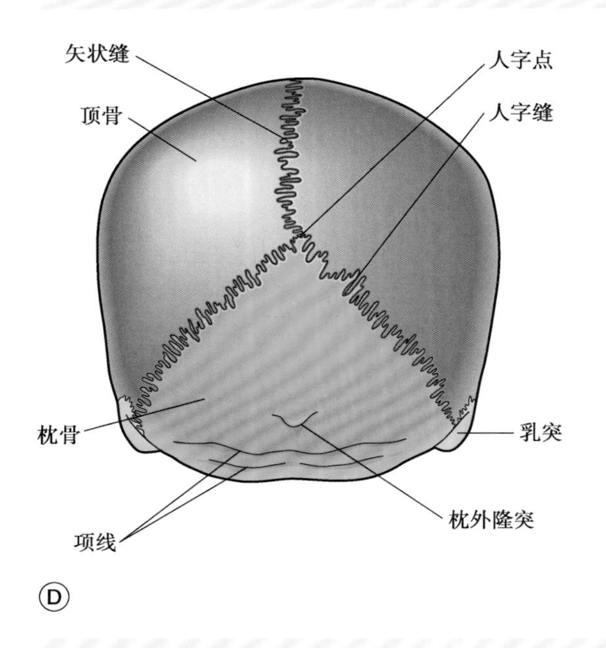

图 8.15(续)　(D、E) 颅缝和标志

肌),以及仅仅附着在颅骨的大而有力的肌肉如颞肌。在你触诊骨缝时,让你的搭档激活其中的一些肌肉,以评估它们产生轻微的运动。

现在回到人字缝上的人字点,这里是此次触诊开始的地方,因为从这里矢状缝向前到前囟点。

注意:触诊时在任何颅缝上都不要使用超过数克的压力。

完成这个触诊练习至少需要 15 分钟。多次重复此练习,直至你熟悉了这些标志并且能立刻意识到问题的答案。

评估身体的代偿潜力:Zink 和 Lawson 方法

在一些与下肢长度不平衡有关的测试中,Lewit 评估了脊柱对短腿问题的反应方式。在面对适应性需求时,这以非常真实的形式提供了一幅展示脊柱与骨盆结构的当前代偿程度的图画。

脊椎怎样才能很好地应对这种被推离平衡位的情况呢?

如果不能处理好(由于不符合 Lewit 的标准),你希望它能多好或多坏地处理其他的需求?如治疗性的设计修改,包括延长、加强、动员、操纵,等等。

Zink 和 Lawson(1979)描述了在四个交叉部位测试组织旋转偏好的方法,此处的筋膜张力最容易被注意到的:

- 寰枕(OA)(见图 8.17)
- 颈胸(CT)(见图 8.18 和 8.19)
- 胸腰(TL)(见图 8.20)
- 腰骶(LS)(见图 8.21)

他们报告说,多数患者表现出旋转偏好的交替模式,约 80%有一个左—右—左—右从寰枕区域向下的共同模式,他们将之称为“共同代偿模式”(CCP)。

Zink 和 Lawson 观察到,那 20%共同代偿模式无交替的人有较差的一般健康史。治疗 CCP 或无代偿筋膜模式的目的是尽可能在这些关键交叉部位创造对称的旋转运动。

筋膜代偿被认为是肌骨系统中一种有用的、有益的、最重要的功能性的反应(即没有明显的症状),是诸如短腿或过用等异常现象的结果。失代偿描述了相同的现象,即适应性改变被看做是功能障碍、引发症状、自我平衡机制(即适应与自我修复)失效。

因此 Zink 和 Lawson(1979)描述了一个姿势模式的模型,该模型是由筋膜失代偿的进展所导致的。通过测试在不同过渡区域组织的“偏好”(松/紧),Zink 和 Lawson 认为有可能以临床实用的方式对此模式进行分类:

- 理想模式,其特点是最小的自适应负荷被转移到其他地区,证明了或多或少的对称程度的旋转潜力。
- 代偿模式,是从一个区域到另一个区域(例如,寰枕-颈胸-胸腰-腰骶)的方向交替,在本质上通常是自适应的(图 8.16A)。
- 失代偿模式,是没有交替变化的,通常是创伤的结果(图 8.16B)。

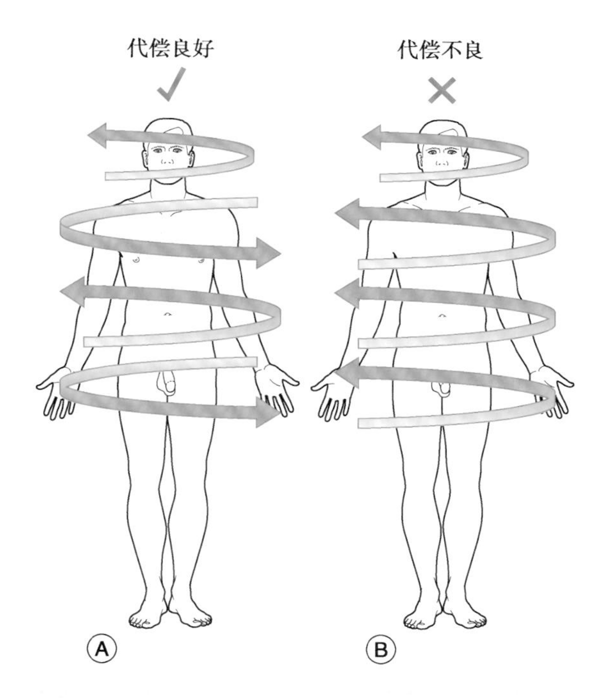

图 8.16　(A、B) Zink 的常见姿势性(筋膜)代偿模式。借由不同区域组织的“偏向”以临床有用的方式识别适应的模式:理想的 = 最小的代偿负荷转移到其他区域;代偿的(A) = 各区域方向交替的模式,寰枕、颈胸、胸腰、腰骶;失代偿的(B) = 模式不交替改变。鼓励更好的代偿是最好的治疗目标。(引自 Zink 和 Lawson 1979)

练习 8.28　共同代偿模式的评估

建议时长　3~5 分钟

寰枕区域(图 8.17)

你的触诊对象仰卧,你站在头侧。当颈部完全(但无痛)弯曲时,将头部托起,这样任何旋转运动都将只集中在颈部上部区域。

小心地左右旋转寰枕部的结构。

是倾向于容易地向左或向右转,还是对称地自由旋转?

颈胸区域(图 8.18)

患者仰卧放松,你坐或跪在诊床的头侧,将双手置于其两肩胛骨下。每只手独立评估被触诊区域的松紧程度,先放松一个,然后另一个肩胛骨区域朝向天花板。

上胸区是倾向于右转还是左转?

或者:

- 将食指和中指置于第一胸椎横突下方(图 8.19)。
- 当你用一个手指将该侧向前抬起,然后另一个手指抬另一侧——有效地向一侧旋转该节段时,轻轻地测试“弹性值”。
- 这个节段向哪一侧移动最轻松?
- 这次的发现与之前描述的手在肩胛下的方法一致吗?

胸腰区域(图 8.20)

患者仰卧,你站在其腰的水平,面向头侧。将你的手放在胸下部结构上,手指沿着下肋骨轴,向外侧。

将触诊的结构视为一圆柱体,用你的手感觉该圆柱体围绕其中轴旋转的倾向,先向一侧再向另一侧。

练习 8.28　续

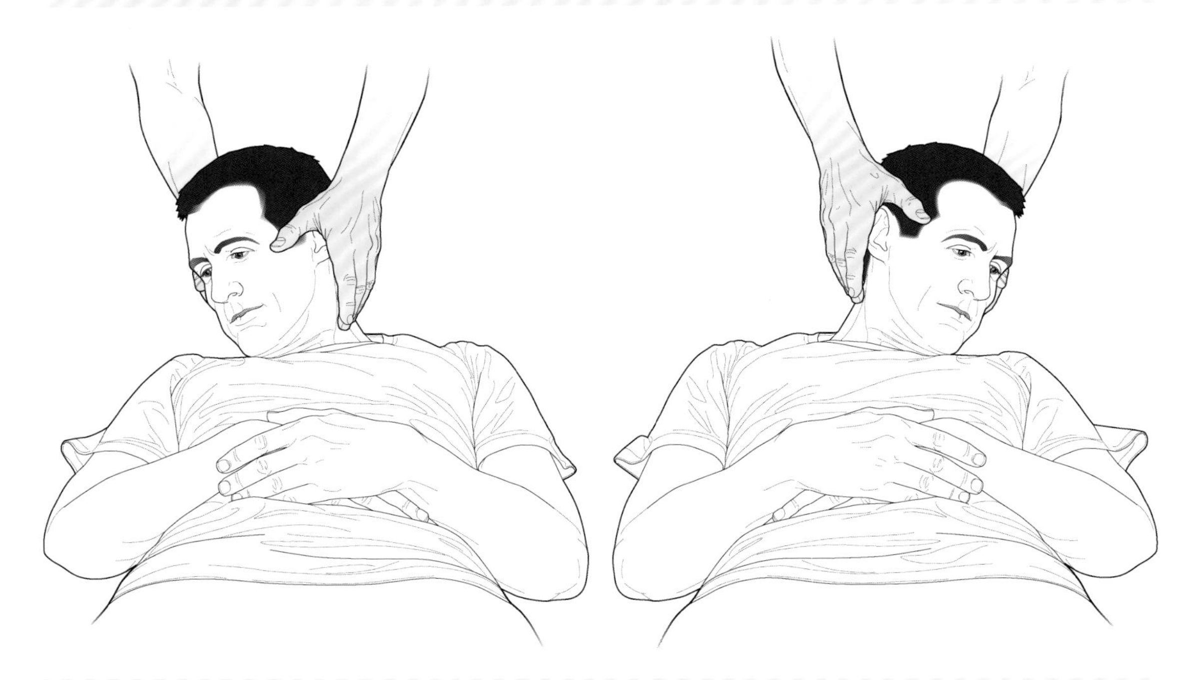

图 8.17　评估寰枕横向区域组织的旋转倾向

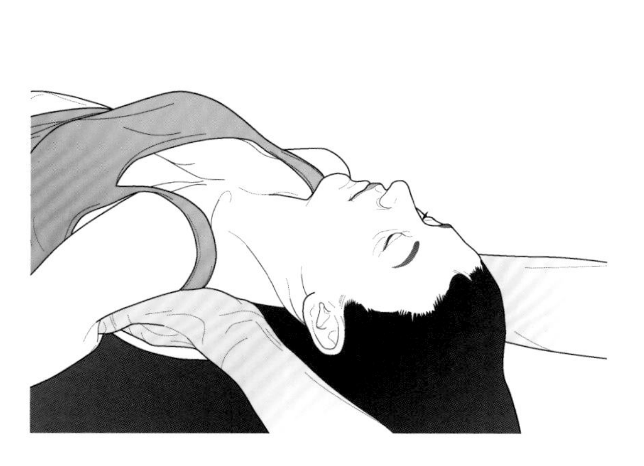

图 8.18　颈胸椎过渡区组织旋转偏好的评价

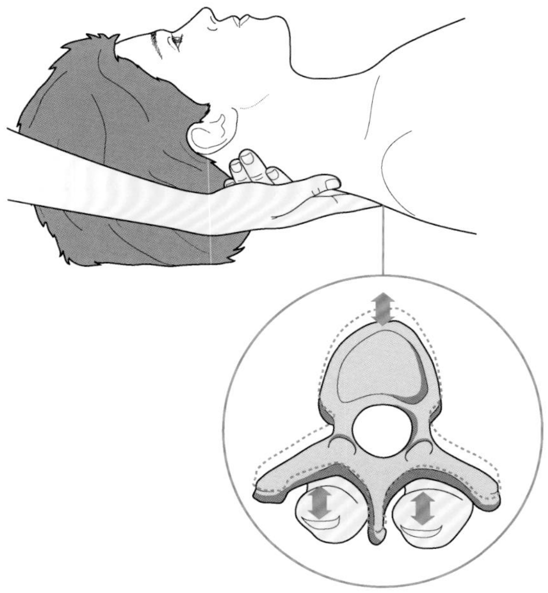

图 8.19　用食指和中指独立地测试第一胸椎节段的旋转倾向

练习 8.28 续

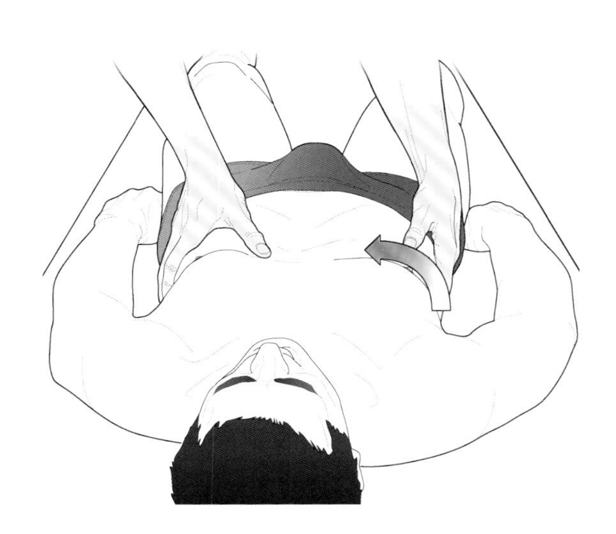

图 8.20 胸腰椎(呼吸膈)过渡区组织旋转偏好的评估

- 胸腔"圆柱体"倾向于向哪一侧旋转?

腰骶区域(图 8.21)

建议时长 3~5 分钟

患者仰卧,你站在他们的腰部以下,面向头,将你的手放在骨盆前结构上。当骨盆围绕其中心轴旋转时,这种接触被用作"方向盘"来评估组织偏好,以寻找关于其紧/松偏好的信息。

骨盆倾向于朝哪个方向旋转?

对练习 8.28 可能产生的学习结果的思考

- 在四个测试区域中,组织的旋转偏好是否存在不对称性?如果有,记录下来。
- 根据 Zink 和 Lawson 的假设,在个人的适应能力和整体健康状况方面,你的发现对这四个区域的旋转偏好有什么影响?
- 你是否确保你用的是最少的力来引导平稳舒适的旋转运动?

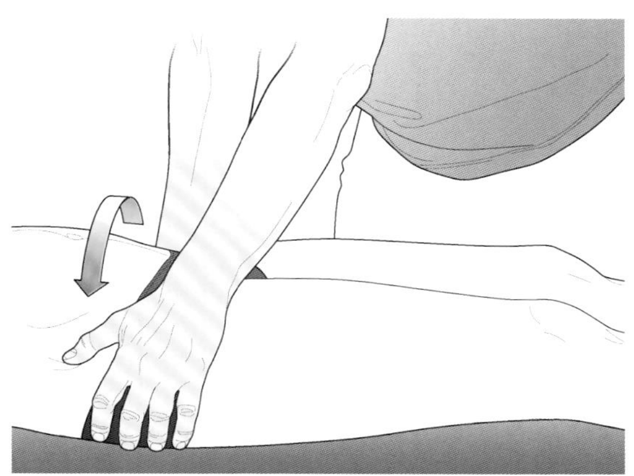

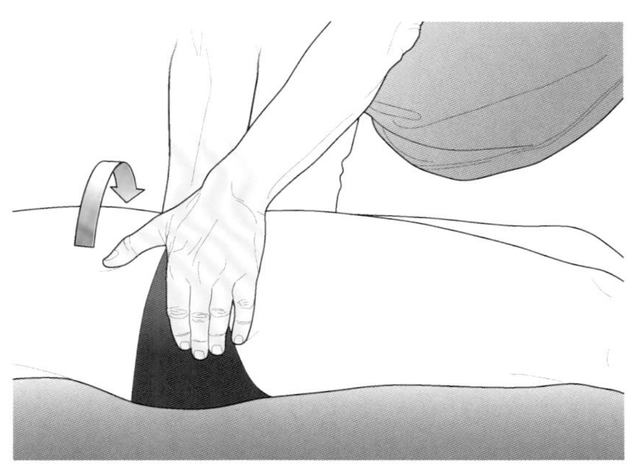

图 8.21 评估腰骶(盆膈)过渡区的组织旋转偏好

结语

本章试图让你发现通过触诊评估提取信息的方法。如果你完成了这些练习,你现在应该可以了解,你同时需要"粗放"和详细的望诊、触诊以及对结构和功能的评估。这样你才能更有信心地决定你的治疗。

Whitney Lowe 写的下一章提供了"准确识别骨骼肌肉功能障碍"的方法。

参考文献

Chaitow L (1999) Cranial manipulation: Theory and practice. Edinburgh: Churchill Livingstone.

Chaitow L (2001) Muscle energy techniques, 2nd edn. Edinburgh: Churchill Livingstone.

Denslow J (1960) Palpation of the musculoskeletal system. Journal of the American Osteopathic Association 60: 1107–1115.

Freburger J and Riddle D (2001) Using published evidence to guide the examination of the sacroiliac joint region. Physical Therapy 81 (5): 1135.

Greenman P (1989) Principles of manual medicine. Baltimore: Williams and Wilkins.

Grieve G (1984) Mobilisation of the spine. London: Churchill Livingstone.

Jacob A and McKenzie R (1996) Spinal therapeutics based on responses to loading, in Liebenson C (ed) Rehabilitation of the Spine. Baltimore: Williams and Wilkins.

Kappler RE and Jones JM (2003) Thrust (high-velocity/low-amplitude) techniques, in Ward RC (ed) Foundations for Osteopathic Medicine, 2nd edn. Philadelphia: Lippincott, Williams and Wilkins, pp 852–880.

Laslett M (2008) Evidence-based diagnosis and treatment of the painful sacroiliac joint. Journal of Manual and Manipulative Therapy 16 (3): 142–152.

Lee D (1999) The pelvic girdle. Edinburgh: Churchill Livingstone.

Lee D (2002) The palpation reliability debate. Journal of Bodywork and Movement Therapies 6 (1): 18–37.

Lewit K (1992) Manipulation in rehabilitation of the locomotor system, 2nd edn. London: Butterworths.

Mitchell F, Moran P and Pruzzo N (1979) An evaluation of osteopathic muscle energy procedures. Valley Park, MO: Mitchell, Moran, and Pruzzo Associates.

Mitchell F Jr (1998) Muscle energy manual, vol 2. East Lansing, MI: MET Press, p 1.

Petty N and Moore A (1998) Neuromusculoskeletal examination and assessment. Edinburgh: Churchill Livingstone.

Robinson H, Brox JI, Robinson R, Bjelland E, Solem S and Telje T (2007) The reliability of selected motion and pain provocation tests for the sacroiliac joint. Manual Therapy 12 (1): 72–79.

Sutton S (1977) An osteopathic method of history taking and physical examination. Colorado Springs: Yearbook of the Academy of Applied Osteopathy.

Vleeming A, Snijders C, Stoeckart R and Mens J (1997) The role of the sacroiliac joints in coupling between spine, pelvis, legs and arms, in Vleeming A, Mooney V, Dorman T, Snijders C and Stoeckart R (eds) Movement, Stability and Low Back Pain. Edinburgh: Churchill Livingstone.

Vleeming A, Mooney V and Stoekart R (eds) 2007 Movement, Stability and Lumbopelvic Pain, 2nd edn. Edinburgh: Churchill Livingstone/Elsevier.

Walton W (1971) Palpatory diagnosis of the osteopathic lesion. Journal of the American Osteopathic Association 70 (12): 1295–1305.

Zink G and Lawson W (1979) Osteopathic structural examination and functional interpretation of the soma. Osteopathic Annals 7 (12): 433–440.

第九章　准确识别肌骨功能障碍

Whitney Lowe

肌骨疾患（MSDs）非常普遍，也是人们求医的第二大常见原因（Craton & Matheson 1993）。寻求软组织手法治疗的人数在不断增长。这一事实凸显了发展肌骨疾患有效评估技巧的重要性（Sherman 等，2005）。传统医学以及补充和替代医学（CAM）项目都缺乏对肌骨疾病的关注，使得从业者需要以自学的方式来提高他们的查体技能（DiCaprio 等，2003；Matzkin 等，2005；Stockard 和 Allen 2006）。本文的练习和概念旨在解决这一训练的不足，从而使治疗师们可以更有准备地处理他们所面对的大量软组织伤痛。

身体质量的最大部分是由体内的运动性软组织构成的。由于富有神经支配，它们负责向中枢神经系统提供惊人的、大量的神经输入。Schleip（2003）在其有关筋膜可塑性的论文中指出：

> 许多人通常会很惊讶地发现我们最富有、最大的感觉器官不是眼睛、耳朵、皮肤或者前庭系统，而是我们的肌肉及其相关的筋膜。我们的中枢神经系统从肌筋膜组织接收最大量的感觉神经。

运动软组织生成巨大数量的感觉输入，加之它们负责控制运动的各个方面，使其成为在详细检查任何软组织疼痛和功能障碍时的关键性结构。然而，尽管诊断通过先进技术有所提高，但准确识别软组织疾患的能力仍然有限。大部分高科技诊断试验对评估组织结构的异常有效，但在识别组织功能的变异时就没有这么好的效果了。

有些例子，如椎间盘突出，有结构改变，但不能保证这种改变是患者疼痛的原因（Boden 等，1990；Borenstein 等，2001）。肌骨疾患的高科技诊断研究中金指标的缺乏凸显了体格检查的重要性，后者更见注重于运动组织的功能。

在评估运动软组织的功能时，没有方法能够替代全面的体格检查。如本文中描述的触诊和评估技巧提供了有关软组织功能的有用信息，从而给予治疗师如何进行适当的治疗或者转介患者以指引。

在第一次评估患者时，很容易看出体格检查技术在识别软组织病理性质时的重要性。然而其重要性远远超出了初次评估。在整个治疗周期都要持续评估软组织的功能障碍，用以调整治疗方法，并根据预期来衡量疗效如何。特别是在对软组织直接操作的手法治疗中，治疗师的双手同时也以高度精确的触诊技巧去评估组织的质地。能够评估软组织的质量，同时指导和（或）改变治疗方法，并立即适应组织的反应是手法治疗师的一个显著优势。

临床推理和评估进程

肌骨疾患的评估既是艺术也是科学。并没有单用一项就可以识别大多数此类病理状态的简单测试程序。相反，对治疗师而言，关键是要结合基本的解剖知识、临床技巧、经验和合理的推理。这些素质互为基础，并在评估进程中不断地相互影响。

认识和辨别软组织健康或病理状态的能力是基于对其在正常情况下如何工作的基本理解。治疗师也应当了解会发生在每个重要软组织上最常见的病理类型。对软组织的病理评估有赖于将功能障碍组织的当前状态与其正常情况下运作方式相比较。

运动系统软组织的主要功能是在体内产生和限制活动。在活动中，身体的所有组织都受到机械力的影响。运动系统软组织主要受到压力和张力的作用。因此在肌骨疾患评估中，生物力学分析扮演一个基础角色。治疗师必须能够在每一个独特的临床表现中，认识、理解和运用人体运动学和生物力学的概念，因为识别作用在组织上的各种力是骨科评估的基础。

由于人体解剖结构的特殊性，使得筋骨疾患非常常见。这些病症包括腕管综合征、肩袖损伤或外踝扭伤。对于肌肉骨骼系统的常见紊乱比较熟悉的治疗师，对识别当前的组织病理有明显优势。辨认出这些常见的特征性体征和症状有助于治疗师理顺在评估过程中获得大量信息。

与医疗专业的许多临床决定一样，有关患者身体状况的明确结论可能是很难的。积累有关软组织病理的特定知识可以获得一个很好的起点。但仅仅积累知识是不够的，更多揭示病理状态的查体程序应当与解剖、生理、人体运动和病理学的知识放在一起运用。而将这些过程黏合在一起的是临床推理。临床推理指导着对检查结果的解读。

临床推理要求我们检查体征与症状，并评估它们与患者主诉的关系。举个例子，对一个主诉肩痛的患者，应当询问其疼痛的发生。通过问诊其最初的发生情况，确认患侧上肢有反复上举过头的病史。体格检查中通过特定的主动、被动以及抗阻运动可以复制疼痛。在评估的全过程中，治疗师要考虑该区域的解剖结构、肩部不同运动中的生物力学因素，还要知道一些常见的软组织病变。消化所有这些信息以推导出准确的软组织病态概念，这个分析过程就是临床推理、骨科评估和肌骨疾患评估的全部。

骨科评估技巧

什么是骨科评估?

骨科评估是一套系统化的过程，包括了收集信息并在此基础上做出有关治疗的决定（Lowe 2006）。信息的收集有多种方式。有些来自口述的病史或患者的解释。而更多的则来源于查体本身的不同方面。临床医师的责任就是有效地筛选并解释得到的信息。评估中得到的有些临床信息比其他更显重要。随着治疗师评估技巧的提高，其区分评估信息主次的能力也得到发展。

最有效地管理从详细评估中获取的大量信息的方法是建立一个采集和破解检查结果的结构性系统。有众多的评估系统和策略存在，本章专注于其中之一的 HOPRS 方案，它对手法治疗师非常有效（Lowe 2006）。HOPRS 评估方案是对 HOPS 评估模板的轻度修改，后者常规应用于骨科和运动医学中。

该模型由五个部分组成：病史、望诊、触诊、活动范围和抗阻试验，以及特殊骨科试验。本章中，我们将同时探讨此评估协议的内容和那些有助于完善治疗师评估技巧的练习。

病史

从患者处全面地了解病史是有效评估的最重要方面之一。听取患者用其自己的语言描述疼痛或损伤，可以得到有关软组织病变性质的有价值线索。解剖学、人体运动学、病理学以及有关疼痛或损伤状态的基础知识有助于指导采集病史中的问诊。没有什么可以替代一个良好的病史采集，它可以在评估进程中提供一些非常有价值的信息（Woolf 2003）。

望诊

软组织损伤的原因有时是明显的，具有可见的身体结构改变。姿势扭曲是一个很好的例子。夸张的骨盆前倾或头前移的姿势既说明了生物力学平衡的变化，也可以是软组织痛苦的原因。萎缩、肿胀、瘀青、变色或身体相邻区域相对位置的改变都提示存在软组织功能障碍的可能性。望诊中发现的任何信息都要与来自评估进程其他部分的信息结合起来。

触诊

触诊技巧在评估进程中是最重要的。本文中任何一个能增强触诊能力的练习都在软组织检查过程中存在巨大优势。由于手法治疗师比其他任何健康从业人员花更多时间于触摸软组织,他们在用手去检查时具有明显的优势。高度精确的触诊技巧可以更容易地发现肿胀、组织质地异常、肌肉紧张、肌筋膜触发点、肌肉劳损、韧带扭伤以及各种其他病变。

触诊同时用于评估和治疗。在治疗时,治疗师通过触摸组织质地、一致性、肌肉对治疗的反应等获得即时反馈。软组织的治疗可以依据组织对其反应而立即得到调整。这种即时的评估-治疗反馈回路是手法治疗中多种方法都能起效的主要原因。

活动范围和抗阻试验

评估进程的这一部分包括主动活动范围(AROM)、被动活动范围(PROM)和手动抗阻试验(MRT)。如本书中其他部分所描述的,主动活动是由患者自主发动的,没有任何来自治疗师的帮助。被动活动是由治疗师运动患者身体的某个部分而患者本身不做任何协助。在手动抗阻试验中,患者进行某种肌肉收缩来对抗治疗师提供的阻力,但关节并不动。这三种测试的交叉参照结果可以提供有用的信息以识别现存的软组织功能障碍。

主动活动范围、被动活动范围和手动抗阻试验中的触诊

在这三个操作中要检查一个非常重要的因素,即患者的组织如何应对主动和被动活动以及抗阻动作。触诊被用来评估这些试验中运动的质量。这一触诊形式与在多数触诊活动中所使用的略有差异。

通常,在主动活动测试中治疗师不进行任何触诊。主动活动中尽量少使用触诊是因为患者需要完成全部的动作而无需治疗师的帮助。但有时候,在主动活动中触诊关节、肢体或身体局部也可以获得额外的信息。多数情况下,轻触比重压更有价值,这是因为前者让治疗师可以感觉运动中精细的组织质地。例如屈伸膝关节时触诊髌骨表面以感受髌下的捻发音或摩擦感(图 9.1)。

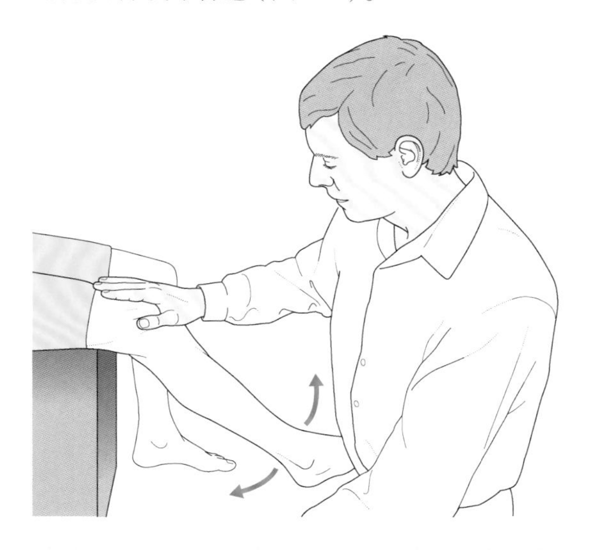

图 9.1　主动活动中触诊髌骨

在被动活动评估中,治疗师全程保持接触患者。在治疗师的双手握持并移动患者身体某部分的同时,这双手也是敏感的评估装置,被用来攫取病理线索,包括对运动的抵抗、摩擦音、肌肉代偿或者是如关节腔内游离体之类的明显障碍物。除了在被动评估中感觉运动质量外,还要在被动动作中识别一个被称作“末端感觉”的更重要特征。这是一个识别特定种类关节病变的有效方式。有关末端感觉的种类参见专题 9。

在手动抗阻试验中,治疗师对抗患者完成某特定关节活动的发力。由于治疗师阻碍了该动作,肌肉产生等长收缩。治疗师试图发现抵抗动作是否引发疼痛或无力。疼痛通

常提示肌肉-肌腱单元中存在某种功能障碍，以及可能伴有因反射性肌肉抑制引起的抵抗动作无力。治疗师通过触诊感觉并与健侧对比来寻找肌肉无力。无力可能是神经功能障碍的结果。无论何时，治疗师都通过与健侧或其他颁布的标准对比，去感受肌肉的收缩力量以发现肌肉功能障碍。图 9.2 给出了测定肌力强度的指征。

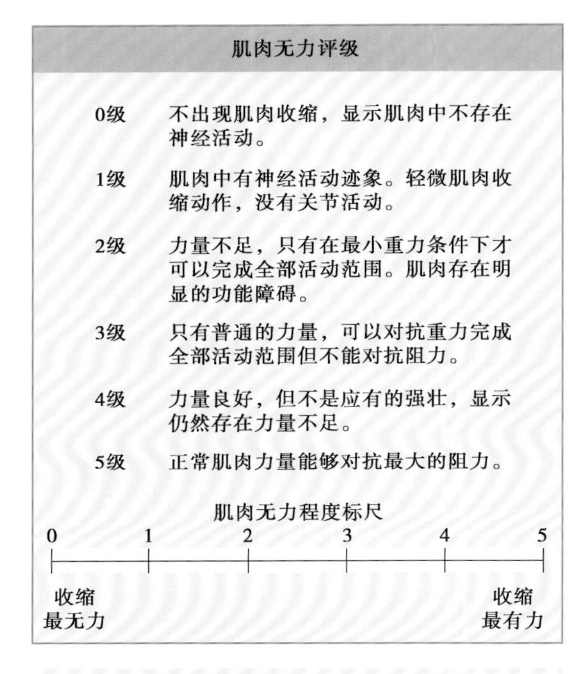

图 9.2　手动抗阻试验分级标尺

练习 9.1　认识手动抗阻试验中的肌肉抵抗

建议时长　5~7 分钟

手动抗阻试验被用来在产生收缩力的组织中发现疼痛和无力。确定肌肉是否存在无力需要依据一个定额或标准来测量患者的肌肉收缩。在检查单侧功能障碍时，肌肉收缩的强度可以对照健侧来测量。健侧代表正常的收缩能力，被用来对照测量患侧。有时由于双侧都受到影响或是检查躯干中央的肌肉，不可能有效地用一侧与另一侧比较，因而无法用同一个体的健侧为标准测量肌肉收缩。这时有一个如图 9.2 那样的指南，用肌肉自身测量其力量就非常有帮助了。

选择三种抗阻运动在身体的每一侧进行测试（如肩外旋、伸膝以及踝关节背伸）。首先在身体右侧进行所有动作的抗阻试验。依据图 9.2 的标尺确定每个动作的分级。然后在身体左侧进行同样的抗阻动作并分级。回头检查每个肌肉动作给出的评级并注意身体左右两侧的相同动作的评级是否有差别。如果有，重新测试相同的动作，但这次在完成一侧后马上测试对侧同样的抗阻动作。评级测试出的力量差异是否与两侧对比测试的结果相同？测完一侧马上检测另一侧时是否有明显的力量差异？

对主动活动范围、被动活动范围和手动抗阻试验评估结果的解释

从主动活动范围、被动活动范围和手动抗阻试验中能够收集到大量有关软组织功能障碍的信息，因此这些检查程序才如此有价值。在其有关骨科评估的开创性文章中，Cyriax（1986）提出了将软组织分为可收缩或不可收缩（*inert*）的概念。可收缩组织是那些积极参与传递拉伸力量至骨骼以产生动作的组织。肌肉和肌腱是两种最初被归类为可收缩的组织。虽然肌腱不能收缩，但它们参与传递肌肉的收缩力。

最近的生理研究证实筋膜组织具有可收缩性（Schleip 等，2006）。筋膜同时负责帮助动作中高拉力性负荷的传递（Gracovetsky 2007；Yahia 等，1993）。有鉴于这些近期的发现，似乎应当修改 Cyriax 最初的可收缩组织分类，将筋膜归入其中。

不可收缩组织是剩余的运动软组织，它们不参与将拉力负荷传递到骨骼以产生动作。虽然它们不产生引发动作的机械力，但却在各种动作中被拉伸或压缩。运动的不可收缩组织包括软骨、神经、硬膜、关节囊、韧带和滑囊。

练习 9.1　续

Cyriax 开发了一套综合评估程序以鉴别哪些可收缩或惰性组织可能对某种特定疼痛负责。他的想法是通过有选择地向不同组织施加压力来查看是否能复制患者的原发疼痛，从而确定疼痛源于哪一组织。他将此系统称为选择性组织张力范式（selective tissue tensionparadigm）（Cyriax1982）。有效地使用选择性组织张力范式要求治疗师了解三种不同的评估操作（主动活动范围、被动活动范围和手动抗阻试验）中的每一个对可收缩或不可收缩组织的潜在影响。

可收缩组织是任何动作产生力量的来源。因此在主动活动范围评估中，在选择性张力下，可收缩组织启动后就会产生预期的动作。例如，站立位主动肩外展时，肩外展肌群（冈上肌和三角肌）主动参与产生动作。肩周围的不可收缩组织在主动动作中或者被压缩或者被拉伸。由于主动活动涉及可收缩和不可收缩组织，此间产生的疼痛可能源于这两类组织之一。很显然，单独使用主动活动范围评估不能对鉴别有问题的组织提供重要帮助。只有在将此程序的结果与被动活动范围和手动抗阻试验相结合时，才能提供明显的临床效益。

被动活动是在患者不发力的情况下由治疗师移动患者的四肢或身体。由于在被动运动的过程中患者没有收缩肌肉，因此可收缩组织不参与被动活动的范围评估。但由于关节在其全范围内活动，不可收缩组织仍然承受某种程度的挤压或张力。如果在被动活动进程中引发疼痛并且相同的疼痛也出现在主动活动范围中，那么疼痛可能要责之于不可收缩组织，因为只有不可收缩组织在这两个评估中都参与了。

为了进一步澄清并确认引起患者疼痛的运动系统软组织，可以使用第三种评估来与前两种作相互参照。在主动活动范围和被动活动范围运动中，不可收缩组织都有被拉伸或压缩。手动抗阻试验需要肌肉收缩，因此可收缩组织有参与，但并不产生关节活动。由于没有关节运动，不可伸缩组织不会由于关节要在活动范围内移动而受到压缩或拉伸。因此，如果在主动活动范围与同方向的抗阻动作中有疼痛，则可收缩组织可能是疼痛的来源。此时，应当很可能在同方向的被动活动中没有疼痛，因为没有涉及该肌肉。

使用主动活动范围、被动活动范围或手动抗阻试验评估本身可以提供一些有用的信息，而 Cyriax 的选择性组织张力范式的真正优势在于使用所有三个试验程序并将各自结果相互比较。图 9.3 形象地解释了三个试验程序的结果。

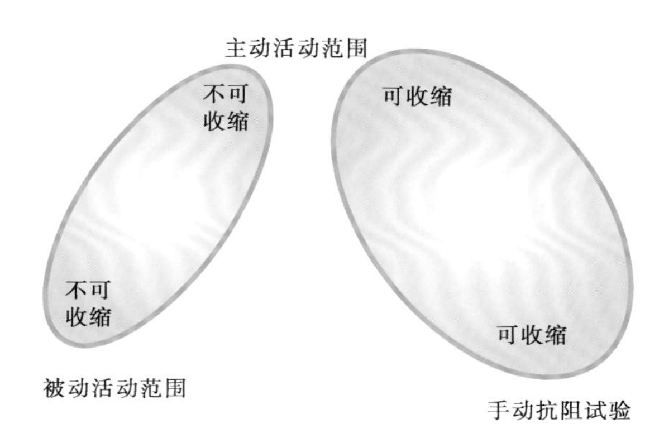

图 9.3　主动活动范围（AROM）、被动活动范围（PROM）和手动抗阻试验（MRT）构成三角形。如果疼痛出现于 AROM 和 PROM 而不是 MRT 则不可收缩组织可能是问题的原因。如果疼痛出现于 AROM 和 MRT 而不是 PROM 则可收缩组织可能是原因

测试结果的例外

大多数指南都有例外——通用的指南不适合某些情况。对主动活动范围、被动活动范围和手动抗阻试验的解释中有两个重要的例外。之前曾说明，在被动活动评估过程中可收缩组织不会参与。但是，能产生与正在评估动作相反活动的可收缩组织会在被动活动范围试验的末段被拉伸。例如，在进行被

动屈肘时，屈肘肌群不会被用到。然而，在接近被动屈肘末段时，拮抗肌的可收缩组织开始被拉伸，在本例中就是肱三头肌（伸肘肌）。当有损伤的拮抗肌群被拉伸时，其中的可收缩组织可以在一个被动活动评估中产生疼痛。如果涉及了肱三头肌并在屈肘末出现疼痛，则很可能会在手臂后侧感到疼痛。显然这不是屈肘肌群在屈肘末引发疼痛。

可收缩组织的另一个可能的例外会出现在主动活动范围和手动抗阻试验评估中。在某些情况下，特定方向的主动运动没有疼痛，而在同一动作的抗阻时有可能发生疼痛。主动活动无痛而手动抗阻有痛的原因是，和抗阻相比，主动运动的测试募集的肌纤维较少。

例如，在主动屈腕动作时可能没有痛，而抗阻屈腕则会痛。这种情况下，因为疼痛发生在抗阻动作中，看起来是可收缩组织的问题。与此同时，因为主动屈腕没有疼痛又提示没有涉及可收缩组织。此时，基于手的结构和功能知识，治疗师应当更重视抗阻屈腕试验。在主动屈腕时仅需对抗手的重量，因此不需要很多肌纤维参与。由于完成动作募集的纤维很少，没有足够的张力负载以复制原始的疼痛感。而在进行手动抗阻试验时，肌肉、筋膜以及肌腱的纤维要承受大得多的负荷，因此试验过程中会感到疼痛。

练习 9.2 主动活动范围、被动活动范围和手动抗阻试验评估

建议时长 5~7 分钟

选择一个特定的四肢关节。确定该关节可发生的正常的单一平面运动。例如，如果选定了踝关节，则用于评估程序的动作包括背伸、跖屈、内翻和外翻。对所选关节上的每个动作进行主动活动范围、被动活动范围和手动抗阻试验的评估。记录受检对象同一动作在主动与被动活动时的任何不同反应。如果有不同反应，那可能意味着什么？将主动和被动活动的发现与手动抗阻试验相比较。收集到的信息对提示软组织功能障碍的性质有何意义？

特殊试验

特殊的骨科试验是一种专门的试验动作（通常以发明人命名）用以在完成过程中引发某特定体征或症状。常见特殊骨科试验的例子有：用于腕管综合征的 Phalen 试验、用于前交叉韧带损伤的 Lachman 试验或撞击肩综合征的 Neer 撞击试验。

虽然特殊骨科测试被设计用来提高识别各种病理异常的准确性，但它们并非都一样可靠。由于有了一组令人眼花缭乱的特殊测试可以运用，辨认哪些更准确就非常重要了（Coady 等，2004）。

任何特殊骨科测试的准确性都基于两个主要因素：敏感性和特异性。测试程序的敏感性就是，用该测试来检查的每个具有本测试所针对的特定功能障碍的患者，其阳性结果有多准确。特异性是指，在排除不具备该测试所针对的特定功能障碍时，这个试验有多准确。最精准的特殊测试具有高度的敏感性和高度的特异性。

特殊测试是为了对解剖结构施加选择性的压力，或者放大某一特定病理障碍的特征而设计的。对解剖、人体运动学、生物力学以及常见病理状态的更深入理解，使治疗师具备一定的能力来更改一些特殊测试，以便收集到更多信息，或好地理解其用途。传统的骨科检查有时会被修改或加强，有时会创建全新的检查程序，这些程序可能会成为更常用的标准。一个改变传统骨科试验以增强其敏感性的例子是，在完成标准的神经挤压评估程序时增加上肢的神经张力，如 Phalen 试验（Lowe2008）。

特殊骨科检查旨在产生各种各样的结果。一些会引起或放大患者的疼痛，另一些则可能是为了评估运动范围或其他症状。

大多数特殊的测试可以归入以下四类通用测试：

练习 9.2 续

- 疼痛诱发。
- 体位或体态。
- 过度活动。
- 神经动力。

下面会对每一类作更详细的探讨。在每一类下，会有对该类测试的总体原则的描述，接下来是两个例子，以及描绘该特定试验的插图。还包括可能改变或影响每类试验结果的重要注意事项。

疼痛诱发试验

当患者寻求治疗师的帮助以解决疼痛或受伤时，第一步就是识别疼痛的原因。很多情况下，发现哪种动作或体位可以准确复制疼痛是识别哪种（些）组织是疼痛的来源的最有效的方法。用来复制或者增大患者原始疼痛的测试被称为*疼痛诱发试验*。

在进行疼痛诱发试验时，很重要一点是要搞清试验过程中感受到的疼痛是否与原主诉的疼痛或不适感*相同*。由于一些特殊的测试动作会对多种组织造成压力，因此仅仅指出试验中有产生疼痛是不够的。

如果怀疑某特定疼痛诱发试验会加重患者的疼痛，那么最好将之放在评估程序的最后。这样做会降低不适感，减少影响或干扰其他测试的可能性。

有关疼痛诱发试验，另一个需要考虑的因素是，很多时候，检测会把患者的疼痛放到最大，超过测试前。做这些试验的时候，保持一定程度的信心和同情心是非常重要的。以强烈的同情心完成疼痛诱发试验会有助于减低患者不适感持续的程度。

练习 9.3 空罐试验

建议时长 1~2 分钟

即使是在仅一侧肩膀有症状的情况下，空罐试验通常也是两侧同时操作的。把没有疼痛的一侧作为参照。如果在测试过程的任何时候诱发了疼痛，就没有必要继续试验了。患者面对治疗师，并在这个位置将双臂呈45°水平内收。询问患者在保持这个姿势时是否有疼痛或不适。在这个部分水平内收的体位，让患者将双臂内旋，就像将手里的罐子倒空一样（图 9.4）。在动作完成时，治疗师询问患者是否有疼痛或不适。患者把双臂保持在完成时的位置，治疗师尝试用适中的力量将其两臂下压。复制了原始主诉的疼痛就是结果阳性（Lowe 2006）。

这个试验用来检测患者肩峰下软组织撞击引发的疼痛。有许多组织在这个试验中可能会受到挤压，因而试验过程中可复制疼痛。可能涉及的组织包括：肩峰下滑囊、冈上肌肌腱、肱二头肌长头腱以及关节囊上部。而这个试验不能告诉治疗师的是这些组织中的哪一种对疼痛的增加负责。需要额外的评估以进一步搞清楚出问题的主要组织是哪一个。但是，如果在患者执行这个测试时疼痛没有增加，只有在最后一步向已经外展的双臂施压时疼痛才增加，就强烈提示涉及冈上肌肌肉-肌腱单元，因为这最后一步中唯一变化的因素是施加在可收缩组织（冈上肌）上的额外负荷。

练习 9.4 网球肘试验

建议时长 1~2 分钟

患者站或坐。治疗师以一手包住患者肘部，拇指按在肱骨外髁远端的伸肌腱上。注意握持肘部时不要压到肘后的尺神经。治疗师的另一只手握住患者的手并对抗患者的伸腕动作（图 9.5）。仅仅对抗患者的伸腕而不要将患者的手臂向地板上压，因为那样会募集其他肌肉而混淆了测试。这个试验只是一个简单的伸腕抗阻试验，同时在受影响的肌腱上施加压力（Lowe 2006）。

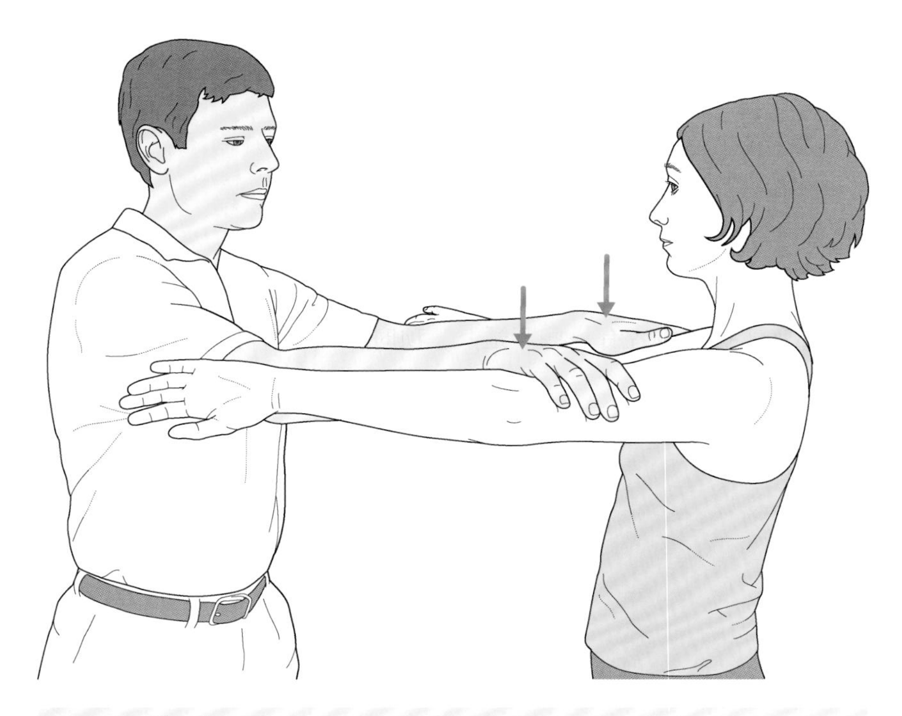

图 9.4　空罐试验

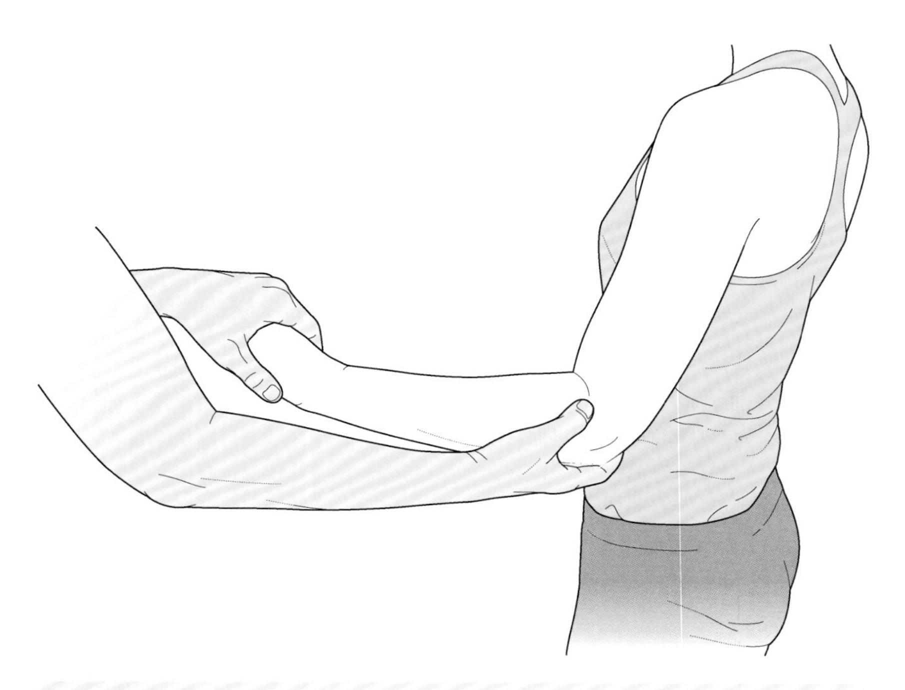

图 9.5　网球肘试验

练习 9.4 续

本试验旨在复制或增加伸腕肌腱近端肌腱变性引发的症状。这仅仅是对受影响肌腱挤压时的简单手动抗阻试验。在评估的初期,触诊肌腱很可能就会引起疼痛加重。当肌腱受到因肌肉收缩产生的额外张力负荷时,触诊更容易复制患者的不适感。在这个试验中,没有症状的患者有一些不适也是很正常的。因此,治疗师接下来要去比对是否比没有病的一侧痛感更强,或者疼痛与所施加的压力不成比例。还有一点很重要,就是去确定这个疼痛和它原始的主诉是否相同。

体位或体态测试

疼痛诱发试验是特殊测试中最通用的,而另一些试验则采用一些其他的指标,诸如体位、动作或活动范围的变化。在使用体位这种特殊测试时,治疗师不是要尝试复制患者的特定症状,而是去检查患者的体态或体位并试图确定其与当前主诉之间的关系。这些测试虽然有些间接,但其价值不容忽视。

练习 9.5 改良 Thomas 试验

建议时长 1~2 分钟

患者斜靠在治疗床的边缘而不是完全坐在上面,将没有被检查的膝关节置于胸前。一旦膝关节被提到胸前,治疗师即帮助患者向后倒到治疗床上。抱到胸前的大腿与床面约成45°角。治疗师从侧面观察患者伸直的大腿(图 9.6)。如果大腿位于水平或以上,提示髂腰肌张力过高。如果大腿低于水平线,则认为髂腰肌的弹性参数在正常范围内。如果股直肌长度正常则小腿应当垂向地板成直角。如果小腿不能垂直,则显示股直肌存在一定的高张力(Lowe 2006)。

这个试验用于检查髂腰肌的高张力。髂腰肌紧张会导致下背痛、姿势扭曲、骶髂关节功能障碍以及一些其他问题。这些异常不大可能是由于髂腰肌一个原因引起。因此这个试验并非用来提示特定的病理。即便如此,用来检查髂腰肌相对于其他各种因素的参与程度也是很有价值的。髂腰肌在腹部的位置比较深,和血管邻近,这使得直接触诊该肌肉具有挑战性。当直接触诊不是一个容易的选项时,类似这样肌肉长度的测试就是一个有用的评估方法。

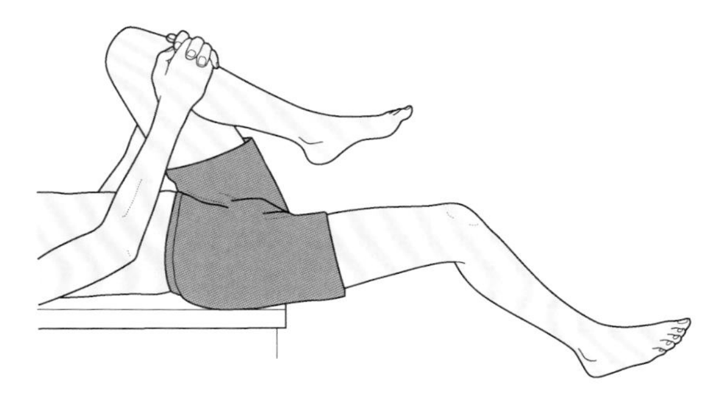

图 9.6 改良 Thomas 试验

练习 9.6 Apley 摸背试验(Apley Scratch Test)

建议时长 1~2 分钟

患者站立,将一只手臂尽量外展外旋如同抓挠两肩胛之间的上背部,另一手臂内收内旋如触摸中上背(图 9.7)。观察双手的位置并两侧对比。每一侧的肩膀都要测试上位(外展和外旋)与下位(内收和内旋)。外展外旋的问题通常多于内收内旋(Lowe 2006)。

这个过程用来评估盂肱关节的活动范围受限。盂肱关节囊的限制尤其可能引起外展外旋复合动作的活动受限。与上面描述的改良 Thomas 试验一样,这个试验并不一定引起疼痛,但对识别任何特定的活动限制是有价值的。与其他评估程序相结合,这个试验可以帮助治疗师了解盂肱的生物力学改变及其对患者疼痛或损伤的参与。

练习 9.6 续

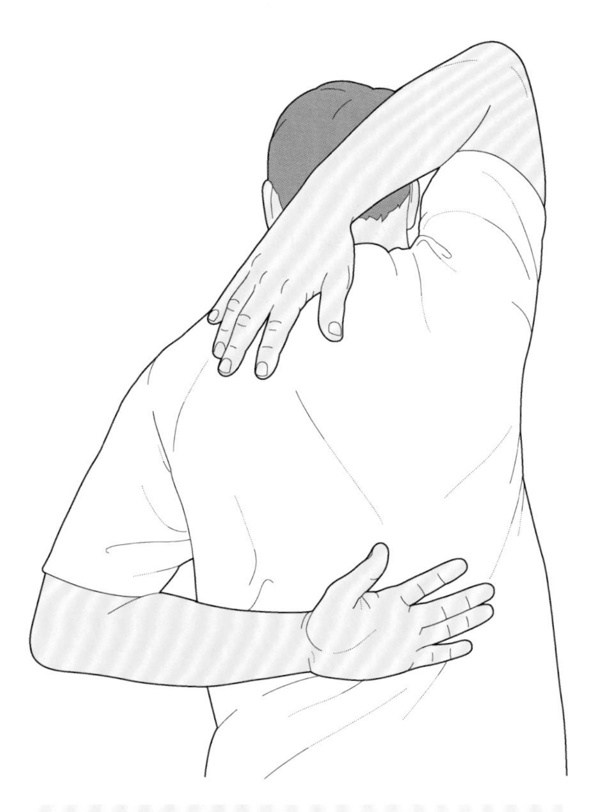

图 9.7 Apley 摸背试验(Apley Scratch Test)

过度活动试验

关节活动度主要由跨关节的韧带控制。韧带的损伤会产生疼痛同时导致关节的过度活动。当关节存在过度活动时,关节力学的改变以及逐渐出现的关节退化可能导致关节炎早期发作、骨刺或其他病理变化。

韧带松弛是关节过度活动的主要原因。它可以因为遗传造成,或者因韧带受到拉伸或撕裂之类的损伤引起。有些情况下,即使损伤导致了明显的关节活动过度,韧带仅在受伤当时疼痛而过后并不会痛。例如韧带完全断裂的三级扭伤,受伤当时可能会非常痛,但由于损伤韧带的两端已经完全分离,之后就不再疼痛了,但是会遗留关节的过度活动。关节的损害可能是由于扭伤及继发的过度活动。关节的过度活动试验主要是为了发现过度的关节活动,但也可能诱发疼痛,这取决于当时病理状态的性质。

练习 9.7 外翻应力试验 Valgus Stress Test

建议时长 1~2 分钟

患者仰卧于诊察床上,治疗师用一只手稳定其胫骨远端的内侧,同时用另一只手在该膝关节的外侧施加一外翻力(图 9.8)。所施外翻力的大小有所不同,但对其最好的描述是中等程度。确保施加外翻力的手中心恰在关节缝上,不要偏高或偏低。如果双手不在正确的位置上,治疗师就难以充分地感受关节的活动。疼痛或软性末端感觉提示内侧副韧带(MCL)的损伤。在施加外翻力时,可能会看到内侧关节缝处有一些分离(Lowe 2006)。

内侧副韧带是用来抵抗膝关节的外翻力量的。膝关节外翻的力是作用在其外侧并指向其内侧的。导致过度活动的韧带扭

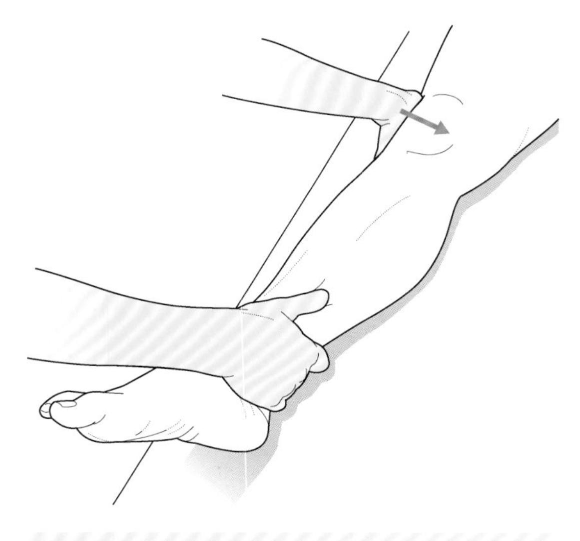

图 9.8 外翻应力试验

练习 9.7　续

伤经常是由膝关节的外翻力或过度旋转应力引起。本试验在膝关节施加一额外的外翻力。对于健康的膝关节来说,此时应是牢固的并能对抗所受的外翻力量。与未受伤一侧相比,柔性、松软的末端感觉提示存在过度的关节活动。根据受伤的严重程度,也可能在末端伴随着疼痛。

练习 9.8　踝关节抽屉试验

建议时长　1~2 分钟

治疗师用一只手固定胫骨远端的前部,同时用另一只手将跟骨自其后部向前拉(图 9.9)。根骨向前滑移或柔性、松软的终末感提示有韧带松弛。这一操作在有一级或二级扭伤时可能会引起疼痛。在三级扭伤中,会有明显的活动但疼痛有限,这是因为受影响的韧带完全断裂了。在此试验中不要将少量的足背伸误会成向前的平移(Lowe 2006)。

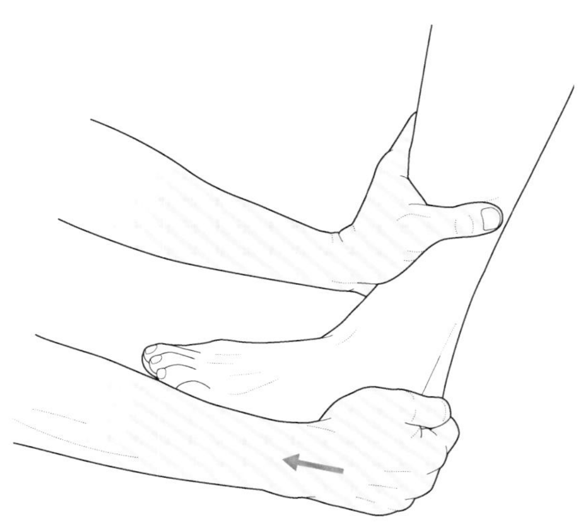

图 9.9　踝关节抽屉试验

距腓前韧带的损伤是最常见的下肢软组织伤(Garrick 和 Requa1988)。由于全身的重量在每次迈步时都作用在一只脚上,踝关节的过度活动会导致明显的退行性变。由于踝关节扭伤非常常见,很多人在做这一试验时会有一定程度的过度活动。重要的临床问题是,这种过度活动是否和现存的关节或软组织病痛有关?

神经可动性检测(Neurodynamic tests)

软组织、软组织与骨之间或相邻的骨之间对周围神经的压迫是疼痛的一个常见原因。虽然如腕管综合征、梨状肌综合征这类的神经挤压综合征都有很好的文献记录,但它们并非机械应力作用于神经的唯一类型,特别是在四肢上。近期焦点集中在神经系统必要的可移动性以及神经的可移动性不足在软组织功能障碍中扮演的角色(Butler 2000;Shacklock 2005)。

神经可动性检测的目的是通过对神经组织施加应力以观察是否可以复制患者的症状。疼痛是神经功能障碍的常见症状,这种操作也可以叫做疼痛诱发试验。但是,神经功能障碍还可以产生诸如麻木、感觉异常或活动无力等非疼痛感觉的症状,所以这类试验并非总是诱发疼痛。保持神经受到持续激惹的状态可以显著地加重症状。在神经可动性检测中,一旦出现症状加重的阳性结果,应当迅速解除测试体位,消除神经受到的过多挤压或张力。

练习 9.9　直腿抬高试验

这个试验中有几个步骤。在完成每个步骤后询问患者的感觉变化或症状是否加重(通常保持那个体位 30~60 秒)。神经症状的增加表明了腰部神经根受到挤压的可能性。患者仰卧于诊察床上。治疗师将其患侧(感觉有症状的一侧)的腿抬高就像是要拉伸腘绳肌那样。治疗师持续抬高该下肢直至患者报告有症状再现(图 9.10)。在屈髋 70°时坐骨神经被完全拉伸,所以症状通常出现在此位置。将腿稍稍放低,以确定

练习 9.9　续

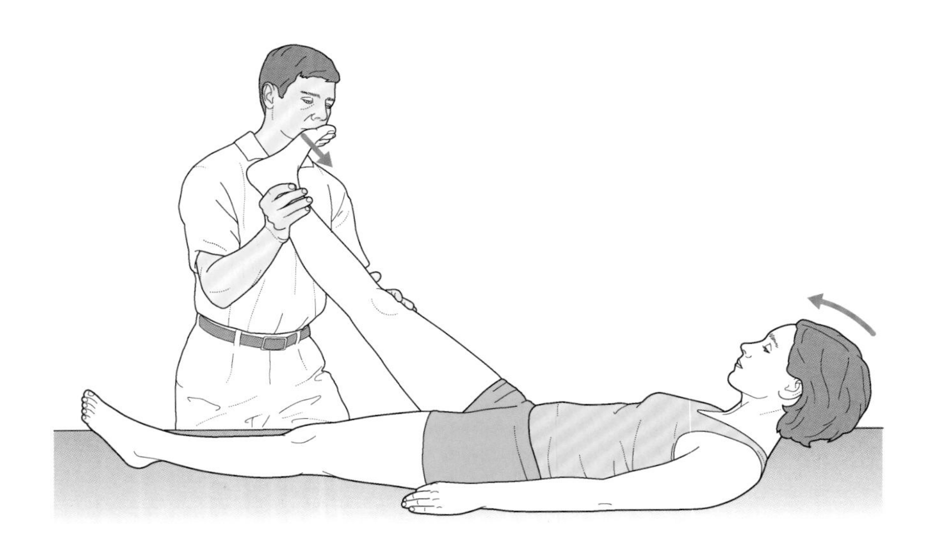

图 9.10　直腿抬高试验(SLR)

症状是否减轻。这个微小的移动有助于在下一步区分症状是否来自腘绳肌的紧张。在这个位置,患者背伸足继而屈曲头颈(Lowe 2006)。如果在任何一个步骤中坐骨神经分布区域的症状增强了,则认为试验阳性。

本试验用于检查下腰部可能压迫神经根的障碍物。通常在沿下肢坐骨神经分布区域会感觉到神经症状。许多神经病理的特性就是这样,使得在神经全长范围内难以准确识别受到实际挤压或限制的位置。神经根的病变可以在其相关皮肤节段的任意一处引发症状。周围神经病变通常在其受挤压部位的远端产生症状。即使如此,准确定位神经病变仍然具有挑战性。

练习 9.10　屈肘试验

患者站立或坐位,双肘完全屈曲,前臂旋后,两腕过伸(图 9.11)。患者应两臂同时采用这个体位,这样可以与未受影响的一侧相比较。如果在 60 秒内复制了症状,则肘管内的尺神经可能受到了压迫(Lowe 2006)。

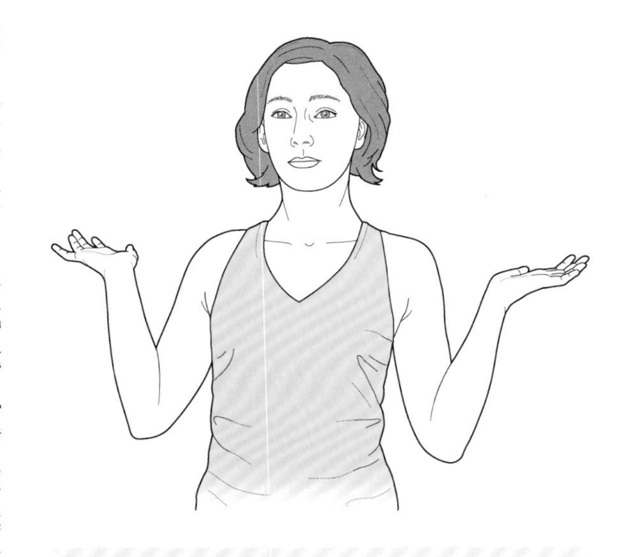

图 9.11　屈肘试验

在这个测试中,由于肘关节屈曲,尺神经在肘管内受到压迫。屈肘在压迫的同时还拉伸了该神经。许多神经动力试验中都存在压力与张力因素。由于神经压力与张力症状相

练习 9.10　续

同,所以无法将两者以症状模式加以区分。因为在许多情况下难以确定神经病变的准确位置,所以治疗方法提倡减低神经全长的压力与张力。软组织的手法治疗是一种达成此目标的极好治疗方法。

有许许多多的骨科评估教科书,每一本都充斥着如上所述的许多特殊检查,甚至有些过剩。一个常见的错误是在初学骨科评估时过于强调记忆和运用大量的诸如此类已经命名的骨科试验。全面完成一份测试程序并不会让治疗师得到对患者状况的准确评估。Coady 等人(2003)指出,医学生抱怨被不同的试验所迷惑,而尝试记住大量的试验也压倒了他们。将注意力过度集中在记忆所有可想到的试验上,将无法把 HOPRS 方案中的体格检查整合在一起,也无法推导出有效的临床推理。

实践中的临床推理

在有些时候,治疗师可能面临这样的情况:有多个组织可能是疼痛或不适的来源。在此时,上面描述的临床推理技术就具有极高的重要性了。治疗师必须有效地运用解剖和人体运动学的知识去发现产生异常的原因。下面展示的例子很好说明了临床推理和分析的重要性。

某患者报告臀部疼痛并向下肢延伸。疼痛是尖锐的并伴有周期性的感觉异常。进行直腿抬高试验会轻度复制下肢症状。然而,即使直腿抬高试验(一种神经动力试验)复制了症状,就确定不适的主要原因是神经性的还为时尚早。虽然直腿抬高试验确实可以增加坐骨神经的张力并加重该区域的神经病理症状,但这并非该试验的全部效果。

在直腿抬高时,腘绳肌也会受到拉伸。腘绳肌附着在坐骨结节上,并与骶结节韧带和腰背筋膜相连(Vleeming 等,1999)。直腿抬高时腘绳肌产生的张力会沿骶结节韧带传导并可以拉伸至骶骨的位置。骶髂关节功能障碍会产生坐骨神经样的腰盆和下肢症状。骶结节韧带的张力会牵拉骶骨并刺激骶髂关节。因此有必要用额外的评估来区分这些引起患者主诉的不同原因。

骨科评估的体格检查部分与其他触诊技巧相似,只能通过不断的实践来提高。然而,有效的骨科评估必然包括临床推理、软组织的结构和功能、常见病理、应用解剖和人体运动学的知识。治疗师整合这些不同要素的技术越强,就越能更快更准确地评估软组织功能障碍的性质。准确识别软组织功能障碍是任何软组织疗法的基础。

参考文献

Boden SD, McCowin PR, Davis DO, Dina TS, Mark AS and Wiesel S (1990) Abnormal magnetic-resonance scans of the cervical spine in asymptomatic subjects. A prospective investigation. Journal of Bone and Joint Surgery American volume 72 (8): 1178–1184.

Borenstein DG, O'Mara JW Jr, Boden SD et al. (2001) The value of magnetic resonance imaging of the lumbar spine to predict low-back pain in asymptomatic subjects: A seven-year follow-up study. Journal of Bone and Joint Surgery American volume 83-A (9): 1306–1311.

Butler D (2000) The sensitive nervous system. Adelaide, Australia: Noigroup Publications.

Coady D, Kay L and Walker D (2003) Regional musculoskeletal examination: What the students say. Journal of Clinical Rheumatology 9 (2): 67–71.

Coady D, Walker D and Kay L (2004) Regional Examination of the Musculoskeletal System (REMS): a core set of clinical skills for medical students. Rheumatology (Oxford) 43 (5): 633–639.

Craton N and Matheson GO (1993) Training and clinical competency in musculoskeletal medicine. Identifying the problem. Sports Medicine 15 (5): 328–337.

Cyriax J (1982) Textbook of orthopaedic medicine, vol 1: Diagnosis of soft tissue lesions, 8th edn. London: Baillière Tindall.

DiCaprio MR, Covey A and Bernstein J (2003) Curricular requirements for musculoskeletal medicine in American medical schools. Journal of Bone and Joint Surgery American volume 85-A (3): 565–567.

Garrick JG and Requa RK (1988) The epidemiology of foot and ankle injuries in sports. Clinics in Sports Medicine 7 (1): 29–36.

Gracovetsky S (2007) Is the lumbodorsal fascia necessary. Paper presented at the Fascia Research Congress, Harvard Medical School, Boston, MA.

Lowe W (2006) Orthopedic assessment in massage therapy.

Sisters, OR: Daviau-Scott.

Lowe W (2008) Suggested variations on standard carpal tunnel syndrome assessment tests. Journal of Bodywork and Movement Therapies 12 (2): 151–157.

Matzkin E, Smith EL, Freccero D and Richardson AB (2005). Adequacy of education in musculoskeletal medicine. Journal of Bone and Joint Surgery American volume 87-A (2): 310–314.

Schleip R (2003) Fascial plasticity – a new neurobiological explanation. Journal of Bodywork and Movement Therapies 7 (1): 11–19.

Schleip R, Naylor IL, Ursu D et al. (2006) Passive muscle stiffness may be influenced by active contractility of intramuscular connective tissue. Medical Hypotheses 66 (1): 66–71.

Shacklock M (2005) Clinical neurodynamics. Edinburgh: Elsevier.

Sherman KJ, Cherkin DC, Kahn J et al. (2005) A survey of training and practice patterns of massage therapists in two US states. BMC Complementary and Alternative Medicine 5: 13.

Stockard AR and Allen TW (2006) Competence levels in musculoskeletal medicine: Comparison of osteopathic and allopathic medical graduates. Journal of the American Osteopathic Association 106 (6): 350–355.

Vleeming A, Mooney V, Dorman T, Snijders C and Stoeckart R (1999) Movement, stability, and low back pain. New York: Churchill Livingstone.

Woolf AD (2003) How to assess musculoskeletal conditions. History and physical examination. Best Practice and Research. Clinical Rheumatology 17 (3): 381–402.

Yahia LH, Pigeon P and DesRosiers EA (1993) Viscoelastic properties of the human lumbodorsal fascia. Journal of Biomedical Engineering 15 (5): 425–429.

第十章 动作评估

Warrick McNeill 和 Sarah Mottram

动作健康

“通过优化动作来改造社会从而提高人类的体验。”

这简单明了的一句话在 2013 年被美国物理治疗协会(APTA)作为愿景(Websource 1)。它将“动作”这一单一信条作为物理治疗的基础。达到“动作健康”因此成为治疗师治疗其患者的关键目标(McNeill 和 Blandford 2015;Sahrmann 2014)。美国物理治疗协会从其指导原则到愿景展现的关于动作的广阔视野显示出“动作”的影响超出了健康,并且“是最佳生存和生活质量的关键”,因为它允许人们“参与并建设社会”。

动作健康被定义为“一个渴求的状态,它不仅仅是没有伤害的存在,没有失控的动作出现,而且是一个允许运动者选择如何动作的状态”(Blandford 2014a; McNeill 和 Blandford 2015)。

动作健康包括高质量的“功能性动作”,它自身由较小部分的关节、四肢、肢带和脊柱动作组成,贯穿整个运动链。

评估动作健康可能涉及观察产生功能性动作的完整模式,但某个动作错误可能只发生于此动作中的一个关节上,并且仅仅是某一个方向。更精细的评估可能也对错误发生的阈值感兴趣(Comerford 和 Mottram 2012)。

为了保持或重新获得动作健康,Blandford(2014b)建议一个人需要:

1. 意识到身体、动作和动作质量。
2. 控制神经肌肉骨骼系统的软件(中枢神经(CNC))和硬件(肌肉和结构)。
3. 不同的强度 姿势性的工作需要在低强度的体力劳动中完成,以力量型的任务需要以适当的高强度肌肉活动来完成。
4. 可变性 对于单个运动任务,应该有多种运动策略可供选择。

治疗师可以通过影响下列四点中的一个或多个因素来处理一个与动作相关的问题:

- 躯体治疗旨在通过提高身体意识来改善动作健康:简单讲就是通过影响输入来改善动作输出。
- 体育锻炼或神经肌肉骨骼康复中的反复的功能性训练可以被理解为尝试改善控制。
- 负重训练中使用重复次数最大值的原则,即在一个体力挑战中运用适当的重复次数以达到使一项锻炼的强度与目标相匹配(与心血管训练一起),这构成了健身行业的基础。

也许最不容易理解的因素是多变性,但这个因素正是在舞蹈、体操和普拉提训练,以及其他训练中练习的。当同样或相似的动作一遍又一遍地重复时,也许平面有所不同,或者顺序相反,但是给大脑的运动控制中心一个机会为类似的运动发展出多种记忆痕迹,从而在神经和结构两方面提高动作系统的稳健性。

动作的“问题(dis-ease)”可以通过 Sahrmann 的镜头观察,她聚焦于两个词汇——病理运动学与运动病理学的发音顺序。前者提示病理和疼痛可以改变动作模式,而后者则描述了动作模式错误可以产生病理变化。

Hodges 和 Tucker(2011):提出了一些理论,以深化病理运动学的解释,解释为什么人们在疼痛中会有不同的动作,而同时又指出他们的动作不正自明的。

Dingenen 等在 2015 年发表的研究将金标准和实验室三维多关节评估以及更接近临床的二维矢状面垂直起跳策略进行了比较

（视频分析）。他们发现，膝盖和髋关节屈曲度越小，起降时越挺直，股四头肌和膝关节受力越大。其他的着地策略可以是膝关节屈曲为主（伴有髋关节屈曲减少），或最保护膝关节的策略——更大程度的躯干、髋、膝屈曲。他们发现在二维测试中寻求屈髋程度的减少与三维测试的结果相关。

Dingenen 等认为减少屈髋动作的策略也许会预示着膝关节受伤的风险增加，这就是运动病理学。

本文后面有一个实例来描述这个试验（参见练习 10.3）。

疼痛的人由于运动皮层的重组而表现出运动控制的变化。举个例子，使用 fMRI 评估冈下肌在大脑的双侧代表区（Ngomo 等，2015），单侧肩袖肌腱病显示受影响一侧皮质脊髓兴奋性非对称性降低。研究者认为这与疼痛的慢性化有关而不是与强度相关。他们指出："虽然皮层重组与神经性疼痛综合征的疼痛程度相关，而在骨骼肌肉病变中可能与慢性化关系更大。"

使用 fMRI 观察到的慢性运动皮层变化与运动皮层变化之间的联系已经在许多研究中得到证实，包括以下研究：

- 膝关节骨性关节炎（Shanahan 等，2015）。
- 外上髁痛（Shanahan 等，2015）。
- 非特异性慢性下背痛（Schabrun 等，2015）。

疼痛患者还表现出通过运动募集的改变而出现肌肉功能变化。

- Worsley 等（2013）研究表明，在进行运动控制干预之前，有疼痛和肩部撞击体征的年轻人表现出前锯肌和斜方肌下部的募集损害。本研究中的运动募集变化被一个为期十周的运动控制练习所逆转，该练习通过重新训练肩部运动的募集，而专注于肩胛骨的运动方向。这不仅改善了肩胛骨运动方向，而且明显提高了功能并减轻了疼痛。
- 关于非特异性下背痛（NSCLBP），研究的作者 Van Damme 等（2014）引用 O'Sullivan（2000，2005）的说法："预计 30%的下背痛患者出现运动控制损伤（MCI）（2005），而屈曲相关的运动控制损伤是临床观察到的最常见病变（2000）。" Van Damme 等发现，他们可以用体表肌电图区分一个健康人和一个弯腰运动控制损伤的患者。

疼痛患者运动募集的变化表明他们在运动计划中失去了可变性，失去了选择。

Moseley 和 Hodges（2006）的研究中提出，正常的姿势在患者腰痛缓解后不会恢复。强健的运动系统允许在运动任务中进行探索性的变化，当这种变化由于疼痛而消失时，适应性被阻止，从而增加慢性疾病的风险。

动作评估

因此，越来越明显的是，运动错误，无论它是造成疼痛和伤害的原因，还是疼痛或伤害的结果，都需要进行评估。精确的评估和结果可以帮助制定精确的康复干预措施，优化运动控制，从而最大限度地提高患者的康复率，降低首次受伤或再次受伤的风险。

运动控制可以通过挑战个体控制运动的认知能力来评估（Comerford 和 Mottram 2012；McNeill 2014b；Mischiati 等，2015）。要使运动评估成功，测试必须可靠、有效且易于复制。

视觉评分已被证明是一种有效和可靠的工具，用于识别年轻运动员的冠状面动态骨盆与膝关节对线不良（Whatman 等，2013）。Mischiati 等（2015）也发现，在动作表现矩阵（The Performance Matrix）中教授的"成套测试"方法就是如此。如果这个治疗师有一定经验，则可以进一步提高可靠性（Gribble 等，2013；Luomajoki 等，2007）。

体育运动中的季前筛查现在是一种常规，并经常被用来观察关节活动性、肌肉延展性、耐力和力量，也用于体能测试和生理测试

(Butler 等,2010)。这些测试在季中和伤后复查时提供很多参考基准,并为一些需要解决的受限提供指标——但是多数并不能预测损伤(Butler 等,2010)。

- 动作评估的现代认识基础见于 Kendall 等(2005)关于肌肉功能的早期著作。Kendall 及其同事专注于"肌肉力量的分级测试以及力量与功能间相互关系的分析"(Comerford 和 Mottram 2012)。
- Janda 最初也对个体的肌肉力量测试感兴趣,1949 年时 21 岁的他在捷克出版的第一本书就是关于这方面的。但是他后来开始对动作模式、肌肉失衡和功能障碍模式感兴趣。他的经典报告发现,受检对象不使用臀大肌而是通过增加骨盆前倾来改善伸髋动作。
- 因此 Janda 将其注意力集中在测试肌肉的功能上而不是单一肌肉的力量,而他的治疗策略转为专注于感觉运动训练,使用简单的练习和不稳定的平面,而不是当时更常见的力量训练方法(Page 等,2010)。
- Janda 同时致力于增加短缩肌肉的可延展性(Janda 1996)。
- Sahrmann 利用相对灵活性的概念发展出了一种针对动作损害的诊断框架,寻找易受运动影响的动作方向(Sahrmann 2002)。她的治疗方法是通过练习来改善运动节段的僵化和活动过多的区域。

注意

参见第五章中更多有关 Janda 的工作。

动作质量和动作控制现在被认为是动作效率的一个重要环节(Roussel 等,2009)。现在的焦点集中在检查未受伤对象的标准评估程序,以及寻找运动链中可能易于受伤的无症状薄弱环节(Mischiati 等,2015)。

动作评估系统都是利用动作测试,但是为了获得足够有用的信息,这些测试需要被分组到一系列测试中,但是为了得到足够多的有用信息,这些测试被分组为成套的试验。迄今只有一些独立试验被认为是有效且可靠的。Carlsson 和 Rasmussen-Barr(2013)报告说专注于检查一个因素的测试——如骨盆倾斜或躯干侧方移动——在观察者之间和观察者内部测试中表现出非常好的一致性。但是随着因素的增加,诸如脊柱和骨盆倾斜、四肢代偿动作等就很难保持一致了。

看起来,整个系统的验证可能还有很长的路要走,尽管从基础矩阵报告中选择的 9 个测试表现的良好结果显示了在评估者之间与评估者内的可靠性是可以接受的(Mischiati 等,2015)。

最近进行了一些初步的研究,研究基于动作的分组的不同方法之间的协同作用和差异。在多个动作评估系统的要素间发现了一些重叠,这意味着一个系统中发现的子群可以由另一个系统进一步划分。作者认为一个综合评估模型可能可以细化治疗目标(Karayannis 等,2015)。

在治疗中使用动作评估的结果

动作评估本身并不会对患者有什么影响,而评估结果带来的建议体现了评估的价值。因此,了解动作评估的治疗策略是极其重要的。

通过进行一项动作评估,治疗师会得到更多的信息反馈,使其在治疗策略上有更多的选择。这也表明,对特定动作缺陷的发现可以创建特定的锻炼选择,最终可能会代替现行通用的锻炼指南。如英国国家健康和卓越护理研究所(NICE)提供的通用锻炼指南的项目可能包括:有氧运动、动作指导、肌肉力量强化、姿势控制和拉伸(NICE 指南 2009)。

尽管与慢性非特异性下背痛(NSCLBP)相关的生物心理社会因素可能会改变治疗的方法,但也应该教授针对特定运动缺陷的特定运动,并定期复查,患者应遵守它(McNeill 2014a)。

区分以证据为基础的治疗性锻炼(针对特定患者的个体化锻炼)与基于病理解剖诊断的治疗方案(如针对髌骨对位不良设计的方案),可能意味着减少一些不必要的锻炼。这些“额外的”练习是基于“方案型锻炼”,而后者是为满足各种变量而设。而这些变量甚至可能不存在于患有这种疾病的个体中,因为大多数个体与教科书的案例不同。因此,在设计锻炼时必须使用临床推理。

必须考虑目标和目标,并应在整个恢复期间随着变化而改变。应该采用非线性方法(方框 10.1)。

方框 10.1 一个治疗师必须询问以下问题:

- 为什么是这个锻炼?
- 应当努力到何种程度?
- 锻炼的强度是什么——多长时间?重复多少次?多频繁?
- 什么时候可以进行?
- 什么时候应当停止?
- 我如何知道它是有效的?
- 什么时间可以看到改变?
- 有哪些风险?(Comerford 和 Mottram 2012)

治疗师的技巧和实践举例

肌肉骨骼领域的所有治疗师都可能在其日常实践中在某种程度上使用动作评估。对整个运动链进行详尽的测试虽然是可取的,但可能会耗费大量时间。随着时间的推移,分层识别不受控制的运动常见模式或易受运动影响的方向,可以随时为干预的选择提供信息,使得治疗师可以管理患者的运动质量。

治疗师需要具备良好的运动健康概念背景,最好能熟悉一套动作评估的体系,以便随着研究不断使运动评估和管理更加清晰,治疗师可以改进他们的技能,调整他们的方法,进行最佳操作。

望诊

敏锐观察一个患者的动作模式是基础(另见专题 3 有关视觉评估)。

练习 10.1 俯卧屈膝试验

以俯卧屈膝试验为例(图 10.1)。

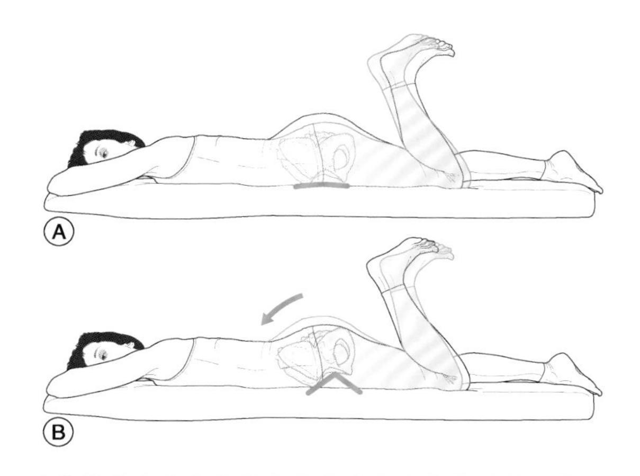

图 10.1 俯卧屈膝。(A)主动俯卧屈膝时不伴骨盆前倾。(B)主动俯卧屈膝中,“僵硬”的屈髋肌导致代偿性骨盆前倾。在这个相对灵活性的例子中,主动屈膝的程度基本一致。(A)中,前倾稳定肌群、腹斜肌下部和臀大肌的紧张程度是平衡的。而在(B)中,由于臀肌和腹部的骨盆稳定肌募集不足,或股直肌的过度紧张导致了骨盆的前倾

这个动作试验作为一个例子被 Sahrmann(2002)用来描述其“相对灵活性”的概念。重要的是,要理解跨关节的肌肉和软组织在被动或主动时的硬度会影响该关节。

由于训练的影响而增加体积的肌肉可以在整个运动范围内变得更僵硬。Sahrmann 使用了更紧和更松的弹簧串联的类比,这表明运动很可能发生在一个松软的区域,而不太可能发生在紧密的区域。

- 受检对象俯卧,一侧膝关节被动屈曲达 135°。

练习 10.1 续

- 膝关节应当可以达到135°而不伴有任何腰椎或骨盆的前倾。
- 如果确实发生了前倾，这就是一个以"相对灵活"为代偿的例子——控制前倾的软组织结构在伸展时不如股直肌僵硬。
- 如果是股直肌僵硬而不是短缩，治疗师稳定住骨盆防止其前倾则仍然可以屈膝135°。如果股直肌很短，膝盖在达到这个范围之前就会停止弯曲。
- 如果试验是主动完成的，则可以测试其在屈膝达到135°时的防止骨盆倾斜的自稳能力。

对试验的解释可能会促使治疗师选择使用认知控制技术，以提高那些在屈膝时能防止骨盆前倾的肌肉的紧张度，或是采用一些技术使股直肌延展性增加。

观察动作发生的部位、范围以及解释结果的能力都是动作评估的重要元素。

Van Dillen 等（2003）指出，在这个试验的改良中，伴旋转的腰后伸、单纯腰后伸和腰旋转可以将方向与患者的疼痛联系起来。同时，Loumajoki 等（2008）能够展示出患者与健康对照组之间反应的差异。

- 当你把这个测试应用于不同的受试者时，你能识别出上面描述的多种反应吗？
- 你是否能够识别股直肌不同的状态？正常？僵化？短缩并僵化？
- 这可能会将你引向何种治疗选择？

练习 10.2 站立躬身试验

运动分解试验是常用的试验方法。

Roussel 等（2009）展示了一种站立躬身试验（图10.2），以预测舞蹈者下肢或腰椎损伤的风险增高。

- 试验对象站立，保持腰椎中立位，亦即在骨盆前倾和后倾位的中间。
- 之后，他（她）被要求在不弯或伸腰的情况下屈髋至50°。

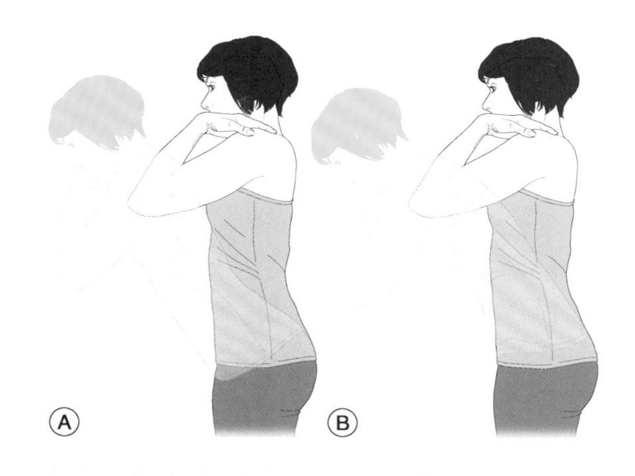

图 10.2 站立躬身。（A）一个正确的分解模式显示出在屈髋动作中，保持腰椎前凸。治疗师可以通过提示帮助患者在屈髋/屈腰的分解练习中感受到如何保持腰椎前凸。治疗师可以通过用指尖接触患者下四个腰椎的每个棘突和骶骨上部来增强患者的本体感觉。（B）站立躬身过程的腰椎（和胸椎）的弯曲是屈脊柱与屈髋的联合

- 将屈髋从弯腰（或伸腰）动作中分离的能力可以通过等长激活躯干稳定肌产生，以保持脊柱中立位。
- 试验中，有些人表现出控制失败，动作不会因指导或校正而改善（Luomajoki 等，2007）。
- 当你在不同对象身上进行这个试验时，你有什么发现？
- 你是否有发现屈髋50°过程中腰椎不能保持中立的例子？
- 若如此，你会采用何种治疗/康复策略？

练习 10.3 双腿跃下垂直跳起试验

本试验使用较高的负载力量，这意味着通过这个测试需要肌肉的力量。

由于女性骨盆的宽度，女运动员在动态的下肢运动时膝关节受伤的风险增高。

这些三维运动可以简化为更容易的二维动作评估——如果从侧面观察双腿跃下垂直跳起试验（DVJ）的话（图10.3）。

练习 10.3 续

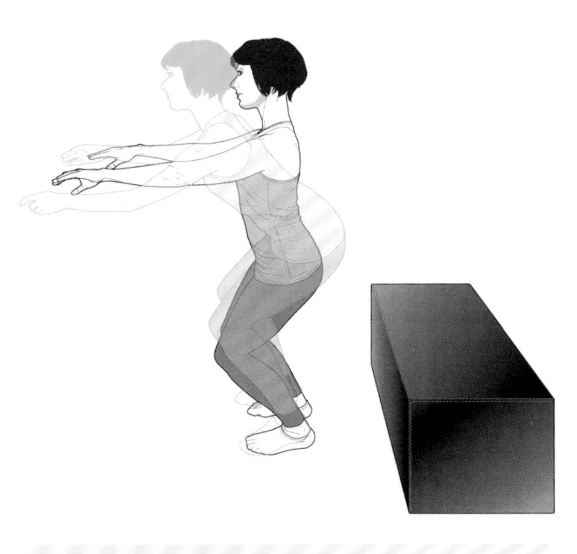

图 10.3 “双腿跃下垂直跳起”的着地。这个示例叠加了两种着地方式——最小髋膝屈曲的“直立”着地姿势,和更适当的“髋膝屈曲”方式对比。在后者,着地的力量主要被臀肌吸收,同时伸膝肌群吸收额外的部分

Dingenen 等(2015)认为是着地策略中最深的部分才可以帮助评估者判断:着地时下肢复杂三维运动是否如期望的那样可以减低膝关节受伤的风险。

- 要求受检对象从一个高 30cm(12 英寸)的箱子上两腿同时跃下,保持双脚分开 20cm(8 英寸),然后迅速地最大限度垂直跳起。
- 如果将测试录像,测量应当在着地最深的部分——垂直起跳之前。

有三个典型的着地方式:

1. 一个是屈髋屈膝较少的直立着地姿势。
2. 一个是深度屈膝而屈髋较少的着地姿势。
3. 一个是屈髋、屈膝、踝背伸的屈曲着地模式。

Dingenen 等认为是后者更能够保护膝关节。

臀肌对负荷的吸收被认为很重要,因此试验中髋关节的屈曲是评估者观察的要点。

对于损伤预防程序,Dingenen 等建议动作再教育应当是在双腿跃下垂直跳起试验中增加髋关节和躯干的屈曲程度,以避免高风险的膝关节运动。

对于从 10cm(4 英寸)箱子跃下的单腿版,结果和建议都很相似。

- 进行这个试验时,你是否能够观察到不同的着地方式?
- 使用录像可能是最好的做判断方式。
- 如果你确实观察到不太合意的着地策略,这对你的治疗选择有何建议?

肩部功能障碍

治疗师还需要解决问题,并运用动作解决方案,作为恰当的运动处方的基础。下面的肩带的示例有助于说明这一点。

肩袖相关性肩痛(RCRSP)是 Lewis(2016)使用的一个术语。它包含了一系列肩部状态,包括肩峰下(撞击)痛、肩袖肌腱病变以及肩袖撕裂——部分和全部两类。

Lewis 对公认病因理论评估后认为,因为肩袖是将多个肌腱融合为一个结构,因此将一个肩部问题定位在某一单一结构上是有困难的。

他还质疑了这些观点:肩峰的激惹导致了肩袖的症状,或肩峰远端的形状与症状有关,或肩峰下减压手术比有组织、有监督的锻炼计划更有效(Ketola 等,2013)。

Lewis 认为一位肩袖相关性肩痛患者需要减少疼痛,增加功能。为了这个目的,他提出了肩部症状改善步骤(Lewis2009)(图 10.4)。由患者演示引起症状的动作,通常是肩关节屈曲,然后重复,此时治疗师增加动作,或者胸椎贴扎以减少后凸,或者通过增加上升、下降、前伸、后缩、后倾、前倾、内旋或外

旋来改变肩胛骨位置，或者改变在动作过程中肱骨头的位置。

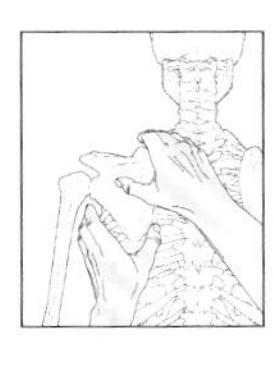
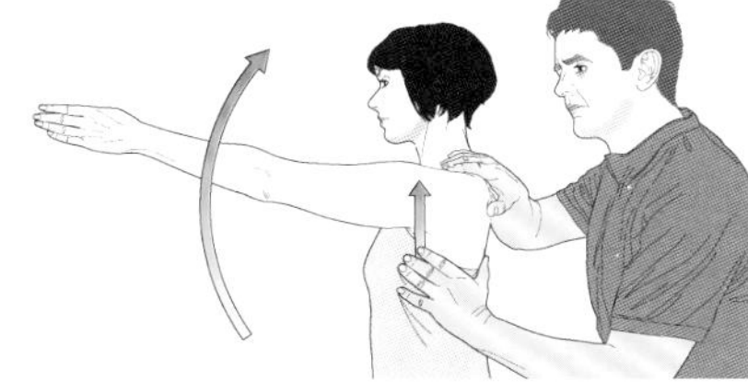

图 10.4 肩部症状改善步骤。在这个例子中，治疗师测试患者在肩关节屈曲动作时通常激发的疼痛是否因在主动屈肩过程中轻轻上抬肩胛骨而减轻

减少症状的运动就成为一个特定的温和运动方案的基础。

当今动作系统、动作系统的评估及管理是一个持续发展的领域。希望这些例子和测试能提供一些见解，这些通过额外的学习培训来探索。

参考文献

Blandford L (2014a) Injury prevention and movement control. Core values and posture, vol 1. London: YMCAed.

Blandford L (2014b) Injury prevention and movement control. Warm up, flexibility and resistance training, vol 2. London: YMCAed.

Butler RB, Plisky P, Southers C, Scoma C and Kiesel BK (2010) Biomechanical analysis of the different classification of the functional movement screen deep squat test. Sports Biomechanics 9 (4): 270–279.

Carlsson H and Rasmussen-Barr E (2013) Clinical screening tests for assessing movement control in non-specific low-back pain. A systematic review of intra- and inter-observer reliability studies. Manual Therapy 18: 103–110.

Comerford M and Mottram S (2012) Kinetic control: The management of uncontrolled movement. Edinburgh: Elsevier, Churchill Livingstone.

Dingenen B, Malfait B, Vanrenterghem J, Robinson MA, Verschueren SMP and Staes FF (2015) Can two-dimensional measured peak saggital plane excursions during drop vertical jumps help identify three-dimensional measured joint movements? Knee 22 (2): 73–79.

Gribble PA, Brigle J, Pietrosimone BG, Pfile KR and Webster KA (2013) Intrarater reliability of the functional movement screen. Journal of Strength and Conditioning Research 27 (4): 978–981.

Hodges PW and Tucker K (2011) Moving differently in pain: A new theory to explain adaptation to pain. Pain. 152 (3 Suppl): S90–S98.

Janda V (1996) Evaluation of muscle imbalance, in Liebenson C (ed), Rehabilitation of the Spine. Baltimore: Williams and Wilkins.

Karayannis NV, Jull GA and Hodges PW (2015) Movement-based subgrouping in low back pain: Synergy and divergence in approaches. Physiotherapy 102 (2): 159–169.

Kendall F, McCreary EK, Rovance PG, Rodgers MM and Romani WA (2005) Muscles testing and function with posture and pain, 5th edn. Baltimore: Lippincott Williams and Wilkins.

Ketola S, Lehtinen J, Rousi T, Nissinen M, Huhtala H, Konttinen YT and Arnala I (2013) No evidence of long-term benefits of arthroscopic acromioplasty in the treatment of shoulder impingement syndrome: Five-year results of a randomised controlled trial. Bone and Joint Research 2 (7): 132–139.

Lewis J (2009) Rotator cuff tendinopathy/subacromial impingement syndrome: Is it time for a new method of assessment? British Journal of Sports Medicine 43: 259–264.

Lewis J (2016) Rotator cuff related shoulder pain: Assessment, management and uncertainties. Manual Therapy 23: 57–68.

Luomajoki H, Kool J, Bruin ED and Airaksinen O (2007) Reliability of movement control tests in the lumbar spine. BMC Musculoskeletal Disorders 8: 90.

Luomajoki H, Kool J, Bruin ED and Airaksinen O (2008) Movement control tests of the low back: Evaluation of the difference between patients with low back pain and healthy controls. BMC Musculoskeletal Disorders 9: 170.

McNeill W (2014a) Pilates: Ranging beyond neutral. [Editorial]. Journal of Bodywork and Movement Therapies 18: 119–123.

McNeill W (2014b) The double knee swing test: A practical example of the performance matrix movement screen. Journal of Bodywork and Movement Therapies 18: 477–481.

McNeill W and Blandford L (2015) Movement health. Journal of Bodywork and Movement Therapies 19: 150–159.

Mischiati C, Comerford M, Gosford E et al. (2015) Intra and inter-rater reliability of screening for movement impairments: Movement control tests from The Foundation Matrix. Journal of Sports Science and Medicine 14: 427–440.

Moseley GL and Hodges PW (2006) Reduced variability of postural strategy prevents normalisation of motor changes induced by back pain: A risk factor for chronic trouble? Behavioural Neuroscience 120 (2): 474–476.

Ngomo S, Mercier C, Bouyer LJ, Savoie A and Roy J-S (2015) Alterations in central motor representation increase over time in individuals with rotator cuff tendinopathy. Clinical Neurophysiology 126: 365–371.

NICE Guidelines (CG88) (2009) Low back pain adults: Early management. Available at: www.nice.org.uk/guidance/cg88/chapter/1-guidance#physical-activity-and-exercise (accessed October 19, 2016).

O'Sullivan P (2000) Lumbar segmental instability: Clinical presentation and specific exercise management. Manual Therapy 5 (1): 2–12.

O'Sullivan P (2005) Diagnosis and classification of chronic low back pain disorders: Maladaptive movement and movement control impairments as underlying mechanism. Manual Therapy 10: 242–255.

Page P, Frank C and Lardner R (2010) Assessment and treatment of muscle imbalance. The Janda approach. Champaign, IL: Human Kinetics.

Roussel NA, Nijs J, Mottram S, Van Moorsel A, Truijen S and Stassijns G (2009) Altered lumbopelvic movement control but not generalized joint hypermobility is associated with increased injury in dancers. Manual Therapy 14 (6): 630–635.

Sahrmann S (2002) Diagnosis and treatment of movement impairment syndromes. St Louis, MO: Mosby.

Sahrmann SA (2014) The human movement system: Our professional identity. Physical Therapy 94: 1034–1042.

Schabrun S, Elgueta-Cancino EL and Hodges PW (2015) Smudging of the motor cortex is related to the severity of low back pain. Spine. Epub ahead of print. DOI: 10.1097/BRS.0000000000000938.

Shanahan C, Hodges PW, Wrigley TV, Bennell K and Farrell M (2015) Organisation of the motor cortex differs between people with and without knee osteoarthritis. Arthritis Research and Therapy 17 (1): 164.

Van Damme B, Stevens V, Perneel C et al. (2014) A surface electromyography based objective method to identify patients with nonspecific chronic low back pain, presenting a flexion related movement control impairment. Journal of Electromyography and Kinesiology 24: 954–964.

Van Dillen LR, Sahrmann SA, Norton BJ, Caldwell CA, McDonnell MK and Bloom NJ (2003) Movement system impairment-based categories for low back pain: Stage 1 validation. Journal of Orthopaedic and Sports Physical Therapy 33 (3): 126–142.

Websource 1 Available at: http://www.apta.org/Vision/ (accessed October 19, 2016).

Whatman C, Hume P and Hing W (2013) The reliability and validity of physiotherapist visual rating of dynamic pelvis and knee alignment in young athletes. Physical Therapy in Sport 14: 168–174.

Worsley P, Warner M, Mottram S et al. (2013) Motor control retraining exercises for shoulder impingement: Effects on function, muscle activation, and biomechanics in young adults. Journal of Shoulder and Elbow Surgery 22 (4): 11–19.

专题 10 纤维肌痛症的触诊评估

Leon Chaitow

不是所有人都同意现行美国风湿病学会关于纤维肌痛综合征（FMS，fibromyalgia syndrome）的评估/诊断方案（Dommerholt 和 Issa2009）。然而，事实就是这样，在对一套不同的标准达成共识之前，了解风湿病学家和其他人是如何决定一个人是否符合目前诊断纤维肌痛症的标准是很有用的。

注意："纤维肌痛"一词可能会改变，就像慢性疲劳综合征近来改成了 SEID 或"系统性劳累不耐受疾病"（Clayton 2015）。

1990 年，美国风湿病学会（ACR）制定了以下纤维肌痛综合征的标准（Wolfe 等，1990）：

- 双侧腰部上下广泛的疼痛至少持续 3 个月。
- 在 18 个肌肉/肌腱部位中有 11 个对施加的压力表现过度疼痛——压痛点。

一个受压部位的疼痛阳性反应提示其是压痛点。不应将压痛点与激痛点相混淆，后者是肌筋膜疼痛综合征中常见的点（虽然压痛点可能实际上就是激痛点）。

压痛点数目少于诊断标准的患者还是常常被诊为纤维肌痛症，只要他们在身体的四个象限有广泛的疼痛并持续不少于 3 个月——而且不是必须在真正的压痛点位置上。然而，纤维肌痛症患者的其他的体格检查经常是正常的，包括肌肉力量和活动范围。

纤维肌痛的压痛点触诊方法

1. 找到身体两侧的 9 对点来触诊（专题图 ST 10.1）。
2. 同时测试 3 个对照点——一个在前额中央，另一个在患者左手拇指的指甲处，还有一个在前臂背侧。这些是对衡量个人的一般疼痛耐受很有用，因为将 4kg 的重量施加于上述这些点通常不会引起疼痛感。
3. 在施加压力前对患者说："我将对你身体的各个部位施加中等压力的检查。请告诉我'痛'或'不痛'。"
4. 用优势手的拇指施加压力，垂直于触诊部位，保持 4 秒钟，压力为 4kg（或者最好用痛觉计或测痛仪）。
5. 手动施加 4kg 压力通常足以使甲床变白。
6. 如果患者对压力的反应是"痛"，则要求其给出 0~10 的疼痛评分。
7. 如果 18 个点中有 11 个是阳性，那么纤维肌痛综合征的诊断可能是合适的——如果它们分布在全身所有象限，至少有 3 个月。
8. 许多相关的情况使诊断更有可能。

需评估的点（参见专题图 ST 10.1）

坐位

- 前额中央（对照点）。
- 枕部：枕下肌附着处。
- 斜方肌：上缘中点。
- 冈上肌：肩胛冈内侧缘之上。
- 臀肌：臀部外上象限。
- 下颈部：$C_5 \sim C_7$ 横突间隙的前面。
- 第二肋：第二肋软骨交汇处。
- 肘部的外上髁：外上髁远端 2cm。

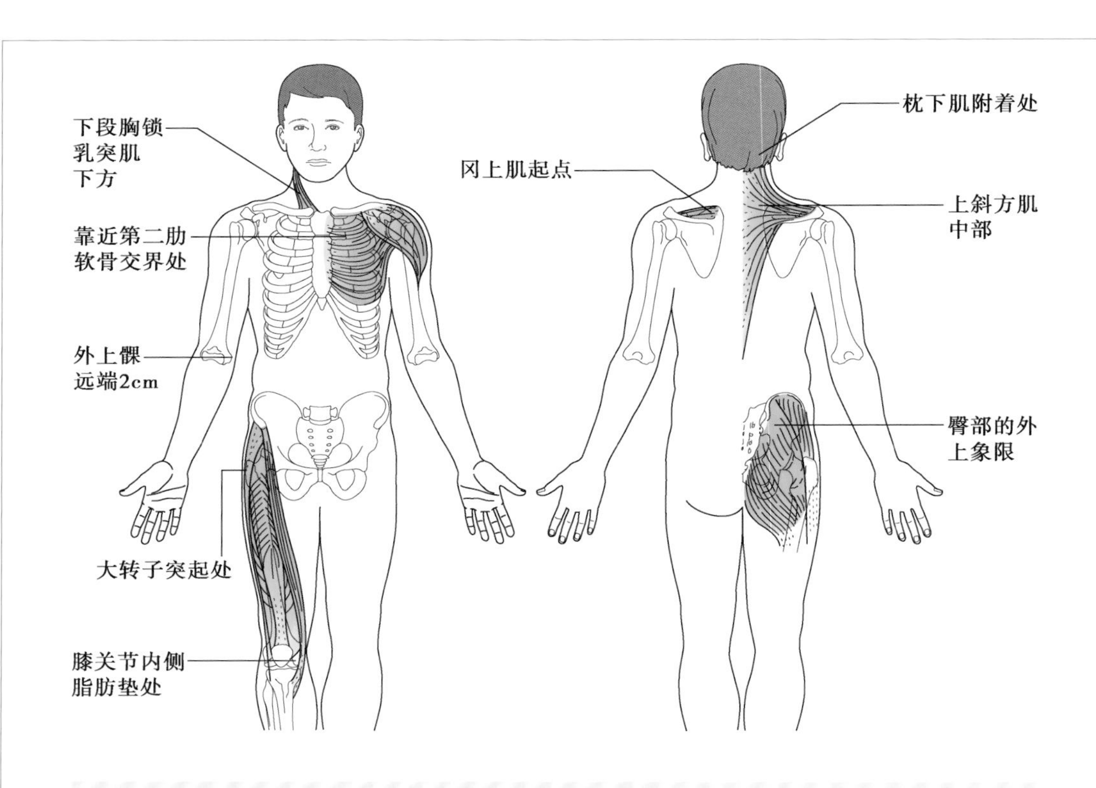

图 ST 10.1 用于评估纤维肌痛的推荐部位

- 右前臂背侧(对照点):近端 2/3 与远端 1/3 的交汇处。
- 左手拇指指甲(对照点)。

侧卧位

- 大转子:转子突起的后部。

仰卧,两脚稍分开

- 膝部:内侧脂肪垫近关节线处。

专题练习 10.1 纤维肌痛症压痛点评估

建议时长:5~7 分钟

对有广泛疼痛的人(最好是已经确诊纤维肌痛症的)进行测试(所有 18 个点加上 3 个对照点),同时测试那些只有局部疼痛或没有躯体疼痛的人。

- 比较这些触诊部位的感觉。
- 你注意到两个人对这些部位的压力反应有什么不同吗——特别是在对比“真正的”点和“对照”点时?
- 学会在每个测试点用 0~10 分的评级询问疼痛反应。
- 用图标记每个点的疼痛反应。

注意:2007 年新西兰的一项研究发现,一些参与者在月经周期期间“改变”了 FMS 诊断,在月经期或黄体期达到了诊断标准,但在卵泡期从未达到(Dunnett 等,2007)。这表明排卵后疼痛阈值随着黄体酮水平的升高而降低,从而加快呼吸速率,通过诱导呼吸性碱中毒潜在地影响疼痛阈值——如第十二章所述。

参考文献

Clayton E W (2015) Beyond myalgic encephalomyelitis/chronic fatigue syndrome: an IOM report on redefining an illness. JAMA 313.11: 1101-1102.

Dommerholt J and Issa T (2009) Differential diagnosis of fibromyalgia, in Chaitow L (ed) Fibromyalgia syndrome, 3rd edn. Edinburgh: Churchill Livingstone/Elsevier.

Dunnett A, Roy D, Stewart A and McPartland J (2007) The diagnosis of fibromyalgia in women may be influenced by menstrual cycle phase. Journal of Bodywork and Movement Therapies 11: 99–105.

Wolfe F, Smythe HA, Yunus MB et al. (1990) The American College of Rheumatology criteria for the classification of fibromyalgia: Report of the Multicenter Criteria Committee. Arthritis and Rheumatism 33: 160–172.

第十一章　功能性“放松”的触诊

Leon Chaitow

学习触诊技术时,经验的积累来自于对“什么是正常感觉”的觉知。没有这个基线,很难理解“异常”的感觉是什么。记住了正常的感觉就可以立刻意识到“此处有问题”。

在 20 世纪 50 和 60 年代,最著名的是 Irvin Korr(1947),此时,人们对所谓的“功能性技术”的兴趣又重新兴起。它是一种对组织的触诊,温柔,有序,通过被动摆位,达到一种“舒适”“放松”“动态中立”的状态。

“放松”位是通过你的触诊来主观感受的,而不是患者对舒适、疼痛减轻的反馈,更像微调定位。这个方式与第五章中讨论的 Laurence Jones 的应力反应力(又译为逆向松弛术,SCS)方法不同,该方法也重视寻找“舒适”位,但取决于患者对被摆位组织的口头反馈(Jones 1981)。

本章我们将探索功能性触诊这一主题,这取决于你自己,你开始认识它,并将它深刻地印在你的本体感觉记忆中。在关节和软组织被动摆位时,组织的反应是什么,正常还是异常,最终,要达到“最大限度的放松”。

下面的系列练习参考并受启发于 Edward Stiles(Johnston 等,1969)、CA Bowles(1955)、William Johnston(1966,1988a、b,1997)、John Glover 和 Herbert Yates(1997)、Philip Greenman(1989,1996)的研究工作,以及英国整骨医师 Laurie Hartman(1985)的观察描述。本节后面的部分(练习 11.3、11.8)是基于功能性技术的开发者 H. V. Hoover(1969)的工作。

Hartman 分析了这种“间接触诊技术”,他说治疗师的触诊目标是给受影响的组织寻找“一种放松和释放的状态,而不是寻找紧张和阻碍的点”,后者是许多其他手法治疗方式的特征(高速推挤、关节技术 articulation、肌肉能量技术等)。

我们已经在第四章和方框 4.4 中尝试了直接的评估/触诊形式,即从不同方向将皮肤移动到其下层的筋膜上,寻找一个舒适/放松的结合位置。那是一个纯粹的“功能性触诊”练习。

寻找动态中立位

“功能性技术”一词源于 1950 年代应用整骨医学会组织的一系列学习课程,位于“针对特定整骨手法问题的一种功能性方法”这一大标题之下。

本章有一个练习(练习 11.9),把在某特定部位寻求放松的“功能性触诊”与在同一部位应用“拉力-反拉力”技术相比较。理论上(通常也在实践中),用功能性触诊定位受损组织中最大放松(肌张力下降)部位,应与以疼痛为指南——如拉力-反拉力技术(SCS,逆向松弛术)找到的部位一致。

Bowles(1955)给出了一个功能性触诊的例子:

- 一个急性腰痛的患者,行走时身体侧倾。
- 作出一个结构性诊断,并用指尖触诊最痛苦部位的最紧张组织。治疗师开始尝试性地为患者摆位,坐位更好。
- 指尖发现了一个趋向动态中性反应的轻微变化,获得一点点,一点,不多,仅一点点。
- 很少,但足够了,原来的节段不再是总体损伤区域中最紧张的部位。
- 接下来手指移到刻下最严重的节段。
- 在这里获得尽可能多的“动态中性”(放松)感。
- 暂时满足于这里和那里的轻微改善,把这一进程持续下去,直至再也无法检测到新的改善。

- 此时可以停止。
- 通过运用[触诊时]组织的反应来指导治疗,治疗师一步一步地减轻损害[功能障碍],并纠正结构失衡,使患者走上康复之路。

功能性目标

Hoover(1957)总结了功能性技术的要素:

- 功能诊断涉及被动评估,即被触诊的部位对医师或患者生理动作的需求作出反应。
- 功能诊断可判断某一部位的正常活动存在或缺失,此为该部位正常身体活动(如呼吸,被动或主动屈或伸)的反应所需。如果参与的部位有着自由并“放松”的动作,就是正常的;如果其对活动的反应表现为可触诊的受限或“紧张性(binding)”的动作,则存在功能障碍。
- 当被要求活动时,功能障碍部位表现出的放松和(或)紧张(ease and/or bind)可以标示功能障碍的严重程度。
- 首先治疗功能障碍最严重的部位。
- 在功能障碍组织中出现放松的动作方向恰是最理想的动作途径。
- 使用这些指南自动防止了不恰当的手法,因为任何朝向组织应力增加的动作都会产生紧张感。
- 运用这些方法的治疗很少引起疼痛,患者也乐于接收这种治疗。
- 此应用要求治疗师方面注意力高度集中,并可能导致精神疲劳。功能性方法适用于病情很重、特别急性和长期慢性时。

“倾听”的手

Bowles(1955)给那些在触诊中尝试应用功能性方法的人提了一些建议:

- 触诊接触(“听手”)一定不要移动。
- 它一定不要引起任何动作。
- 其与所评估/治疗部位的接触,仅仅是从皮下组织获得信息。
- 它需要“收听”到接触面下发生的任何活动,而暂时忽略其他的感觉,诸如“浅表组织结构、温度、皮肤张力、深层组织的增厚或面团状、肌肉和筋膜张力、骨的相对位置和活动范围等”。
- 所有这些体征都需要检查和评估,但是要与功能性评估分开记录。后者应当专注于组织对动作的反应。“某一节段深层的组织支撑和定位了这一节段的骨骼,他们对正常的动作需求有反应,这是功能性技术的核心本质。”

术语

Bowles对常用描述性词汇做了解释:

正常躯体功能是一个组织程序严密的复合体,组织在触诊的手指之下会有简单的动作。为了方便描述,把来自触诊组织的信息称为“放松(ease)”的感觉。躯体功能障碍是一种组织程序上的紊乱,在静态的触诊手指下,会感觉到压力之下的组织有一种“紧张(bind)”的感觉。

除“听手”、寻找放松和紧张感之外,Bowles建议我们开发“语言装备”,使我们追求功能性技术的主旨时避免“语言尴尬”,而不必每次加引号。

因此他要我们熟悉另一个术语“动手”,即引导动作的接触手(或手指、拇指甚至是口头指令——主动或辅助动作);此外还有“正常动作要求(normal motion demand)”,即动手对身体部位的要求是什么。动作可以是任何正常的运动,如屈、伸、侧弯、旋转或复合动作——对该动作的反应在放松与紧张之间,会被“听手”接收并评估。

简单地讲,功能性技术建立了一个“指令——反应”序列,用以发现功能障碍——当发现紧张时,要引入治疗性干预——引导组织进入放松状态。功能性技术在触诊或治疗中(两者其实没有区别)寻求放松、自由、容易、舒适的动作方向,避免触诊组织产生任何肌张力增高、紧张、受限、束缚或疼痛。

Bowles 对功能性方法的总结

总之，无论用听手评估哪个部位、关节或肌肉，都可能会出现下述结果：

1. 动手做出一系列（任何顺序均可）的动作要求（正常范围内的），尽可能多做一些生理性改变。如果听手感受的组织反应在各个方向都是放松且对称的，此时组织视为功能性正常。
2. 动手做出一系列的动作指令，尽可能多向改变；然而，即使是在正常生理范围内，在某些动作方向上也会产生紧张。此时组织的反应视为有功能性障碍。
3. 要与治疗衔接，对特定动作诱发的紧张感进行评估，听手的反馈就十分必要。因此，要再次引发产生紧张的动作，并对动作调整来达到最大放松。

用听手监控治疗和微调的信息，反馈给动手下一步做什么。动作指令以在安静的触诊手指下能够更加放松、增加顺应性为准。

按 Bowles 的解释，结果可能令人吃惊：

一旦引出放松反应，组织在所有正常动作要求中会倾向于自我维持放松状态。简单讲，躯体功能不再存在障碍。僵持状态已经自发放松。

触诊接触

一些治疗师将手、手的一部分或手指的掌面紧贴被检组织以在该部位主动或被动活动时感受其松弛和紧张的状态。另一些人治疗师则使用 Johnston（1997）描述的方法（术语为“加压测试”）：

加压测试是通过一个手指（或多个）施加压力以感受在一个节段内任何增加的组织张力，并与相邻节段比较。即使在静息状态下，对一个功能障碍区域进行加压测试也会查找到该节段深层肌肉组织局部抵抗的增加……在动作测试过程中，该节段的组织会发生改变。这就给测量运动功能受干扰的程度提供了触知方法……在动作测试中，某个方向上阻力增加会立刻被感知，相反方向上的阻力减少（放松感增加）也会被立刻感知。

练习 11.1　Bowles 的自我触诊方法

建议时长　3~4 分钟

- 站立位，将自己的手指放在脊柱两侧的颈部肌肉上，大约在横突上，保持手指轻而持续地“接触”组织但不施加压力。
- 开始走几步，并试着忽略手指下的皮肤和骨骼。
- 当你行走时，将注意力集中在深层的支持组织和运动组织上。
- 几步之后，站住不动，再后退几步，始终关注你指尖下微妙而确切的变化。
- 将这个过程重复几次，做一次正常呼吸，做一次屏住吸气，再做一次屏住呼气。
- 站稳，向后伸一条腿，伸髋，再回到中立位，然后另一条腿做同样动作。
- 在这些不同状况下，你的听手感受到了什么？

评论

这个练习有助于强化触诊手指“倾听”的角色，以及它们对听什么的选择性。听手的接触应当“安静、非侵入、非干扰”地记录组织的依从性，并评估在交替迈步以及其他不同情况如行走、站住、移动腿时是否存在或多或少的放松或紧张。

练习 11.2　Stiles 和 Johnston 的灵敏度练习

建议时长　11.2A 3~4 分钟；11.2B 和 11.2C 7~10 分钟

11.2A

- 让触诊搭档坐着，你站在他背后。将手掌

练习 11.2　续

和手指放在颈根与肩之间的上斜方肌位置。

- 你评估的目标是当触诊搭档深呼吸时你手下会发生什么。

> **注意**
>
> 这并不是吸气与呼气间的比较，而是要评估触诊的部位对吸气是如何反应的。

- 你手下的组织是保持放松还是有紧张？

你不是用肌张力、纤维化等术语去确认下层的结构。只是简单地评估吸气对这些组织的影响，如果有的话。

- 在吸气时，组织是否有抵抗、受限、紧张还是保持放松？

两只手之间相互比较其下的变化，仅仅是吸气时——特别要避免去比较吸气与呼气时的感觉。

11.2B

你的触诊对象坐着，你站在其身后。

这次的目的是在你的触诊对象吸气时为其胸前和（或）胸后的各个"受限"或紧张的部位"绘地图"。

在这个练习中，不仅要试着找到紧张的部位，还要描绘其区域，将你的发现划分到大区（脊柱附近的几个节段）和小区（单个节段）。

- 开始时，将一只手，主要是手指部分，放在（例如）胸椎左上的区域，盖住肩胛骨。让你的触诊对象深呼吸若干次，首先舒适地坐着，将双手放在大腿上，然后把双手在胸前交叉（以暴露更多椎肋关节）。
- 几次呼吸之后，你在一个部位的手可以适当地移到稍低或稍偏内或外的位置，直到完成整个背部检查。

这个练习最重要的是，记住你不是在比较呼气、吸气时组织的"感觉"，而是比较吸气时不同部位反应的差异（松弛和紧张）。

- 用这种方法将整个胸背部和（或）前部的紧张区域及其大小定位出来。
- 回过头来，再次触诊大的紧张区，在其范围内你能否用相同的简单接触配合吸气动作来发现任何小的紧张区？
- 也可以按顺序评估检查每一个脊柱节段，一个一个地评估其对吸气的反应。
- 如果这是一位"患者"，你通常如何处理你发现的信息？
- 你是否会用某种方式去活化受限的部位？如果是，怎么做？
- 你的治疗焦点会集中在大的受限区域还是小的？
- 你要处理受限区域的邻近组织还是远端组织？
- 你是否会尝试放松原来受限的组织？是机械地向着阻碍的位置移动并穿过，还是使用一些间接的技术，从受限处远离？
- 你是否尝试用各种方式混合搭配，直到你关注的区域自如或改善？

这些问题的答案没有对错。但是，这一节的各种练习应该为考虑各种治疗方案开辟可能性，这些方法不强加解决方案，而是允许一种方案自然出现。

11.2C

让你的触诊搭档坐着，双手交叉在胸前，你站在其身后，将听手/指尖放在其背部的左上方，在肩胛骨上或肩胛骨附近。

你的动手放在其项背交界处，这样可以指示你的触诊搭档向前移动身体的中线（在冠状面上的纵行线分割线），不是屈曲而是将头和上半身向前移。

如果你的触诊搭档将双手交叉，动作完成起来会更容易。

动手指引身体重复地向前移动到指定的位置，再返回中立位，同时听手评估所触诊组织对动作的反应。

要评估的是不同触诊区域对这个正常动作指令的反应。

练习 11.2 续

Johnston 和他的同事们(1969)就这一练习指出:“这不是把前向动作和后向动作相比,而仅是测试向前的动作,将一个部位与其下方的另一个部位以及其上的另一个部位等相比。”

你的听手探寻组织对指定躯干动作的反应是轻松的还是有受限的,来识别那些向前移动时大或小的有束缚的区域。

将这些区域与那些使用呼吸评估发现的区域相比较。

评论

练习 11.2C 的模式涉及治疗师引发的动作,而从练习 11.2A 和 11.2B 中获得的信息涉及由放大的呼吸引发的固有动作。

Johnston 及其同事(1969)在这些简单的练习中带我们经历了触觉识别(palpatory literacy)的最初阶段,即关于组织如何对动作发生反应、如何自我启动或由外部诱导。通过这些方法你应当能够定位功能障碍(紧张)的大小区域,并在大区域内能够识别小的功能障碍所在。这些部位可以在随后的治疗中作为监视器使用,因为你可以把此区域移动到你触诊所感到的最小受限位置。

Hoover 的“实验”

Hoover(1969)在下列练习(他称之为“实验”)中提出了许多问题,这些问题的答案应当总是“是的”。在完成练习时如果你的答案确实是对的,那么你的触诊技巧可能已经足够敏感,可以有效地使用功能性技术了。

练习 11.3 Hoover 的胸椎实验

建议时长 11.3A 7~10 分钟;11.3B 和 11.3C 每个 3~4 分钟

11.3A

让你的搭档双手交叉放于胸前,坐着,你站在他后面。

事先通过触诊、望诊和检查来评估他的胸椎或腰椎,轻轻地将你的听手或指腹接触你判断最受限的节段(也许如第八章评估的那样?)或者最高张的组织。

- 等待,在你的手“听”组织时不做任何事。
- 不做任何结构状态的评估。等待 15 秒。

Hoover 说:“你等待的时间越长,你对结构的感觉就越少。你保持接收的手指静止时间越久,在你开始引导一个动作指令时,你就越有准备接收该节段响应的第一个信号。”

- 用你的另一只手和语音指导触诊对象做屈曲,然后伸展。
- 动手应当很轻地接触,仅仅是一个引导,向你的对象指明你需要的移动方向。
- 听手不做任何事情,只是在脊柱节段做先屈曲后伸展的运动时,等待着放松和紧张的功能性反应。

当被触诊的节段参与脊柱的整体运动时,应当能感受到波浪状的运动。

在运动进行的不同阶段,要注意触诊手下的组织张力变化。

你能感受到吗?

- 对不同节段的组织反应进行相同的评估。
- 在这个过程的不同阶段,试着感受被触诊组织的不同反应:开始是紧张的,达到第一个阻力位时紧张增强,继而随着动作方向的反转而开始放松,在紧张重新出现的转折点之前越来越放松,达到对侧的阻力位时再次紧张起来。
- 判断哪里紧张最强,哪里是最大的放松。这是功能性技术的关键信息。因为你要做的是尽量避免紧张,回到放松位置。

你能感受到吗?

你能找到这些动作中疼痛组织最舒服的位置吗?

也要试着区分这种紧张是正常运动范围末端的生理性反应,还是功能紊乱引起的。

你能感受到吗?

练习 11.3　续

11.3B

- 回到11.3A的开始位置，在触诊受限或高张的区域，进行直身侧倾，先向一侧再向另一侧，用与11.3A相同的方法评估松弛和紧张。

你能够找到这些动作中最放松的体位吗?

11.3C

- 回到起始位，在触诊一个受限或高张部位时，先进行一侧旋转再向另一侧，用与11.3A和11.3B相同的方法评估松弛和紧张。

你能够找到这些动作中最放松的体位吗?

评论

Hoover(1969)描述了在这些不同体位要求中可能感受到的组织的不同反应。

1. 动态中立(Dynamic neutral)　这种运动反应是正常生理活动的表现。在各个方向的大范围活动中都有最小的信号。Hoover描述为:“这是完全没有损伤(即无功能紊乱)的节段。表现出一系列‘放松’的。”
2. 临界反应　在一个区或段中过早地出现了一些紧张信号。紧张的程度很小，而更多时候会感到放松或“动态中立”。Hoover指出“这是多数的节段的表现”；它们既不完全“正常”也不完全“病态”。
3. 病态反应　注意“病态”一词的应用比描述某一节段或关节非正常受限的“躯体功能障碍”一词更老。为更新这一术语，我们称之为“功能障碍的反应”。这是一种在几乎所有动作指令开始就能发觉的紧张，几乎没有动态中立的迹象。

Hoover建议:

仔细尝试所有的运动方向。尽你所能去寻找一种运动需求，它不会增加紧张，相反，它会减少紧张，并带来一点轻松。这是病变[功能障碍]的一个重要特征。

事实上，他指出，受限越严重，就越容易找到一种或多种轻微的运动指令，产生一种轻松、动态中立的感觉，因为轻松和紧张之间的对比非常明显。

Hoover 的总结

要想精通此技能，建议在关节和节段功能不正常的部位进行练习。Hoover认为，要想成功做到这一点，有三个要素。

1. 将注意力集中在运动需求和运动反应的过程中，而所记录的内容则被归类为“正常”“轻微功能障碍”“明显或重度功能障碍”等。
2. 持续评估触诊对运动反应的变化，包括放松度和紧张度，要意识到这代表了信号和组织反应水平的增加和减少。
3. 要认识到，为了彻底评估组织的反应，需要有各种可能的运动需求变化，这就需要一个结构化的运动需求序列。Hoover建议把这些话用语言表达出来:

在头脑中设定一个放松的目标，做试探性的运动，直到感受到“放松”和“更加放松”的反应，用语言描述在屈、伸、侧倾和旋转方面引起放松反应的动作-指令。反复练习直到掌握真正的技能。你正在学习寻找一种针对有限的功能障碍的特定放松反应。

此外，根据被评估的区域不同，外展、内收、前移、后移、外移、内移以及上移和下移这些因素都需要被考虑进去。

Bowles 描述你的目标

Bowles(1955)简洁地总结了需要寻找什么:

测试节段(或关节)的活动主要是主观性的，几乎用不到观测设备，所搜集的信息是(被触诊的)结构节段是否能较好地发挥功能来解决问题。

如果检查结构时找到了放松且没有扭曲的感觉，我们就诊断这个节段是正常的。

如果我们发现一种束缚感、紧张感、组织扭曲感（在任何方向都感到一种滞后感和不适感），那么我们就知道该节段难以正确地解决其问题。即诊断功能障碍。

治疗将是功能性的；通过将一个节段、一个部位保持在其放松位置，功能障碍的解决就会（自动）开始。

运用这种方式能使功能障碍恢复正常，其关键在于找到中立的、放松的力学位置，而触诊的敏感程度决定了这能否实现。

脊柱功能性触诊的应用

为了用功能性评估（并最终）治疗脊柱或关节，可用之前所述的评估方式（参见第八章）来检查此部位（例如：脊柱的某个部位）与其他部位相比是否有功能障碍，是否与众不同或异常其他。

要确认肌肉饱满（fullness）的部位，可以采用以下方法：坐位和站立位脊柱屈曲试验（参见第八章）、神经肌肉评估法或第五章中描述的用肌肉启动顺序的评估以发现“平坦”的脊柱部位，或本章前面的练习等。用以上这些方法，都可以指引你发现一个需要进一步的检查或修复的“特殊”部位。

在察觉到最初的疑点之后，Hartman（1985）提出了另一种可能性：“按正常方式触诊来诊断组织中的结构异常。如果在某一特定区域可以感觉到异常的梯度变化，该区域的中心则是关注的焦点。”他建议在棘突和椎旁肌肉上轻叩以确定差异区域。他认为，共振时会有一个变化并会被患者主观感受到，这可以引导你找到功能障碍组织的最中心。（参见专题 8，叩诊触诊和治疗。）

Johnston 关于阻碍的观点

Johnston（1966）对“直接”和“间接”的解释如下：

在朝向障碍感的运动方向上有一个突然的阻滞感，而在对侧，朝向潜在的放松方向上，有一个突然的放松感。当你注意到这些线索（运动受限的方向），那么术语“直接”（朝向阻力感）和“间接”（背离阻力感）就为整骨疗法的操作流程提供了一种基于解决不对称问题的分类方式。

这样就容易从一个诊断性评估转变为主动治疗。

Johnston 方案

Johnston 对功能性评估和治疗方法所涉及的计划和标准总结如下：

- 必须引入一个动作，在任何一个方向和任何时间都只需要最小的力。
- 运动是朝向放松感增加的方向。这种感觉表现为触诊手指指压时的抵抗感减弱。
- 要把不同方向的因素叠加起来，如旋转、平移，产生扭转。
- 同时也要监测主动呼吸对这种放松的影响。
- 在整个过程中，检查者根据这个过程中放松感增加/阻力减低的信号来追踪这种信息流的持续。

练习 11.4　脊柱功能性触诊

建议时长　10~15 分钟

触诊搭档处于坐位，你进行评估。当你从侧面或前面观察屈曲的脊柱时，注意评估平坦或饱满的区域。

触诊该区域，并用之前的练习（如练习 11.3A）找出组织功能障碍的中心部位（最大张力或敏感处）。一只手弯曲指尖，轻柔而规律地敲击所发现的组织及其周围区域（参见专题图 ST 10.1）。

你能在受影响最严重的组织中识别出不同的声音吗？

练习 11.4 续

一旦发现了“不同”（与相邻节段比），一只手（听手）应当置于这些组织上，另一只手用来引导该区域的动作，即被动动作，或伴随一些主动协同，但必须是在你指令下进行的。

应当在该区域引入一系列正常的生理动作，而在每种情况（各个方向）下，把手置于紧张的功能障碍组织上时，都应当感到更加放松或更紧张，并试图用手找到一个最放松方向（见下）的汇合点，以到达组织的最大松弛。

Hartman 说，这是抑制紧张组织的一种形式，“既然那些易激惹部位能平静下来，治疗师便可不断地寻找松弛和释放的状态。”

为了评估松弛和受限，应引入的动作（与顺序无关）包括：

- 屈和伸。
- 左右侧倾。
- 左右旋转。
- 前后平移。
- 左右平移。
- 头尾向移动（涉及牵引和挤压）。
- 接着是呼吸，包括吸气和呼气。

Greenman 将达到放松点的过程（包括前六个动作）描述为“叠加”（这些动作的应用顺序并不重要；只是简单地将它们按一定顺序应用以免遗忘）。

在此之后，应进行最后的呼吸检查，寻找周期中产生最大缓解的阶段，Johnston（1997）描述道：

- 功能流程的最后步骤要求引入主动呼吸的特定方向，确定哪个方向（吸入或呼出）能够参与放松的增加。例如，如果是吸入，受检者需要做一个缓慢的深呼吸并短暂保持。
- 在某一个动作平面（如屈伸）找到了最大放松位置后，将此放松位置作为下一个方向（如左右旋）或平面（如左右倾）的起点，以评估其最大放松位置。
- 当发现这个位置后，你就会找到前两个测试动作方向的联合放松位置，如后伸和侧倾或旋转。
- 你将第二个叠加在第一个上，并从这个联合的放松位置开始引入下一个评估方向，如左右平移，……如此下去，直至评估了所有方向，而将其放松位置一个一个“叠加”在一起。
- 接下来引入呼吸评估，在完成对先前确认的受限再评估之前，在最后的放松位置保持 60~90 秒左右。
- 在这些释放发生时，治疗师应当感受到更大范围的正常（更放松）感［图 11.1］。

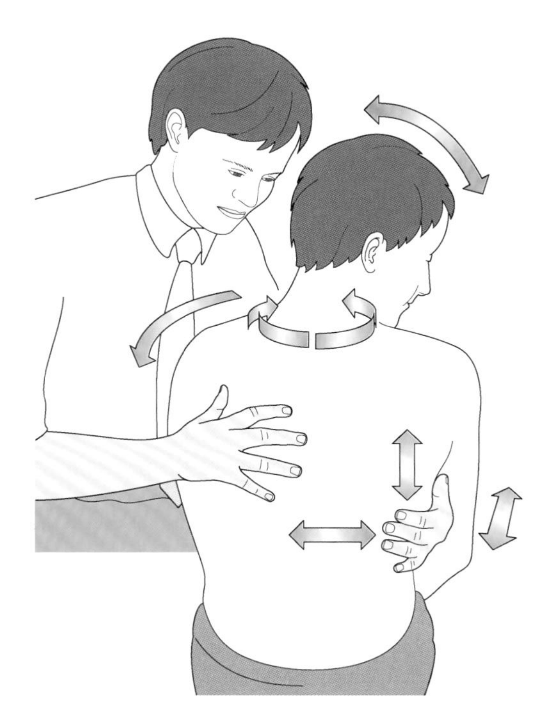

图 11.1 箭头显示了动作方向，在脊柱节段的功能性评估中，把手放在脊柱上“倾听”，评估松弛和束缚。动作包括：屈-伸，左右旋转，左右侧倾，单侧平移，前后平移，上下移动（牵引和挤压）

练习 11.5　Greenman 的功能鉴识别性(Literacy)触诊

建议时长　三阶段共练习 15~20 分钟

Greenman 描述了一系列实现“功能鉴别”的练习,对其修改后总结如下:

11.5A

- 触诊搭档坐着,你站在后面或旁边,令其双臂交叉抱对侧肩。
- 将“听手”的手或指腹置于胸段脊柱的紧张或饱满组织之上。
- 让手保持静止,直至感觉到“什么都没有”(没有动作)。
- 你的另一只手(动手)应放在你对象的头上,以引导完成特定的动作,如屈或伸(非常缓慢地进行,没有停顿)。
- 触诊的手试着感受组织在松弛或受限程度的变化。
- 不断重复头部的动作,缓慢屈曲、回到中立位、再屈曲、回到中立位、屈曲、回到中立位……注意在这个动作平面上找到最松弛的点。
- 然后引导头部的反复后伸,同时触诊松弛感。缓慢后伸、回到中立位、后伸、回到中立位。

头部在屈曲或后伸的方向上哪个松弛感更强?

11.5B

- 回到中立位,并做几次头和颈部的右侧弯和左旋(在每个动作后回到中立位)。
- 继续让头颈左侧弯和右旋,同时触诊被评估区域放松或紧张特征的变化。
- 在此组动作中,哪一部分受检组织最放松或最紧张?
- 在两个方向上,放松或紧张的范围是否对称?

确认那个点——在极度左倾右旋和右倾左旋之间的某个位置——触诊组织处于最放松的状态。

11.5C

将头颈回到中立位,引导并试着把下列动作组合在一起,同时触诊寻找松弛和紧张感:

- 头颈在躯干上少量前弯(forward bending),同时右侧弯(rightside bending)、右旋。
- 然后头颈在躯干上轻度屈(slight flexion)、左侧弯(left side bending)并左旋。
- 听手不间断地触诊胸段的放松感。
- 评估其对称性。

头颈向左和向右移动时松弛/紧张感是否出现在相同的位置上?

评论

Greeman(1996)建议在脊柱不同的区域进行类似的触诊练习。

- 每个练习中,在正常组织中或仅有极小功能障碍的部位,你要寻找的是一个大的动作范围却伴有最小的信号输出(即,触诊的大部分组织相对放松并感觉松弛)。
- 如果存在显著的功能障碍,有放松感的范围会变小,而受限增加。
- 至于在这个信息中什么具有、什么不具有临床意义,经验才是唯一的老师。

练习 11.6　Greenman 的功能性脊柱触诊

建议时长　20 分钟

注释

这个和练习 11.5 大致相同,不同的是你应该先在不正常的部分练习,然后再在正常的部分练习。

11.6A

让触诊搭档采取坐位,你站在其身后的一侧,触诊一个已发现的胸椎功能障碍的部位。

练习 11.6　续

让患者双臂交叉，你用一只手抱住离你较远的肩膀，让他的另一只肩膀靠在你的腋窝，这样你就可以控制不同的运动方向患者。

- 依次引入的动作：

—前屈然后是后伸。

—左倾，右倾。

—左旋，右旋。

—在屈曲时加入侧倾与同侧旋转的组合，然后是后伸。

- 然后向另一个方向做侧弯，在弯曲过程中旋转到另一侧，然后再伸。
- 在这些评估中，加入诸如前后平移、侧向平移和向头尾侧滑移的动作，以发现最大程度的放松出现在什么地方。

在这些动作中，你能感觉到放松的位置吗？

结合这些动作，你能找到“最松弛”的位置吗？

保持最后的松弛位置，一分钟后将该部位回复到中立位。

再次评估这些松弛的位置，它们有变化吗？

11.6B

在其下方一个没有脊柱功能障碍的节段进行完全一样的系列测试。

与之前练习相比较，在活动范围、松弛和紧张出现的位置方面是否不同。

练习 11.7　Greenman 的功能性脊柱触诊，辅以呼吸

建议时长　20 分钟

重复练习 11.6A 中的所有步骤，但这一次在最大松弛体位让患者在呼吸时屏气（只要保持对此人来说感觉舒服的时长）。

在屏气过程之中或之后，是否存在额外的阻力释放（或增加）？

这个方法的秘诀是把所有增加放松感的运动方向与呼吸动作叠加在一起以产生最大程度的放松。

Hoover 的锁骨“试验”

功能性技术的创立者，H. V. Hoover 用整骨疗法创始人 Andrew Taylor Still 的话解释了这一方法的精髓，“我在做身体让我做的事。”

Hoover（1969）让初学者进行下面三个“试验”。其汇总于练习 11.8。每次提一个问题，每个问题的答案都是“是”。你的答案会告诉你是否准备好了使用这种方法——你是否具备了触诊的能力。

练习 11.8　Hoover 的锁骨触诊

建议时长　20～30 分钟

11.8A

问题 1：当相邻部位的确切运动影响到锁骨时，锁骨是否以确定的、可预测的方式运动？

- 触诊对象坐位，你面向他站立，将右手（放松的）手指的指腹置于其右锁骨上，仅仅感觉其上的皮肤（图 11.2）。这只手是听手。它只是用来评估发生了什么。
- 用你的左手握住患者右臂肘部附近（这是动手）。
- 你的触诊对象必须放松、被动且配合，不要帮助或阻碍你的动手。
- 你的听手应当轻轻接触皮肤但不要对锁骨产生任何压力。
- 缓慢抬高并放低手臂数次，直到你确定其是放松的，即你承受了整个手臂的重量。现在可以开始练习了。
- 慢慢地将手臂从中线向后拉，伸展肩膀，直到能够感觉到触诊手下方组织的变化。然后将手臂放回其初始的位置。
- 不要快速移动或突然晃动手臂，以确保动手和听手接收的感觉都是准确的。

练习 11.8　续

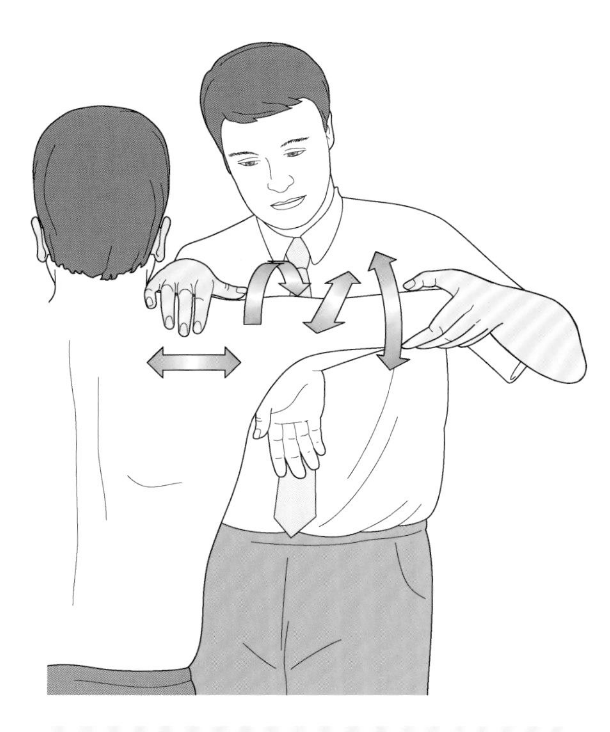

图 11.2　评估肩锁关节放松或紧张时的手臂位置(据 Hoover 1969)

- 缓慢重复几次,这样你就会注意到单一、简单动作的影响(记住你正在问受试者身体的问题)。
- 现在将手臂从中线向前移(肩前屈)并再次评估被触诊的组织(锁骨和周围的组织)。
- 接下来,无需特定顺序,外展然后内收手臂;将手臂外旋,然后内旋,每次都缓慢旋转,必要时反复旋转,观察组织对单一运动方向的反应。
- 在这些单一生理动作中,你注意到了什么样的反应?
- 请记住,这个练习不是要你比较一个动作和另一个动作的结果(下一个练习才是),而是通过你的触诊手和动手来感知并评估单个动作产生效果的时间。
- 回顾练习 5.16A 和 B,其中评估了你外展下肢时的阻力感,以及在内侧腘绳肌和其他内收肌中触诊到的“紧张”感。

11.8B

问题 2:在进行不同生理动作时,锁骨运动的轻松程度是否不同?周围组织的放松和紧张感是否不同?

- 遵循同样的开始准备步骤,直到练习正确地开始(即,确保手臂放松,有所支撑,接触要触诊的部位)。
- 将触诊搭档的手臂非常缓慢地向后伸展,同时触诊锁骨周围组织的变化。
- 把动作结束时组织的感觉与将手臂前移进入屈曲位时的感觉相比较。
- 此时,缓慢、小心、轻柔地将手臂外展,继而内收,比较听手的感觉。
- 当你先内旋再外旋手臂时,比较组织的变化(放松/紧张)。
- 动作的方向是否会引发组织放松感增加?如果是,有哪些方向?

11.8C

问题 3:通过以某种方式移动锁骨,是否可以改变运动的轻松程度和组织结构的差异?

- 重复准备开始的步骤直至练习正式开始。
- 屈曲患者的手臂,缓慢轻柔地将之自中线向前移动,直到你感觉到锁骨在移动,或触诊手下的组织质地发生变化,停在那个位置。
- 现在缓慢、轻柔地从中线向后伸展手臂,直到你感觉到锁骨在移动或你触诊手下的组织质地发生变化,停在那个位置。
- 找到这两种状态之间的一个平衡点,从这个平衡点上任何方向的动作都会导致锁骨移动同时伴有组织质地变化。
- 保持这个生理平衡的位置,Hoover 称之为“动态中立”。
- 从这第一个松弛的体位开始,接下来要找到内收与外展之间的平衡点。
- 这个位置一旦确立,你会发现一个在屈和伸以及内收和外展之间的复合放松位。

练习 11.8　续

- 从这个复合放松位开始，要继续寻找内旋与外旋之间的平衡点。
- 之后你就会达到手臂和锁骨间相互平衡的状态。

你能够找到这个平衡点吗？

如果答案是肯定的，Hoover 将引导你前往另一个重要的发现。

11.8D

- 如上面练习 11.8C 结束时那样，保持手臂与锁骨处于动态中立位，试着去看六个生理动作（屈/伸/内收/外展/内旋和外旋，如 11.8B）中的哪个动作能产生改善组织质地的感觉。
- 其中一个方向可能没有紧张感或相对其他的方向有放松感。
- 发现这个动作后，缓慢、轻柔地重复做，触诊手始终感受着组织状态和锁骨活动正在放松。
- 如果在完成这个之后仍然感到紧张，Hoover 建议此时应当重新检查各种方向的运动，以发现哪一个能产生最大的松弛。
- 如果没有，则就此停止，记录你的感受。
- 如果发现了一个产生松弛的动作方向，则重复它直到紧张感似乎再次发生。
- 在所有运动方向上重复测试的流程。

Hoover 说：

这个放松动作的寻找、其后束缚感的出现、然后再重新检查的流程，可能要做两次或以上，直至找到均衡状态，组织状态表明在所有生理动作的[方向]上都是放松的。

练习 11.9　寰枕关节功能性和 SCS 的触诊的结合

建议时长　10~15 分钟

11.9A

本章最后有一个功能性练习，介绍了前面许多练习中“测试过”的方法，以及它们在寰枕关节的应用。

- 让触诊搭档仰卧，你坐在诊察床的头端，略偏向一边，这样面对床角。
- 一只手（靠尾侧的手）轻扶枕部，同时食指与拇指相对地触诊寰椎附近的软组织。
- 另一只手放在前额或头顶。
- 尾侧的手评估寰椎周围组织的“放松”“舒适”或“释放”的感觉，同时头部的手引导头部产生一系列组合动作，每次一个。
- 当每个动作都“测试”过后，一个组织感觉最放松或松弛的位置会被确定下来。头部的这个位置是评估系列中下一个动作的起点。

无需按照特定的次序（除了第一个屈曲和伸展的动作）来测试下列动作方向，在寰椎周围组织中寻找能产生最大放松的头颈位置，并叠加到之前发现的放松位置上：

- 屈/伸（建议作为系列的第一个动作）。
- 左右侧倾。
- 左右旋。
- 前后平移[往返（shunt）、交替（shift）]。
- 从一侧向另一侧平移。
- 挤压/分离。

> **注意**
>
> 重复一遍，除最初的中立位评估外，这里的每一项对寰枕关节周围组织的功能性评估，都来自于前面评估到的综合放松位。
>
> 一个“放松位”因此被叠加到之前的放松位之上。

- 一旦确定了三维平衡（称为动态中性位），即在一个组合系列中的放松位被“叠加”在一起，患者被要求全力地吸气和呼气，以确定到底呼吸循环中的哪个阶段增加了触诊的“放松感”，然后再在该呼吸阶段屏气直至能保持舒适的最长时间（图 11.3）。

练习 11.9　续

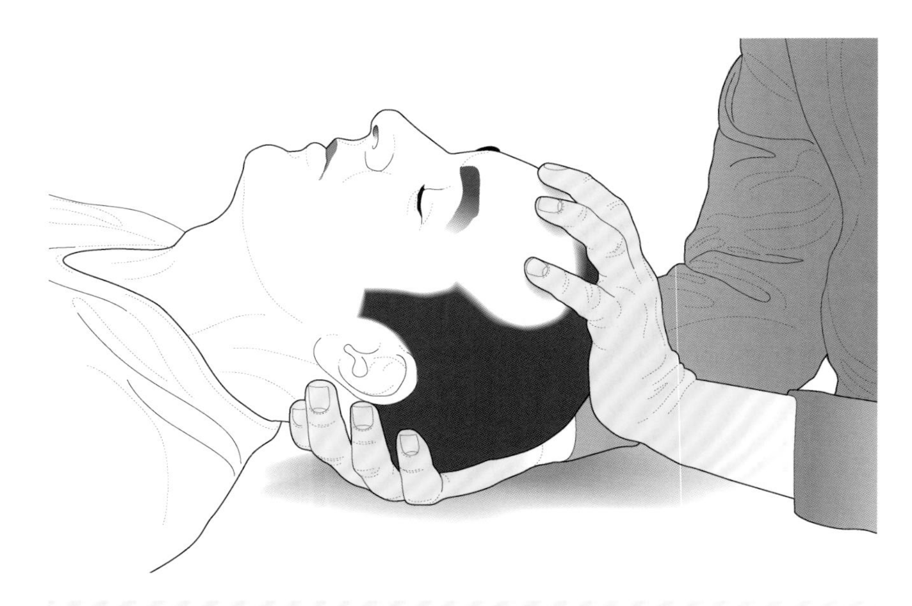

图 11.3　在寰枕关节及周围组织中应用功能触诊和(或)治疗时手的位置

- 在回到中立位之前,保持最后的复合松弛位不少于 90 秒——或者直至触诊到一种深处的变化。

> **注意**
>
> 评估的动作方向无次序要求,只是在寻找放松的组合位置时要尽可能多的变化。

这种放松位置的保持可以引发神经重置、减轻肌肉张力,并且对以前紧张、可能缺血或充血的组织有增强循环和加强代谢的作用。

11.9B:寰枕部反张力训练

- 让触诊搭档仰卧,你坐在诊疗床的头侧,触诊寰枕关节附近的组织,使用拖曳触诊法,定位你认为的最敏感/触痛的区域。
- 对这个敏感区域施加单指的压力,足以引起疼痛表上 10 级的感觉(10=明显不适,而 0=无痛)。
- 保持这个压力,同时小心地重新将头颈摆位(微调),以减少疼痛感觉至 3 级或以下。
- 最可能缓解这种疼痛的体位是略微后伸、继而稍稍朝向疼痛位进行侧倾并向轻微背离疼痛方位的旋转。
- 如果这样的组合无效,那么需要进行微调,直到你找到能最大程度减低疼痛级别的头/颈位置。

一旦你找到了这样的位置,保持 90 秒,然后放开,再次触诊看组织是否不那么敏感了。

特别留心这个最后的松弛位,确定它是否与你在练习 11.9A 中依次叠加得到的最终位置有无相似。

这个练习为你提供了一个机会去探索摆位释放技术的两种主要方法,同时给出了一个非常有效的方法以缓解这个敏感、薄弱区域的疼痛组织。

结论

本章的练习极其重要。它们的目标简明(为了定位舒适/放松/平衡)、形式简单——而又需要高度专注。它们还尽可能清楚地展示了从评估到治疗这一无缝转接的目标。这是因为一旦发现了理想的放松点位，只要保持足够时间，自我生成、自我平衡的正常化进程就会开始运作。

组织似乎利用了某种松弛态以开始循环、神经状态和肌张力的正常化。组织紧张挛缩时发生的所有负面的事情（痛感的增加、缺血、水液代谢障碍、机械和化学刺激等）都开始逆转。

所以治疗师的任务只是通过触诊找到“松弛”的点位，而有效利用那个位置是机体本身的特权。

如果这些概念让你感到兴奋，那么你还需要进一步学习摆位释放的操作方法（D'Ambrogio 和 Roth 1997；Chaitow 2014；Deig 2001）。

参考文献

Bowles C (1955) Functional orientation for technic. Newark, OH: Yearbook of the Academy of Applied Osteopathy.

Chaitow L (2014) Positional release techniques, 4th edn. Edinburgh: Churchill Livingstone.

D'Ambrogio K and Roth G (1997) Positional release therapy. St Louis, MI: Mosby.

Deig D (2001) Positional release technique. Boston: Butterworth Heinemann.

Glover J and Yates H (1997) Strain and counterstrain techniques, in Ward R (ed) Foundations for Osteopathic Medicine. Baltimore: Williams and Wilkins.

Greenman P (1989) Principles of manual medicine. Baltimore: Williams and Wilkins.

Greenman P (1996) Principles of manual medicine, 2nd edn. Baltimore: Williams and Wilkins.

Hartman L (1985) Handbook of osteopathic technique. London: Hutchinson.

Hoover H (1957) Functional technique. Newark, OH: Yearbook of the Academy of Applied Osteopathy.

Hoover H (1969) A method for teaching functional technique. Newark, OH: Yearbook of the Academy of Applied Osteopathy.

Johnston WL (1966) Manipulative skills. Journal of the American Osteopathic Association 66 (4): 389–407.

Johnston W (1988a) Segmental definition, Part I. A focal point for diagnosis of somatic dysfunction. Journal of the American Osteopathic Association 88 (1): 99–105.

Johnston W (1988b) Segmental definition, Part II. Application of an indirect method in osteopathic manipulative. Journal of the American Osteopathic Association 88 (2): 211–217.

Johnston W (1997) Functional technique, in Ward R (ed) Foundations for Osteopathic Medicine. Baltimore: Williams and Wilkins.

Johnston W, Robertson A and Stiles E (1969) Finding a common denominator. Newark, OH: Yearbook of the American Academy of Applied Osteopathy.

Jones L (1981) Strain and counterstrain. Colorado Springs: Academy of Applied Osteopathy.

Korr I (1947) The neural basis for the osteopathic lesion. Journal of the American Osteopathic Association 47: 191.

专题 11 关于过度换气

Leon Chaitow

过度呼吸会迅速降低血液中二氧化碳的水平，改变酸碱平衡（增加碱度），增加伤害感受器的敏感性以及恐惧感和焦虑感，导致各种不适的症状。

许多研究专注于过度呼吸这一普遍存在的问题，其中多数是关于其与焦虑状态、能力丧失性惊恐发作以及常见的恐惧症行为的关系（Chaitow 等，2002、2014；Timmons 1994）。

过度换气最常见的症状包括：目眩、头晕、虚弱无力、上肢或脸部或躯干麻木、意识丧失（昏厥）、视物模糊甚或短暂失明、常伴有恶心，头痛经常伴有恶心，常被诊断为偏头痛、不能正常行走（共济失调）以及颤抖和耳鸣。

在过度换气期间或之后，许多与心脏功能相关的症状（假性心绞痛）会变得明显，包括：心悸、胸部不适、深呼吸困难、喉咙压迫感、失眠、疲劳、四肢无力等（Ajani 2007）。

在诊断为过度换气的患者中，超过 1/2 被发现正在承受与婚姻、工作或财务相关的压力。然而过度换气并不总是与精神压力相关，这一点 Lum（1987）已经很清楚了："（过度换气的）潜在异常也许是精神性的、器质性的、一种习惯紊乱或是这些的综合。"然而，Lum（1981）也观察到：

从神经学的角度考虑，习惯性的不稳定的呼吸无疑是症状的主要原因。他们为什么要这样呼吸肯定是一个值得思考的问题，但显然，显著特征是纯粹的习惯。

Lum 还总结了一些围绕这一现象的困惑：

虽然 Kerr 等（1937）指出焦虑的临床表现是由过度换气引起的，但 Rice 却将此概念颠倒过来，Rice 指出焦虑是由过度换气引起的，而且通过消除错误的呼吸习惯可以治愈患者。Lewis 认为焦虑是一种诱因，而不是主要原因。在习惯性过度换气的状态下，心理或躯体上的各种触发因素会引发呼吸增加、症状加重、焦虑加剧的恶性循环，从而产生更多的症状和焦虑。

尽管文献提供了各种症状模式都与过度换气有关的证据，但一些人认为，仅根据症状选择患者进行治疗和呼吸再训练的概念可能存在缺陷。Bass 和 Gardner（1985）指出：

通气过度综合征（HVS）的诊断标准不精确。基于症状清单的诊断作法不可靠，这如同不测量血糖而基于症状去诊断糖尿病。

当 Bass 和 Gardner 检查 21 名具有明确过度换气和其他许多无法解释症状的患者时，他们发现除了一个人外，其他所有患者都抱怨"不能进行令人满意的呼吸"，但在评估身体和心理指征时却有巨大的差异。

他们的结论是："即使没有正式的精神疾病或可检测到的呼吸或其他脏器异常，仍可以发生严重的过度换气。"不是所有人都同意 Bass 的观点，即症状不能提供 HVS 是否存在的线索。Van Dixhoorn 和 Duivenvoorden（1985）评估了一个症状问卷——Nijmegen 问卷（专题表格 11.1）。他们将 75 个确诊 HVS 的问卷结果与 80 个非 HVS 个体（健康工作人员）的结果相比较。

问卷测量了三个维度：

- 气短。
- 周围性抽搐。
- 中枢性抽搐。

这三种维度对 HVS 和非 HVS 个体的区分能力都非常强。

专题表格 11.1　Nijmegen 问卷

	从未 0	很少 1	有时 2	经常 3	很经常 4
胸痛					
感觉紧张					
视力模糊					
短暂眩晕					
感觉困惑					
更快或更深的呼吸					
气短					
胸口发紧					
胃胀					
手指刺麻					
不能正常呼吸					
手指或手臂僵硬					
口周紧张感					
手足发冷					
心悸					
焦虑感					
总分：	**/64**				

64 分中得 19 分及以上者，提示有明显的过度换气指征。

注：从未＝从来没有；很少＝少于每月一次；有时＝至少一个月一次但不是每周都有；经常＝每周都有但不是每天；很经常＝每天。

- 它们总共提供了 93%的正确分类。
- 双重交叉验证的结果 90%~94%的分类是正确的。
- Nijmegen 问卷对诊断的敏感性为 91%，特异性为 95%。

较新的精细化问卷显示，得分在 19 分或 19 分以上的（满分 64 ——参见专题表格 11. 1）强烈提示过度换气的倾向（Grammatopoulou 等，2014；Courtney 等，2011）。

如何处理过度换气

大多数过度换气中，存在一种习惯性的呼吸模式组合，在真实或假想的压力情况下出现。通常伴发胸廓、脊柱区和横膈部位相关的肌肉的严重收缩。这些很容易被触诊或观察到。这在慢性疲劳的人群中是一个常见的特征。长期紧张造成的能量消耗和呼吸功能受损引发的缺氧结合在一起会产生严重的疲劳。

过度换气的人往往长期紧张、肌肉收缩或短缩，不能正常工作。他们似乎学会了用过度呼吸来应对压力和非压力性事件（有关呼吸障碍之结构改变的更多细节请参见第十二章）。

当身体存在极度的需求时，过度换气的存在是完全正常的。例如，在体力消耗或酸中毒加重（如妊娠晚期或肝脏疾病）的情况下。然而，如果这种反应发生的不恰当，当面对一种只是感觉而不是真实的危机，如我们对某事异常焦虑时，那么一系列的过度呼吸会引发血气的不平衡、酸碱度的变化以及之前提到的一系列过度换气的症状。

这可能变成应对微小压力状态的习惯性方法，最后导致完全的痛苦恐惧状态，兼有恐慌发作、无力感和功能丧失。受到这种影响的人通常对呼吸再训练的反应良好。认识到在面对压力（真实或想象的）时学习使用更恰当的呼吸模式，他们也许能够控制症状，因为他们只是不再过度换气罢了。

大量的研究证据表明，习惯性地使用特定的平静呼吸模式可以显著降低唤醒水平（指个体对压力的反应速度和严重程度）。Thomas 等（2003）、Hagman 等（2011）、McLaughlin 等（2011）以及许多其他人展示了呼吸再训练是有效且非常成功的方法。

调息法呼吸（Pranayama breathing）

Cappo 和 Holmes（1984）特地将这种传统瑜伽的呼吸形式加入他们的方法，这种呼吸法的特殊益处还没有被其他大部分工作者认同。这种呼吸模式要求吸气与呼气的比尽可能为 1∶4，但无论如何，呼气比吸气明显长很多。研究表明，这种模式明显降低了唤醒水平。

结论

异常呼吸模式和肌张力增加之间存在着明显的联系。前者出现过度使用呼吸辅助肌、上胸式呼吸等。后者本身就是疲劳的主要原因。除了氧合降低对身体能耗的影响外，Garland 还详细介绍了因结构性和功能改变而产生的不平衡、不协调的使用模式（参见第十二章）。

这些患者会感到疲劳，受头部、颈部、肩部和胸部问题困扰，有一系列轻度肌骨问题，还感到忧心或明显地焦虑。许多人会有消化症状（腹胀、嗳气，可能还有食管裂孔疝症状等），还伴有吞气症。以上症状通常会有这种呼吸模式及一系列表现。

然而大多数研究过度换气的医学人员似乎没有检查过呼吸的结构机制！在引用文献中很少关注到执行呼吸任务的肌肉的状态。

他们当中似乎没有人考虑到改善结构组织（肌肉、胸廓、脊柱附着点等）可以促进功能更加正常，尽管手法医学证明这是可能的（Lewit 1991）。

他们没有关注到许多患者的状态并不符合严格的过度换气的诊断标准，也没有关注那些存在明显呼吸失衡但缺乏动脉低碳酸血症证据的患者。

这些病例中，总是有一个参考值范围，有些是明确的，有些是处在临界状态的，还有许多则是处于某种位置正向一个点发展，到那个点才真正有动脉性低碳酸血症的证据并达到“真正”过度换气者的状态。

事实上，在一些人有明显的症状之前，他们正朝着这个状态发展，这应当是我们研究呼吸功能障碍时要关注的。我们要去发现那些处于过度换气边缘的人并阻止这种进展，当然同时也要尝试去帮助那些功能障碍模式已经根深蒂固的患者。

参考文献

Ajani A (2007) The mystery of coronary artery spasm. Heart, Lung and Circulation 16: 10–15.

Bass C and Gardner W (1985) Respiratory and psychiatric abnormalities in chronic symptomatic hyperventilation. British Medical Journal (Clinical Research Edition) 290 (6479): 1387–1390.

Cappo B and Holmes D (1984) Utility of prolonged respiratory exhalation for reducing physiological and psychological arousal in non-threatening and threatening situations. Journal of Psychosomatic Research 28 (4): 265–273.

Chaitow L, Bradley D and Gilbert C (2002) Multidisciplinary approaches to breathing pattern disorders. Edinburgh: Churchill Livingstone.

Chaitow L, Bradley D and Gilbert C (2014) Recognizing and treating breathing disorders. Edinburgh: Churchill Livingstone.

Courtney R, Van Dixhoorn J, Greenwood KM and Anthonissen EL (2011) Medically unexplained dyspnea: Partly moderated by dysfunctional (thoracic dominant) breathing pattern. Journal of Asthma 48 (3): 259–265.

Grammatopoulou EP, Skordilis EK, Georgoudis G et al. (2014) Hyperventilation in asthma: A validation study of the Nijmegen Questionnaire–NQ. Journal of Asthma 51 (8): 839–846.

Hagman C, Janson C and Emtner M (2011) Breathing retraining – a five-year follow-up of patients with dysfunctional breathing. Respiratory Medicine 105 (8): 1153–1159.

Kerr WJ, Dalton JW and Gliebe P (1937) Some physical phenomena associated with the anxiety states and their relation to hyperventilation. Annals of Internal Medicine 11: 961–992.

Lewit K (1991) Manipulative therapy in rehabilitation of the locomotor system. London: Butterworths.

Lum L (1981) Hyperventilation and anxiety state. Journal of the Royal Society of Medicine 74 (1): 1–4.

Lum L (1987) Hyperventilation syndromes in medicine and psychiatry: A review. Journal of the Royal Society of Medicine 80 (4): 229–231.

McLaughlin L, Goldsmith CH and Coleman K (2011) Breathing evaluation and retraining as an adjunct to manual therapy. Manual Therapy 16 (1): 51–52.

Thomas M, McKinley RK, Freeman E, Foy C, Prodger P and Price D (2003) Breathing retraining for dysfunctional breathing in asthma: A randomised controlled trial. Thorax 58 (2): 110–115.

Timmons B (1994) Behavioral and psychological approaches to breathing disorders. New York: Plenum Press.

Van Dixhoorn J and Duivenvoorden H (1985) Efficacy of Nijmegen Questionnaire in recognition of hyperventilation syndrome. Journal of Psychosomatic Research 29 (2): 199–206.

第十二章 内脏触诊与呼吸功能评估

Leon Chaitow

准确的内脏触诊需要高超的触诊能力，这只能通过不断练习来完成。并且要做大量练习。

Goldthwaite 和他的同事（1945 年）在他们的经典论述中，描述了一些普遍存在的现象，这就是与颓废样姿势（slumped posture）有关的变化所导致的膈肌效率降低和腹部下垂（见第五章）。

- 呼吸功能障碍和发育受限。
- 支撑心脏的筋膜受牵拉，影响器官的位置，导致了主动脉的牵拉。支持心脏的神经结构也同样受到机械性压力。
- 颈筋膜被拉伸（回想一下，这可能导致从颅骨到脚的任何地方的扭曲，因为筋膜在整个身体中是连续的）。
- 静脉瘀滞在膈下（盆腔器官等），其泵血作用受到抑制和减弱，导致静脉曲张和痔疮。
- 胃受挤压并倾斜，影响到它的机械效率。
- 食管变得很紧，腹腔动脉也一样。出现食管裂孔疝、消化不良和便秘等的可能性增加。
- 胰腺受到机械力的影响，其循环被干扰。
- 肝脏向后倾斜，膀胱转位，肾脏的支撑被改变，结肠和肠道变得非常拥挤和压抑（膀胱也是如此）。因此它们都不能很好地发挥其功能。
- 由于循环功能障碍和压力增加，前列腺会受到影响，前列腺肥大的可能性增加。月经不调的概率也同样增加。
- 肌肉张力的增加会增加能量消耗，引发疲劳，而摄氧效率的减低和废物代谢下降会加剧这种疲劳。
- 脊椎和肋骨的受限成为慢性，使以上情况变得更糟。
- 姿势性的关节会变得紧张，导致脊柱、臀部、膝盖和足部功能障碍，使得磨损和撕裂程度增加。

所有这些变化都是显而易见的，如果及早发现，所有这些变化都是可以纠正的。

内脏功能障碍的生物力学方面，可以通过颇受欢迎的内脏手法（Barral & Mercier 2006 年）来实现更精准的检查，它为对此领域触诊和治疗感兴趣的人提供了一系列的指导、说明和有用的提示。这些英国训练出来的法国整骨疗法家已经把内脏触诊和手法治疗的艺术发展成为极高的专业技能。对这一主题的进一步探索请阅读《内脏和产科整骨疗法》（*Visceral and Obstetric Osteopathy*，Stone 2007 年）。

在本章的开头，Mercier 和 Barral（2006 年）列举了我们需要了解的内脏固有运动（motility）和外部运动（mobility）。

在每一种运动（固有运动和外部运动）中都有一个固有的旋转轴。在健康的器官中，固有运动和外部运动的轴通常是相同的。生病时，它们经常会有差异，这是因为某些限制对一个运动的影响比另一个更大。我们惊奇地发现，运动的轴与胚胎发育的轴完全相同！无论是先入为主的观念还是假设，都没有为这项研究提出指导。这一现象的发现纯粹是经验性的，并且倾向于证实“细胞不会忘记”的观点。

此外，内脏运动受下述系统的影响：

1. 躯体神经系统（身体运动，肌肉张力和活动，姿势） Barral 和 Mercier 提到的一个例子是身体弯曲时肝脏的运动，它向前滑动，越过十二指肠和下面的结肠右曲。类似的运动在所有脏器中都有，这是由它们的特殊支撑和解剖关系决定的。

2. 自主神经系统　这包括膈肌运动、心脏的搏动和运动以及蠕动。很明显,这些自主运动会影响其他紧密相连的器官,也会影响到远处的一些组织(例如,膈肌每天运动 24 000 次,这影响了并在一定程度上移动或震动了所有器官)。
3. 颅骶的节奏　正如我们将在第十四章中要看到的,这被认为涉及全身可触知的运动,包括内脏。

发育的影响

这三种影响导致内脏外部运动,同时器官内部也有固有运动,Barral 和 Mercier 指出,这与胚胎发育阶段有很大关系。举个例子,他们描述了在胎儿发育过程中,胃如何在横断面上向右旋转,在额面上顺时针旋转。因此,横向旋转使胃的前小弯向右,胃大弯向左。所以幽门向上方旋转,而贲门则向下旋转。

Barral 和 Mercier 发现这些方向"仍然存在于内脏组织中",运动发生在一个轴上或一个平衡点上,因为它进一步向胚胎运动方向移动然后回到中立位(这与我们认为的颅骶骨机制在颅骨结构的弯曲和伸展过程中所发生的情况非常相似)。

吸和呼

Barral 和 Mercier(2006 年)把运动周期分为两个阶段,称为"吸"和"呼"。这与呼吸循环没有关系,这类似于在颅骨整骨治疗中对于颅内运动、屈曲和伸展所用的描述。

"吸"描述了内在的运动,"呼"描述了其返回到中立之后(每分钟 7~8 个周期)。举个例子,肝脏的内在的"吸"包括后上的旋转(它的外部运动受吸气时膈肌运动的影响,几乎完全相反,是向前上的)。

触诊时,更容易感觉到在"呼"的阶段回归到中立位(尽管吸更"活跃",因为它的阻力较小)。

内脏连接(Visceral articulation)

就像关节有连接一样,内脏也有连接。它们是由滑动的表面(中枢神经系统中的脑膜,肺的胸膜,腹腔内的腹膜,心包)和一个附属系统构成(包括韧带、内腔压、腹膜结构的各种褶皱形成包容和支持的元件)。与大多数关节不同的是,很少有肌性力量能直接移动器官。

Stone(2007 年)将器官的运动描述为:

> 内脏生物力学是指器官之间的相互作用,以及与包容它们的体腔壁的相互作用。内脏通过腹膜(和胸膜或心包膜)形成的滑动表面来"连接",这些滑动表面围绕着器官并排列在体腔内。[由于正常的身体运动包括弯曲和移动 locomotion,以及身体一些生理过程例如排尿]……因为体腔会扭曲并改变它们的形状,所以单个器官必须适应这些变化,它们根据其附属关系和周围环境,通过相互滑动来实现。

器官以这种方式运动以适应机械压力,它们这样做时,就施加了"内部按摩"并促进体液流动。肌肉骨骼系统的外部变化(限制,缩短的软组织结构,等等)可以限制正常的内脏运动,反之,局部的内脏瘢痕或粘连会通过附着到脊柱的悬吊韧带(图 12.1)的反向张力对肌肉骨骼系统产生影响。

图 12.1 显示了肠系膜如何连接到胸、腰椎上以支持肠道结构。脊柱的变化(受限、位置改变、脊柱曲度的增加或减少等)可能会影响器官的位置和功能,反之,肠系膜韧带的内部变化(例如,内脏下垂)会影响到它们附着的脊柱结构。

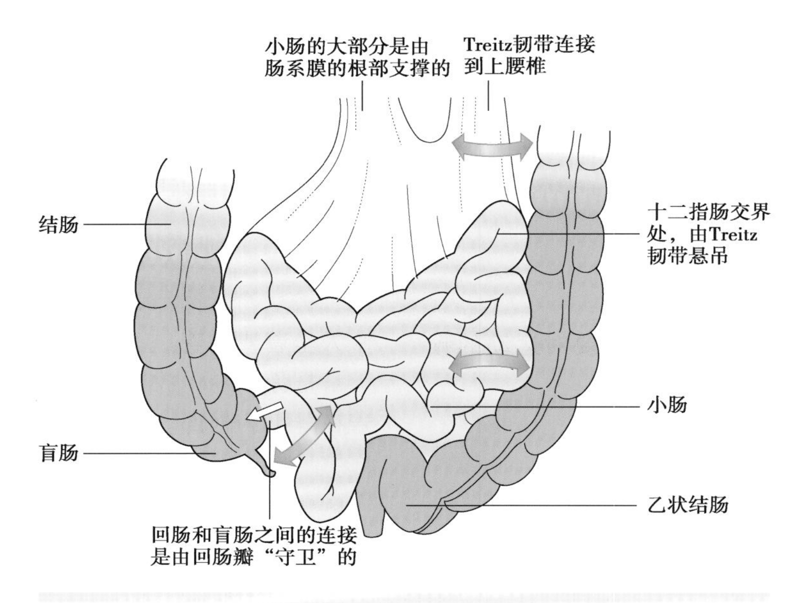

图 12.1 支撑小肠的悬吊式肠系膜附着在脊柱上（1999 年 Stone 之后）

内脏触诊的三个元素

Barral 和 Mercier（2006）认为内脏功能的评估包括三个因素，这三个因素是传统的：

- 触诊（指的是内脏腔壁的张力）。
- 叩诊（指的是有关器官的位置和大小；见专题 8 和本章后面的内容）。
- 听诊（指的是空气、血液和分泌物如胆汁等的循环因素）。

肌肉的影响

Barral 和 Mercier 强调了影响肌肉活动的内脏功能的重要性，并建议进行运动测试，以确定肌肉骨骼系统的功能障碍。然而，他们指出：“我们认为，内脏的受限比肌肉骨骼的受限更加频繁。”

外部运动（mobility）和固有运动（motility）

外部运动描述了在关节或交界面上的潜在运动。与外部运动有关的运动由外部力量产生，例如主动肌肉收缩或被动运动。

固有运动描述了一个区域、器官或特定组织的内在运动，例如，颅内有节奏的运动，见第十四章。

如何触诊器官运动？

Barral 和 Mercier 说，要“通过精确的动作”。然而，为了做到这一点，你需要知道这个器官的正常运动是什么。他们举了一个肝脏的例子，“你简直可以举起它，来欣赏它支撑结构的弹性和它运动的范围。”

外部运动的评估（提供关于肌肉或韧带支撑的弹性、松弛/下垂、痉挛和结构损伤的信息）需要的技巧比对其先天的固有运动及其变化的精细评估要少。

你如何触诊内脏的固有运动？

根据 Barral 和 Mercier 的说法，最有效的评估固有运动的方法是由 Rollin Becker（见第十四章）所描述的，在这个过程中，用手“接听”信息。这就是他们所描述的 Becker 所做的工作在这个项目中的应用。

把你的手放在器官上进行测试，压力为

20～100g，具体用力取决于器官的深度。在某些情况下，手可以使自己适应器官的形态。这只手是完全被动的，但是在这个测试中用到了触觉的延伸。让手被动地跟随它所感觉到的微弱振动缓慢移动，它随性地停止，然后再开始（在健康人中每分钟7～8次）。这就是内脏的固有运动。

在几次循环之后，我们需要对运动的频率、振幅和方向等因素进行评估。

这个建议非常类似于Becker、Upledger、Smith和其他人提供的建议（见第十四章）。不要有先入为主的观念，认为会有什么感觉。相信你的感觉。清空头脑，让手倾听。（两种器官都应该进行评估和比较。）

下面是一种内脏固有运动的触诊练习（基于Barral和Mercier的研究）。这些练习与第十四章中所描述的Becker的工作有关，在进行这个练习之前，应该较好完地成它们，所以在继续这一章之前，你可能要复习第十四章和其中的练习。

如果你热衷于探索这一微妙而又有价值的领域，建议参加有关的讲座或者学习班。

练习12.1　触诊肝脏的固有运动

建议时间　10分钟

被触诊者仰卧。你应该在右侧面对着这个人坐着或站着。

把你的右手放在下部肋骨，贴合其曲线，盖在肝脏的外部。左手应该放在右手上。当你想象肝脏的时候大脑应该平静下来。

你正在评估的是返回中立位（固有运动周期的呼气阶段），这意味着此阶段主动的运动方向与触诊的方向是相反的。

Barral和Mercier（2006年）认为，对于初学者来说，呼阶段是最容易触诊的。在这一阶段，可能会注意到三个同时的运动。

- 在额面，一个逆时针的运动，从右到左，围绕着矢状轴（你的手，即肝脏的位置）。它将带着你的手掌朝向脐部运动（图12.2）。

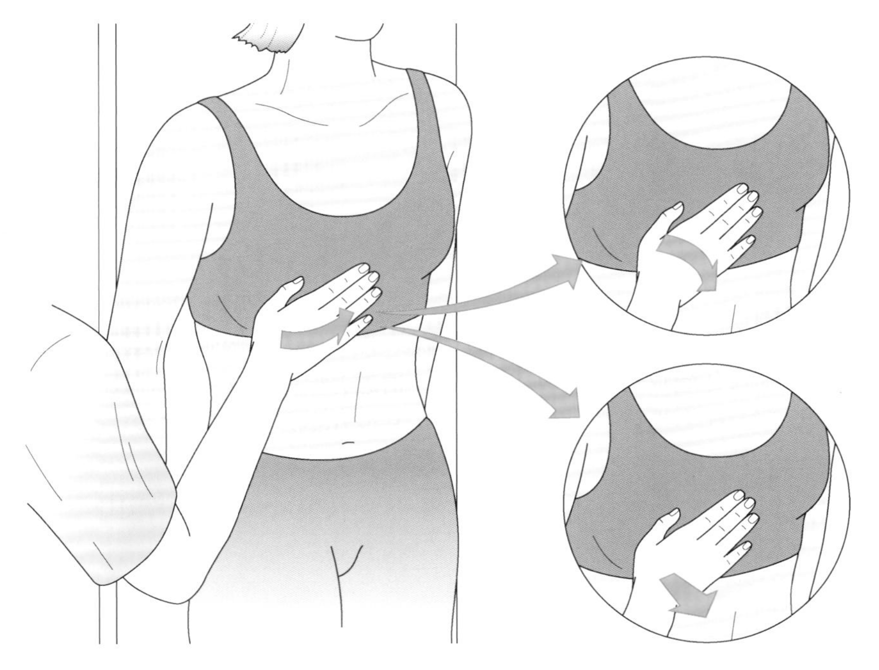

图12.2　肝脏的触诊（在Barral和Mercier2006年之后），在这个过程中，依次评估额面、矢状面和横断面的运动平面

练习 12.1 续

- 在矢状面上,手的上半部分应通过手的中部沿横轴向前向下旋转。
- 在横断面上,手在垂直轴上旋转到左边,带着你的手掌从身体远离,而此时手指似乎更加贴近。

可以在同时评估这些运动的平面之前对它们分别进行评估,在周期中的“呼阶段”提供一个清晰的肝脏固有运动图像(“吸”正好相反)。

这种触诊练习应该闭上眼睛进行。

每隔一段时间,这个人应该屏住呼吸20秒,看看这是否能提供一种不那么混乱的运动感觉。

复习Becker的评估方法(第十四章)可能是有用的,在这种方法中,肘部或前臂被用作支点,以增强对触诊的敏感度和感知能力。

呼吸功能障碍的触诊和观察

(参见第八章,肋骨评估,呼吸波,等等)

Lewit(2009)综合了目前关于呼吸对身体力学影响的大部分知识,并描述了评估其效率和协调性的实用方法。

> 想到呼吸,人们自然会想到呼吸系统。然而,是动力系统(locomotor system)使肺部工作。动力系统也是协调特定的呼吸运动和身体其他活动的系统。这个任务是如此的复杂以至于如果没有发生干扰,那真是一个奇迹。

重要的是要区分与习惯性使用模式有关的呼吸问题和病理性的呼吸问题。

- 呼吸模式紊乱(如倾向于过度通气)是极其常见的功能失调模式,通常通过呼吸再训练结合体疗(bodywork)来矫正(Chaitow等,2002,2013)。
- 尽管用于改善呼吸功能障碍的方法也可以改善病理性的呼吸问题,但呼吸道疾病(如肺气肿或哮喘)也很常见,且通常需要医学专家的治疗(Pryor和Prasad 2002)。

结构方面的考虑

Garland(1994)总结了可能会妨碍呼吸再训练成功进行的结构性改变,以及心理影响。直到它们至少在一定程度上恢复正常。他描述了一系列的变化,包括:

> 内脏瘀滞/盆底无力、腹肌和竖脊肌肌肉失衡、从中央腱通过心包到达枕骨基底部的筋膜受限、肋骨上部升高伴肋软骨紧张、胸椎功能障碍和可能的交感神经紊乱、呼吸辅助肌张力亢进和纤维化、脊柱佝偻(lordosis)伴随着颈椎进一步僵化、第二颈椎活动度减少和迷走神经走行的干扰……等等。

他说,这些变化“在身体和生理上都与生物可持续发展的模式相违背,并且导致恶性循环,促进了功能异常,改变了结构,从而使人体回归正常的功能失去了作用”。

简单地说,除非在一定程度上使呼吸机制正常化,否则它不能正常使用,无论个人给出的指令是什么。

然而:

> 如果可以通过尽量减少躯体的影响来帮助过度呼吸的人,如果这些结构的变化可以为机体提供修复的能力,那么呼吸训练和辅导的干预将会更有效。

Garland总结道:在换气过度综合征中,心理学压倒了生理学,“手法治疗”的确是非常有益的。

Lewit(1980,2009)对与呼吸有关的结构和功能给予了足够的重视,并指出:“呼吸中最大的问题是,在安静的呼吸过程中,因为要抬升胸腔而导致上部呼吸辅助肌的过度紧张。”正如上面所详述的,这一问题的含义已经由Garland描述过了。

其他研究人员已经研究了呼吸与肌肉骨骼系统功能之间的关系。例如,Cummings和Howell(1990)已经研究了呼吸对肌筋膜张力的影响，并且清楚地证明了呼吸对静息的肌筋膜组织有机械作用（使用肘部屈肌作为被评估的对象）。

他们还引用了 Kisselkova 和 Georgiev（1979）的研究成果，他们报告了肱二头肌、股四头肌和腓肠肌的静息电活动，"在自行车人体工程学运动（bicycle ergonometer exercise）后进行呼吸循环，证明了非呼吸肌能从呼吸中枢获得输入。结论是：

> 这些研究记录了机械和神经系统对肌筋膜组织产生的张力的影响，它对临床观察到的呼吸对肌骨系统的影响进行了客观的验证，并验证了它在手法治疗中的潜在作用。

Bradley 和 Esformes（2014）最近的研究清楚地说明了这种变化的实际意义。他们的研究表明"低效率的呼吸会导致肌肉不平衡、运动控制改变以及运动变化的生理性适应力下降"。

他们发现，有呼吸模式障碍（BPD）的人，功能性运动的效率较低，这不是病理的改变，只是"不良呼吸"的习惯："BPD 症状的人可能会表现出更大的运动障碍，在功能性运动评分（Functional Movement Screen）上得分较低"。这些发现为临床医师和训练人员将呼吸评估纳入临床实践提供了证据，因为它们可能导致动作控制和运动的问题。

呼吸和肌肉疼痛

Pellegrino（1993、1994、1995、1997）研究了纤维肌痛综合征（FMS）及其与胸痛的联系。他指出："FMS 患者更容易感到焦虑或恐慌，尤其是在压力大的情况下。"

呼吸异常通常与焦虑症状有关。过度呼吸和焦虑也与不良的压力应对能力密切关联。简言之，关系可以如下所示（Chaitow 等，2013；Timmons 和 Ley，1994）：

- 一个人习惯通过浅呼吸来应答他们遇到的紧张和压力，这时使用的是上胸部而不是横膈膜。
- 这种呼吸模式逐渐成为一种习惯，即使他们觉得压力不存在了，也还会持续（甚至在睡觉中），尽管在有压力的时候会更明显。
- 在这种呼吸模式下，呼吸的辅助肌变得过于活跃和紧张，并且经常会在局部区域（例如，触发点）出现疼痛。
- 激惹这些肌肉中的局部神经结构和（或）干扰头部供血和回流，会伴随着头昏、眩晕，甚至可能引起头痛。
- 过度呼吸的模式使过量的二氧化碳被呼出（与当前的新陈代谢需求有关），导致血液中的碳酸水平降低，使得血液偏碱性（呼吸性碱中毒）。
- 碱化会自动引发一种忧虑/焦虑感，而不正常的呼吸模式会变得更糟。在此之后，恐慌症发作甚至是恐惧行为等并不少见。
- 碱化也会导致神经末梢变得越来越敏感，以至于更容易把过去仅仅是不适的症状诉说为疼痛。
- 呼吸性碱中毒引起的平滑肌收缩导致所有血管收缩，包括头部的血管收缩，进一步减少该区域的氧合。
- 随着高度的兴奋/焦虑和大脑缺氧，也存在一种倾向，即血液中的氧与血红蛋白之间的结合更加紧密，从而导致组织氧化减少和容易疲劳。
- 在过用的肌肉中发生了不充分氧化和酸性废物滞留，这些肌肉变得疼痛僵硬。
- 在不恰当的呼吸模式中，过度使用的肌肉主要是姿势稳定肌（斜角肌、胸锁肌、斜方肌、胸肌、肩胛提肌），它们会随着过度呼吸所带来的重复性压力变短、变紧、疼痛，并形成触发点。记住，最常见的纤维肌痛症的压痛点和扳机点位于颈、肩和胸部的肌肉中。

- 这些肌肉增加的张力增强了疲劳的感觉，因为肌肉经常以无效的方式使用能量，甚至是在睡觉的时候。
- 这种不良的呼吸模式导致了肋椎关节受限，它们的运动由于浅呼吸而减少，关节被剥夺了正常（每一次呼吸）的运动，导致僵硬和不适。
- 胸骨上的肋骨附着点也受限，导致疼痛。
- 当膈肌上升和下降时，膈肌运动的不充分也会导致消化器官漏掉了常规（每一次呼吸）有节奏的“按摩”。
- 浅呼吸限制了胸部和腹部之间的泵性力学机制，此机制通常有助于血液从腿部回流到心脏。可能会引起、至少会加重腿脚冰冷。
- 肋间肌变得紧张和紧缩，可能伴有胸口疼痛和一种无法做完整深呼吸的感觉。

不要低估呼吸功能障碍的后果，因为尽管它对健康的影响可能不如上面所示的一系列情况那么剧烈，但这个倾向是明显的（见专题11，关于换气过度）。

呼吸，肌肉和关节活动

一般来说，肌肉活动是吸气加强，呼气抑制。当然也有例外，比如腹部肌肉，这是通过强制呼气来促进的（Lewit 1999）。

颈椎和腰椎的屈曲可以通过最大呼气来增加，而胸椎的屈曲则通过最大的吸气来增强。这些呼吸阶段可以有效地用于该区域的运动（和评估，包括触诊）。

Lewit（1999）描述了呼吸对脊柱力学的进一步影响。

Gaymans（1980年）发现：吸和呼带来的最令人惊讶的效果是，在脊柱侧弯中，脊柱的各个部分交替促进和抑制。它可以有规律地出现在侧曲的过程中，吸气的时候颈椎和胸椎的偶数节阻力增加（枕-寰，C_2 等，还有 T_2、T_4 等）；在呼气时，这种运动再次出现，而恰恰相反，在呼气时的奇数段的阻力增加（C_1、C_3 等，T_3、T_5 等）。在 C_7 和 T_1 之间有一个中性区域。

吸气使寰枕区域在各个方向上增加了运动的阻力，而呼气则使它的运动在各个方向上放松，这在手法或评估/触诊的过程中是一个最有用的信息。

在出现最大肌肉力量时，我们既不吸气也不呼气，而是屏气（Valsalva 操作）。这就达到了体位的稳定（在任何节段都不容易动），代价是呼吸功能的短暂丧失。因此，膈肌［根据 Lewit（1999）］被描述为“具有体位功能（postural function）的呼吸肌”，而腹部肌肉则是“具有呼吸功能的体位肌”。

这些评论突出了膈肌在支撑脊柱方面的作用。正如 Lewit 解释的那样，腹腔是一个充满液体的空间，只要腹部肌肉和会阴收缩（柔道摔跤手、跳台滑雪运动员和举重运动员的呐喊都证明了这种稳定性的增强），腹腔就变得不可压缩。

另一个稳定的特征是，当我们用脚趾支撑起立的时候，膈肌收缩（例如，在比赛开始或跳跃时），这被解释为一种姿势反应。Lewit 认为，吸气在很大程度上依赖于膈肌的收缩，只要中心腱受到来自健康腹肌的反压力的支持，膈肌就会抬起下肋骨。他说，这是对胸腔从下面扩大的唯一解释（参见 Latey 在第十五章中关于这个功能的讨论）。

在呼吸过程中，胸部必须从下面扩大，以达到体位的稳定，而不是从上面。因此，当胸腔扩大时肩部、锁骨和上肋骨都没有抬升，而是稍微旋转，以适应下面的运动。当仰卧或四足支撑时就不同了，此时不需要体位稳定作用，并且单纯的腹部呼吸在生理上是正常的，伴随腹部膨胀且腹壁放松。

评估呼吸功能

这些初步的解释对于我们理解在出现呼

吸功能障碍时应该寻找哪些征象十分必要。那么我们应该观察和触诊什么呢?

- 腹肌的失活显然不适合正常呼吸和姿势,因为脊椎失去了横膈的支持。腹部的张力可以通过患者的坐姿和放松来评估。触诊时不应该有任何的无力感。站立时,腹部应该能触到收紧。回想一下,Janda(1983)已经显示(第五章),过度紧张的竖脊肌会反向抑制腹肌,且除非竖脊肌被拉伸或恢复正常,任何的健身运动都不可能恢复正常。
- 对腹部肌肉效率的测试包括让患者屈膝屈髋并从仰卧位坐起来。为了让臀大肌在这个动作中采取协调一致的行动,脚后跟可能要向后压在坚实的垫子上或用力支撑。如果难以完成,那么从坐位向后平躺可以训练腹部。脊柱先弯曲,一个节段一个节段地落在诊床/地板上,脚不要离开地面。如果脚开始离开地面,在这一点停止向后移动,慢慢回到直立的坐姿。不断重复这个平躺练习,争取增加双脚开始抬升之前的运动距离。
- 在吸气时,胸廓必须从下面扩大。而且,当坐着弯曲或俯卧的时候,一定有一种可见的能力可以把气吸入胸后壁。这一点可以通过前面描述的呼吸波来证明(见第八章)。如果这个波受限,不能从下腰椎开始吸气至项背部交界处,胸椎处会因缺乏呼吸功能的运动效应而出现明显的受限。
- 最明显的呼吸功能不良的证据是,通过肩膀的上固定肌、颈椎辅助肌和责任肌(auxiliary and obligatory cervical muscles)的收缩(上斜方肌、肩胛提肌、斜角肌、胸锁乳突肌)来抬升上胸部结构。这不仅是一种低效率的呼吸方式,也是导致颈部结构紧张和过用的原因。严重时这是很明显的(见下文),但如果情况轻微,可能需要深度吸气才能显示出来。

练习 12.2 评估呼吸功能

建议时间 25 分钟

12.2A

你和你所观察的对象面对面坐着。

- 让他放松并试着去思考愉快的事,例如在花园里散步或者躺在草地上。
- 在这个放松阶段,观察肩膀和锁骨,而当这个人在回答问题时再观察一次。
- 上胸段/非横膈呼吸模式的可见线索可能包括以下所有或一个:语速快、叹气、打呵欠,和明显的"空气饥饿"(就像鱼离开水时的喘息)、用嘴呼吸。
- 寻找所有下列意味着呼吸模式功能障碍的迹象:呼吸辅助肌和责任肌(accessory and obligatory respiratory muscles)可见的条索和可触到的高张力:斜角肌、胸肌、上斜方肌(见第五章姿势肌的讨论)。
- 头部重心是前移(下巴前探 chin-poke)的吗?——经常伴随张口呼吸吗?
- 肩膀是否前移?这通常与肩胛骨控制的改变有关(见练习 5.14,第五章肩胛肱骨节律测试)。
- HiLo 评估是将一只手放在上胸骨,另一只手放在上腹部(图 12.3)。你要观察到:上手是否比腹部的手先移动?这表明胸式呼吸为主。
- 此外,如果在吸气时,下手也会向后移动,意味着观察到了矛盾的呼吸。

Pryor 和 Prasad(2002)报告:矛盾的呼吸是指吸气时部分或全部胸壁向内移动,呼气时向外移动……。当胸壁的完整性被破坏时,局部的矛盾就会出现。

矛盾呼吸也可以是习惯性的。

Lum(1987)讨论了人们过度呼吸的原因:"从神经学方面的考虑,习惯性不稳定的呼吸无疑是症状的主要原因。"

练习 12.2　续

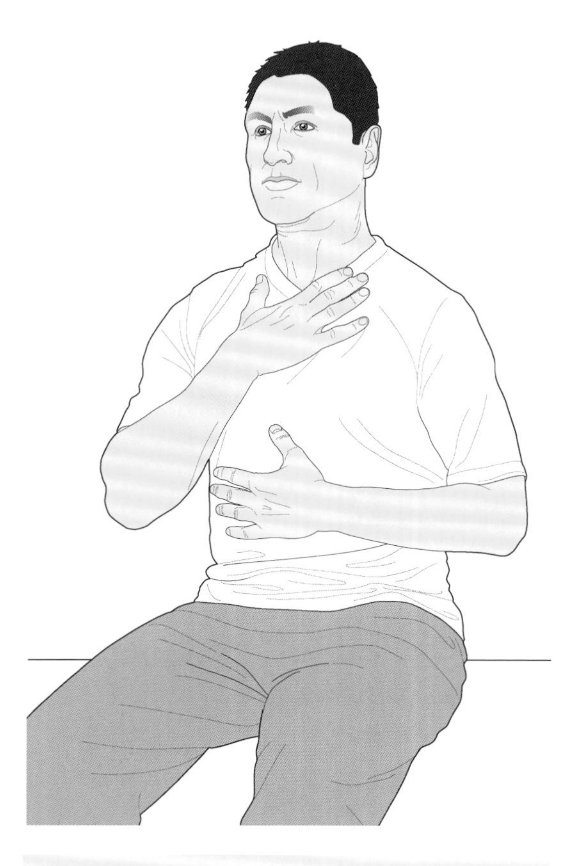

图 12.3　Hilo 测试

当被测试的人持续缓慢深呼吸时，你应该试着评估吸/呼阶段“运动的连续性”。

- 是否有开始和停止？有不对称，或明显的不协调？或者平稳运动的意外偏离？
- 然后要触诊腹部，让被检查者坐着，深而慢地吸气。吸气时腹部（轻微）膨隆了么？这是正常的。有时呼吸出现错误，导致吸气时腹部收缩，呼气时向外膨出——进一步证明了矛盾的呼吸模式。
- 是否有明显的上腹部区域收缩，或肋间隙过紧？（参见第五章和图 5.3 的神经肌肉技术评估方法）。
- 或者这个人在开始下一次吸气之前并没有完全结束呼气的过程？如果这样，就导致了潮气过多和二氧化碳的滞留，阻碍了充分吸气，导致呼吸性碱中毒。
- 可以认为吸入效率取决于呼出的完整性。
- 现在让这个人尽可能长时间地吸气。花了多长时间？如果少于 5 秒，可能存在功能障碍。
- 接下来，在完全吸气后，让他尽可能长时间呼气，一直呼气。这也不应少于 5 秒。呼吸功能不正常的人或者呼吸困难的人，以及焦虑状态的人，吸气或呼气时经常不能维持 3 秒。
- 现在观察呼吸的完整周期（吸入和呼出）。如果功能是好的，它应该不少于 10 秒。

12.2B

现在站在受测者的身后，把你的手放在他们的下肋部，手指朝前，大拇指放在后面的中线上（图 12.4）。

- 让这个人以其舒适的极限来呼气（就是不用力地呼气），然后慢慢地、完全地吸气。
- 是否有横向扩展？如果有，是多大程度？Pryor 和 Prasad（2002）报告说，正常的总偏移量在 3~5cm 之间。
- 你的手是否看起来像是向头部移动？手的运动应该是分开的，如果出现由辅助呼吸肌和肩膀的上固定肌参与的不当的呼吸，它们就会上升（Courteney 2013）。
- 有没有一侧似乎比另一侧移动更多？如果有，在哪个方向？如果有，可能有局部受限或肌肉紧张。
- 是否找到矛盾呼吸的证据？
- 现在把你的手放在肩膀上部，手指朝前，指尖轻轻触在锁骨的上表面。
- 吸气时，手抬起来了么？

练习 12.2　续

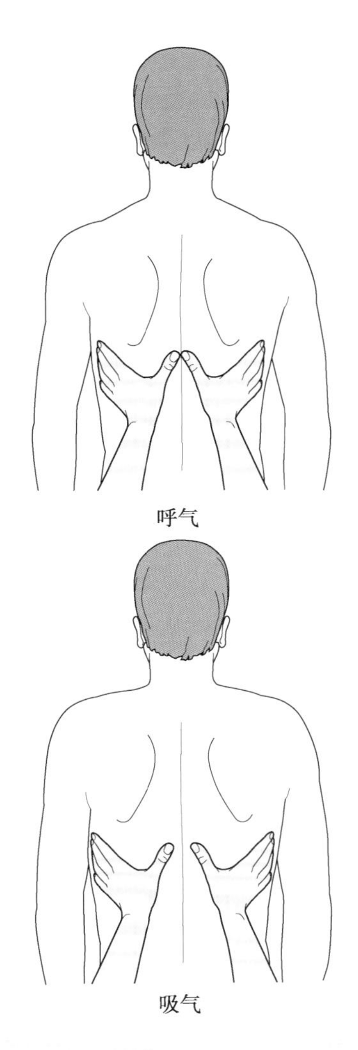

图 12.4　吸气时胸廓扩张（Pryor 和 Prasad 2002 之后）

- 锁骨是否会在吸入时上升——如果是，这是对称的吗？除了最大吸气外，锁骨和手都不能上升。
- 评估一侧是否比另一侧移动得更多。如果是，可能有局部受限或肌肉过度紧张（斜角肌、胸锁乳突肌）。
- 观察斜方肌上部在向颈部弯曲的过程。它们是凸的（弓向外）么？如果是，这些所谓的"哥特式"的肩膀是很紧的，可能伴随着不当的呼吸，上肋骨抬起（连同斜角肌、胸肌和肩胛提肌）。
- 触诊这些肌肉并检查它们的挛缩（见第五章和下面的练习 12.3）。

12.2C

现在让此人仰卧，屈膝。

把手轻轻地放在肚脐上方，让他深吸气。

- 你的手向天花板移动吗（理想答案为"是"）？
- 腹部肌肉是放松的吗（理想答案为"是"）？
- 或你的手在吸气的时候会向地板移动吗（理想答案为"否"）？
- 如果腹部上升，是呼吸发力的开始，还是不恰当地跟随着上胸部或下胸部运动？

如此的矛盾呼吸是一种不协调的力学机制。

- 现在，触诊肋骨下缘过度紧张的组织，它表明膈肌附着点、腹斜肌或腹直肌的张力过高，可能伴有异常的剑突肋骨角（xiphicostal angle）（见图 12.4）。
- 是否存在剑突角变大或变小？（正常为 90°左右；图 12.5）。最好在仰卧位观察。如果过于狭窄，提示胸廓的僵硬、腹肌及肋间肌的高张力以及膈肌功能失调，随着呼吸功能的改善，这个角度一般会变得正常（Clifton-Smith 2013）。
- 患者仍仰卧，在呼吸过程中，观察和（或）触诊剑突和肚脐。它们是否向头部上升，而不是正常的吸气时轻微向前方移动？

12.2D

让受试者俯卧。

吸气时观察呼吸波，以扇形的方式从腰向上移动到颈项的基底部（见第八章的呼吸波讨论，练习 8.19 和图 8.12）。

此波可以通过棘突或脊周小肌肉来观察，或者通过脊柱或椎旁结构的"羽毛似的轻触法（feather-light touch）"来观察。

练习 12.2　续

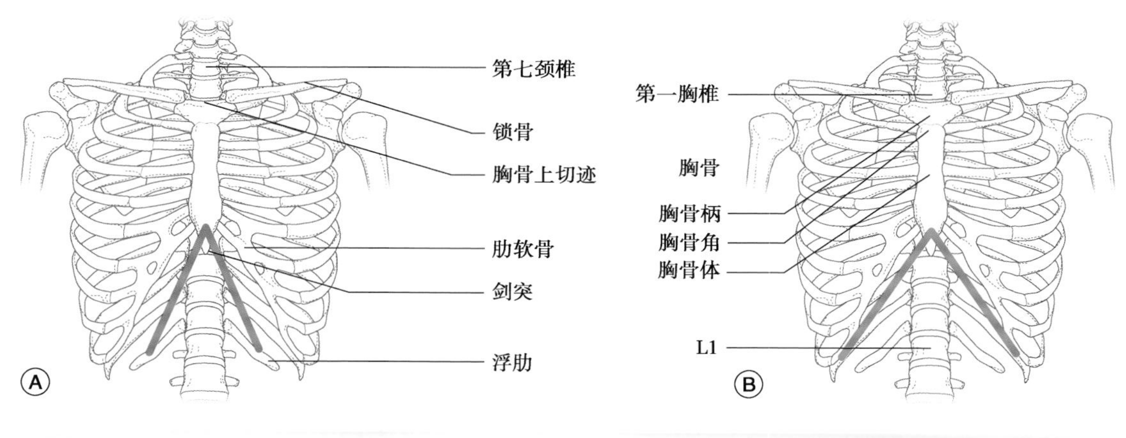

图 12.5　剑肋角：(A) 非常窄；(B) 正常

与其他触诊结果的参照

在这个练习中，你观察到的任何受限或不协调，现在都可以和其他检查结果联系起来，如脊柱关节和肋骨受限（见第八章）、呼吸肌和姿势间的短缩、激痛点（特别是肋间肌）的活跃、姿势失衡、骨盆功能紊乱和其他异常（第八章），以及情感问题（第十五章）等。

当同源证据被另外的（触诊和其他）发现所支持或反驳，综合应用本书描述的各种触诊方法便可以拓展临床思路。

制表显示结果

表格 12.1 和 12.2 提供了一些范例，你可以创建这些表格来记录每个案例中的呼吸功能障碍。

观察报告

Bradley（Chaitow 等，2002，2013）描述了呼吸功能评估中，无论是在病态的还是习惯性呼吸模式障碍中应该观察到的特征。

- 静息呼吸率是多少？（正常成人的范围是每分钟 10~14；West 2000）。
- 用鼻子还是嘴巴呼吸？
- 静息呼吸模式是什么？
- 静息呼吸模式：

—上胸部无力（effortless upper chest）/过度膨胀（hyperinflation）。
—辅助的肌使用。
—频繁叹气/打哈欠。
—屏气（breath-holding）（“雕像式呼吸”）。
—腹部夹板样紧张（abdominal splinting）。

表格 12.1　原动呼吸肌和辅助呼吸肌短缩的评估（参见前几章关于单个肌肉评估的指导）

E＝同样短（如果两者都是短的就在 E 上画圈）
L 和 R（如果左或右是短的就在 L 或 R 上画圈）

1. 腰大肌	E	L	R
2. 腰方肌	E	L	R
3. 胸大肌	E	L	R
4. 背阔肌	E	L	R
5. 上斜方肌	E	L	R
6. 斜角肌	E	L	R
7. 胸锁乳突肌	E	L	R
8. 肩胛提肌	E	L	R

9. 含胸时（Spina slumping）脊柱变平
下腰段　下背段　下胸段　下胸段　上胸段
10. 颈伸肌群变短？是　否

表 12.2　呼吸功能评估

坐位

a. 肋骨侧面的扩张对称么？　是　否
具体差异：

b. 自然膨胀测量范围：*
呼气　吸气
范围：______厘米至______厘米

c. 全膨胀测量范围*
呼气　吸气
范围：______厘米至______厘米

d. 完全呼气前开始吸气了么？　是　否

e. 锁骨在吸气时上升了么？　是　否

f. 如果有运动，它是对称的么？　是　否
具体差异：

g. 吸气时腹部向内运动了么？　是　否

h. 呼吸时限要素
吸气持续至少 3 秒了么？　是　否
吸气秒数：
呼气持续至少 5 秒了么？　是　否
呼气秒数：
整个过程持续至少 10 秒了么？　是　否
过程秒数：

i. 评估胸椎受限(见第八章)。

j. 列举发现结果

*要测量胸廓扩张次数，坐或站在你的患者/模特对面，把你的拇指放在前面或后面的中线上，用食指放在一对肋骨的连接点上。当你的搭档吸气时，正常情况下，你的拇指会完全分开。通过这种方法判断扩张的程度和等同性是快速而准确的(Bockenhauer 等，2004)。或者，使用一个柔软的卷尺来记录未膨胀时的周长和膨胀时的周长，以测量膨胀的范围。

俯卧位

k. 观察患者的呼吸波，当他/她完全呼吸时：
从骶骨底部到颈项的底部有一种波状的运动么？(见练习 8.19)　是　否

l. 这个波从哪里开始和结束？
下腰段　下背段　下胸段　下胸段　上胸段

仰卧位

m. 评估受限肋骨的抬高或降低(参见练习 8.20 和 8.21)。

n. 注意呼吸功能的不对称性(例如，单侧扩张)。

- 以上动作的联合。
- 重复的清喉咙/吞气。

观察：

- 下巴，面部和整体姿势的张力，震颤，痉挛，抽搐，咬指甲。
- 胸壁异常，例如：

—鸡胸(胸骨向前突出)。

—漏斗胸(胸骨凹陷)。

- 驼背(不正常的脊柱前向弯曲)。
- 脊柱侧弯(侧向的脊柱弯曲)。
- 驼背侧弯，是前两者的结合。
- 代偿性的上胸段和肩带肌肉的变化，如：肩抬高，肩胛骨前移(见第五章，练习 5.14)，第五章肩胛肱骨节律测试。

练习 12.3　综合呼吸评估

建议时间　10 分钟

12.3A

- 查看下面的肌肉列表，在方框 12.1 中。你能对其中的几个进行评估？
- 如果本书中没有写如何做(主要是第五章)，找出能够让你获得这些信息的内容，并练习评估这个列表上的肌肉短缩。

发现这些姿势肌的不对称后，你需要做哪些临床治疗来恢复平衡？

Janda(1983)的研究证据有力证明了在开始治疗(紧张的)拮抗肌之前，主要的注意力应该放在减少过用的姿势肌的高张。这种方法得到了 Lewit(2009)和其他一些人的支持。

12.3B

- 请看下面方框 12.2 的列表。
- 尽你最大的努力去完成这些观察、测试和评估，并圈出适当的结果。

对病理学评估

本书没有全面详细地描述病理触诊，但

是一些触诊评估可以有效地提高临床技能。

语音震颤的触诊

- 说话的时候,振动会穿过整个胸腔,可以通过胸壁两侧平放的手感觉到。让被评估的人反复地说“ninety nine(九十九)”来对比。Pryor 和 Prasad(2002)指出:
- 双手从上到下,从前到后,比较所感受到的振动。当下方的肺相对紧实(实变)时,语音震颤就会增加,会更好地传递声音。
- 由于肺、空气或液体之间的任何界面都会削弱声音传播,在气胸或胸腔积液的患者中,语音震颤会减弱。

练习 12.4 叩诊和语音震颤的触诊

建议时间 3~4 分钟

按照上面的描述,进行语音震颤和叩诊的评估,并将其与人的身体类型联系起来。

如果可能的话,在不同的身体类型上进行这些练习。

叩诊

关于叩诊的主题,请参阅专题 8。胸部叩诊是评估肺实变区域的一种有用手段。Pryor 和 Prasad 解释道:

共振是由胸壁在下层组织振动而产生的。正常的共振是通过充气的肺来听到的,而实变的肺听起来很闷,胸膜积液时听起来“像石头一样闷”。当胸壁在充满空气的空间中自由振动时,就会听到更多的共振,如气胸或肺大疱。在肥胖患者中,即使下层的肺是正常的,叩诊也听起来很闷。

结论与讨论

如果你不止一次地把本章的所有练习都成功地尝试过,你应该对这些方法的重要性和微妙性有所了解。

虽然并不是每个人都会对内脏的触诊感兴趣,但如果要获得对患者/客户的全面了解,呼吸功能的评估是必须拥有的技能之一。

对呼吸模式障碍的认识自然引导我们想要揭示结构的改变(短紧的肌肉,受限的肋骨,等等)。这些可能会对此重要功能产生影响。回顾专题 11(关于过度换气)的注意事项和关于肌肉和关节评估的章节(第五章和第八章),将会为临床治疗提供坚实的基础。

参考文献

Barral J and Mercier P (2006) Visceral manipulation. Seattle: Eastland Press.

Bockenhauer S et al. (2004) Reliability of a measure of thoracic excursion. Journal of Osteopathic Medicine 7: 104.

Bradley H and Esformes J (2014) Breathing pattern disorders and functional movement. International Journal of Sports Physical Therapy 9 (1): 28.

Chaitow L, Bradley D and Gilbert C (2002) Multidisciplinary approaches to breathing pattern disorders. Edinburgh: Churchill Livingstone.

Chaitow L, Bradley D and Gilbert C (eds) (2013) Recognizing and treating breathing disorders. Edinburgh: Churchill Livingstone.

Clifton-Smith T (2013) Breathing pattern disorders and the athlete, in Chaitow L, Bradley D and Gilbert C (eds) Recognizing and Treating Breathing Disorders. Edinburgh: Churchill Livingstone, ch 7.7.

Courteney R (2013) Questionnaires and manual methods for assessing breathing dysfunction, in Chaitow L, Bradley D and Gilbert C (eds) Recognizing and Treating Breathing Disorders. Edinburgh: Churchill Livingstone, ch 6.5.

Cummings J and Howell J (1990) The role of respiration in the tension production of myofascial tissues. Journal of the American Osteopathic Association 90 (9): 842.

Garland W (1994) Somatic changes in hyperventilating subject – an osteopathic perspective Presentation to Paris Symposium.

Gaymans F (1980) Die Bedeutung der Atemtypen für Mobilisation der Wirbelsäule. Manuelle Medizin 18: 96–101.

Goldthwaite J, Brown LT, Swaim LT and Kuhns JG (1945) Body mechanics in health and disease. Philadelphia, PA: JB Lippincot

Kisselkova H and Georgiev V (1979) Effects of training on postexercise limb muscle EMG synchronous to respiration. Journal of Applied Physiology 46 (6): 1093–1095.

Janda V (1983) Muscle function testing. London: Butterworths.

Lewit K (1980) Relation of faulty respiration to posture. Journal of the American Osteopathic Association 79 (8): 525–529.

Lewit K (1999) Manipulation in rehabilitation of the motor system, 3rd edn. London: Butterworths.

Lewit K (2009) Manipulative therapy. Edinburgh: Churchill Livingstone.

Lum LC (1987) Hyperventilation syndromes in medicine and psychiatry: A review. Journal of the Royal Society of Medicine 80: 229–231.

Pellegrino M (1993/1994) Fibromyalgia Network Newsletters, Tucson, AZ.

Pellegrino M (1995) The fibromyalgia survivor. Columbus, OH: Anadem Publishing.

Pellegrino M (1997) Fibromyalgia, managing the pain, 2nd edn. Columbus, OH: Anadem Publishing.

Pryor J and Prasad S (2002) Physiotherapy for respiratory and cardiac problems. Edinburgh: Churchill Livingstone.

Stone C (1999) The science and art of osteopathy. Cheltenham: Stanley Thornes.

Stone C (2007) Visceral and obstetric osteopathy. Edinburgh: Churchill Livingstone.

Timmons B and Ley R (1994) Behavioral and psychological approaches to breathing disorders. New York: Plenum Press.

West J (2000) Respiratory physiology. Philadelphia: Williams and Wilkins.

专题 12　交联感觉(Synesthesia)

Sasha Chaitow

你是否见过字母和数字有颜色?你最喜欢的歌曲是否有玫瑰的香味?你还记得人们的名字是什么颜色吗?

奇怪的是,很多人都生活在这样一个多色的世界里,有时候在背景中有一个永恒的管弦乐队。这种感觉和感知之间的交叉,不是想逃避的烦人的错觉,而是一种被认可的状态,或者说是一种天赋,它能增强记忆,丰富感知,并提供一种和无交联感觉者的世界截然不同的世界观。

它的名字来源于希腊的 syn+aestheses,意思是感觉同步。交联感觉是一种感觉现象,在这种现象中,大脑连接增加,导致感觉重叠。实际上,有联觉者通过两个或两个以上的感官来感知一种刺激。例如,他们可以品尝,也可以看到,颜色或形状,或者他们可以通过嗅觉甚至听觉反应,结合原始感觉的反应,来感知一个单词或质地。

例如,数字 3 可能被认为是红色的,或是有蓬松的质地或酸的味道,而在遇到书面文字"三"的时候,联觉者可能会经历另外一套不同的反应。如果感觉非常匹配,则字母表中的字母会引起不同的反应。

联觉的知觉通常被认为位于心灵之眼(the mind's eye),或者在一个不明确但较近的轨迹上(Dixon & Smilek 2002)。并且联觉把主要的感觉(例如数字或字母)和刺激本身以及与刺激相关的属性尽可能强烈地连接起来并特征化。正是因为这个原因,联觉反应增强了记忆;一个联觉者可能不会马上回忆起某人的名字,但他们可能会首先回忆起的名字是"绿松石",这个联想通常与人名中"最强烈"的颜色联系在一起。然后,跳到名字本身(Cytowic 1995)。

联觉的种类和感觉-形态配对(sensory-modality pairings)的种类一样多,其中的形式是广泛的感官刺激组(颜色图形,颜色听觉等)。根据迄今为止的研究(Day 2005; Rich 等,2005),最常见的联觉类型是彩色字体、书面联想或口述的字母、数字和颜色。迄今为止的研究(Day 2005;Rich 等,2005)认为,最常见的联觉类型是色彩-图形觉,即书面或口头的字母、数字与颜色之间的联系。第二种是色彩听觉;一种声音与"心灵之眼(the mind's eye)"中"可见"的颜色的联系,甚至和旋律中音调相对应的一系列颜色。"真正的"或"强烈的"联觉的分类根据的是终生存在的现象,此外,给定的刺激和感知之间的联系是保持不变的。例如,对于一个特定的个体,数字 3 永远是红色的;笛子的声音会是咸的,或者是蓝色的,等等。在重复的过程中,关联的稳定性是识别真假联觉的主要标准。关联的稳定性加强了内部因果机制的作用,并揭示了它可能是由条件反射引起,在儿童时期无意识地习得的,例如儿童使用彩色的字母。

当准确率降低时,或当个体产生一种联觉反应的频率降低或不规则时,联觉被称为"弱联觉"或"伪联觉"。

联觉的研究是一个非常新的领域,或许才真正发展了 20 年。它在很大程度上被科学界视为一个“好奇条件(curiosity condition)”(Cytowic 1995),尽管研究者正在尽更大的努力以分清并探索其精确的起源和发展阶段,许多研究中心也正在实施大规模的实验研究。

联觉能力首次姑且被认同是在 1880 年(Galton 1883)。过去已有个别艺术家和诗人的个例,其中有 Charles Baudelaire、Richard Wagner、Wassily Kandinsky。他们宣称自己有联觉能力,并积极在各自的作品中利用联觉。但这些作品经常被认为是过度活跃的艺术想象,或者是过度饮用苦艾酒的作用。然而,最近联觉的验证越来越多,尤其是在认知神经科学领域和意识的研究中,虽然仍然倾向于强调好奇心作用,或是天生的艺术能力(Heyrman 2005、2007),但当新的研究出现,这种说法很快就消失了(Smilek & Dixon 2002;Hochel & Milan 2008)。

研究人员尚不确定这是否是一种先天或后天发育异常,有一种理论(Baron-Cohen 1996,Maurer & Mondlach 2005)指出,正常情况下婴儿期感官功能分化时,合成体中的神经通路有所重叠。统计数据似乎还表明,在家庭中有一种联觉的倾向,特别是在母系和双胞胎之间(Cytowic,1989,2002;Baron-Cohen,1993)。接下来的研究困难在于统计数据中存在的人口统计学偏差,因为很少有人认识到联觉是什么。某些人可能没有意识到这是一种罕见的能力;另一些人则认为这是一种反常现象,并花了数年时间来隐藏它,因为他们相信自己患有某种精神疾病(Cytowic 1989,2002;Day 2005)。到目前为止收集的数据主要来自志愿者,他们通常来自西方有文化的中产阶级,这可能是彩色字体联觉有相对共性的原因,所以对于判断联觉的患病率和分布及其亚型来说,这些结果还不能提供明确的证据。

目前还没有确定的是,联觉是否可以被非联觉者“学习”或发展,或者说对于联觉者来说能否做到从一种感觉形态配对发展出对其他的感觉配对。研究还在继续,比如 Baron-Cohen 对联觉发展的研究,以及它是否是一种我们生来就有的但后来丧失的能力,或者我们都有,但只是在一些人中呈显性,在其他人中呈隐性(Cytowic 2003)。

潜在的本体影响

人们可能想知道这会有什么实际作用,从现象学的角度来看,它的潜在作用(艺术领域外)对人工评估和治疗领域有很多好处。

联觉可以是天生的或者后天的(如果研究表明后天是有可能的)。联觉可以通过触摸来感知、发现张力变化和筋膜下的差异。但它的另一个优点是可以探测到细微差别和更深层次的组织异常。对于联觉者的感知框架来说,它比正常组织有更大程度的直接区别,更加清晰,从而提高评估的准确性和敏感性。

在最初的评估中,触诊流体的连续性时,有可能对这些微妙的节奏和脉动进行分类和解释,从而使这些变化可以更清晰地被追踪,并对相关的功能障碍提供更深入的理解。

自然联觉者也显示出高于平均水平的记忆能力(Cytowic 1995)。结合第十三章中描述的直觉机制和技术,一旦更好地理解了这些能力的内部工作原理,联觉在许多应用中可能会发挥更大的价值。

有一个在体疗中应用联觉的案例(Bishop 2000),联觉者通过触觉-嗅觉配对进入细胞记忆(见第十四章),与患者进行交流,通过解读触诊过程中触觉刺激产生的"气味"来追踪创伤及其影响。

有一种联觉的延伸,被称为"触觉镜像"。一个联觉者注视着另一个被触诊的人,例如在头部或颈部,就像感受到他们自己被触碰一样。神经影像学研究(Banissey & Ward 2007;Blakemore 等,2005)表明,当看到另一个人被触诊时,镜像触觉联觉者的身体感觉皮层被过度激活。他在描述这种感觉时,反馈的准确度很高。他们还认为,"镜像的"感觉比真正触诊他们自己身体的不同部位更强烈,这表明高度的共情(empathy)凌驾于他们自己的感官信息之上。当治疗师试图弄清一个问题的本质、它的原因以及对身体的影响时,这样的能力是很有用的。这种方法对弄清患者的情况和增强我们对自身的理解同样重要。当我们认同电影或图书中的某个角色时,尤其在一些令人不安的场景中,我们可能会产生发自内心的或者完全是身体上的反应,这就是一个说明"镜像触觉"的联觉如何起作用的极端例子。这个新研究表明,在这种移情反应的背后,有一种更加微妙的能力,通过激励,它有可能在某种程度上被开发和利用,治疗师可以在自己的身体中感觉到患者的身体是如何反应的,从而微调患者的行为。

就像视觉化能力一样,手指触感的联觉能力为人们提供了一种工具,通过训练,它可以在实践和理论的两个层面上为治疗师和患者的关系开辟出新的路径。

以前有个记忆的例子,通过联觉回忆名字,同样可以用于所谓的"记忆提交(committing to memory)",然后凭直觉(见第十三章)在触诊时分类处理组织的质地和感觉。

如果你知道,或者怀疑你有联觉,那么你应该更密切地关注你的联觉是如何工作的。正如在 Bishop 的工作中所描述的,你可以把它用在评估过程和评估技术中。如果你不是联觉者,那么保持对这种能力的认识也可能是有用的。因为遇到联觉患者的偶尔反馈你会更容易处理。另外,通过了解与镜像-触觉联觉(mirror-touch synesthesia)中的移情(the empathetic perception),你可能会找到方法,在更微妙的层面上与患者建立融洽的关系。

联觉的研究(特别是在认知神经科学领域中)不断发展,让我们拭目以待,看看关于联觉的流行和演变,特别是它是否有潜能可以在非联觉者身上被唤醒,以及它与意识的关系等方面能有什么新发现。艺术家们在它有名字之前就开始使用它;现在,科学家们正试图对其进行定位和理解，而且它已经在体疗工作中展示了它的用途。考虑到我们对自己了解得越多，就越有可能帮助他人的身体和心灵恢复平衡，这也许是值得的。

参考文献

Banissy MJ and Ward J (2007) Mirror-touch synesthesia is linked with empathy. Nature Neuroscientist 10: 815–816.

Baron-Cohen S (1996) Is there a normal phase of synesthesia in development? Psyche 2 (27). Online. Available at: http://hstrial-tridenttechnical.homestead.com/BaronCohen1996.pdf

Baron-Cohen S, Harrison J, Goldstein JH and Wyke M (1993) Coloured speech perception: Is synaesthesia what happens when modularity breaks down? Perception 22: 419–426.

Bishop R (2000) Synesthesia and its relevance to bodywork. Rolf Lines 28 (3): 40–42.

Blakemore SJ, Bristow D, Bird G, Frith C and Ward J (2005) Somatosensory activations during the observation of touch and a case of vision-touch synaesthesia. Brain 128: 1571–1583.

Cytowic RE (1989) Synesthesia: A union of the senses. Cambridge MA: MIT Press.

Cytowic RE (1995) Synesthesia: Phenomenology and neuropsychology; a review of current knowledge. Psyche 2 (10).

Cytowic RE (2002) Synesthesia: A union of the senses, 2nd edn. Cambridge MA: MIT Press.

Cytowic RE (2003) The man who tasted shapes. Exeter: Imprint Academic.

Day SA (2005) Some demographic and socio-cultural aspects of synesthesia, in Robertson L and Sagiv N (eds) Synesthesia: Perspectives from cognitive neuroscience. Oxford: Oxford University Press, pp 11–33.

Galton F (1883) Inquiries into human faculty and its development. London: Macmillan.

Heyrman H (2005) Art and synesthesia: In search of the synesthetic experience. Lecture presented at the First International Conference of Art and Synesthesia, 25–28 July 2005, Universidad de Almeria, Spain. Online. Available at: http://www.doctorhugo.org/synaesthesia/art/index.html

Heyrman H (2007) Extending the synesthetic code: Connecting synesthesia, memory and art. Online. Available at: http://www.doctorhugo.org/synaesthesia/art2/index.html

Hochel M and Milan EG (2008) Synaesthesia: The existing state of affairs. Cognitive Neuropsychology 25 (1): 93–117.

Maurer D and Mondlach CJ (2005) Neonatal synesthesia: A reevaluation, in Robertson LC and Sagiv S (eds) Synesthesia: Perspectives from cognitive neuroscience. New York: Oxford University Press, pp 193–213.

Rich AN, Bradshaw JL and Mattingley J B (2005) A systematic, large scale study of synaesthesia: Implications for the role of early experience in lexical-colour associations. Cognition 98 (1): 53–84.

Smilek D and Dixon M (2002) Towards a synergistic understanding of synaesthesia: Combining current experimental findings with synaesthetes' subjective descriptions. Psyche 8 (01). Online. Available at: http://journalpsyche.org/files/0xaa9d.pdf

第十三章　理解并运用直觉

Sasha Chaitow

直觉是一种经常被神秘气氛包围的智能。事实上，正是直觉触发了那些顿悟。而这些顿悟往往难以用具体的术语来解释。尽管它听起来有些神秘，但实际上它是先天存在于我们每个人的智力中的一项技能。就像有人说，“我们都是运动员，但只有我们中的一些人在训练”，所以这种潜在的直觉技能也能被开发和增强。因此，受过良好训练的直觉能力便可以连同微妙的感觉记忆一起，在治疗和评估时发掘出你深埋的理论和经验性知识。例如，包括记忆在内的意识方式，可以帮你在脑海中构建一个特定组织或关节的图片，还有它的结构和功能，以及如何对其进行治疗或康复。拥有坚实的理论和临床基础知识是至关重要的——否则，评估和诊断就会变成猜测——但在各种微妙的表现中，直觉可以让你从整体的角度来看待和治疗一个特定的功能障碍。

直觉可以被看作一种对事物本质的“超级觉知”，而不需要对某一情况进行经验性的智力分析。医学之父希波克拉底（公元前5世纪）认为三种能力对于精确诊断和治疗是必要的：感觉、智力和直觉（Antoniou 等，2012）。就像希波克拉底所说的那样，当涉及到诊断和确定治疗方法时，“判断是很难的”，直觉是一种能力，它能把其他事物聚集在一起，从而得出一个可靠的结论（Antoniou 等，2012）。

当今对直觉理论的探索是由具影响力的哲学家 Henri Bergson 的哲学方法所定义的（1859—1941）。他提到通过某种方法心灵可以认识到事物本身，而不仅仅是其各部分的总和。这种认知发生在逻辑分析框架之外，所以使其合理化便需要在思维层面有一个量子飞跃，因为它将物质客体的本质置于时间之外。空间中的运动是以时间来测量的，这是一种传统的理解物质属性的科学方法。直觉的方法将物体的本质置于永恒的“当下”，从而事物本质的直觉意义与记忆有关。预言也代表着同样的东西。

直觉研究根植于存在主义理论；但它在许多领域的存在和实用性是不可否认的。其范围从明显相关的人文学科，到量子物理和抽象数学。在这些领域中，极端抽象在一开始只能被直觉地感知，然后作为公式来确定。它已经成为众多神经学家和意识研究人员探索的课题。这些直觉功能的探索是基于从符号学（关于“含义”的理论和研究，以及我们的智力如何处理它）中借来的概念模型和语言学研究，又结合了神经现象学和遗传认识论（Winkelman 1996）。遗传认识论是基于临床心理学家 Jean Piaget 的研究（1896—1980），主要探讨知识如何起源和发展。

简单地说，我们从环境中或者从某种情况中，或从一个物体上收集的感官知觉，都成为了我们记忆的一部分。当我们发现自己在一个类似的情况下或遇到类似的对象时，我们没有进入一个充满回忆的过程——一个或两个刺激足以让剩下的经验被直觉所接受，然后我们就可以对新的刺激做出判断并对其做出反应。直觉也与本能不同，因为本能反应是能遗传的且与生存相关的；直觉反应根植于一个不断综合我们的感官感知的过程，这些感知来自于我们的环境和我们在其中的位置。当反应和学习过程“硬连接”到大脑中，成为第二天性，它们就自然地嵌入到潜意识中，而我们的反应、行动，以及我们所认为的独立的直觉洞察力，实际上都是基于这些无意识的学习模式。

通过直觉理解事物和通过分析方法理解

事物的本质区别就像描述一种原型体验，例如日落的景象或读一行诗，与大量的评论和描述之间的区别。后者围绕着经验的各个部分进行交流和描述，前者在瞬间向意识呈现事物的本来面貌。直觉的特征之一就是“突然意识到”，而不是费力的分析推理。

根据通信理论，我们进行通信的基本公式由“编码-传输-解码”模式组成（Hall 1973）：

- A 确定一个想法并将其编码成他们认为合适的语言。
- 然后 A 通过语音、写作或非语言信号来传递思想。
- 然后，根据他们所共享的通用通信代码，这个消息被 B 解码。
- 当接收方错误地解释发送者使用的编码时，就会发生错误的通信。

我们使用语言的经验越丰富，对编码和解码的适当模式的理解就越熟练，我们就越能理解所传递的实际信息。尽管我们很少会暂时停下来思考我们每天已参与多次的过程。解码信息编码中更微妙的元素例如肢体语言，或声音的细微差别就是一种我们更熟知的直觉。同样的道理也适用于我们对环境刺激感觉的反应和理解——例如触诊组织时。

因此，更常见的是，我们每天都使用直觉，而没有意识到它。这在触诊时可以解释为对未知性质特定功能障碍的“了解”。这种感觉常常通过长期经验和亲身实践获得，而不是简单的理论和分析性知识，不需要额外的维度，就能简单地感觉并同时知道什么是错的。这样，尽管直觉与记忆有关，但需要澄清的是，它不是我们熟悉的线性记忆，比如记住一个既有的创伤为什么以及如何影响有关组织的理论。

现代神经科学把对直觉的理解置于一个跨学科的框架中，生物学、心理学、物理学和哲学分别揭示直觉的形式、功能和现象学的经验、结构、认知、系统以及概念等方面（Freeman 1997）。从生物物理的角度来看，我们能够感知到的刺激远远超出了我们的感官所能调节的频率。即使我们的听力只允许我们有意识地在给定的波长范围内辨别声音，但是我们的大脑还是能够接收和感知波长之外的声音，尽管这是在潜意识层面上（von Arx 2001）。

类似的过程也发生在我们对光和颜色的感知上，因此，尽管我们的眼睛没有也不能有意识地将一种给定的颜色分析成光的组成波长，但通过经验我们可以把它分成阴影和构成成分，就像大多数艺术家所证明的那样。这是通过基于回忆的间接感知发生的。通过回忆，神经系统“填补”了所见与所感之间的空白（von Arx 2001）。对这一现象的研究和分析常常陷入因感觉数据和感知数据的分离所构成的二元论的束缚。因为我们的大脑被认为是在一个连续的过程中感知和处理两组数据。这一悖论被所谓的“整体系统理论”所调和：大脑被视为一个封闭的非线性系统，具有创造力和持续自我决定感知的能力（Freeman 1997）。这些过程并不发生在意识层面，但意识是它们发生的必要条件（Marcel 1983；von Arx 2001）。因为只有这样，感知才有含义，而含义作为学习过程的一部分嵌入其中。观察我们自己对这些过程的反应，我们越能意识到这些过程，我们就越能以我们选择的任何一种能力来利用它们。

我们在直觉的过程中天生具有的能力是视觉能力；尽管这是基于之前的经验和大脑神经通路中的硬连接，但它是由活跃的想象力激发的。这绝不应该与故事书和幻想的想象相混淆（Voss 2004）：它是一种智慧的能力，它能重新创造神经过程，不是出于外部感官刺激，而是基于内在的概念模型以及意愿或意图（Perlovsky 2006）。就像一个艺术家可以想象一个身体并将图像转移到没有模型的画布上——艺术家的经验越丰富，作品表现的准确性就越高——同样地，一个手法治疗师可以学习如何提高他们自己的感知触觉的意识，接着可以重新创造出触诊时获得的感觉和知觉。因此，可以在大脑中建立一幅正常状态下的组织层的触诊图像，在遇到功能障碍时，通过经验来回忆图像，进行比较。久而久之，他们逐渐变得一样熟悉。我们从外部学习直觉：首先，通过我们的感官来内化我们从外部收集的知觉；第二，在更小的范围内，同时在手法治疗的背景下，从皮肤向内收集知觉。随心所欲地从内到外视觉化的能力(无论这种视觉化是在“心灵的眼睛”还是指尖)展示了我们对这种技能的运用和发展，使我们学会在更微妙的层次上分辨我们所感知的是什么。

通过学习直觉知识的理论基础，我们不仅能够增强我们自己的感官知觉，还能在治疗时以一种整体看待生命体的高度来看待患者。要提高我们自己的直觉技能，以达到治疗应用的目的，我们可能首先想到的是我们自己的思想和其中蕴含的知识。我们还应该拥有一种方法，使我们能够作为一个统一的整体来使用我们的感官，并具有超越我们自己的能力，去发现和扩展我们知觉的极限。在触诊组织时，我们观察并处理一些层面的感觉输入，所有这些都需要做出一个满意的评估。这是一种突然而有意义的内在认知，知道被触碰的是什么，需要什么样的治疗输入。当直觉与你的临床知识有关并得到确认时，在手法治疗中这些不同心理过程的综合和整合就是一个有价值的工具。

练习 13.1A　通过感觉意识增强直觉　第 1 部分

有些人可能会觉得空间和触觉的形象化很容易，有些则不那么容易。然而，基于虚拟回忆的可视化并不难；例如，闭上眼睛，想象某人的家里的布局，或者一个熟悉的物体，比如苹果或橘子。

下面的练习是为了：

- 锻炼你对感觉输入的意识。
- 帮助你发展可视化技能。
- 教你使用这些技能来重新创造和识别各种各样的感官刺激。

这些技能可以应用于各种评估和临床环境中。

如果你觉得形象化很容易，那么在熟悉了这个过程之后你可能会想要再加强其他的感官。但是开始时先单独处理它们，随后再逐步建立练习所需的感官形象。这主要是为了让你更敏锐地意识到你是如何感知各种感官输入的。当你重复练习时，记下你的任何见解或反应可能都是有用的：哪些感觉你更容易回忆，哪些感觉更难回忆，你可能会注意到意识的哪些变化。这将给你一个路线图，了解你自己的特殊感官能力，并指导你用哪种感官最好。

就像所有的微妙和精细感觉练习一样，在开始之前放松和集中注意力是很重要的。你要观察的是非常细微的感觉，所以需要一个稳定的焦点。如果在任何时候，你的注意力都被打破了，或者你发现你的思想在游荡，那就花点时间理清你的思绪，重新开始。

- 闭上眼睛，想象一个苹果。它可以像黑色的剪影一样只有对比鲜明的白色背景。专注于轮廓，完整的茎和叶。
- 专注于将图像牢牢地固定在你的脑海中，而不干扰你的思想。大约一分钟后，睁开你的眼睛，清理你的视野，然后再次闭眼，重复这个练习。
- 在每次片刻的重复之后，开始把苹果填满，让它变成三维的。第一次时你可以盯住一个真正的苹果 10 秒左右，这可能会帮到你，然后闭上你的眼睛试着将图像牢牢地固定在你的脑海里。
- 一旦你对苹果的视觉化感到满意，就开始用其他的感官来表现你对苹果的看法。

练习 13.1A　续

- 闭上你的眼睛，把苹果放在你的手里。关注它的质地和重量。
- 放下它，伸出你的手，再次保持想象。你能把它的纹理和重量添加到可视化图像中。
- 和图片一样，看，然后闭上眼睛想象。抓住它，把对它的感觉拉出来。再加上气味，再加上味道。
- 经过一系列循序渐进的重复之后，你应该可以很好地想象出一个苹果，你可以在你的手掌上重建一个苹果，首先建立图像，然后赋予其质地、重量和你知道的所有其他直接影响感官的特点。
- 一旦你对这个练习感到相当舒服，至少在你能保持视觉、回忆起触觉，试着用不同的水果或其他无生命的物体来重复此过程。
- 开始观察重量和质地上的差异。
- 苹果和梨的区别是什么？你能不把它们捡起来就回忆起它们的质地么？形状上的差异是如何影响你在手掌上感受到的压力的？当你把水果放下去的时候，你能找回他们在你手中的感觉吗？
- 当你对至少两种不同种类的水果熟悉时，开始试着把你对它们的感官知觉延伸到表层以下。例如，最好使用两种完全不同的水果，比如苹果和橘子。一开始用真正的水果，闭上眼睛，当你触摸每一个水果时，开始“感受”表面下的纹理。苹果酥脆而橙子多汁，它的表面富有弹性。你能感觉到这些差异吗？
- 现在，转向视觉化，在每一种意义上画出一种增强它的感觉，并在你的头脑和手中构建水果。这可能是最难的阶段；然而，你应该慢慢地重新创造出一种感觉，那就是在你的手掌里拿着一个完全固体的水果，同时在你的脑海中看到它，甚至闻到它的气味，并感觉到它在皮肤下的纹理。

练习 13.1B　通过感觉意识来增强直觉　第 2 部分

建议你回顾一下练习 3.10～3.14，看看这些练习如何有效地包含本章表达的观点。

- 一旦你熟悉了对感官知觉的认识，开始将它与你对解剖学和生理学的知识结合起来。就像你想象苹果一样，逐渐增加它的其他特点，想象人体，或者它的一部分——也许是一个手臂。你可以用自己的手臂或腿以及解剖图作为参考。
- 闭着眼睛，开始建立一个手臂或关节的图像；增加肌肉、韧带、筋膜和皮肤。当你添加图层时，观察每一层，尽可能多地使用纹理感觉，特别关注不同组织类型之间的区别。
- 哪些更灵活，哪些更不灵活？
- 哪些更有弹性，哪些更没有弹性？
- 把注意力集中在对你最重要的感觉上，以便区分不同的组织类型。随着时间的推移，这些微妙之处将变得更容易观察。
- 在这个例子中，从内到外的理解，将使你更清楚地认识到肢体的复杂性以及它的解剖结构之间的行为和联系。
- 在这个阶段，尽可能多地使用你的解剖学知识，实实在在地充实视觉和结构的思维画面。
- 当你对这个练习变得更加熟练时，就进一步细致到纤维水平，然后是细胞水平。接着，尽可能多地运用你的内在感官，重新创造你所观察到的元素的心理意象。
- 试着去感受组织内部的节奏和动作。当你重复这个练习的时候，你应该能够很快地把它放大到你想要的任何层次的组织中。你还应该注意到你所获得的精神图像每次都是一样的，你可以开始感觉到并回忆起组织类型之间的感觉差异（肌肉、皮肤、关节等）。

练习 13.1B 续

- 此外,这些技能可以应用于功能障碍的定位和评估。如果发挥充分,并且结合其他的触诊技能和良好的训练,功能障碍的深度和质量应该能通过触诊检查更清晰地辨别出来。就像你能够分辨一个青苹果和一个枯萎腐烂的苹果,并学会回忆、构建和认识到每种感觉。因此,皮下功能障碍,如触发点、张力或筋膜张力,应该更容易区分,并使它们的来源更容易定位。
- 有些人可能会察觉到正常的与功能失调的组织之间的温度变化,或者他们的视觉化过程可能会根据病情改变颜色。正是在这一点上,直觉能力已经开始用更深入的知识来弥补实际的感官信息,从而引导更准确的评估。

请注意,当你在这个练习中取得进步时,你不应该分析你的感受,而是要去认识它的意义。举个例子,即使是放大到肌肉纤维,你也应该关注它与整体的感觉以及你的指尖或大脑图片,而不是从解剖学意义上的思考——就像看一幅画时,你不会分析单个的笔划或某一种颜色的构成;你会观察到这一颜色与它所代表的整个绘画的关系。

在一段时间后这应该成为第二天性。增加熟练程度的一个好办法就是你要观察从日常物品中获得的感官印象;穿着不同的面料,或握着别人的手。慢慢地,你应该能够回忆起很多的感觉或者是大脑中的图片,所以要把这种强烈的感官意识应用到你的触诊练习中。

就像之前讨论过的那样,我们由内到外地构建一个大脑的触摸图像。在治疗过程中,我们必须从外部进入,从我们自己的中心开始,逐渐地进入我们所触诊的身体的任何部分。使用如上所述概念的方法,特别是可视化技能(如第十四章所讨论的),可以把能量和非接触的触诊结合在一起,对于这点来说,从业者的直觉是必不可少的。

这些练习中所开发的技能可以结合在一起使用,成为任何一种手法治疗的辅助手段。你可以根据情况选择其作为任何其他治疗的次要或主要因素。它还有助于指导你的手法,建立一种特殊的节奏,帮助你与患者同步并解决病患问题。

练习 13.2A 能量场和治疗 第1部分

- 在尝试这个练习之前,尽管顺序不对,建议你跳到下一章的练习 14.6。
- 当你能够感觉到在那个练习中描述的“能量场”的时候,再回到此处。
- 把你的手放在一个合适的距离上,闭上你的眼睛。
- 把你能感觉到的能量场想象成彩色的光。
- 白色、金色或浅蓝色是最好的,因为这些颜色与镇定和治疗作用有关,也会有利于你自己的心境。
- 观察你感觉到的流动和节奏。开始将其转化为视觉图像。
- 和前面的练习一样,经过几次重复之后,就会形成你喜欢的颜色和视觉效果。它们可能类似于波型,甚至是碎片。

练习 13.2B 能量场和治疗 第2部分

- 当你对练习 13.2A 感到满意时,把你的手放在一个舒适的距离上,就像以前一样,后面有一个纯白色的表面。注意你的双手之间的空间。
- 你能看见什么吗?如果没有,闭上你的眼睛,重复第1部分,然后打开它们。试着睁着眼做到可视化。
- 在重复了几次之后,你应该观察到双手之间的闪烁或模糊,你感觉到能量场的刺痛。通过练习,当你睁开眼睛的时候,应该能够保持闭眼的视觉效果。

练习 13.2B 续

- 现在开始练习,不要“创造”能量场。闭上你的眼睛,把一只手放在另一只手上,上面的手的指尖恰好触碰到下面那只手。
- 想象同样的光从指尖或手掌的最上面流向下面。你可能会在双手接触的地方感到刺痛,可能伴随着温度的变化。
- 在保持视觉效果的同时,逐渐抬起最上面的手几毫米。感觉应该保持不变。
- 再次增加距离。继续以小的增量来做这件事,观察刺痛的感觉何时或是否开始消退。当你增加距离时,视觉效果会减弱吗?
- 尽可能多地重复这个过程,直到随着距离的增加,你能够保持可视化的稳定。睁着眼睛和闭着眼睛重复同样的动作。
- 你最终会发现,如果你学会了把注意力集中在特定的活动上,即使是在看完全不同的东西时,你也能保持这种想象。

然后你应该能够发展这个技能,当你触摸或治疗时,你可以把光当作“看不见的手指”来引导。与在练习 13.1 中所学到的方法一起使用,这应该会提高你在治疗或评估患者时的意识。通过任何一种手法,在非常微妙的水平上提高感知和评估能力以及疗效。

正如前面在讨论人眼可感知的光频率的那样,能量场与处于意识边缘的感觉知觉类型有关。直觉是台阶或工具,就像任何其他潜力一样,我们可以提高对它的认识,将它引入到我们的意识知觉中,并学会利用它。在本书的许多地方,例如在第三章提到的 Frymann(1963)系列的触诊练习(练习 3.10~3.12,3.14),你实际上学习的是如何理解和信任非物质的和非可见的信号。

从古代到 17 世纪中期开始的启蒙运动,人们对医学和治疗的认知理解都与现代大不相同,可以说比现代更具整体性。人们认为,身体、心灵和灵魂的内稳态功能等对于幸福是至关重要的;自然和人、微观世界和宏观世界之间的对应关系是事实。所以像“作用于身体的无形的能量场”这种概念在以神秘和象征性知觉为特征的世界观中是完全可以接受的。这种神秘主义思维是通过观察自然过程来寻找知识和含义的过程,也是用现实其他层面的比喻来认识事物的过程(Voss 2004)。

整体论是一个现代的术语,然而精神与肉体、理性与直觉的分离,在理性时代(Age of Reason)之前是闻所未闻的。理性时代认为,在社会和宗教因素的影响下,任何未经科学方法和经验数据证明的东西都是毫无价值的。哲学家、医师 Paracelsus(1493—1541)在毒理学方面的工作,不仅被认为是顺势疗法的真正先驱,而且还强调了实践和循证医学的重要性,并在使用化学药品和矿物治疗所谓的外部因素引起的疾病开辟了新的领域。他的影响是如此深远,以至于在启蒙运动后,整体论思想得以幸存,Paracelsus 主义被认为是有意义的。只有在当今这个时代,这种思维方式才被科学认可,并开始找到一个新的框架,在这个框架内促进人体组织的康复与和谐,进而促进人与自然的和谐。

因此,诸如直觉和治疗领域中的微妙能量等概念是古老传统的一部分,正在通过能量医学、神经科学和量子谐振等领域的研究而逐渐复原。但是,从这些进展中可以得到的最有用的信息是,随着科学机构对这些想法的重新审视,使得它们能够丰富和补充整体疗法,与这些看似神秘而晦涩的想法相关联的污名正在消退。

参考文献

Antoniou GA, Antoniou SA, Georgiadis GS and Antoniou AI (2012) A contemporary perspective of the first aphorism of Hippocrates. Journal of Vascular Surgery 56 (3): 866-868.

Freeman WJ (1997) Three centuries of category errors in studies of the neural basis of consciousness and intentionality. Neural Networks 10 (7): 1175–1183.

Frymann V (1963) Palpation – its study in the workshop. Newark, OH: Yearbook of the American Academy of Osteopathy, pp 16–30.

Hall S (1973) Encoding/decoding, in Centre for Contemporary Cultural Studies, Culture, Media, Language: Working Papers in Cultural Studies, 1972–79. London: Hutchinson.

Marcel AJ (1983) Conscious and unconscious perception: An approach to the relations between phenomenal experience and perceptual processes. Cognitive Psychology 15 (2): 238–300.

Perlovsky LI (2006) Towards physics of the mind: Concepts, emotions, consciousness, and symbols. Physics of Life Reviews 3: 23–55.

von Arx WS (2001) On the biophysics of consciousness and thought and characteristics of the human mind and intellect. Medical Hypotheses 68 (3): 302–313.

Voss A (2004) From allegory to anagoge: The question of symbolic perception in a literal world, in Campion N, Curry P and Yorke M (eds) Astrology and the Academy. Bristol: Cinnabar Books, pp 1–9.

Winkelman M (1996) Neurophenomenology and genetic epistemology as a basis for the study of consciousness. Journal of Social and Evolutionary Systems 19 (3): 217–236.

延伸阅读

Bergson H (1903) The creative mind: An introduction to metaphysics.

Biley F (1992) The science of unitary human beings: A contemporary literature review. Nursing Practice 5 (4): 23–26.

Debus AJ (2002) The chemical philosophy. New York: Dover.

Debus AJ (ed) (2004) Alchemy and early modern chemistry: Papers from Ambix. Huddersfield: Jeremy Mills.

De Saussure F [1916] (1983) Course in general linguistics (trans Roy Harris). London: Duckworth.

Engebretson J and Wind DW (2007) Energy based modalities. Nursing Clinics of North America 42: 243–259.

Goodrick-Clarke N (ed) (1999) Paracelsus: Essential readings. Western Esoteric Masters Series. Berkeley: North Atlantic.

Heidegger M [1927] (1962) Being and time (trans J Macquarrie and E Robinson). New York: Harper.

Jakobson R and Halle M (1956) Fundamentals of language. The Hague: Mouton.

Jakobson R (1971) Language in relation to other communication systems, in Selected Writings, vol 2. The Hague: Mouton.

Koffka K (1935) Principles of gestalt psychology. New York: Harcourt Brace.

Krieger D (1993) Accepting your power to heal. Rochester, VT: Bear and Company.

Oschman JL (1997) Polarity, therapeutic touch, magnet therapy and related methods. Journal of Bodywork and Movement Therapies 1 (2): 123–128.

Oschman JL (2002) Clinical aspects of biological fields: An introduction for healthcare professionals. Journal of Bodywork and Movement Therapies 6 (2): 117–125.

Piaget J (1972) Psychology and epistemology: Towards a theory of knowledge. Harmondsworth: Penguin.

Prigogine I (1980) From being to becoming: Time and complexity in the physical sciences. San Fransisco: WH Freeman.

专题 13 中国传统脉诊

Leon Chaitow

有一种已经存在在 5 000 多年并被提炼好的诊断方法值得我们认真对待,即使它的内容和结论似乎与当前的西方医学思想相悖。

毫不奇怪,脉诊有不同的版本和解释;然而,所有学校的基本方法都是相似的。

作为一种触诊练习,脉诊方法有很多值得推荐的地方。即使对脉诊的解释不被西方医学所接受,或者在西方国家很难理解这些发现所表达的内容。

同样的道理也适用于颅骨触诊,无需争论的是当触诊颅内的冲动时,的确有一些东西能被感觉到,尽管在医学上有很多争论(见第十四章)比如这是什么? 这表明了什么?

应该记住的是,使用脉诊的中医将以这种方式获得的印象与其他评估方法结合起来,包括体征、症状和病史,以及舌诊等方法(如苍白、胖大、湿润、干燥、黄色等描述,用于区分舌头的病理生理状态,每一种都表示某种不平衡)(Ryan & Shattuck 1994)。

历史

Austin(1974)指出在西方医学中,脉搏是诊断过程的重要组成部分:

- 每一次呼吸有多少次脉搏?
- 脉搏是强的还是弱的,甚至是不规则的?
- 血液流动是粗或细,强或弱,硬或软,有规律的或间歇的,等等。

传统中医的脉诊

然而,中国的脉诊却完全不同。在中医中,人们认为通过脉搏不仅可以读取整个生物体的健康状态,还可以单独读取每个内部器官的健康状况:

- 是否有太多或太少的能量?
- 是阻塞的,过度的,还是缺乏的?
- 是高活性还是低活性?
- 极性优势和极性变化的顺序是否正常?

……等等(Austin 1974)。

中国人确定了 12 个(有人说是 14 个)在桡动脉上的位置,它们可以用来表示特定器官和功能的状态。这怎么可能? Austin 解释说:

如果你的液体流过一个弹性的管子,一个橡胶或塑料管连接在一个水龙头上,用手指轻轻触碰管子,就能感觉到水流的流动。这个管子几乎不需要被压缩,我们就可以很清楚地感受到流动。让指尖停留一段时间,这样你就能感觉到流动;现在通过增加压强来压缩管道直到你压停水流,然后轻轻地抬起——保持这种压力并注意你的感受。你现在在指尖上感受到的那种感觉与第一次轻触的感觉是不同的。例如,你可以在某一个压力水平而不是另一个压力水平更清楚地意识到管子本身的弹性;或体积、水压力、流速等。继续你的实验,改变管子的表面。放在硬面上的管子与在软面上的(例如折叠的毛巾)会有不同的感觉。这适用于两个层次的触诊。如果在手指和管子之间放置一层材料也会有区别。

与奥斯丁所述管子不同，如果我们仔细思考动脉，以及像骨头似的坚硬表面，还有像纱布似的软组织，我们可以看到，根据感受触诊手指和动脉间的东西以及动脉下的东西，确实很可能通过触诊检测到流量的变化。

中医使用许多术语描述不同脉冲所带来的不同感觉，包括：紧脉，滑脉，洪脉，数脉，芤脉，细脉，弦脉。每一个术语代表了相应器官及其功能之间的能量平衡状态。当你尝试这个练习时（见下面的练习 13.2），看看你能想出多少不同的描述（Ryan & Shattuck 1994）。

对于这种触诊方法的最新发展，我们看到了 Shu 和 Sun（2007）的论文，他描述了一种定量的方法，与传统脉诊的定性本质相辅相成。他们提到：

> 中国的脉诊可以被四种分类指数量化，即波长、相对相位差、速率和峰值比。新的定量分类不仅减少了脉诊对中医经验的依赖，而且更准确地解释了病理性腕部脉波的形成。

专题练习 13.1　触诊管子中的水流

建议时间：2~3 分钟

将塑料或橡胶管连接到浴缸或厨房水龙头，并进行 Austin 描述的实验。

- 你能根据管子的表面以及你的手指与管子之间的材料感觉到不同么？

专题练习 13.2　为自己或他人诊脉

建议时间：3~5 分钟

学会评估你自己的脉搏，以及患者、朋友或志愿者的脉搏（专题图 ST 13.1 和图 ST 13.2）。Oshawa（1973）说道：

> 手指的末端，是最敏感的部分，应该用来评估脉冲。
>
> 最后一个指骨应该垂直于手腕的平面。指甲必须剪短。
>
> 表浅的阴脉对应中空器官；深处的阳脉对应属阳的器官。
>
> 你轻轻感觉浅表脉搏，然后逐渐增加手指的压力。为了确定深层的脉

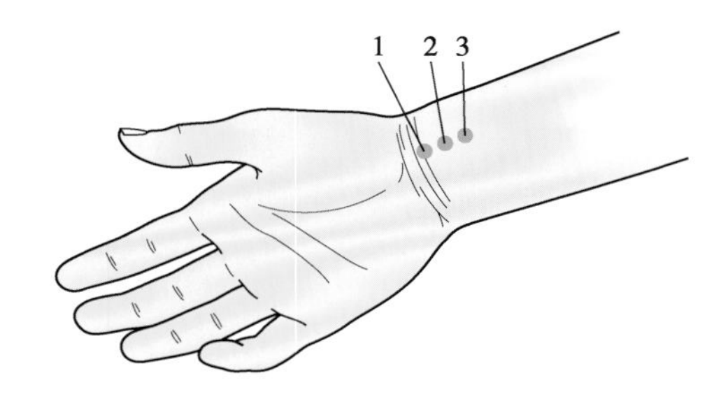

图 ST 13.1　用于中医的评估的脉诊位置（仅说明右手）

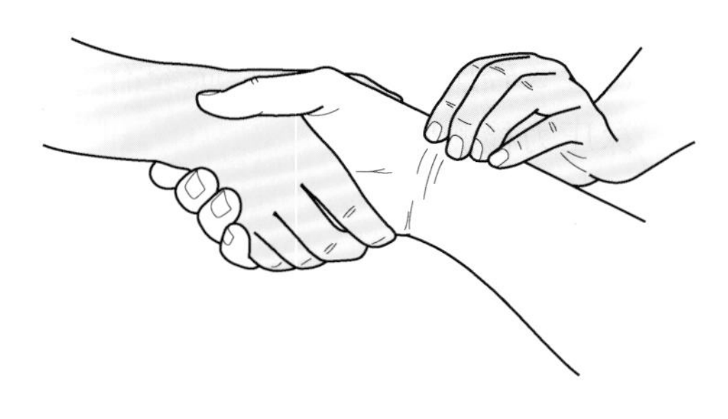

图 ST 13.2　中医号脉。一根手指每次在表层或深层施加适当的压力来进行评估

搏，可以在开始时完全压缩动脉，然后一点点地释放出来。

深脉冲对应血压，与血液的基本成分；浅表脉冲对应可变血压。

方法

- 放松地坐着，用你的右手号左手腕的脉。
- 把你或患者的手背放好，把左手放在你右手的手掌上，手指弯曲，这样就可以搭在桡动脉上。
- 把中指放在茎突上（在腕横纹下面）。你的食指自然会落在腕横纹上，靠近鱼际肌，无名指会自然地落在第三个脉搏位置上。
- 位置 1 是你的食指所在的位置，位置 2 是中指的位置，位置 3 是无名指所在的位置。
- 根据所述触诊位置，右手触诊左桡动脉脉冲。

左腕：中医的解释

- 位置 1 轻压力（浅）据说与小肠经有关，而深压力检测到心经的状态。
- 位置 2 轻压力（浅）与胆囊有关，深压力检测肝经脉状态。
- 位置 3 轻压力（浅）与膀胱经有关，深压力检测肾经。

右手腕：中医的解释

- 位置 1 轻压力（浅）是大肠，深压是肺。
- 位置 2 轻压力（浅）是胃，深压是脾。
- 位置 3 轻压力（浅）是三焦，深压是循环。

> **注意**
>
> 关于这些练习的建议是，你要复习第三章，特别是练习 3.15。
>
> Oshawa 认为如上所述，在右手和左手上的器官分配，只与男性有关。他说，在女性中，脉冲分配是颠倒的。这种有争议的说法有助于解释为什么这么多受过西方训练的治疗师很难接受从中医脉搏诊断得出的结论。

一种更简单的观点

Stiefvater（1956）简化给出了脉冲读数可能表明下列问题：

- 小、薄、细表示不足。
- 满、硬表示高压力和高功能。
- 软和强表示炎症。
- 小、硬和尖表明痉挛，挛缩，相关的器官通常是疼痛的。
- 过满和洪大意味着过量，通常是炎症和疼痛。
- 非常虚弱，几乎无法察觉到意味着能量消耗。

给触诊脉冲一个数值

当你触诊时，试着获得一种正常的感觉（得分为 4），过度（得分为 5~8）或不足（得分为 0~3）。

Lawson-Wood（1965）得分为 0 的状态适用于几乎死亡的人，得分为 8 的人代表患者在极端情况下。

当你感觉脉搏的时候，医师会像听交响乐一样听他们说话——每一个脉冲代表一个乐器演奏者。把旋律合在一起应该是一个快乐和谐的旋律。如果旋律不欢快、和谐，至少有一个演奏者是不和谐的。你需要定位哪个是不协调的。你必须放松，善于接受，当你触碰每一个层次的时候，你会很谨慎地对自己说，我现在正在听某经（经络的名字）的脉搏，去聆听和理解它对我说的话。

这部分的练习应该能帮助你在不同的脉搏位置上感受到不同的感觉。你不是要在此基础上作出诊断，也不必接受中医的解释，而仅仅是了解中医所说的东西。

参考文献

Austin M (1974) Acupuncture therapy. London: Turnstone Books.

Lawson-Wood D (1965) Five elements of acupuncture and Chinese massage. Rustington, Sussex: Health Science Press.

Oshawa G (1973) Acupuncture and the philosophy of the Far East. Boston, MA: Tao Publications.

Ryan M and Shattuck A (1994) Treating AIDS with Chinese medicine. Berkeley, CA: Pacific View Press.

Shu JJ and Sun Y (2007) Developing classification indices for Chinese pulse diagnosis. Complementary Therapies in Medicine 15 (3): 190–198.

Stiefvater A (1956) Akupunktur als Neuraltherapie. Heidelberg: Hang.

第十四章　精细触诊

Leon Chaitow

在开始学习和练习本章之前，建议大家先认真阅读专题12（联觉）和第十三章（理解和运用直觉）。

在本章的开头将介绍与颅骨有关的触诊练习。因为除了颅骨的触诊，几乎没有哪些区域的触诊可以更准确地称为"精细"。颅骨和颅骶疗法（生物力学、生物动力学等）有多种模式，不论其解释是否正确，毫无疑问的是，当双手恰当地贴合在颅骨上，这种触觉的节奏就能被轻易感知。

这些微弱的波动和节奏所代表的是另一回事——尽管应该承认，所感知的感觉可能是触诊者产生的，而不是从被触诊的东西中产生的。

同样重要的是要承认：即使我们不能解释我们触摸的是什么，我们也经常可以描述我们的感觉。这种解释的缺乏可能会阻碍我们探索触诊颅骨节律的潜在作用。

第十三章我们讨论了直觉现象，并提出当你自己练习这章（精细触诊）时，应该允许脑中非智力的、非认知的方面发挥作用，摆脱批判性思维的束缚。建议"相信你的感觉"和"不要怀疑"。换句话说，接受自己的直觉。

这并不意味着你一定要接受这些精细触诊的理论和概念，而是接受你感觉到的"可能的"东西就够了。

当我们探索颅骨理论时需要问自己的问题包括：

- 颅骨触诊时我们会有什么感觉？

虽然说法很多，但其中似乎最合理的是与流体动力学有关——与最近对颅骨淋巴系统（glymphatic）的确认有关（Iliff 等，2013）。

脑脊液和脑部类淋巴运动：对颅骨感觉的可能解释？

Meert（2012）解释道：

脑脊液显示了三种流动模式：心室流动，蛛网膜下腔流动和透壁流动。透壁流动是脑脊液沿着血管旁的空间传输，进入脑实质，与脑组织液交换，促进废物和溶质的有效清除（Iliff 等，2013）。这种透壁的途径也被称为"类淋巴系统（glymphatic system）"，因为它是由大脑的神经胶质细胞和颈淋巴系统结合而成（Johanson 等，2008）。

触诊内在运动（inherent motion）

在找寻评估身体微妙运动的方法时，我们再一次转向 Viola Frymann（1963），如其所述，当我们开始触诊组织时，除了它们的机械状态之外，我们还应该期待什么（见第一章）：

如果手放在一个静止肢体的健康肌群上，可能通常用几秒钟就可以"收听到（tune in）"内在运动。检查者和被检查者之间会建立起流体连通的默契状态，开启"体内流体运动"触诊的全新探索（可能包括内、外的——细胞液、淋巴、脑脊液），它们都处在一个不断的、有节律的波状运动中。

Frymann 认为组织活力可以通过这种运动的强度来判断，而组织活力的多样性则是显而易见的。例如，在触摸已经瘫痪的肢体和刚刚瘫痪的肢体时，"感觉"是不同的。在前者中，仅仅感觉"潺潺"的运动，而在后者中则根本察觉不到有节奏的运动。

这些想法在 Fritz Smith（1986）的著作和方法中得到了扩展，它们被称为"零平衡"，并将在本章后面进行介绍。

然而，没有什么部位的精细触诊比颅骨节奏的触诊更受争议或是更加难以解释。

Nelson 等（2006）承认，评估所谓的颅骨节律冲动（CRI）时，颅骨触诊通常被批评为不准确：

进行颅骨诊断和操作必须具备的触诊敏感性，而且从业人员无法证明其内部一致性信度（Hartman & Norton 2002），这些导致许多人质疑其有效性。然而，所有的整骨医学院都用这种教学，并且美国整骨疗法协会的教科书《整骨医学基础》中用整整一章来阐述。

那么什么东西被触摸到了？

Nelson 等解释到：

我们在人体中发现了许多 6~9cpm（0.1~0.15Hz）的低频振荡，如血压、血流速度（TH）、心率（R-R 间隔）变化、肌肉中的交感紧张和颅内液体振荡。这些现象直接或间接地与自主神经系统，特别是交感神经系统的振荡有关。

颅节律脉冲（CRI）的报告频率为 4~14cpm（0.06~0.23Hz），与这些生理振荡的频谱频率相同。CRI 已被证明与血液的低频速度相对应（Nelson 等，2001）。此外，已经证实颅骨手法会影响血流速度（Sergueef 等，2002）和颅内流体中类似的低频振荡（Moskalenko & Kravchencko 2004）。然而由此便得出结论认为这些可测量的现象是原始呼吸机制的表现，甚至是颅节律脉冲的表现，是很幼稚的。但这些现象为我们提供了一个路径，去研究颅骨疗法难以捉摸的一面。

以上这些内容以及 Meert 之前所提到的，都有助于我们明确所触何物。但仅此而已，而下面的练习能让我们感觉到一些微妙的东西，这些现象的机制仍有待探索。

触诊线索

在评估骨颅运动或颅骶的节奏的所有早期练习中，你应该期待一种轻微的“涌动”，有时在触诊手之下会有“仿佛潮水进来”或“丰满”的感觉，而不是期待一种粗大的自然运动。几秒钟后，这种“汹涌”的感觉就会消退，如潮水消退。这是一种微妙的感觉，而一旦你接听到了它，就知道它是确定而真实的。

练习 14.1 颅骨节律脉冲（CRI）触诊

建议时长 不少于 10 分钟

颅内节律的“正常”速率仍然是一个饱受争议的话题。建议您做这个练习时，不要对你可能感受和感觉到的有任何先入之见。

你需要放松，专注，集中注意力。

完成颅节律脉冲所需要的接触压力大约是 5g。

据说在颞顶鳞（parietotemporal squama）上使用拱形握持法（图 14.1）最容易感受到颅骨节律脉冲。方法是把手掌放在顶骨的后表面。手指如下放置：

- 小指静置在枕骨上。
- 环指和中指一个放在耳朵后面，一个放在耳朵前面。
- 食指放在蝶骨的两翼。
- 拇指交叉，互相抵住，但不与头接触。

重点是前臂撑在诊疗床上，双脚平放在地板上，闭上双眼，放松肩膀、手臂和手。

- 开始的 2~3 分钟里，注意各种脉动和手下细微的运动，包括心血管和呼吸系统以及其他运动。
- 几分钟后把注意力集中到仅与呼吸相关的头部运动上。
- 让你的患者/搭档正常呼吸，不时地增加吸气和（或）呼气。

练习 14.1 续

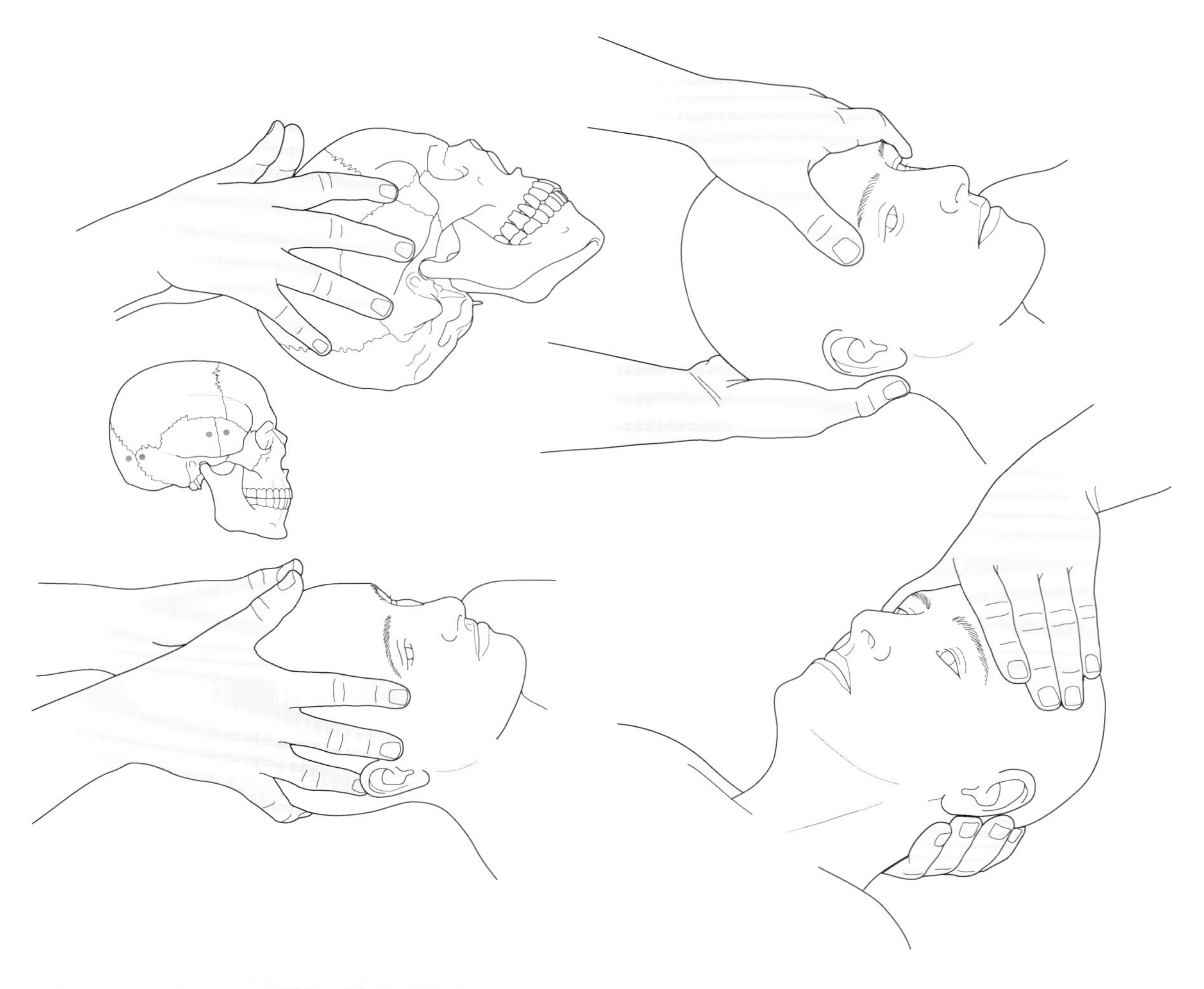

图 14.1 颅骨触诊的拱形手位和手指位

- 当呼吸模式发生变化时，比较一下你的感受。
- 让这个人屏住呼吸 10~15 秒，再看看你手下的运动有什么不同。
- 然后用 1~2 分钟体会呼吸运动，并试图找出细微的心血管脉动。
- 现在暂时屏蔽忽略心血管和呼吸运动，看看你能在背景中感受到什么。

想象你的手与头部完全贴合，仅有几克的压力，通过全手接触将你的注意力转移到手腕和前臂的本体感受上。用心体会这些感觉，而不是靠手掌的神经受体。

以这种方式把微弱的可触诊到的颅骨运动放大，你可能会逐渐感到似乎发生了更大程度的运动，仿佛整个头以一个非常缓慢的节奏横向地扩张和收缩，与心血管和呼吸功能无关，每分钟 4~10 次(或更多?)。

可能会注意到一个微弱的波浪式的“推力”。

在这个阶段，坚信你的感觉。

- 你能感觉到一个节奏吗?
- 你能用语言描述你的感受吗?

练习 14.1 续

- 手掌中是否有周期性的“刺痛感”或压力感。
- 是不是感觉像潮水一样涌来，然后退去？
- 你用什么词来描述你的感受？

一旦你感觉到有节奏的冲动，便开始计时，每当冲动开始，你自己就默数一遍（“一百”“两百，”等等，一次大约有一秒）。

记住感觉出现和消退时的计数是多少，在练习之后，以相同的速度计数，并检查从一个颅脉冲开始到下一个开始所需的秒数。计算出每分钟的速率。

也看看当你继续评估 CRI 时，你的患者/搭档屏住呼吸会发生什么。

- 它变了么？

随着时间的推移，你触诊了更多的颅骨。你不仅会感受到有节奏的脉动，也会感受到这些颤动的振幅。

这种脉动是迟钝、吃力的，还是充沛、活泼的？或是别的什么？

这种感觉是对称的？还是不同的？

把你所有的发现记录在日志或磁带上。

变化：如果你坐着，手肘放在桌子上，手放在头上，手指交叉，或者两个手掌放在星点（asterion）上，你可以在自己的头上触诊 CRI。

你在自己或别人的颅骨上想要找的感觉，是你手掌里的“充满”，是一种温暖，一种波状的推动，只是一种感觉，而不是真正的骨性运动。

颅骶的连接

枕骨和骶骨之间的物理连接涉及到硬膜，硬膜本身与脑膜是相连的。因此，当颅周期的屈曲阶段开始，如果枕骨前移（尽管是细微的），骶骨底部（图 14.2）会同步后移（把骶骨尖和尾骨向前带）。Marc Pick 医师（2001）的临床和研究工作为这些同步运动提供了卓越的视频证据。

我们应该从这些节奏和循环的过程中学习什么？Upledger（1987）总结道：

> 从诊断、预后和治疗的观点来看，我们关注的是如何定性评估这种驱动生理运动的内在能量的强度和身体运动反应对称性（包括颅骶系统和体外结缔组织），并且关注每个周期性运动的范围和质量。它是在对抗什么阻力吗？

当对这个复杂的颅骨和骶骨部分进行触诊时，不仅能发现有用的信息，而且在身体的任何组织中都有可能感觉到这个循环，即使是在植物人身上。

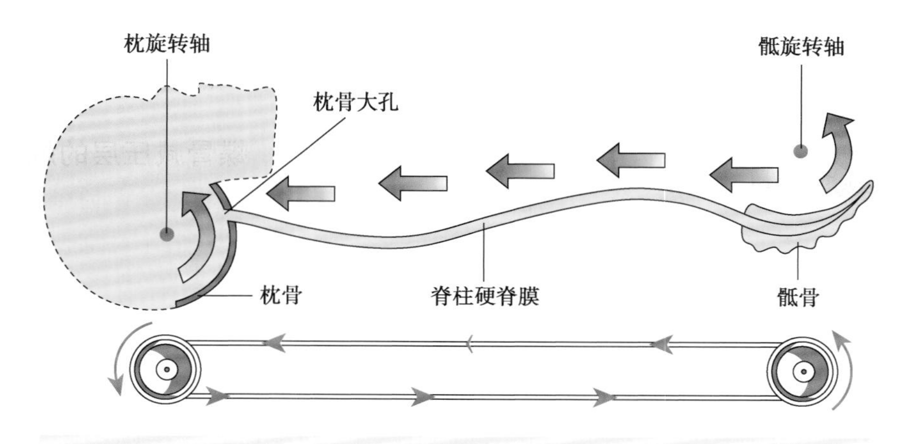

图 14.2 骶骨和枕骨之间的运动同步的示意图

练习 14.2 枕骨与骶骨之间的同步触诊

建议时长 每次练习 3.12、3.13、3.14，大约是 5 分钟，并且重复进行这些练习，再加上 5~8 分钟的练习 14.2

回到第三章，重复练习 3.12、3.13、3.14，把你的注意力集中在组织的内在运动上。

然后继续进行下面的练习。

让你的搭档侧躺，枕头放在头下，避免颈部弯曲。你坐在后面，一只手放在枕骨上（手指越过头顶），另一只手放在骶骨上，手指朝向尾骨。

花几分钟时间来“收听”枕骨和骶骨的运动。

它们是同步的吗？

当你满意的时候（5 分钟应该足够了），让模特把枕头移开，这样脖子就会侧弯（图 14.3）。

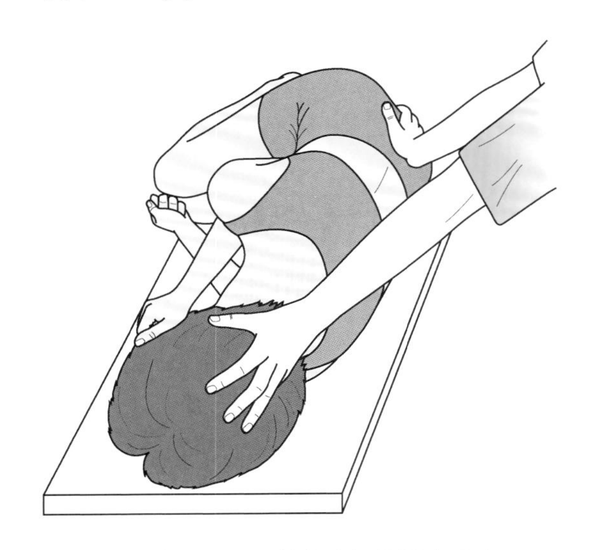

图 14.3 触诊骶骨和枕骨之间的同步运动

重新触摸并比较结果。

- 你能感觉到你双手下的同步运动吗？
- 当颈部不受支撑时发生了什么变化？

练习 14.3 从腿部触诊颅骨运动

建议时长 3~5 分钟

让你的搭档仰卧。

你站在诊疗床的脚侧，两手各托一只脚（脚跟）。

闭上你的眼睛并在颅骶周期的弯曲阶段感受双腿的外旋，在颅骶周期的伸展阶段感受双腿的内旋（图 14.4）。

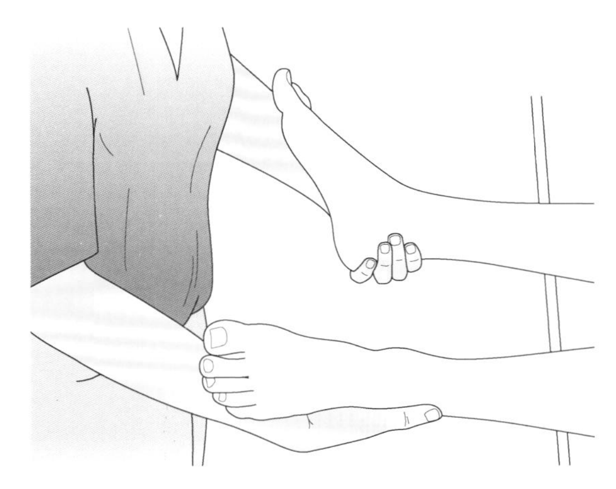

图 14.4 通过脚来触诊颅骨的有节奏的运动

- 屏住呼吸会改变吗？

一旦你对这一运动有了敏锐的意识，比较两腿的固有旋转时运动的易动性。

- 是否更容易感受到内旋或者外旋？对称的还是只在一条腿出现？

练习 14.4 蝶骨减压层的触诊

建议时长 5~7 分钟

在这部分你应该尝试去评估那些涉及力学/结构的颅内特征性感觉，以及更细微的感觉。

患者的头枕在你的双手上，这样手指就可以将枕部包起来，拇指轻轻放在蝶骨大翼上。

首先不要让你的拇指下面有松弛的皮肤，这样你就可以牢固地接触在蝶骨大翼上，而不是在眉眶上嵴或颧骨的眼眶处。Milne（1995）

练习 14.4 续

建议用1/5盎司的接触压力，大约是5.5g，这与 Upledger 和 Vredevoogd（1983年）的建议是一样的。

轻轻地把你的拇指朝手的方向拉，蝶骨就会“挤向枕骨部”。坚持几秒钟之后，拇指应该改变用力方向，轻轻地拽向天花板。因此（理论上）当头盖骨的重量拖到你的手掌和手指上时，对蝶鞍连接处减压，并对小脑幕（颅内的相互张力膜之一）施加牵引力。

Milne（1995）建议，在这种精细触诊练习中，从第一次接触到最终完成，可以把组织分为6个层次。

1. 皮肤、头皮和筋膜。
2. 缓慢放松枕骨肌和颞肌（主要）。
3. 骨缝的分离（类似于从一块金属中撬开一块磁铁）。
4. 硬膜放松（就像“橡皮筋不情愿地让步”）。
5. 脑脊液循环的释放（整个头部突然感到海洋、潮汐、膨胀。这是脑脊液的优化领域）。
6. 最后是能量释放（“一种触感，化学电火花在你的手指下以波状展开并向外扩散”）。

在这种诗意的语言中，我们可以感受到那些希望以骨科术语了解所发生事情的人们和那些接受了流体/电和能量概念的人们之间争论的本质。

创建一个静止点（still point）

对于任何想要把颅骶技术加入他们技能的人来说，Upledger 的著作都是一个丰富的信息来源。然而，在应用于治疗之前，从学习班或者研讨会中获得指导是必不可少的。

在触诊训练中，学生可以学习短暂地打断颅内循环，这是可能的，也是可取的，这一过程被称为诱导静止点。这可以在身体的许多地方操作，比如像在练习14.3一样从脚，或者从骶骨或枕骨。

要求是，触诊的手跟着被触诊的部分，随着它到达弯曲或伸展的极限，然后在这个极限“锁定”（抑制）该部位，不是通过施加压力，而是抑制进入周期的下一阶段（回归中性）的趋势。

这种停止正常运动的尝试在随后的循环中重复，直到节奏完全停止，持续几秒甚至几分钟。这就是“静止”点（参见练习14.5）。

一段时间后，触诊的（抑制的）手会开始感觉到试图重新开始的动作。然后允许正常的运动，通常在运动的振幅和对称性上有一个普遍的改进。从治疗上来说，这有增强液体运动、恢复灵活性和减少充血的效果。

练习 14.5 创建一个静止点

建议时长 10~12分钟

为了开始练习建立一个静止点，请先回到练习14.3。

在颅骶的运动周期弯曲和伸展阶段，当你确定可以清楚地感知到腿的外旋和内旋节奏，那么在你感知到外旋阶段时，开始跟着做外旋动作，同时避免回到腿的内旋。

不要强行旋转腿，每次发生时，简单地跟随外部旋转，将额外的松弛带至极限，然后防止回到立性位置。

在多次循环之后（Upledger 说重复5~20次），在此期间会注意到外旋的轻微增加，脉冲应该停止。

接触的手可能会注意到一些震颤，轻微的颤抖或拉扯，这可能是来自系统的其他地方（因为颅脉冲试图对这个限制作出反应），但最终这也应该停止，会到达“静止”点。

在这个过程中，你的搭档将会深深地放松，呼吸可能会改变，并且在肌肉骨骼系统中可能会自发地纠正。

警告：静止点是很容易地通过颅骨和骶骨结构来启动，但是未经指导和训练不建议在颅骶上进行，因为它很容易损伤颅骶机制。从脚上使用同样的机制是安全的。

讨论练习 14.1~14.5

从触诊点的角度来看,这是我们在评估和控制颅内流体波动和节奏所能做到的极限。通过这些练习,你应该对这种称为“主要呼吸机制(primary respiratory mechanism)”的微妙而又强大的现象变得敏感,它在颅骨治疗中是一个重要的信息来源和治疗工具。

如何将其融入到你的工作中,取决于你对这个方法感兴趣的程度,以及你进行了多少颅骨学习/训练。然而,无论你的工作最终是否涉及到颅骨操作方法,这些涉及微妙节律的高度觉知的触诊练习都是有价值的。

能量

我们现在的焦点从流体/电波动和颅骨节奏转移到一个被描述为能量流或能量场的触诊领域。无论是在智力上还是实践中这都是一个让很多人都难以处理的话题。根据Becker、Smith、Oschman 和 Upledger 等人的发现,最好的建议是你暂时停止怀疑,并尝试下列各种练习,看看你的感受。这些受人尊敬的研究人员和临床工作者用“他们”的方法来解读和控制他们所认为的身体能量波动。你是否接受这些解释就是另外一回事了。

如果你有耐心,那么你跟着下面的练习时,肯定会感受到运动和节奏——并且为了学习“感觉”,你要接受这些以某种形式代表的“能量”。在本章中,我们将研究一些非常微妙的方法,如治疗性接触(Therapeutic Touch),因为我们正在进入一个没有明确定义的领域,在那里,能量相互作用的功能和概念是混合和模糊的。

毫无疑问,许多研究人员和实践者都认为存在一种显而易见的能量。它的性质和功能仍然存在争议。在探索临床医师的工作之前,一个主要的研究能量现象的研究人员为我们提供了一种观点,即当我们进入这个目前认识的模糊地带时,可能会发生什么。

Oschman(2001)深入研究了这个课题,以下是他的一些观察:

- 半个多世纪前,Burr(1957,1972)和他的同事发表的证据表明,包括癌症在内的早期病理阶段可以被诊断为身体电场的紊乱,而重建一个正常的电场将阻止疾病的进展。
- 1962 年,Baule & McFee(1963)用一对 200 多万圈的线圈在胸腔上收集了心脏肌肉的电活动产生的磁场。
- 1962 年,Josephson(1965)也提出了量子隧道的概念,发现了许多重要的应用,包括一种空前的灵敏度的磁力仪,被称为 SQUID(超导量子干涉装置,Superconducting Quantum Interference Device)。
- 到 1967 年,SQUID 能够清楚地记录下心脏的生物磁场(Cohen 1967)。以这种方式产生的磁心图比心电图更清楚,因为电场穿过波源和皮肤表面之间的不同组织层时,电场会被扭曲,而这些组织对磁场是透明的。
- 到 1972 年,大脑的生物磁场可以被记录下来(磁脑图)。且发现大脑的磁场比心脏的要弱几百倍(Cohen 1972)。
- 在 20 世纪 70 年代,Bassett 和他的同事们发明了脉冲电磁场疗法(PEMF),刺激了骨不连的修复。到 1979 年,FDA 批准了这种方法,到 1995 年,世界范围内超过 30 万的骨不连性骨折已经得到了治疗。PEMF 方法已经被修改用于治疗软组织,如神经、韧带、皮肤和毛细血管(Bassett 1978,MacGinitie 1995)。
- 使用 SQUID 磁力仪,Zimmerman(1990)证明,可以测到触摸疗法从业者的手上发出的信号在 7~8Hz 范围内,非从业者也一样。
- 日本的类似研究显示,武术实践者(气功、瑜伽等)的手能发出频率 8~10Hz 左右的生物磁脉冲,正是生物医学研究人员用来“启动”软组织和硬组织愈合的范围(Seto 等,1992)(图 14.5)。

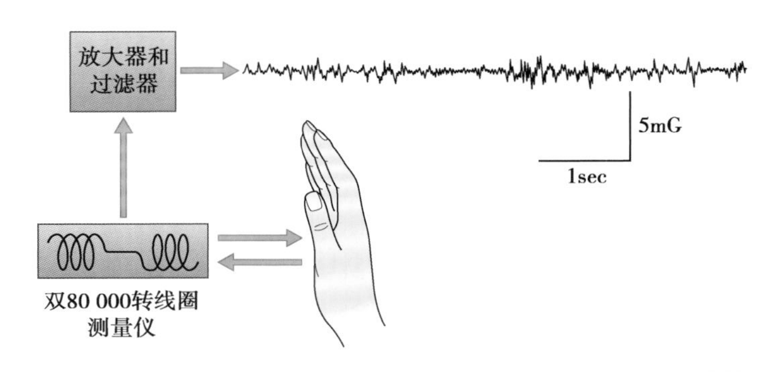

图 14.5 一位东京女性“发气”时，对其手的生物磁场进行的测量。双线圈磁强仪记录了一个脉冲磁场，平均为 2m 高斯，峰值频率为 8~10Hz。（在 Seto 等，1992 之后，经 Oschman2001 许可）

你必须充分利用这些信息；然而，有证据表明，人的手上会产生各种形式的电磁能量，当机器产生这种能量时，它可能具有治愈的潜力。而且，正如 SQUID 的证据所显示的那样，在心脏（和其他器官），尤其是大脑中，存在着巨大的可测量的电磁能量场。

我们是否能够感受、体会、触诊这些能量，以及我们是否能有意识地激活我们的手发射的能量，这是一个值得讨论的话题。本章后面概述的不同实践者的一些想法似乎明显地影响了能量医学的这一领域。

练习 14.6 学习触诊能量

建议时长 5~10 分钟

集中注意力，舒服地坐着，双脚都放在地板上，双手放在一起，这样手掌相对。

你的肘关节应该远离你的躯干，前臂不受任何支撑。

在不互相碰触的情况下，将手掌尽可能地靠近（可能接近 0.5cm（略低于 1/4 英寸））。

慢慢地把你的手分开 5cm（2 英寸）的距离，然后把它们恢复到第一个位置（0.5cm 的距离）。

然后把它们分开 10cm（4 英寸），然后慢慢地把它们恢复到第一个位置。

现在分开 15cm（6 英寸）的距离（总是非常缓慢），再回到第一个位置（图 14.6）。

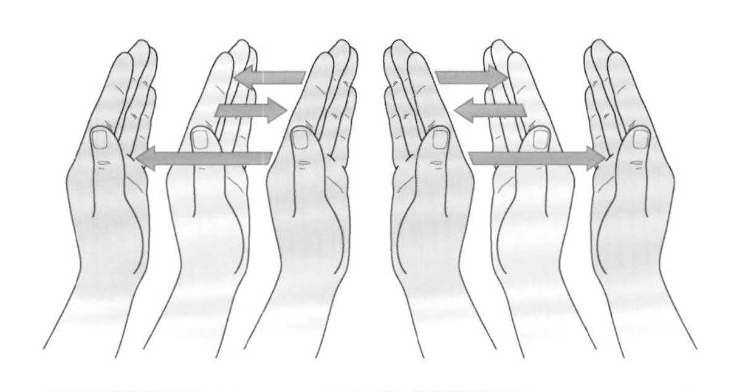

图 14.6 双手合在一起，尽量不要让手掌互相碰到。然后将手分开 5cm（2 英寸）。把手慢慢地放回原来的位置。重复此动作，并且每重复一次，将手掌再分开 5cm，直到最终达到 20cm（8 英寸）

- 当双手合拢时，你会感觉到什么吗？
- 在这个小空间里，有压力的积聚吗？
- 或者你是否有其他的感觉，比如刺痛或振动？

现在把你的手掌分开 20cm（8 英寸），这次不要把它们立刻拉得很近，而是每次拉近 5cm（2 英寸）；首先是 15cm（6 英寸），然后是 10cm（4 英寸）、5cm（2 英寸），最后是起始位置。

在每个位置停下来，感受并测试双手之间的感觉（图 14.7）。

- 你觉得双手之间有什么压力吗？
- 一个有弹性的感觉？
- 如果是这样的话，在什么距离上？

练习 14.6 续

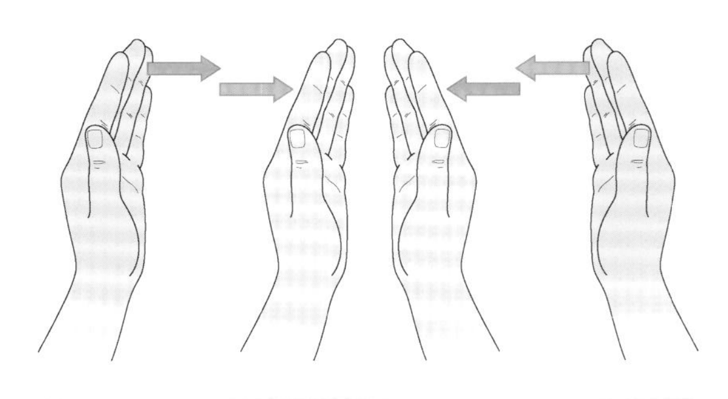

图 14.7 当两只手相距约 20cm(8 英寸)时,慢慢地把它们放在一起。每隔 5cm(2 英寸)测试一下你的双手之间是否有弹性

每次都要花一分钟或更长的时间来反复进行这个练习。

试着体会你的感受,并注意你双手之间的弹性(elastic)、弹力(bouncy)、能量场的特征。

- 你会感到热、冷、刺痛、搏动,或者其他什么东西?
- 试着把你的感觉说出来。

能量层?

Fritz Smith(1986)博士,零平衡的开发者(在本章更后面会提到),提出了身体内部和周围能量模式的模型。Smith 提出,有一种未分化的能量场弥漫在我们的身体中,并延伸到体外的一定距离。他认为,我们体内流动的能量流的组成为:

1. 深层 贯穿骨骼系统的一层。
2. 中层 传统中医有所描述,通过软组织(神经血管束,筋膜,肌裂,等等)流动。
3. 表层 在皮肤下面的一层。

如果这些能量模式所通过的物理介质(骨骼、肌肉、筋膜、皮肤)受到创伤或受到压力,它们就可能被破坏。Smith 也表明未分化的能量场可能会携带因物理、中毒或情感损害和创伤造成的"不平衡"的痕迹,特别是这些伤害没有被特定的组织或系统吸收时。

脉轮(Chakras)

在研究 Smith 和 Rollin 关于这种能量模式的工作之前,我们还需要熟悉 Upledger 关于能量团(energycyst)的概念。因此,我们需要研究能量中心系统(the chakra system,又译为脉轮),正如 Ayurvedic 医学所描述的那样。

据说能量系统的一个可触及的现象是脉轮,或能量中心。位于身体的特定位置,并且(据称)可以在表面上或刚刚离开体表时触诊到。

没有必要为了触诊脉轮而接受脉轮的存在。因为它们可以被简单地理解为一个循环能量更密集、更有组织的区域,神经活动在那里创造了微妙运动的节奏模式。

脉轮的最初概念是 Ayurvedic(印度语),和单词 prana(能量)一样,用来描述与生命相关的重要物质。脉轮被描述为一个顺时针旋转的能量环(prana,相当于中文的气),存在于 7 个特定部位,据说直径有大约 3~15cm(1 英寸略大~6 英寸)不等。

1. 脉轮的根可以在耻骨上方触诊到。Upledger 建议,一只手放在骶骨下方,另一只手放在下腹部,据说它与性功能有关。
2. 与之类似,触诊脐脉轮时把一只手放在腰椎下面,另一只在肚脐下面(不要用手压,只是接触)。据说这与情绪和敏感性有关。
3. 脾脉轮最易触到,Upledger 说,把一只手放在腰背交汇处,另一只手放在上腹部,据说它与能量同化和免疫有关。
4. 触诊心脉轮时,把一只手放在胸椎中段,另一只手放在胸骨中心,据说它与爱的情感和受伤的感觉有关。
5. 咽脉轮应该用一只手放在脖子后面,另一只手放在喉咙中央来触诊。你可能感觉到这是两个旋转的能量中心,据说与个人交流和人际关系有关。
6. 额脉轮触诊时把一手放在枕部,三根手指放在印堂。据说,它有一种与直觉感知相关的强烈的“感觉”。
7. 冠脉轮的触诊部位是头顶,可以感觉这是能量的流出的地方,而不是旋转的能量中心,据说与松果体和精神因素有关。

再次声明:“先勿怀疑”

为了达到下列三种触点练习的目的,你应该假设确实存在“能量密集”的区域,这些区域可以被非接触的手敏锐地感觉到,这可以称为脉轮。如果你是一个怀疑论者,那么至少在这一刻,你要暂时停止怀疑,来看你的触诊技巧是否能让你感觉到什么。至于那种感觉是什么就要留到以后再说了。

练习 14.7 扫描一个人的能量场

建议时长 10~15 分钟

通过之前的练习,希望你已经掌握了能量触诊的技巧,并将自己集中起来(一种平静、休息的身心状态),练习下面能量场的评估。

找一个模特,或者一个真正的患者,让他自然舒服地坐着。

把你的手悬在离皮肤表面 5~8cm(2~3 英寸)的位置,可从头部开始。

“测试”头部左侧区域是否有类似于练习 14.6 记录的任何感觉,并将其与右侧进行比较。

用大约 10 秒的时间从头顶扫描到下巴。

注意你的感受:感觉、温度等方面的变化,但不要停留在诸如“我有没有感觉到?”的问题上。只是感受一下你手上的东西。慢慢地移到躯干的前面,然后移到后面。运动的速度是缓慢而稳定的。

完整的扫描完成后,重新检查任何看起来不寻常的区域(特别是那些看起来很热、冷或厚的区域),并重新检查你的第一印象。

在能量场有很大的变化的时候,你可能会注意到手上的温度波动。或者你可以感受到压力的变化,刺痛,震动,微小的电击式的感觉,或者脉冲。一切都可能很重要。

注意并记录你的感觉。

练习 14.8 脉轮扫描

建议时长 每人 3~5 分钟

放松并集中注意力,然后扫描坐着的搭档的身体,看看你是否感觉到在脉轮区域能量场的质地和性质的改变或变化,如图 14.8 所示(参见图 15.1,在下一章中展现的 Ford 的交叉限制区域;Ford 1989)。

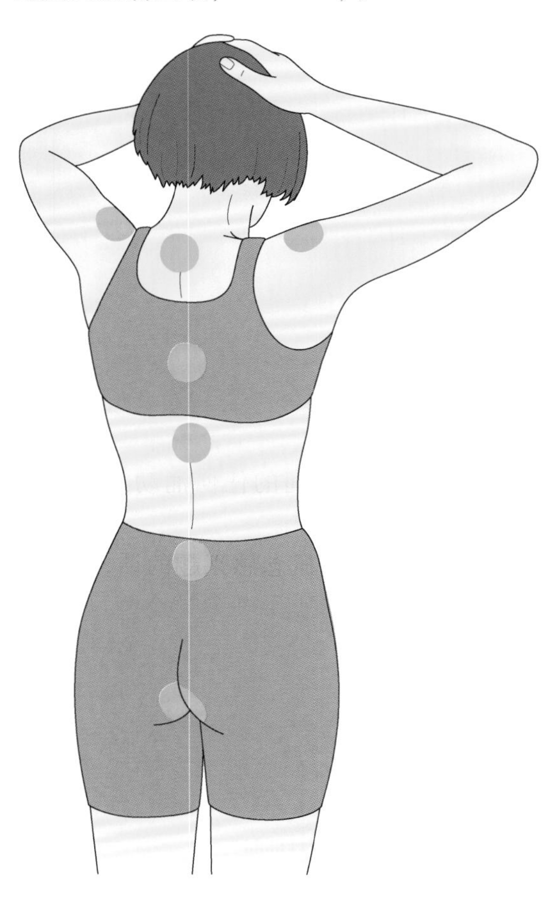

图 14.8 脊髓区域能量(或脉轮)场

练习 14.8 续

试着在正常的和不正常的能量区域,平衡的和被干扰的能量区域之间找到一种感觉差异。

有机会时评估/扫描正常的、健康的、精力充沛的人和那些身体不适或疲倦的人,比较不同脉轮的手感/感觉。看看特定形式的身体异常是否与特定的能量波动模式有关。

注意并记录你的发现。

练习 14.9 在一个脉轮的能量漩涡中触诊组织

建议时长 4~7 分钟

注意

与治疗性触诊(Therapeutic Touch)相关的脉轮的概念也将在本章后面讨论,并在第十五章简要介绍,那时将讨论触诊评估与情绪和焦虑状态的关系。

让你的搭档仰卧(或坐着)。

将一只手放在上述的脉轮中心下面(后面)(见图 14.8),另一只放在上面(前面)上方,将手悬停在组织上。

当你触诊脉轮时,你是否感觉到在你的手间或在你双手之间的任何涌动、振动、搅动、波动?

如果你对脉轮概念感兴趣的话,可以在完成下列建议的练习后,重复这个练习。

限制能量流:Varma 和 Upledger 模型

传统中医和 Ayurvedic 医学都认为,身体表面有一些通道,这些是能量流动的管道。如果这些被阻断或改变,结果就是功能障碍或疾病。

审视不同的临床工作者的相似之处是有意义的,他们被不同的时间、不同文化所阻隔,理念却十分相近。

Stanley Lief 是神经肌肉技术的开发者(见第五章),他深受 Dewanchand Varma 博士的影响。Varma 是一位 20 世纪 30 年代早期在巴黎工作的 Ayurvedic 实践者。他处理能量失衡的方法是一种早期形式的神经肌肉技术,他称之为"pranotherapy"。

Varma(1935 年)讨论了一种方法,在气场(在脉轮中)中产生的电磁电流可以被某些粘连组织阻塞,在这种情况下,肌肉纤维会硬化,从而使神经电流不能通过它们。Varma 说,当这些障碍发生时,皮肤会发生变化,他说:"如果皮肤附着在下面的肌肉上,电流就无法通过,这部分就失去了知觉。"这与 Lewit 对痛觉过敏的皮肤区域的描述非常接近(见第四章)。

Varma 的 pranotherapy 疗法是用手法放松这些明显僵硬的组织,它被 Lief 纳入了 NMT(见第五章)。他也深刻地影响了极性疗法(Polarity Therapy)的开发者 Randolph Stone。对于 Varma 和他的研究的历史,请见 Pranotherapy(Young 2011)。

如何处理组织僵硬和粘连?

Varma 建议进行两阶段的治疗,就像在 NMT 中一样,这实际上是一种可以产生治疗作用的评估。评估/治疗的第一部分涉及到用油摩擦备选组织。实际操作是首先将皮肤从底层组织分离出来,然后对肌肉纤维进行缓慢分离,这个过程需要用高度敏感的手指区分粗纤维和细纤维……高度发达的意识和敏感,这要每天在人体上练习数小时才能达到。

虽然这些描述都很有趣,但它们不能充分描述 Varma 对组织的实际作用。

我已故的伯父 Boris Chaitow(与他的表兄 Stanley Lief 共同开发的 NMT)对 Varma 的方法进行了评论,他说,他从 Varma 身上得到的最有价值的东西是得到他多次治疗的效果(1983 年,个人交流)。

在其中一个疗程中,“可变压力”因素变得明显,Chaitow 认为这在评估和治疗中都非常重要。这个微妙的因素可以让手掌/手指匹配组织(meet the tissues),而不是战胜它们(overwhelm them)。我们在这一章后面研究 Fritz Smith 的研究工作时,会再次看到这个因素。

Upldeger 的能量团(energy cyst)

John Upledger(1987)与密歇根州立大学骨科学院的生物物理学家、心理学家、生物化学家、神经生理学家和其他一些人一起工作时,开创了一个能量团概念,描述如下:

能量团是我们想象的一个构造,它可能是客观的现实。我们认为它阻碍电在身体组织(主要是筋膜)中的有效传导。它所在之处,作为刺激物促进节段的发育(第五章),并成为一个局部的易激惹的焦点。

Varma 认为他的“阻碍”能量(prana)流动的假设早于 Upledger 的能量团理论 60 年,且与之非常相似。(注:没有任何迹象表明 Upledger 和他的同事对 Varma 和他的工作有任何了解,在第二次世界大战期间,它几乎没有任何痕迹地消失了,留下了 Lief 的 NMT。)

Upledger 认为,这个团块阻断了“气”的流动,而“气”是中文中的“能量”,通过触诊,这些障碍可以很容易地找到。创伤、感染、生理机能障碍(参见第五章的评论,关于软组织的变化如何发生和进展)、精神或情感问题,或脉轮的扰动,这些都可以造成阻碍。能量团的感觉是什么?“这个能量团与周围组织相比更热、更有能量、组织更少并且功能更少”(Upledger 1987)。

Upledger 是如何找准能量团的?

Upledger 使用了一种他称为干扰弧的方法,用这种方法,他感觉到了与功能失调的中心有关的能量波,或者弧。据说,所谓的能量团产生的干扰波可以被感知(通常以比正常组织跳动快得多),并叠加在组织的正常节律上。如果把这些波想象成池塘表面的涟漪,那么在卵石扰动水面之后,就可以想象触诊的手可以“瞄准”波型的中心,从而定位能量团的来源。

由于能量团的存在,手从哪个方向触诊并不重要,因为它的中心是固定的,波型也是固定的。类似的概念将在以后的零平衡和治疗性触诊的概念中再次被提到。

> **注意**
>
> 对比 Upledger 所描绘的能量团的图与 Becker 在其著作中所描述的“扰动之眼”(eye of thedis-turbance),将会有很大帮助。

练习 14.10　触诊一个能量团

建议时长　10 分钟

你的触诊搭档应该俯卧或仰卧。

先使用 Lewit、Lief 或 Nimmo 方法(即:使用一个触发点或其他反射活动区作为起始点)识别出软组织功能障碍区域,然后触诊“能量团/弧”。

将你的手指/手与表皮接触,不要用力,等待组织中出现节律感。

试着确定所感受到的波的方向。

你可以随时将手重新定位,以便更清楚地确定你接收到的任一个波状模式的中心在哪里。

- 你能感觉到波吗?
- 你能定位一个干扰区域的中心吗?

零平衡(zero balancing)的简要介绍

Smith(1986)解释了他称之为“零平衡”的概念和方法,并将其解释为“能量运动和身体结构的指南”。经过 10 年的正统和传统(主要是东方)医学方法的研究,他描述了以下的认识:

在这个过程中,我认识到一个人的某一特定区域的运动和结构是并置的,就像帆船,风(运动)和帆(结构)相遇。从相互作用的解释中,我在1973年制定了零平衡结构穴位按压系统,来评估和平衡能量与结构之间的关系。

帆船的类比

Smith说,想象一下,你在一艘帆船上。风会吹动帆船,你在下风方向(顺风)或帆饱满的这一侧,当风吹满帆的时候,你的手触碰帆面,就会记录下风的力量和风势。手或手指对帆的压力可以满足和匹配这个力,随着方向和强度的变化,手/手指的压力程度也会随着时间的推移而变化。

在现实中,你会接触到能移动这艘船的无形的能量。其他不可见的影响,如来自海洋本身的波涛、浪涌、水流也会影响它的方向和运动。船的材料、结构和设计(和船帆)将有助于确定这些能量的影响是如何引导有效运动和结果的。

希望在这个类比中,从帆船到人体,从风和海洋的能量到其他形式能量的转变不会太难。

基础

Smith考察了古代能量概念与现代医学、东方神秘解剖学与西方人体解剖学、主观内心体验与客观观察之间的关系。对那些比较中西医理论和方法的差异时,努力想要将明显的矛盾调和一致的实践者来说,他的方法很有价值也十分重要。

Smit研究了他所谓的"能量桥的基础",并在其他领域中研究了他所谓的"基础节点(foundation joints)"。这些是:

- 颅骨。
- 骶髂关节。
- 手部的腕骨间关节。
- 耻骨联合。
- 足部的跗骨间关节。

Smith坚信这些关节能传递和平衡身体的能量,而不仅仅是参与运动和移动。它们有共同的小范围运动,几乎没有自主运动的潜力。在任何情况下,这些结构的运动是为了对作用于它们的力量做出反应,而不是由它本身发起的。

因此,如果这些关节中有不平衡或改变的功能,身体就有义务代偿这个问题,而不是通过适应来解决这个问题。这样的修复可能是广泛的,而且通常会涉及到其他相关的结构,通常会被锁在身体里,从而限制了它正常工作的能力。

Smith认为,这些关节与微妙的(能量)身体有着最密切的关系,他认为,这些关节的任何限制都可以被看做是身体能量成分的直接表达。他让我们想起了物理学的基本定律(胡克定律),它指出,压力对任何机制的影响都会扩散,直到它被吸收或直到机制崩溃。

Smith指出,压力会扩散到这些"基础区域",因为它们没有自主运动的能力,它们会吸收这些压力,直到这些区域被锁定,或者直到外部力量恢复正常。

Smith进一步指出了他所谓的"半基础关节",比如:

- 椎间关节。
- 肋关节(肋椎关节、肋软骨、肋横突关节)。
- 锁骨与第一肋骨和胸骨连接。

他描述了各种的评估方法,能够识别受损的基础关节和半基础关节中的组织正常能量流的减少,并描述了他感知到能量流减少时,所用的恢复正常功能的方法。他在评估"关节运动末端范围"的识别能力方面做了很多有益的工作(在专题9中有所探讨,与关节运动和末端感觉有关)。

Smith的能量观点:是一个合理的模型吗?

Fritz Smith(1986)将人体的工作能量模型描述为由三个功能单元组成:

- 无组织的能量场。
- 电流在身体的垂直运动，使我们适应环境。
- 身体内部的流动，由于身体的独特和个性化的存在而产生，并将人体组织成不连续的功能单位。

一种模式（身体内的能量流）被进一步分为三个层次：

- 通过骨骼和骨骼系统的深层流。
- 穿过身体的软组织的中层流。
- 皮肤表面的浅层振动。

Smith 的目的是直接接触这些振动场，如下所述。他使用其独特的桥接方法（压力，牵引，弯曲，扭转，或非移动支点）来达到这一目的。

通过这些方法，Smith 评估了能量的清晰度、密度、柔韧度和其他特征，以及它对接触（或针灸时使用的针）的反应（例如，快速眼动或呼吸模式变化）速度。

他认为，能量功能障碍的特定领域，与特定形式的"情感失调"有关。因此性问题与骶区有关，还有安全/不安全的盆腔，权力的腰区，愤怒和挫折的臀部和下巴，同情的心，悲伤的胸部，创造力的喉咙，和直觉的眉毛。他建议使用这些归纳（他的词）来帮助评估患者的身心（或能量）性质。

Smith 的"核心接触"触诊

因此，Smith 的工作似乎是西方生理学方法的粗略方法和能量医学的抽象概念之间的桥梁。他解释了他与患者接触的方式，称其为"核心接触"，并相当准确地说，在体疗中，常见的是只做身体层面的接触，而不进行重要的能量交流。他想做的连接超越了身体接触，是一部分有觉知能力的治疗师的一种本能的、直觉的、有意识的行为。

当达到这个目标的时候我们会有什么感觉呢？Smith 将其描述如下：

有许多感觉，大多是运动或活力的感觉，这让我们知道我们正在参与一个能量场。我们可以在别人的身上，或者在气场（aura）里觉察到细微的振动，就像一种我们正在接触低压电流的感觉。这可能被描述为有刺痛感，嗡嗡声，冷感，鸡皮疙瘩的微妙感觉，有一些人称之为振动。我们也可以感觉到一种更强烈的运动感，就好像人的身体或者我们自己的身体，在扩张或收缩，即使我们没有看到身体的变化。

请注意，在本章的开头描述了与 Frymann 相似的内容。

Smith 使用支点的概念来建立联系，就像这个领域的其他工作者一样，特别是 Becker 和 Lief，尽管在每个案例中，他们对支点的描述都略有不同。

Smith 说，支点被定义为一个平衡点，一个位置，一个元素，或一个机构，通过支点可以行使神秘的生命力量（vital powers）。最简单的支点是通过一个或多个手指直接压入身体，形成稳固的支撑，身体可以在这个方向上定位。

支点需要足够深地进入身体，这样松弛的组织就被去除（taken up）；在这个点上，任何进一步的压力都会遇到手指下方组织的阻力。因此，"接触"一个人的能量场是通过去除（taken up）组织的松弛来实现的。这样你任何额外的动作都会直接转化成这个人的感受。

比较一下 Lief 和 Boris Chaitow（第五章）的描述和要求，在使用 NMT 时，手指或手的压力应该是"可变的"，即"满足和匹配"接触的组织。

注意

Smith 坚信，在进行能量练习（或治疗）时，应该经常休息（他称之为"断开连接"）。否则就失去了敏感性（他称之为"适应"），也会耗尽治疗师的生命力储备。

练习 14.11 Smith 的气球和橡皮筋触诊

建议时长 10 分钟

- Smith 建议我们使用一个充满水的气球来练习这种方法，这个气球直径 25cm(10 英寸)。
- 把它放在桌子上，把手指放在它下面。
- 慢慢抬起你的手指，仔细感觉指尖的压力。
- 当手指抬起时，你的组织松弛和气球的松弛就会消除。
- 当你的压力增加到某一时刻，你与气球中的水相接触，在那一刻，指尖就像是气球的支点。
- 在任何支点或平衡点，都与材料有稳固的接触。
- 在这个例子中，物质围绕着手指，任何进一步的压力都会影响到能量。
- 当你在这个部分充满水的气球上做这个练习时，你能感觉到你的接触不再松弛而成为一个支点的时刻吗？

或者：

除了用手指或手直接施加压力外，创建支点的方法还包括拉伸、扭转、弯曲或滑动接触。

- 例如，Smith 建议你带一个橡皮圈，拉伸它，去掉松弛。
- 精细触诊患者时，他把你在这个点上所做的比作“建立联系”。
- 任何进一步的运动，或拉伸，都将涉及到皮筋本身。

练习 14.12 使用半月形运动触诊

建议时长 10 分钟

- 让你的触诊搭档仰卧。
- 在记住了刚才的橡皮筋和气球体验后，把一只手接触到软组织然后轻轻地将手拉向自己，当松弛在这个方向消失时，微微从组织抬起手，但不离开皮肤。

史密斯将其描述为半月形运动，因为它将抬升和拉的动作结合起来，将其转化为一种弯曲的拉动，这是他寻求的关键。

一旦你消除松弛，并与组织建立了一个连接(支点)，你身体上的任何额外的动作都会被受试者感觉到，而受试者的任何动作(即使是非常细微的动作)都应该被你感知到。

Smith 认为，此时你接触到了能量层。

- 你能否感觉到？
- 保持一段时间的接触，并评估你的感受。
- 记录下你对感觉的描述。

微调

Smith 说，通过这种接触(被称为半月矢量)，你应该感觉到微小的震动和电流，通过增加极小的运动，你可以判断组织(或整个患者)是如何反应的。

为了微调支点接触，他问自己，“患者的感觉如何？”或者“如果这发生在我身上会是什么感觉？”这个反应帮助 Smith 决定是稍微用力一点，还是更轻柔一点，是多扭还是少扭。

他还向患者询问了他们的感受，建议用一个直接的压力支点，一个“好的”伤害是值得的。

个人说明

早在我意识到 Smith 的工作之前(可能是在阅读 Becker 的想法之后)，我就开始使用一种与 Smith 所描述的非常相似的触诊方法。

我会用一个手接触，主要用手掌的表面，手指可以轻轻触碰，但通常不需要。我试着把手掌想象成一个吸盘在吸玻璃，提起并轻轻转动杯状接触面，直到在我和患者之间出现“吸力”的感觉。几乎可以立刻觉察到扭动、搏动或闪动的感觉。

这是否代表着与能量场的接触，是一个有待讨论的话题。而所感受到的是来自被触摸的组织？还是触诊手自身内部神经介导的影响？还不得而知。

你自己试试这个方法，看看有什么感觉？

将它与上面描述的半月矢量接触（练习14.12）进行比较。

相同么？

Smith 建议进行以下练习来帮助评估骨骼状况。

参见下面的“解释”注释，与 Smith 对这些练习中感觉到的东西所做的解释有关。

练习 14.13 触诊前臂的能量界面

建议时间 7~10 分钟

- 抓住你的触诊搭档的前臂，在手腕以上和肘部以下。
- 用手拉开松弛组织，直到你制造出一个支点。

在你将手分开，消除了物理身体以及软组织的松弛后（见专题 9：关注末端感觉），就会遇到骨头本身的阻力。

任何来自这个界面的额外的动作，都能被受试者和你自己感觉到。

- 现在轻轻地弯曲前臂，达到弹性阻力点。
- 尽可能地试着在一个方向上做出这个弯曲的动作，轻轻地释放张力，然后在向相反的方向再做出一个弯曲（图 14.9）。

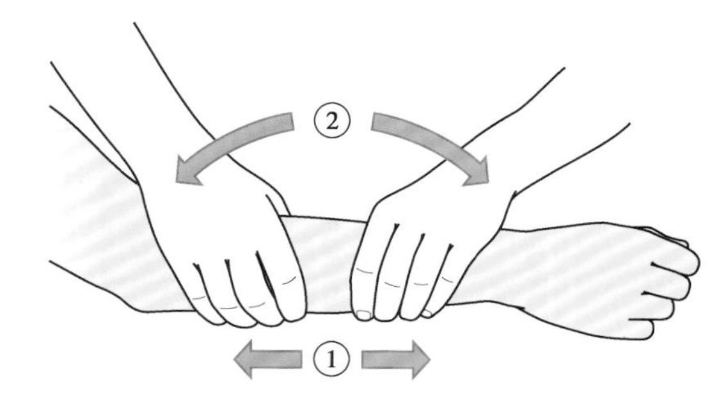

图 14.9 Smith 的触诊练习，来评估手臂的物理结构和“能量”结构之间的界面

睁眼、闭眼都试着做几次。

在对方的前臂上重复练习，并比较结果。

记录你的发现。

多大的力？

注意：建议当你试图对骨结构或软组织进行扭转、弯曲，或其他任何方向的运动时，你不要仅仅用手的力量。在最初的接触之后，留出时间让你的手和组织贴合在一起，用你的手臂——而不是手——来消除松弛，或者引入一个方向的运动。

把双手理解为仅仅是接触的工具，而它的动力来自于肩膀和手臂，这会帮助我们理解这个动作。

想象一下，试着用一把扳手拧开一个扭紧的螺母。你不会只使用手的力量，而会通过整个手臂来发力。

用一种更微妙的方式，这种用力的运动或方向最好是通过非常精细的、全臂的运动来达到，而不仅仅用手掌。任何做过颅骶疗法的人（在适当的指导下）都知道这一点。如果巧妙运用利用手臂肌肉控制手的触诊，而不是让手单独行动，效果会更明显，且不会产生不适感。

练习 14.13 的解释

Smith 明确表示，这不是判断事物好坏的一种练习，而是旨在帮助你对之前没有注意过的运动和能量变得敏感。他说，如果手臂是正常的，没有受伤，它可能在一个方向上更容易弯曲；另一个方向的弯曲可能会感觉受阻，或者可能是扭曲变形，或者是钢条的感觉，或者更有弹性。这存在着巨大的差异，这取决于我们每个人都要建立的正常的感觉，知道什么是可以接受的，什么是需要继续做的。

然后，Smith 推荐了一个小腿长骨的类似练习。与前臂相比，这些可能是更好的测试区域，因为前臂有一种自然的旋转趋势，可能会让人感到困惑。

练习 14.14 在小腿上触诊能量界面

建议时间 2~4 分钟

将一只手置于一条腿脚踝上方，另一只手置于膝盖以下。

消除组织的松弛（将手拉开），轻轻扭转，双手向相反的方向，感受到骨的阻力，就像轻轻扭柔软的毛衣。

在另一个方向重复这个。

- 有什么感觉？

Smith 说道：

因为腿部的骨骼比前臂的密度大，肌肉也更重，所以要花更长的时间来感知扭转运动中相互作用的能量流。说这个层次的能量以糖蜜的速度运动是夸张的，但这个原理是正确的。

重复和比较

与本文中的大多数练习一样，前两项练习应该在短时间内做几个人，这样更容易比较。通过与他人分享经验，可以验证从这些经历中获得的微妙感知。如果能接触曾经断裂过并且已经愈合的肢体，能量的变化可能会变得很有启发意义。Smith 告诉我们：骨折的能量场可能会有沉重和致密感，缺乏活力，或是混乱无序的。这些特点与能量场在受损的骨头之间重新连接或桥接的过程有关。

触诊模式可以改变吗？可以，Smith 说道。例如，有人前臂有一个陈旧骨折，他抓住其前臂，就像在练习 14.14 时一样。通过两手的牵拉消除松弛的组织：

握着它，我再加上一个拉伸力，然后，再加上一个弯曲或扭转力。我握着它，对骨头的弹性保持敏感，维持可能是 15~20 秒，然后轻轻松开。

在重新评估时，他期望原有力场的不对称性会减弱。能量通过长骨进行运动的自由更大。他说只允许重复三次，以便在任何一个节段创建最大程度的“转换”。

用 Smith 的方法进行软组织的触诊

对于软组织的能量运动，Smith 解释说，消除软组织中的松弛远没有那么容易，这使得读取软组织中的能量流和运动变得更加困难。他建议，一个好的开始方法是用两个手指制造能量接触，然后“读出”能量流，就像能量从一个点流到另一个点。

练习 14.15 两指能量触诊

建议时长 3~4 分钟

用一个指腹在一个人的肘下方保持皮肤接触。

将另一只手的一个手指放在手腕处。

这两个接触点之间是否有某种联系？这可能是一种脉动，一种微妙的运动，一种“嗡嗡声”或者仅仅是一种“连通性”的感觉。

这两种情况发生的时间和感觉的强度和质量都应该被记录下来。

使用不同的手指重复触诊。

请参见下面的 Smith 的理念，它将传统的中医概念引入进来，以说明在前面的那些练习中可能发生了什么。

与中国传统医学的联系

Smith 讨论了是右手发出还是接收了这个冲动，他的结论是操作者的思想决定了流动的方向。

Upledger（1987）表示赞同。让双手保持中立，这是他的建议，让患者的身体围绕你的两个接触“电极”自我组织起来，让它们成为组织的支点，而不是预先确定你想要的方向。

Smith 说中医就长期这样读取能量数据，特别是在脉诊中（参见专题 13），一旦你相信自己确实可以感觉能量流动，此时你就开始理解你可以利用这些微妙信息评估患者的状态。使用这些能量流来治疗只是越过触诊阶段的一小步。

Smith 指出,要评估内部能量流的表层(即中医的卫气),最好是把手刚刚放在身体表面上,就像治疗性触诊(Therapeutic Touch,见本章后面)一样,同时也会对皮肤的纹理和温度进行扫描/触诊(见第四章)。除了浅表软组织和骨骼能量场之外,还有一个能量场,他称之为"背景"能量场,它刻印着过去的创伤——化学创伤、情感创伤、精神创伤以及身体创伤等。

这让我们接近了贝克尔的组织记忆的概念,我们稍后会对此进行研究。

有趣的是,在颅骶的"静止点"概念和 Smith 能量工作中所描述的东西之间有一些相似之处。

练习 14.16 身体能量触诊

建议时长 5~7 分钟

让你的搭档仰卧躺在诊疗床上,脚略微伸出床的末端。

你站在床尾,两只手抓住脚踝以上部分(如图 14.4)。柔和的牵引,直到所有的软组织松弛被消除。

- 感受与患者能量场的联系。
- 这看起来是否像"延长"并最终试图收缩?如果是这样,慢慢地释放你的牵引力,就好像它是橡皮筋一样。
- 你觉得在这一过程中发生了什么?

操纵能量?

Smith 解释说,一旦你在自己和患者之间建立起了支点,就像在练习 14.16 时一样,许多感觉都是可能的。他说,当你在练习 14.16 时,你可能会感觉到患者的能量体正在拉伸或流入你的手,这个过程在某一时刻会停止。

如果在这之后,没有一种收缩的感觉,就像能量体回到了以前的状态,而是一种静止,一种处于"拉长"状态的停顿,Smith 建议你慢慢地松开手,让患者的腿在床上休息。

然后,患者可能会在回复正常之前保持一种深度放松状态(他建议你观察眼球运动、患者的颜色和呼吸模式,去评估意识状态)。然而,如要治疗,要在能量场再次收缩时锚定它,你可以通过保持牵引力来实现。

当身体试图围绕这个支点自我正常化("组织起来"或"解旋")时拉住静止点(still point),这与在颅骶疗法或整骨疗法(见第十一章)非常相似。

然而,如果你决定跟随收缩而不是锚定它,这将像"让一个拉伸的橡皮筋慢慢回到它的松弛位置"。

你在练习 14.16 中有这些感觉吗?

关于练习 14.6~14.16 的讨论

在这一系列触诊练习中,你一直在尝试评估是否存在波状运动,这些运动似乎渗透到身体的软组织和硬组织中。关于脉轮解释,以及 Smith 和 Upledger 关于可感知能量的概念,与这种"东西"通常可以触诊到的事实无关。

"它"是什么?"它"意味着什么?以及"它"如何被用于诊断、预后和(或)治疗?这些取决于你和你对身体的特殊理解,你的信仰系统,和你的健康提升方法。在这个阶段,能够感知微妙的动作本身就是对你在这些练习中付出的时间和努力的充分回报。

另一方面,如果你感觉不到我们所描述的内容,那么在继续进行后面的练习之前,建议反复安静地体会前面的方法。

反思 Smith 帆船的比喻(在本章的早些时候提过),可以帮助你突破对"真的有可能触诊到能量"这个想法的抵触。

不接触的触诊

接触治疗领域,"按手""生物能量""精神治疗"、代祷、"隔空治疗"、气功、灵气、"脉轮平衡"以及其他各种非接触治疗方法,已被科学研究多年。最近,Oschman(2000)对这些现象的调查澄清了迄今为止大部分道听途说的现象。

可以肯定的是,如果有足够的证据,轶事证据本身就有分量,就像Benor(1992)收集、整理和讨论的数据所证明的那样。Benor证明(在许多临床研究中)非接触性治疗的结果在其范围和意义上都是很明显,从对焦虑、疼痛和慢性头痛患者的良好改变。改善了血红蛋白和红细胞压积水平;促进皮肤伤口的愈合;改善血压水平;显著减少了冠心病的并发症;对高血压患者可以预防脑卒中,还能改善近视。

事实上,这些方法也被证明有助于恢复受损的和功能失调的酶、单细胞生物、真菌、细菌、植物和动物,以及人类,这一事实应该消除"它们的真实性或有效性大部分只是想象"的说法。

很显然,在身体表面上举着双手的人并没有真正地接触或操纵身体组织。然而,我们所认为的物质和表面上显而易见的东西之间的界限尚须研究。

正如我们从Fritz Smith的工作(以及本章中讨论的其他能源工作者)中所看到的,如果我们在这个尚未明确定义的领域中操作时,我们把它看作一个能量场/能量体,将会有所帮助。

Oschman(2000)向前推进了我们的理解,解释了在非接触(以及大量的手接触)治疗过程中可能运作的机制,推荐他的书做进一步证据探索。

治疗性触诊(Therapeutic Touch)

在研究组织记忆的概念、Becker非凡的触诊方法以及Smith的创伤治疗方法之前,有必要去探索Delores Krieger(1979)的工作以及她的系统,治疗性触诊(Therapeutic Touch)。

治疗性触诊(TT)是一种现代"按手疗法(laying on of hands)"的衍生物,它几乎不接触患者的身体,而把手保持在体表的一定距离,以帮助或治愈患者。这种方法现在已经传授给世界各地的许多护理人员,最近的研究证实了它的治疗价值。

许多研究已经证实了在一系列条件下治疗性触诊的有效性,包括:肌痛(Denison 2004),焦虑状态(Cox & Hayes 1997;Woods & Diamond,2002),慢性疼痛(Blankfield等,2001年;Gordon等,1998;Lin & Gill1999;Philcox等,2002)和免疫功能障碍(Garrard 1995)

Aghabati等(2010)在一项由90名患者参与的随机对照研究中证实,在接受化疗的癌症患者中,持续5天的30分钟的治疗性触诊比常规护理组更有效地减轻了患者的疼痛和疲劳。

Winstead-Fry和Good(2009)总结了治疗性触诊疗法的关键要素如下(特别要注意下面第二项中提到的感觉):

治疗性触诊的四个阶段

治疗性触诊的过程是动态的,而不是线性的。不过,在开始阶段,按阶段或步骤中解释会更好理解。

1. 专注 治疗师要从专注自己开始;也就是说,治疗师将身体、思想和情感带到一个安静、专注的意识状态。这种状态的特征可能包括:找到一种内在的平衡感,找到个人对身体、情感和智力稳定性的参照点;使身体、头脑和情绪平静下来;与人的整体和静止的内在核心相连;感觉合为一体;主观不参与。治疗师在持续的专注状态下进行触诊治疗的互动。

2. 评估 第二步也称为“扫描”。在评估中，用手来确定患者的动态能量场的性质。治疗师将他/她的手距离患者的身体2~6英寸(5~15cm)，以有节奏的、对称的方式从头移到脚。目的是观察能量流在整个患者领域的性质，这是基于一个假设，即在健康的能量流通常是开放和平衡的。治疗师要仔细注意这一流程中发现的任何差异。直觉上、认知上和精力上接收到的感觉线索，对每个练习者来说都是不同的，可能包括刺痛、脉搏或温度变化的感觉。
3. 干预/再平衡 干预，在第三阶段或步骤，也被称为平衡或再平衡。治疗师的目的是使用评估中感知到的线索来抚平/清理、引导和调节能量，促进能量在患者场中对称和有节奏地流动，从而帮助重建能量场的对称性平衡、节奏和流动。在抚平/清理的过程中，治疗师再次将她/他的手扫过患者身体，以促进能量流动，使其能够清除自身的阻塞或中断，从而返回更平衡的能量流动。这被认为有助于释放非流动的能量，并接受潜在的不平衡。

   在选择“引导”和“调节”时，治疗师有意识地唤起意图，通过她或他自己将能量带入患者的领域，使不平衡的领域得到平衡。通过评估和再评估，能量可以被导向身体的特定区域。

   在治疗性触诊的过程中，引导能量的同时，治疗师使用调节的方法来调整能量流。当治疗师保持持续的凝神状态时，她/他不会推动、强迫或限制能量流，而是以温和的意识允许患者的能量场汲取所需的能量。治疗师也认识到调节能量流需要根据患者对互动的敏感性决定。一些敏感的人，比如那些生病的，年老的，年幼的，或者那些有心理障碍的人，在调节过程中，似乎需要一种特别轻、温和的能量流。
4. 评估或结束 在最后的评估或结束阶段，治疗师使用专业的、可知的标准和直觉的判断来确定互动何时结束。重新评估是一个持续的过程。当评价显示了系统内恢复平衡、对称和节奏的秩序时，就好像生物场在这个过程中吸收了它所能吸收的一切，操作者结束了互动。如果能休息一段时间，对患者是很有好处的。

注意

本章所述的练习，特别是练习14.6~14.9，反映了应用治疗性触诊所需要的一些技巧(实际上是“非接触”，因为在应用中通常没有身体接触)。

当我们开始探索组织记忆的神奇话题时，我们将回到身体接触。

阅读创伤史

史密斯(1986)建议我们要试着区分可触知的能量场和某些能量模式。前者是身体表面的能量场，这可能反映了目前身体和精神的健康状态(这些振动不是“印”在能量场中)；后者是那些与物理、化学、情感或精神上的强烈创伤或刺激有关的能量模式。他说，后一种不平衡现象的存在表现为独立的能量波形、异常的电流、涡旋或能量过剩或不足。

Smith认为，这些“印迹”的变化很可能是由于身体上的创伤和情感上的创伤相互作用而产生的，或者是在创伤时存在高度兴奋或抑郁。这种相互作用的压力组合破坏了精微的身体。

Smith用“褶皱的衣服”来比喻我们周围微妙的能量场的变化；他们可能会自己消失或者需要帮助来“熨平”。请和上面Winstead Fry在“治疗性触诊”中所说的“弄平”能量场比较。

评估这些变化有两个任务。

1. 首先，我们需要让身体平静下来，这样我们才能感受到更深层次的能量模式。

2. 其次,我们必须“消除松弛的组织(take up the slack)”,这是 Smith 工作中常常提到的主题。

我们已经注意到(练习 14.16)我们可以通过牵引腿部支点来拉紧松弛组织。或者,例如,我们可以通过肩膀来作为一个压缩支点。Smith 描述后一种情况时说:

我坐在诊疗床头,把我的手稳稳地放在这个人的肩膀上,轻轻地压向他的脚,把他的身体压到能量的接触点。当我轻轻地推的时候,他的身体会在我的手下面移动,直到到达压力的极限。

这样,我就消除了松弛的组织。

充分地接触身体后,增加轻微的压力,这就建立了与能量场的联系。我只是保持压力,保持良好接触。如果在那个部位有异常的波,我的手下就能觉察到,这是来自患者身体的信号。

练习 14.17 通过肩部触诊能量身体

建议时长 5 分钟(可根据经验减少 30 秒)

- 坐在诊疗床头,让你的搭档仰卧,把手放在肩膀上。向脚压,消除组织的松弛。
- 到达这个点,增加一点压力以作用于能量场。
- 花点时间,看看你(和你的搭档)有什么感觉。

当然,这需要练习才能做好,所以要反复练习。

- 消除组织的松弛并施加额外的力(轻轻地),让自己被动地等待微妙的感觉。

Smith 说,这种特殊评估会让他在 10~30 秒内得到任何需要的信息。

当你对这些概念感到满意并且精通了这种区域的触诊技巧时,你就应该把它作为目标。

平衡能量

Smith 如何平衡他所感知到的异常能量波?他说他可以:

- 用更强、更清晰的能量场覆盖异常模式。
- 引入一个与异常模式相匹配的力场,通过保持该力场,使原力场减小并消失。
- 与异常模式建立起“深层联系”并在身体试图将其拉离时锚定它。

无论他选择哪一个,即刻重新评估都会提示偏差仍然存在。然而,几天,甚至几周后重新评估,可能就显示它已经正常了。

这与许多手法治疗的结果没有什么不同,在治疗过程中,变化可能很明显,但也可能很小。由于靠人体自稳机制完成了自我调节的任务,所以大部分的变化稍后才会发生。

案例

Smith 用临床实例阐明了他的观点。有一次,他检查了一名患者,他在一年前的一场车祸中受伤,在此期间,除了擦伤之外没有任何严重的损伤。Smith 没能找到任何导致疼痛的原因,最后他注意到能量场有一股强大的扭转力,从右胸部到左腹部。

他认为,这代表了在事故发生时施加的扭曲力。

他牵引腿来作用于这个力场(另一种替代方法就是从肩膀向下推),并通过他的身体施加一个稍微强一点的力场,注意到“一种沿着能量印痕本身的反弹的感觉。通过锚定新领域,我让反弹平息了”。

逐渐放松的最初出现在能量身体,随后是物理身体,然后把腿放在床上,患者有一种安宁和平静的感觉。

两天后复查,他不再疼痛,也没有扭转的能量流。如果存在更大程度的外力印记,可能需要多次零平衡治疗。

马和骆驼

关于创伤区域的触诊，Smith(1986)根据患者所经历的创伤类型，告诉我们一些触诊时可能出现的不同模式，特别详细地描述了中国古代"马踢伤"和"骆驼踢伤"之间的区别。

1. 第一种，马蹄硬，会导致局部的身体创伤，当时严重，几天或几周后痊愈。
2. 第二种，骆驼蹄软，结果初始反应轻微，随着时间推移症状加重，受伤"更深"。所以，这就好像软损伤不能刺激防御机制，因此分散在人的身/心/能量场，随后出现症状。

关键点

Smith说了一句很重要的话："如果我们的思想漂移或者我们把注意力转移到其他地方，那么能量连接就会消失。能量跟随思想。"Upledger的表达也非常类似，大多数能量领域的工作者也一样。这对初学者是有用的。当结果没有出现的时候，问问自己你的注意力在哪里。

组织记忆

Upledger(1987)报告的证据显示，实验室切除大脑的老鼠能够解决以食物为导向的迷宫问题，这表明在脊髓中有一种记忆和决策机制。他还报告，研究表明，在没有中枢神经系统输入的音乐家的手中仍可以做一定程度的决断。他认为："也许这些能力是外周组织产生的，以应对人体对某些技能的需求。"

Upledger运用了一些技术，比如躯体情感的释放，情感的"伤疤"的处理。他和Smith(见上文)持有的观点是：身体的能量场中会发生明显的与身体、化学和情感创伤有关的变化。

这在生理上有没有呢?

具有国际地位的生理学家Irvin Korr进入了这个有争议的领域，尽管他是在神经系统层面而不是能量层面。Korr(1986)在一篇题为"躯体功能障碍、骨科手法治疗与神经系统"的文章中，指出：

> 脊髓反射可以通过重复或长期的刺激来调节。根据这个假设，脊髓就像大脑一样，可以学习和记忆新的行为模式。记忆一旦被记录下来，是否需要某种传入刺激的强化，这些问题尚不得而知。

关于身体变化对思想的影响，他说：

> 临床经验表明，躯体功能障碍(和手法)对大脑功能、感知乃至患者的人格都有强大的影响。这种经验引发了许多基础性问题，具有令人兴奋的临床含义。

因此，Korr似乎支持"记忆不依赖大脑"，以及组织的改变(无论什么原因)对"知觉和人格"有持续影响等观点。

为了总结这一观点，让我们来看看研究压力的首席研究员Hans Selye在这个问题上的看法(Selye 1976)：

> 持续的身体变化(结构或化学成分)是压力的后遗效应，它们或许成为有效适应的基础，或者崩溃。它们代表组织记忆，在类似的压力环境下，组织记忆会影响我们未来的躯体行为。
>
> 它们可以被存储。

Speransky(1944)，伟大的俄国研究者，不仅假设了这种情况，还证明了这一点并展示了如何扭转它。他声称：

> 神经结构的化学和感染性损伤会导致神经营养不良，这反过来又会推动其他病理变化的发展，包括炎性变化。我们可以预测它们在外周的位置，并且它们的边界往往在很长一段时间内保持不变。

Rollin Becker(见下文)报告说，Speransky通过"用动物或人类自己的脑脊液人工冲刷或清洗中枢神经系统，使周围组织的功能障碍恢复正常"(Becker 1963)。

Becker 本人声称：

在所有的创伤病例中，中枢神经系统都会发生记忆反应……身体中某个严重受伤的部位会向脊髓和大脑一些区域发送数千条感觉信息，这些区域负责身体的某个部位。如果损伤严重或持续时间较长，这些信息将被印刻到神经系统中，类似于在录音机上印刻信息。

因此，组织和神经系统在愈合后的很长一段时间内会"记住"损伤及其功能障碍的模式。在创伤之后，这种模式变得"易化(facilitated)"了。

如果我们要平息创伤或误用后存在的那些异常的能量模式，Smith、Upledger 和 Becker 提倡的公式就是找到飓风眼——静止点。

在这一章的后面，我们介绍了 Bjorn Nordenstrom 的精彩研究。他是著名的斯德哥尔摩 Karolinska 研究所诊断放射科前主任，他已经证明，一直就存在一种毋庸置疑的能量系统，这有助于解释 Smith 和 Becker 这类研究人员的工作。然而，在研究他的结果之前，我们应该研究一下 Rollin Becker (1963, 1960, 1965, 1965) 的研究以及触诊技术的研究。

Becker 的诊断性触诊

根据骨科医师 Rollin Becker 的说法，当一个医师第一次面对一个患者时："患者对诊断的猜测是明智的，医师对诊断的猜测是科学的，但患者的身体知道问题所在，并且在组织中描绘出来"。学会读懂身体要说的话是诊断的必要任务，而这在很大程度上取决于触诊：

深入感受和深入接触的第一步是换个角度重新评估患者，患者的身体想告诉你什么？把患者的意见和你的初步诊断先放在一边：

将你的手和手指放在患者抱怨的地方。让那些来自内心深处的组织的感觉通过你的触摸和阅读，"倾听"它们的故事。为了得到这个故事，有必要了解一些关于潜能和支点的知识。

当我们学习 Becker 超凡的触诊法时，我们必须仔细研究"潜在的力(Potency)"和"支点"这两个领域内容。

1. 无论讨论的是什么，潜在的力告诉我们它的程度，它的力量。Becker 提醒我们，它还与控制或影响某物的能力有关。当我们学习阅读和理解潜能时，Becker 将教我们使用的诊断工具是支点，在这个支点中，手指和手创造出一种条件，使"潜力"变得明显。

   Becker 要我们知道：

   在健康人体的深处显现出一种潜在的力量。这种潜力在健康中表现出来。人体每一种创伤或疾病状态的核心都是在创伤和疾病过程中这种潜力与身体的相互关系的表现。我们要学会感受这种力量。

   他把这一概念比作"飓风眼"，它承载着整个风暴的威力或力量。这样，在患者"体内或体外"每一个创伤或疾病模式中都有一个"眼"，它本身就具有显示病症的潜在能力。这只眼睛是一个静止的点，当你花时间去培养一种能感知它的触觉，他会让你接受它的存在。

2. 支点是一种支撑，或支撑的点，当举起或移动某物时，杠杆就在其上转动，因此它是一种施加压力或影响的手段。

- Lief 用"支点"这个词来描述手指的静息状态，在 NMT 方法中，拇指在搜索模式下向它们移动，满足和匹配组织张力(见第五章)。
- Smith 用"支点"这个术语来描述一个"平衡"点，通过这个点，治疗师与能量身体"接触"。一旦组织中的"松弛部分被去除"并形成一个界面，它就建立起来了(在 NMT 触诊中提到了 Lief 的其他要求)。
- Becker 认为，他的支点应该被理解为静止杠杆的结合点,它可能会从一个地方转移到另一个地方,同时保持其杠杆作用。

准治疗师将手放在患者主诉的部位来达到这种效果。然后用肘、前臂、交叉的腿或其他方便的部位作为支撑点(支点),让接触的手指/手轻轻地、牢固地贴合组织。支点提供了工作点,如有需要,可以自由移动,但在操作过程中仍保持稳定。

Becker 支点举例

举个例子,检查一个腰部有问题的仰卧位患者。

医师坐在患者的旁边,把手放在骶骨下面,手指伸向头部,而手肘支撑在诊床上或者在医师自己的膝盖上。

医师舒服地斜向自己的手肘,建立起一个支点来阅读后背发生的变化。此时肘是支点(见图 14.10~图 14.13)。

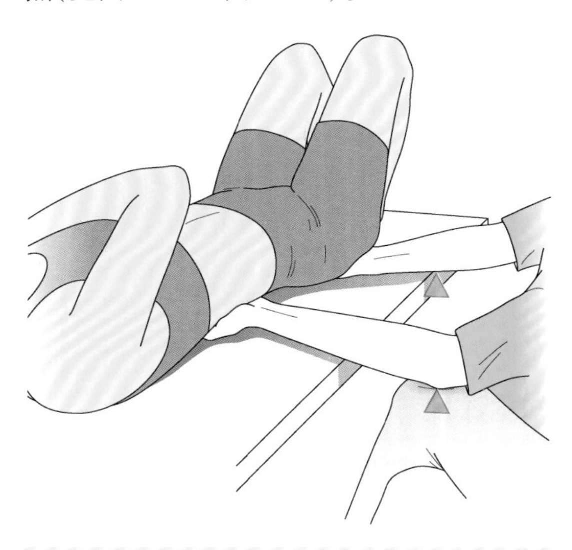

图 14.10 腰部触诊。手放在骶骨下和低腰处,轻轻接触,不施加压力。放在桌子边缘的前臂充当 Becker 支点。向下压到支点的力增强了触诊者的组织感觉

通过在支点施加更大的压力,使得在骶骨处造成轻微的压迫,练习者将"启动一种动能,使受力区域的结构-功能开启一种模式,反射回到触诊的手"(Becker 1963)。

如果另一只手也同样放在腰骶部,那么支点就可以是前臂搭着的诊床边缘(或者肘可以放在膝盖上)(图 14.10)。

两种支点都可以使用,感受"组织在内心深处的牵拉"。

Becker 说,操作者也会意识到:"一个安静的点,一个静止的点,一个压力模式中的静止区域,这就是那个特定压力的潜力点"。

Becker 明确指出,他所讨论的潜在力点是构成压力模式的能量场的动力学,而不是组织的解剖/生理单位。

练习 14.18 使用 Becker 支点的触诊

建议时长 **5 分钟**

如上所述,用 Becker 的支点触诊骶骨。

与练习 14.2(图 14.3)中 Upledger 的骶骨评估的感觉进行比较。

也可以将这些结果与你在本章后面的练习 14.20 中所得结果进行比较。

我们触诊的是什么?

评估能量的形式在这里是什么? Becker 不知道。他说我们不需要知道,在安全用电前,我们不需要知道电力的性质。那些操作者对这种解释很满意,他们意识到这些想法和方法是有效的,但是他们发现自己很难在思想上接受 Upledger/Smith/Krieger(和其他人)的 prana(能量)/chakra(脉轮)/气/针灸的"能量"的模型。

还有别的模型吗?

我们已经看到了 Oschman 的观点(这一章的开头)提供了量子物理世界的解释。

在这一点上,适合引入 Nordenstrom 的研究成果。因为他们可能会回答"被触诊的能量形式代表什么"。

Nordenstrom 是前任 Karolinska 诺贝尔委

员会主席。这个委员会选择的诺贝尔医学奖得主不大可能是一个叛逆者或特立独行者。然而，他的发现是革命性的。他在他的书《生物闭合电路》(Nordenstrom 1983)中描述了他的研究成果。在使用小斑点X射线技术(small spot X-ray technique)确定乳房和肺部肿瘤的时候，他首次发现一些肿瘤周围有一个不寻常的区域。

他称这为日冕，并决定研究这一现象。因为没有组织学证据表明这些组织发生了变化，他将细针插入这些组织，发现了一个电流。

他继续研究活的或死的人和动物，随后发展出一系列的原则。

- 首先，生物闭合电路中组织的能量转换可以被定义为在一定区域内由损伤、肿瘤和愈合引起的电势波动。他发现，在组织中有一种电流，它遵循特定的路径，而大血管的功能就像绝缘的导电电缆(正如Oschman在能量医学的文章中所描述的)。
- 他还证明了生物闭合电路可以使这一区域的磁场发生变化，可以从远处测到。
- Nordenstrom还发现，导致癌症的生物因素，无论是化学性质还是物理性质，都具有使组织极化的能力，因此，"生物封闭电路灭活"可能是癌症发生的一个共同因素。他还证明，在受伤(或恶性)组织周围的几毫米范围内，电势存在差异。
- Smith和Becker所感受到的能量就是电流吗?
- 极化和波动就是在能量团中触诊到的东西吗?

Nordenstrom证明了身体的另一种循环，即电流(或能量)循环，它会随着疾病或损伤而发生可测量的变化，可以通过机器进行评估，因此也可以通过触诊来评估。

下面Rollin Becker(1963，1964a)的练习值得尝试几次，直到他所教的原则变得清晰。

练习14.19 Becker的组织状态触诊：通过膝盖

建议时长 每步5~7分钟

第1步：患者/模特坐在治疗床边，你面对他。

将你的手放在膝盖周围，手指在腘窝处交叉。

试着尽可能多地去感受膝盖，向臀部施加一个压力来，看看你能从这个部位感知出什么。

你可能会得到一些信息，但不是很多。

第2步：现在用同样的方式和膝盖接触，但是这一次你的肘部要靠在膝盖上。

对臀部施加同样的压力，用支点来评估你的感觉。

Becker描述了你这次的感受：

感受大腿和骨盆内的先天自然力量是如何将髋臼变成一个内旋或外旋位的。

注意旋转的质量和数量。注意，如果你轻轻靠在肘部支点上，你会从你手下的组织中读到一个很浅的信号，即使你的手和交错的手指很轻地操控。

注意，当你更坚实地靠在肘部支点上时，会从被检查的组织中得到越来越深刻的印象。

知觉深度

知觉的深度取决于支点接触的硬度，而不是手指接触的紧度。

如果组织中存在深层的张力，则需要增加支点的压力来触及这些组织和它们的功能障碍。

在体表任何地方都可以通过简单快捷的方法在组织下方创造一个链接，建立一个支点，并等待"收听"有待发现的信息。

然而，Becker说，有两个因素很重要。

- 你必须了解解剖学和生理学才能了解这

些信息。

- 你必须把自己从任何“做”的感觉中分离出来。就让这个故事讲出来吧。支点只是监听站。

但也不完全是这样。因为 Becker 还建议引入一种轻微的压力,或者牵引力,不是为了主动地检测组织,而是“激活患者体内已经存在的力量”。

在之前的练习中,对髋臼施压的例子是很有用的。这应该是组织先天的外旋和内旋固有趋势,这种趋势应该能被触诊到。

Becker 要求把 Smith 描述的“界面(interface)”、Upledger 描述的“静止点”联系起来,它们名称不同,但本质上是相同的。他补充的是能够通过支点获得更深层次的知觉,并获得组织(或能量)状态的概念。

Becker 称之为诊断性触诊:

它是一种触诊形式,利用深层的能量,唤起人们对组织内部深处的功能和功能失调的警觉观察意识。不是患者自愿地转动髋臼,而是在髋臼内的组织使它转动,让你观察。

当身体的力量在支点上运动时,你会有什么感觉?

这是一种触诊形式,我们可以称之为“警觉的观察型意识”,从患者内部观察功能和功能障碍,利用深层能量,组织内部的动力。不是患者自愿转动髋臼而是他的组织在髋臼内转动供你观察。

当身体的力量围绕着支点运转时,你会有什么感觉?

对于看你工作的旁观者来说,你的手明明只是静静地放在患者身上,但你从患者体内感觉到的运动、外部运动和固有运动可能是相当大的,这取决于病情。这是一种深沉的模式,组织通过它展示了内部的应力。在动能方面,它们的工作方式就是到达所有的动作或外部运动似乎都停止的一个点。这就是静止点。即使它是静止的,它也具有生物动力学的力量。

张力的潜力(potency within the strain)和干扰波(interference waves)

张力模式的潜力(potency)点,也是这个功能单元中的静止点(the still point),当你持续保持接触的时候它开始发生变化,随之产生一种新的模式并能被感知。激发出或者可以实现人体的正常化。Upledger 描述了由损伤或创伤的受限而导致的“干扰波”。这些波叠加在正常的生理性身体运动上。一旦你确定了干扰波的来源,问题的根源就找到了。

双手对称地(轻轻地)放在患者的头部、胸廓出口、肋下边缘、骨盆、大腿和脚上,让你的手能够感知弧或内在固有的波。如果它们是对称的,一切都好。如果这些弧是不对称的,那要你要想象这些弧的半径,并确定它们在哪里相互作用。这里就是病变的位置。

你需要将手放在尽可能多的位置上,以获取进行此评估所需的信息。就好像在病灶周围有无数个同心圆,每一个都在振动,描述着弧线。所有同心圆体的中心在哪里?

离得越近,弧就越小。手可以放在身体的前表面,可以把一只手放在前面,另一只手放在身体的后面;两只手都可以收到弧线。你应该评估一下,以便找到交汇的点。这就给出了病变的深度。

这是 Upledger 寻找飓风眼的方法。当你做了一些 Becker 的练习(如下),来到练习 14.23 时,比较 Upledger 和 Becker(以及 Smith)的方法。可能其中的一个更适合你,你只能通过尝试去发现(参见第十五章的 Ford 的工作和图 15.1、图 15.2)。

Becker 的练习

Rollin Becker 罗林·贝克尔给出了一系列触诊身体不同区域的例子,并描述了他的接触点和支点。这些都可以按任何顺序,在合适的触诊搭档上,选择使用。可能的话,在已经有功能障碍或病理的区域练习,这样就可以观察到感知到的变化并从中学习。

尽可能多花些时间。

练习 14.20 用 Becker 的支点做骨盆的触诊

建议时长 5~7 分钟

要评估骶骨和骨盆(图 14.11),让你的搭档仰卧,膝盖弯曲。你坐在合适高度的凳子上,在搭档的右侧,面向头部,右手放在骶骨下,指尖放在第五腰椎棘突上。

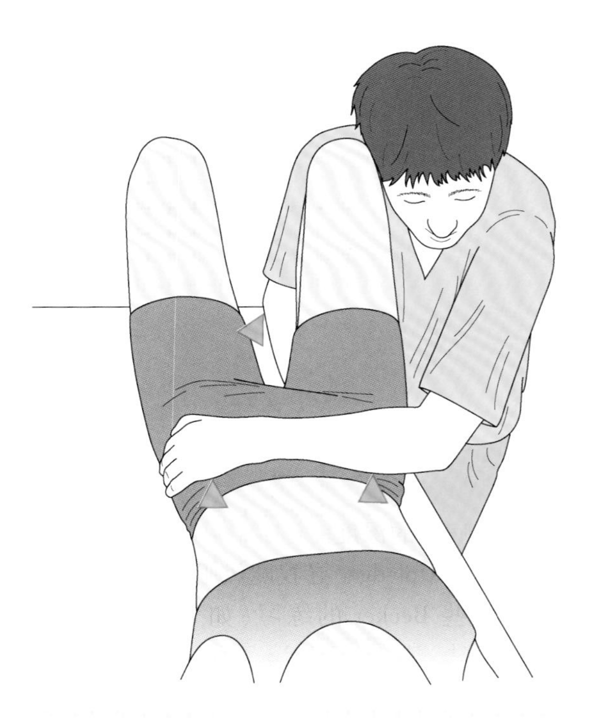

图 14.11 骶骨和骨盆的触诊。Becker 的支点是床上的右肘和左手/手臂接触的髂前上棘

你的右肘放在床上作为支点。

你的左手和手臂搭在髂前上棘,形成一个拱桥。这样一来,如果施加压力的话,无论是患左侧髂前上棘上的左手,还是患右髂前上棘上的左肘,都可以起到支点的作用。

你可以交替使用一边或另一边的髂前上棘作为支点,靠它与骶骨的功能关系来检查对侧髂骨。

现在可以评估骨盆及其与骶骨、腰椎和臀部的关系了。据称,以上所述定位方法对于评估骶骨是否有挥鞭伤尤其适用。

将这个练习的结果与练习 14.2 和 14.18 的结果进行比较。

练习 14.21 用 Becker 的支点来触诊胸腔下部

要评估胸腔,你应该坐在仰卧患者的侧面,一只手放在胸腔的下面,指尖的刚好放在棘突附近。

支点是你的搭在膝盖上的肘关节。

另一只手放在相同肋骨的前面,支点是你的前臂,它在患者的髂前上棘上(图 14.12)。

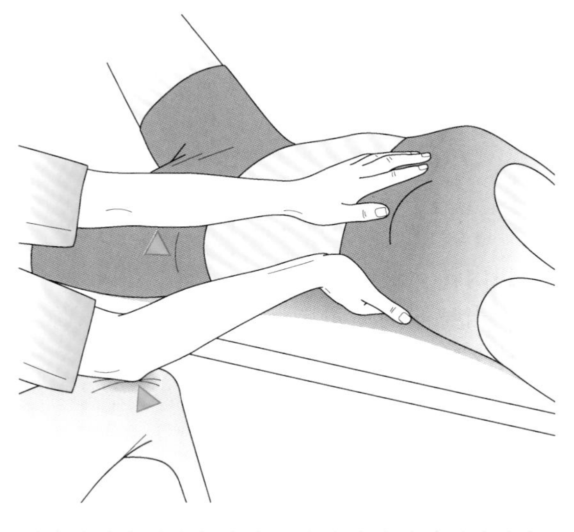

图 14.12 胸腔的触诊。Becker 的支点是在医师交叉的膝盖上和患者的髂前上棘上(左)

轻轻压住支点,开始评估肋骨头的运动,这样可以对应力进行评估并治疗。

练习 14.22 颈椎触诊使用 Becker 的支点

建议时间 5~7 分钟

让你的搭档仰卧,你坐在他的头侧,双手放在整个颈部区域,从颅骨底部(小鱼际放在此处)到上胸部(指尖放在此处)(图 14.13)。

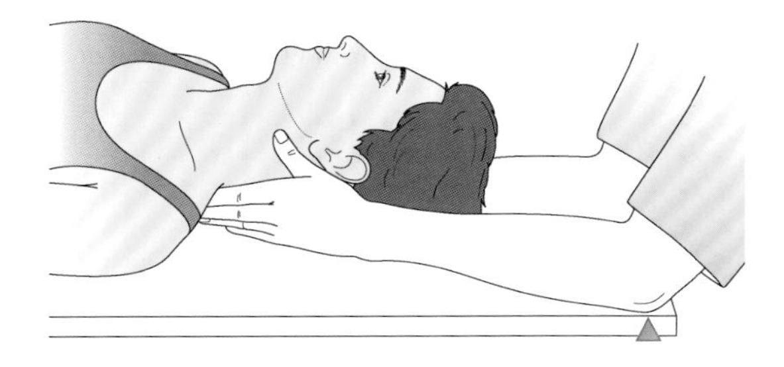

图 14.13 颈椎触诊。Becker 的支点是放在诊疗床上的前臂和肘部

前臂放在床上,形成支点。

通过这些接触点对组织状态进行大体的评估。

个别位置可以通过手指触诊进行定位。

练习 14.23 组织特征的联合触诊

建议时长 时间不固定,取决于部位,但如果可能的话,至少 30 分钟

在你的触诊搭档上选择一个功能障碍的区域,并准备触诊,将 Smith 和 Rollin Becker 的概念按顺序或同时结合起来,就像触诊他不同区域的功能内在表达一样。

- 从 Smith 的方法(使用半月矢量)转移到 Becker 的方法(使用支点),然后再回来。

哪个给你的信息最多?这些方法是否相互证实了各自的发现?你觉得哪个更舒服?

- 你现在是否同意组织有记忆?
- 这些练习在临床条件中是否有价值?

关于本章练习的讨论

我们这一章的练习到什么地步了?我们仅仅是获得了一系列难用或难以理解的经验吗?这些练习所倡导的微妙技巧有实用价值吗?

我们在这一章中做了哪些练习?我们是否只是获得了一系列我们很难使用或发现与之相关的经验?或者是这些练习所鼓励的微妙的技巧具有实用价值?

看看美国最著名的骨科医师和学者之一 Philip Greenman 的话(1989)。他在讨论肌筋膜放松技术(一个微妙但极为有用的临床工具)时指出:

这种(肌筋膜放松技术)直接针对生物力学效应和神经生理学效应。Ward 创造了一个助记法:POE(T2)。POE 是肌肉骨骼系统的入口点,可以从下肢,上肢,通过胸廓,通过腹部,或从颅颈交界处进入。这两个 T 代表牵引力和扭转(traction and twist)。在大多数的技术中,牵引力产生沿肌筋膜长轴的拉伸力。拉伸始终应用于长轴,而不是横切肌筋膜。这些组织被缩短和收紧。扭转力的引入提供了将牵引力集中的机会,不仅集中在与患者接触的点,而且也在一定距离之外的点。

Greenman 建议初学者试着去发展一种能力,去感知组织自由或限制的变化,这种变化与被接触的点有一定的距离。因此,如果要抓住脚踝并引入牵引力,应该尝试“通过四肢”去感觉膝盖、臀部、骶髂关节,向上进入脊柱本身。集中精神和不断练习可以让这种技能得到发展。

Greenman 博士在他的文章中描述了一些练习方法,这些练习将使操作者锻炼出必要的技能来进行肌筋膜放松技术。这包括触诊身体部位,从皮肤上方开始,进行轻触,试图用手“感知患者组织的固有运动”(一种“固有振荡”)——在本章中,我们已经多次

以其他方式描述过这个概念。要做到这一点，第一步是要能够施加压力或进行接触，而不需要移动，其次是能够在不影响它们的情况下，触诊组织内不断发生的运动。本章中给出的各种练习将使你具备这个能力。

Greenman 做了一个总结练习，触诊骶骨的运动。患者先仰卧，然后俯卧。根据之前的练习，您现在应该已经能够执行这些操作了。正如 Greenman 所说："当你能够识别软组织和骨骼的固有运动时，你就可以很好地使用肌筋膜放松技术。"

希望以上所述的方法和这些杰出的研究人员在人体生理学上的贡献，能使你在诊断和治疗方面获得更多技巧。

下一章将进行与情感相关的评估。

参考文献

Aghabati N, Mohammadi E and Pour Esmaiel Z (2010) The effect of Therapeutic Touch on pain and fatigue of cancer patients undergoing chemotherapy. Evidence-Based Complementary and Alternative Medicine 7 (3): 375–381.

Bassett C (1978) Pulsing electromagnetic fields, in Buchwald H and Varco R (eds) Metabolic surgery. New York: Grune and Stratton.

Baule G and McFee R (1963) Detection of the magnetic field of the heart. American Heart Journal 66: 95–96.

Becker R (1963) Diagnostic touch (part 1). Newark, OH: Yearbook of the Academy of Applied Osteopathy 63: 32–40.

Becker R (1964a) Diagnostic touch (part 2). Newark, OH: Yearbook of the Academy of Applied Osteopathy 64: 153–160.

Becker R (1964b) Diagnostic touch (part 3). Newark, OH: Yearbook of the Academy of Applied Osteopathy 64: 161–165.

Becker R (1965) Diagnostic touch (part 4). Newark, OH: Yearbook of the Academy of Applied Osteopathy 65 (2): 165–177.

Benor D (1992) Healing research – holistic energy medicine and spirituality, vol 1. Munich: Helix.

Blankfield RP, Sulzmann C, Fradley LG, Tapolyai AA and Zyzanski SJ (2001) Therapeutic touch in the treatment of carpal tunnel syndrome. Journal of the American Board of Family Practice 14: 335–342.

Burr H (1957) Harold Saxton Burr. Yale Journal of Biology and Medicine 30 (3): 161–167.

Burr H (1972) Blueprint for immortality. Saffron Walden: CS Daniel.

Cohen D (1967) Magnetic fields around the torso. Science 156: 652–654.

Cohen D (1972) Magnetoencephalography. Science 175: 664–666.

Cox CL and Hayes JL (1997) Reducing anxiety: The employment of Therapeutic Touch as a nursing intervention. Complementary Therapies in Nursing and Midwifery 3: 163–167.

Denison B (2004) Touch the pain away. New research on Therapeutic Touch and persons with fibromyalgia syndrome. Journal of Holistic Nursing 18: 142–151.

Ford C (1989) Where healing waters meet. New York: Station Hill Press.

Frymann V (1963) Palpation. Yearbook of Selected Osteopathic Papers. Newark, OH: Academy of Applied Osteopathy.

Garrard CT (1995) The effect of Therapeutic Touch on stress reduction and immune function in persons with AIDS. Dissertation Abstracts International 3692B: University Microfilms no 8509162.

Gordon A, Merenstein JH, D'Amico F and Hudgens D (1998) The effects of Therapeutic Touch on patients with osteoarthritis of the knee. Journal of Family Practice 47: 271–277.

Greenman P (1989) Principles of manual medicine. Baltimore: Williams and Wilkins.

Hartman SE and Norton JM (2002) Interexaminer reliability and cranial osteopathy. Scientific Review of Alternative Medicine 6 (1): 23–34.

Josephson B (1965) Supercurrents through barriers. Advances in Physics 14: 419–451.

Iliff JL, Lee H, Yu M, Feng T, Logan J, Nedergaard M and Benveniste H (2013) Brain-wide pathway for waste clearance captured by contrast-enhanced MRI. Journal of Clinical Investigation 123 (3): 1299–1309.

Johanson C, Duncan JA 3rd, Klinge PM, Brinker T, Stopa EG and Silverberg GD (2008) Multiplicity of cerebrospinal fluid functions: New challenges in health and disease. Cerebrospinal Fluid Research 5: 10, DOI:10.1186/1743-8454-5-10.

Korr I (1986) Somatic dysfunction, osteopathic manipulative treatment and the nervous system. Journal of the American Osteopathic Association 76: 9.

Krieger D (1979) The Therapeutic Touch. New York: Prentice Hall.

Lin YS and Gill TA (1999) Effects of Therapeutic Touch in reducing pain and anxiety in an elderly population. Integrated Medicine 1: 155–162.

MacGinitie L (1995) Streaming and piezoelectric potentials in connective tissue, in Blank M (ed) Electromagnetic Fields. Advances in Chemistry Series 250. Washington, DC: American Chemical Society.

Meert GF (2012) Fluid dynamics in fascial tissue, in Schleip R, Findley TW, Chaitow L and Huijing PA, Fascia: The Tensional Network of the Human Body: The Science and Clinical Applications in Manual and Movement Therapy. Edinburgh: Churchill Livingstone, Elsevier, ch 4.5.

Milne H (1995) The heart of listening. Berkeley, CA: North Atlantic Books.

Moskalenko Y and Kravchenko T (2004) Wave phenomena in movements of intracranial liquid media and the primary respiratory mechanism. American Academy of Osteopathy Journal 14: 29–40.

Nelson K, Sergueef N, Lipinski C et al. (2001) The cranial rhythmic impulse related to the Traube-Hering-Mayer oscillation: comparing laser-Doppler flowmetry and palpation. Journal of the American Osteopathic Association 101: 163–173.

Nelson K, Sergueef N and Glonek T (2006) Recording the rate of the cranial rhythmic impulse. Journal of the American Osteopathic Association 106: 337–341.

Nordenstrom B (1983) Biologically closed electric circuits: Clinical, experimental and theoretical evidence for an additional circulatory system. Stockholm: Nordic Medical Publications.

Oschman JL (2000) The electromagnetic environment: Implications for bodywork. Part 2: Biological effects. Journal of Bodywork and Movement Therapies 4 (2): 137–150.

Oschman J (2001) Energy medicine. Edinburgh: Churchill Livingstone.

Philcox P, Rawlins L and Rodgers L (2002) Therapeutic Touch and its effect on phantom limb and stump pain. Journal of the Australian Rehabilitation Nursing Association 5: 17–21.

Pick M (2001) Presentation. “Beyond the neuron.” Integrative bodywork – towards unifying principles. Conference, JBMT/University of Westminster, London, October 2001.

Selye H (1976) The stress of life. New York: McGraw-Hill.

Sergueef N, Nelson K and Glonek T (2002) The effect of cranial manipulation upon the Traube Hering Meyer oscillation. Alternative Therapies in Health and Medicine 8: 74–76.

Seto A, Kusaka C and Nakazato S (1992) Detection of extraordinary large biomagnetic field strength from the human hand. Acupuncture and Electro-Therapeutics Research International Journal 17: 75–94.

Smith F (1986) Inner bridges – a guide to energy movement and body structure. New York: Humanics New Age.

Speransky AD (1944) A basis for the theory of medicine. New York: International Publishers.

Upledger J (1987) Craniosacral therapy II: Beyond the dura. Seattle: Eastland Press.

Upledger J and Vredevoogd W (1983) Craniosacral therapy. Seattle: Eastland Press.

Varma D (1935) The human machine and its forces. London: Health for All Publications.

Winstead-Fry P and Good R (2009) Therapeutic Touch, in Chaitow L (ed) Fibromylagia Syndrome 3rd edn. Edinburgh: Churchill Livingstone, Edinburgh.

Woods DL and Diamond M (2002) The effect of Therapeutic Touch on agitated behavior and cortisol in persons with Alzheimer’s disease. Biological Research in Nursing 4: 104–114.

Young P (2011) Pranotherapy: The origins of polarity therapy and European neuromuscular technique. USA: Masterworks International.

Zimmerman J (1990) Laying-on-of-hands and Therapeutic Touch: A testable theory. BEMI Currents (Journal of Bio-Electro-Magnetics Institute) 2: 8–17.

第十五章　触诊与情绪状态

Leon Chaitow

与第十四章一样,在进行本章的练习之前建议你复习一下专题12(联觉)和第十三章(理解和使用直觉能力)。

长期以来,姿势和情绪一直是联系在一起的。早在19世纪,Darwin(1899)就对抑郁症患者观察到以下情况:"……肌肉松弛;眼睑下垂;耷拉着头;嘴唇、脸颊、下颚都因为自身的重量而下沉"。1937年,Sherrington问道:"我们是否过多地强调……我们在大脑中所追踪的任何路径都直接或间接地通向肌肉?"Wilfred Barlow(1959)也观察到:焦虑状态与可观察到的(因此可感知到)肌肉紧张状态之间存在着密切的关系。

肌电图技术的早期使用者展示了不经意的敌意与手臂张力、腿部肌肉张力及性主题之间的统计相关性(Malmo and Shagass 1949)。Sainsbury(1954)的研究表明,当"神经质"的患者抱怨头皮肌肉紧张时,肌电图也可以证明这一点。

Wolff(1948)在他的著作《Headache and Other Head Pains》中指出:"大多数头痛患者表现为:颈部肌肉明显收缩……最常见的原因是与情绪紧张、不满、忧虑和焦虑相关的持续收缩。"更早的时候,Jacobson(1930)就已经能够证明,即使是思考活动也会导致肌肉的变化:"设想一个活动不可能不引起现实中真正产生这种活动的肌肉细微收缩"。

Barlow(1959)这样总结了他关于情感/肌肉联系的观点:

> 肌肉不仅是语言和手势的载体,对情绪也有作用——例如,调节呼吸、控制分泌(excretion)、性功能等,最重要的是通过本体感觉对身体架构产生影响。不仅情绪性的态度,比如恐惧和攻击会立即反映在肌肉上,而且抑郁、兴奋和逃避等情绪也有其特有的肌肉模式和姿势。

最近,Ford(1989)在他的《Where Healing Waters Meet》(愈合之水相遇之处)一书中总结了Wilhelm Reich早期较少争议工作。Wilhelm Reich反对以下两个概念的排他性:潜在的生理条件创造了心理功能障碍发生的环境,或者生理功能的障碍必然是心理力量的结果。相反,他综合了这两种立场指出:"肌肉态度和性格态度具有相同的功能,它们可以相互替代,相互影响。它们基本上不能分开。"

正如Ford所说:

> 当[Reich]在患者身上遇到困难的心理抵抗(性格武装)时,他转移到相应的身体紧张区域(肌肉武装),并使用各种形式的躯体治疗来纠正潜在的身体扭曲……同样的,如果他不能通过体细胞疗法来改变患者身体的紧张状态,他就会想办法解决紧张状态下的心理问题。

触诊与情绪状态有关,因此触诊需要观察(使用方式、姿势、态度和习惯的模式)和感觉与情绪状态相关的软组织变化的能力,无论是急性还是慢性。其中一个关键因素与呼吸功能有关,呼吸功能与情绪密切相关(见专题11)。

英国整骨治疗师Philip Latey(1980,1996)描述了与特定临床问题相一致的扭曲模式。他用三个拳头来做类比,因为他说松开的拳头与生理学上的放松有关,而握紧拳头则意味着固定、僵硬、肌肉过度收缩、情绪混乱、不愿意与人交流等。

> 下拳完全集中在骨盆功能上。当我描述上拳时,包括了头、颈、肩和手臂,以及上胸、喉和下颌。中拳主要集中在下胸部和上腹部。

现有证据

除了临床经验和观点之外，还有其他证据吗？

Michalak 等(2009)研究了抑郁与步态模式之间的关系。他们提出，与正常人群相比，非临床的悲伤(non-clinical sadness)和严重抑郁患者的步态特征包括较强的身体侧摆、头部垂直运动和垂头丧气(slumped posture)的姿势。

Canales 等(2010)认为，在抑郁症的发作期，重度抑郁症患者的姿势会发生改变：头屈曲增大、胸椎后凸、左侧骨盆后倾的趋势和左侧肩胛骨外展。

Rosario(2013,2014,2016)分析并整理了姿势和各种情绪之间的联系，包括愤怒、悲伤和抑郁：

愤怒

可以确定的是姿势变化(如头部前突、肩膀抬高、膝盖过度伸展、肩膀倾斜)与愤怒之间具有统计学意义上的联系。结果与之前的研究相似。这些研究表明情绪与面部肌肉的收缩模式(Ekman 等,1983)和身体姿势(Canales 等,2010)有关。结果显示，有一些特定的姿势反映身体对愤怒的体验(Rosario 等,2016)。

悲伤

可拍摄到的姿势参数是肩部前移。悲伤程度用代表当前悲伤和过往悲伤的模拟量表进行评定。结果表明肩部前移和过往的悲伤情绪存在相关性($P = 0.05$)(Rosario 等,2013)。

选择性运动单元的参与

Waersted 等(1992,1993)的研究表明，选择性运动单元的参与是由于心理因素对肌肉的影响。挪威 Oslo 国家职业健康研究所的研究人员已经证明，少数运动单元，尤其是肌肉，在受到心理因素影响时，可能会表现出几乎持续或重复的活动。这一信息的含义是深远的，因为它表明情绪压力可以选择性地影响肌肉的姿势性纤维，这种纤维在受到压力时会随着时间的推移而缩短(Janda 1983)。本研究指出的可能的“代谢危机”与 Simons 等(1999)所描述的肌筋膜触发点的演变有很强的相似性。

如果情绪状态可以造成特定的和可预测的肌肉骨骼变化，那么至少在某些方面应该是可以触诊到的，有时甚至是可以观察到的。

姿势解释

Latey 描述进入咨询室的患者带有一种“姿势图”，这是患者潜意识里希望你能获得的印象。如果要求他尽可能地放松，我们看到的下一个画面是下坠的姿势，重力作用在身体上，使身体根据其独特的属性、张力和弱点做出反应。此时可以很容易观察到过度活跃的肌群准备发力；手、脚、下巴和面部的肌肉会出现扭动、紧张或抽搐。

最后，当患者躺下放松时，我们就会看到我们想要检查的更深层次的图像“残余姿势”。这时我们发现患者无法释放的紧张。Latey 说，它是可触诊到的，撇开汗液、皮肤和血液循环不谈，这是能检查到的“洋葱最深的一层”。

收缩模式

当我们从这些角度观察某人时，所得到的信息因人而异，这取决于被观察对象的心理状态，对生活事件和活动的适应水平，以及目前的幸福水平。

这显然是一个记录或者一个心理模式，来自患者对于当前或以往环境的反应、行动、交流和互动。我们发现的收缩模式似乎与患者的潜意识有直接关系(见上文讨论的 Waersted 的研究)，并且这为发现和治疗它提供了可靠的途径。这些收缩给患者提供感觉输入,这是非常重要的。

Latey 的概念之一涉及一种导致肌肉收缩的机制,它是一种掩饰情绪状态引发的感觉保护的手段,描述如下:

- 由胃底升起来的一种感觉可以通过肋骨下部、上腹部和胸部与脊柱下段的附着的肌肉收缩而隐藏起来。
- 生殖器和肛门的感觉可能会被髋部、腿部和背部肌肉的收缩所淹没。
- 肩带、颈部、手臂和手的收缩可以隐藏的喉部感觉。

情感上的收缩

某种被限制的情感表达本身会导致活动的抑制,最终导致肌肉的慢性收缩,这些肌肉会被用来表达这些情绪,无论是愤怒、恐惧、愤怒、喜悦、沮丧、悲伤,还是其他任何情绪。

Latey 指出,身体所有因情感刺激而产生感觉的区域,其血液供应可能都因肌肉收缩而减少。同时,括约肌和中空器官会持续收缩直到麻木。他举的例子是生殖器和肛门周围的肌肉,以及口腔、鼻子、喉咙、肺、胃和肠道周围的肌肉。

三个拳头

如上所述,当评估这些和其他肌肉紧张模式与情绪状态的关系时,Latey 将身体分为三个区域,他将其描述为:

- “下拳”——(比喻握紧的拳头)完全集中在骨盆功能。
- “上拳”——包括头、颈、肩、臂、上胸部、喉部及颌部。
- “中拳”——主要集中在胸部下段和上腹部。

为什么 Latey 的概念如此重要?因为他几乎解释了身心问题的作用机制。这是一种所有用手法治疗的人都很熟悉的机制。他避免了更多涉及电磁能量、脉轮、能量环、能量场或能量流的推测性解释(不是说 Latey 的解释比这些解释更有效,而是说他提供了另一种看待问题的方式)。

下拳

下拳描述了骨盆、下腰部、下腹部、臀部、腿和脚的肌肉功能,以及它们在机制、医学和身心等方面的意义。

Latey 将这一区域的中心部分确定为骨盆膈,它通过骨盆出口伸展,形成腹腔的底部。会阴允许肠、阴道和尿道的排出,并为生殖器提供的血管和神经的供应,每个开口都由强大的括约肌控制,可以通过收缩肌肉被压缩。

当我们的情绪或感觉需要我们收缩骨盆出口的时候,更多的肌肉单位开始发挥作用,这增加了来自外部的压力。大腿内收、骨盆前倾、腿的内旋极大地增加了会阴的压缩力,尤其是双腿交叉时更明显。这给人一种“阴部周围闭合”的印象,婴儿和年幼的孩子在焦虑或危险时尿湿是容易观察到的现象。

你可以通过实验重现这些收缩,如下面的练习所示。

练习 15.1　感觉自己的紧张

建议时长　2 分钟

站直,两腿稍微分开,通过足弓施加最大的压力和重量,试图将足弓压平在地板上。

至少坚持 2 分钟,并且感受自己姿势的变化——感受脚、膝盖、腿、臀部、骨盆和脊柱发生的具体变化。

感到骨盆和上半身周围的紧张开始形成。

注意不适从哪里开始。

评论

如果这种收缩是短期的,不会造成损害。然而,如果是长期重复的(数周而不是数天),

就会出现代偿性的适应性变化，包括使腿部外展、外旋和使骨盆直立的肌肉（Selye1956）。如果这种代偿性矫正不足以使骨盆保持前倾，就需要额外收缩下背部肌肉以保持直立姿势。

臀部肌肉紧张

另一种相当常见的模式是臀部肌肉的紧张，它会从背后加强会阴的紧张。这更倾向于压迫肛门而不是生殖器，并产生不同的姿势。

练习 15.2 收臀姿势影响的自我评估

建议时长 2~3 分钟

向自己展示保持臀部收紧的效果，站着收紧肛门，用力收缩臀部，坚持 2~3 分钟。

随着时间的推移，关注身体不同部位紧张、力量和虚弱等感觉的变化，以及姿势的变化。

- 下腰部、上背部、臀部、膝盖和脚发生了什么变化？
- 大约一分钟后你的呼吸发生了什么？（这直接影响到盆底，因此也影响到呼吸膈膜）。

释放紧握动作后，再站一分钟，注意姿势和其他方面的变化。

下拳问题

下拳收缩的力学特性问题包括：

- 腿内旋和“膝外翻”
- 不稳定的膝关节
- 鸽子趾（pigeon-toed）站立，形成扁平的足弓。

因此，这里可能是膝内翻、扁平足儿童出现症状的地方，这里也可能是答案所在。

- 然而，主要的机械损伤是髋关节，因为相互对立的肌肉受到压迫和过度收缩。髋部被固定，肌肉缩短，由于失去旋转和分开双腿的能力，向后运动变得有限。
- 不均匀磨损开始并造成明显的远期后果。如果这种情况发生在儿童时期，损害可能包括髋臼关节畸形。
- 下背部肌肉也参与其中，这可能是慢性背痛、骨盆功能障碍、尾骨问题和椎间盘损伤的开始。
- 腹部肌肉也会受到影响，因为它们与呼吸功能的变化有关，而呼吸功能的变化是由于盆底膈无法放松，无法进行适当的运动。

这些肌肉变化导致的并发症主要涉及循环功能，因为骨盆的循环容易停滞。痔疮、静脉曲张、尿道收缩以及尿道炎和前列腺疾病的概率都会增加。所有形式的妇科问题都更加常见，分娩也变得更加困难。

练习 15.3 “下拳”（骨盆）慢性收缩的自我治疗

建议时长 3~5 分钟

- 让这个人俯卧（或者你自己俯卧），把一只胳膊收回来，放在他（你）自己的会阴上。
- 在会阴部感受放松时呼吸过程中的正常运动以及收紧臀部时的受限模式之间的区别。
- 在这个姿势下，深呼吸，臀部放松，腹部压在地面或诊疗床上，会阴运动会被迫发生。
- 这个人/患者（或你）可以通过有意识地放松该区域的肌肉来学会增加运动距离（increase the excursion）。
- 如果治疗后盆腔肌肉的紧张/缩短得到缓解，这种情况会进一步改善。
- 当这些肌肉开始放松时，通常会感到腿部明显无力，这可能会持续几个小时。随着紧张的释放，易损性增加，需要一些保护。
- 这只是恢复正常功能的一部分，但却是一个开始。

这显然只是一种治疗性/教学性的练习，但它也有触诊的意思，因为以前受到限制的正常运动在诱导会阴区域放松后应该得到改善。

中拳

在考虑中拳的这个区域时，Latey 将注意力集中在呼吸和横膈功能，以及影响这个区域的许多情绪输入。他驳斥了一种流行的误解，即呼吸是由膈膜和抬高胸腔的肌肉收缩产生的，而呼气只是这些肌肉的放松。相反，他断言：

这是完全不真实的。呼吸是由上述肌肉（膈肌和抬高胸腔的肌肉）和呼气肌（下拉胸廓的肌肉和肋间提肌）之间的积极平衡产生的。均匀的呼吸应该是由这两组肌肉的动态相互作用产生的。

“下拉胸廓”以帮助主动呼气的肌肉列举如下：

1. 胸横肌　它位于胸部前面，附着于胸骨后部，在胸腔内呈扇形展开，然后延伸到肋骨下部再分开。它构成胸部下方的倒“V”型（这就是所谓的胸横肌区域）。Latey 称之“可能是身体里最显著的肌肉”。他说，它有直接固有的能力产生各种独特的强大的感觉，即使是轻轻接触有时也会产生全身或者是腹部或胸部的反射收缩，以及恶心和窒息的感觉，也会产生各种焦虑、恐惧、愤怒、欢笑、悲伤、哭泣等。

   当它被触及时，患者描述的最常见的感觉包括“恶心、虚弱、脆弱和空虚”。他不认为它的敏感性与“腹腔神经丛”有关，而是认为它的敏感性与胸内动脉的紧密程度可能更重要，因为当横肌收缩时可以直接对动脉施加压力。

   Latey 认为生理呼吸的中心活动是肌肉有节奏的放松和收缩。僵硬经常出现在“中拳”问题的患者身上，“控制”抑制了与之相关的情绪。

2. 另一个主要的呼气肌是下后锯肌，它起于腰椎上部，向上向外延伸，覆盖在下部肋骨处并止于其后部，呼气时把肋骨拉向内下方。这两块肌肉互为镜像，共同工作。

Latey 评论了锯肌张力在语言方面的显著变化：

这块肌肉的张力随着患者讲话时的情绪变化而变化，尤其是当情绪高度不稳定且几乎不加掩饰时。当患者平趴在床上时，可以看到整个背腰椎区域在他们说话时脊状起伏。随着他们的话变得越来越“多”，这种模式变得越明显。然而，更常见的是这块肌肉的静态过度收缩，伴随着下层的背部肌肉纤维的缩短和变性，反映了胸横机的僵硬和情感阻滞的程度。

中拳功能

大笑、哭泣和呕吐是 Latey 感兴趣的中拳功能的三个“安全阀”。这些可以用来解决身体内部的失衡。任何储存在体内且不能被接受的内容都可以通过此途径释放出来。在三种功能中，横肌在完全收缩和松弛之间交替进行。

在欢笑和哭泣时，横肌的收缩/舒张有一种明确的节奏，而在呕吐时，它处于完全收缩状态。在呕吐的间隙，呼吸保持在吸气阶段，上胸部喘息。这时，横肌是松弛的。

Latey 指出，通常只有肌肉疲劳才会打破笑/哭/呕吐的循环，他提醒我们这样的短语，例如：“我哭/笑到肚子疼。”恶心和呕吐常与以下感觉联系在一起，如：“我忍气吞声”和“吞下侮辱”。他建议，在这个领域工作时，如果我们希望发现基本的情感联系，就应该寻找早期的饥饿感、需要感、饱腹感、空虚感、自负感、恶心感、排斥感、驱逐感等。

虽然 Latey 深入研究了心理治疗的一些领域，但他所支持的身体活动形式，即试图理解并在适当情况下修改软组织中的适应性变化，在这一领域中可能具有重要意义。

练习 15.4　探索“中拳”(Middle First)

建议时长　5~10 分钟

Latey 认为:

患者平躺时最容易出现中拳紊乱的感觉。医师把一只手放在胸骨下方(评估胸横肌运动),另一只手感受中拳的上下运动。患者在这个位置上常常感到强烈的恶心。

当你抓住这块肌肉时,你会在患者身上发现什么?

如果他们感到恶心,你可能会看到脸色突然苍白,出汗,下巴突出,然后恶心和呕吐。你手边应该放个容器,并且应该询问“你要吐吗?”为了深入洞察潜在的情感,之后你可以问“刚刚有什么在阻止你吗?”

如果要笑出来,在笑之前可能会有扭捏的动作,看起来是顽皮的、稍许内疚、羞愧或尴尬。一个轻噗、窃笑或咕哝声都能导致爆笑的释放。如“太荒谬了,不是吗?”这样的评论可以起到作用。

在开始哭泣前,眼睛变得湿润,嘴唇发抖,声音哽咽。期望得到鼓励和安慰。

这些情绪是可以互换的,一个可能会导致另一个,因为这些安全阀可能会同时释放来自不同来源的情绪。

如果恐慌开始,其特征是胸横肌的明显抖动。这可以导致全身颤抖,并且呼吸和胸廓的运动变得抽搐和颤抖。四肢抽搐,眼睛瞪大。这种情绪暴发的根源可以追溯到很早以前的经历。

探索中拳时,Latey 非常关注胸横肌。他说:“胸骨后或胸骨下的一种紧绷感标志着与这块肌肉相关的情感开始循环(相互指责、遗憾、厌恶等)。心痛是横肌过度紧张!

如上所述,他鼓励中拳部分的运动(通过呼吸和身体动作),并在此过程中记录患者的不安情绪。

恐慌始于非常明确的横肌抖动,这是毫无疑问的。如果充分发挥它的作用,它会迅速形成全身的颤抖。胸部的运动和呼吸是抽搐和颤抖的;四肢抽搐;眼睛瞪大并且惶恐地凝视着。我不得不去别处寻找恐慌的意义:调查过程是曲折和困难的——当它们完全暴露出来,总是会回到最初的感觉。

如果有这样的情绪出现,我们就使用 Latey 所描述的策略评估它们的价值,并记录从这种情感和身体的探索中获得的信息,以备将来使用。

在练习 15.4 中,你可以触摸到与基本情绪密切相关的组织,同时你要意识到细微变化(呼吸模式,面部表情,声音音高,肌肉紧张性等),所有或其中任何一种都可能是情感释放的先兆。

关于这一主题的进一步探讨,请参阅下面的说明。

中拳问题

与中拳功能障碍相关的临床问题涉及血管、内脏器官、自主神经系统受累以及神经内分泌平衡的改变。腹泻、便秘或结肠炎可能与此有关,但更直接的结果与肺和胃问题有关。因此,支气管哮喘是中拳固化的一个明显例子。

有一种典型的相关姿势,肩带上抬外展,好像做任何放松动作都会引发一场危机。代偿性的改变通常包括颈部和肩部的严重紧绷。治疗时,Latey 首先激发中拳自身的功能,然后延伸到颈部和肩部肌肉,鼓励患者放松和下垂。然后他再回到中拳。

我们可以看到患者的惊恐、不安和恐慌等戏剧性的表现。患者在讨论他们的感受时,可能会说道他们有窒息、溺水、憋闷、被吞没、被压碎、被消灭的感觉。这些可能与早期生活中的恐慌情绪有关,并且会进入到人的内心深处。

当中拳障碍涉及到消化功能时,这可能与青少年时常见的姿势改变和情绪冲突有关,Latey 说道:

食管的下端穿过横膈的肌肉部分，然后进入胃。这里有一个有趣的机制，允许食物或呕吐物在胸腔和腹部之间通过。当膈肌收缩，食管打开受限。为了食管的通畅，膈肌必须是放松的（彻底呼气），伴随着下肋骨轻微下拉（横肌收缩）。当出现中拳慢性紊乱时，这种机制常常会出问题—“吞咽动作的下端”没有正常运作。这可能会导致胀气、打嗝或饱撑感。然而，当神经内分泌/平滑肌活动也受到干扰时，其后果可能更为严重。消化性溃疡、胃灼热、食管反流性食管炎、食管裂孔疝等疾病都与中拳问题有关。此时胃和十二指肠的充盈和排空及其内部分泌物已经出现慢性紊乱。

我们简单地讨论了（练习 15.4）Latey 的中拳握放的方法，并且他认为这可以解决全部或部分功能障碍：

然而，大多数患者的问题只得到部分解决：当中拳紊乱开始解决时，矛盾被转移到口、颈和喉。虽然严重的肠胃症状已经消失，但我们仍然可能会继续遇到一个更复杂的上拳问题（吞咽的第一部分）。

如果患者开始哭泣，停止并开始这个释放过程，Latey 建议只需将安全阀稍微开放即可。他认为骨盆和中拳节奏是协调的，但头、颈和肩看起来很僵硬，对抗这种运动。在这种情况下，他发现如果将手放在患者的喉咙前面，情况会发生巨大的变化，这种轻而有力的触摸似乎会影响胸锁乳突肌的敏感性。

此时，患者的哭泣会变得全身化，并伴随着亢进的节奏将悲伤完全地表达出来。哀号和高分贝的哭声可能会伴随着极度的痛苦和沮丧，甚至出现恐怖的尖叫。无法抑制的愤怒，詈骂，甚至撕咬等行为都是有可能出现的，因为上拳释放了被压抑的紧张，多年来第一次表达自己。

显然，这是一个许多人可能不愿冒险的领域。它是强大的，需要医师的钢铁般的意志；然而，正是在这样的宣泄中，埋藏了数十年的痛苦和伤痛才得以愈合。

上拳

紧握的拳头的比喻十分形象，Latey 用它来描述身体中与慢性、受情感影响的收缩有关的部位。我们已经看到了中拳（膈肌、呼吸肌、腹部）和下拳，下拳自然集中在盆腔区域（以及下背部和下腹部，臀部，腿，脚）。

上拳包括从胸向脑后延伸的与颅骨和脊柱相连接的肌肉，它们向侧面延伸到包括肩带的肌肉。因此，这些肌肉决定了头部、颈部、颌部、肩部和上胸部的相对位置，并且身体的其他部分在很大程度上也受其控制［FM Alexander（1931）指出头-颈关系是主要的姿势控制机制］。

Latey 很喜欢说这个区域“绝对是焦虑、紧张和其他不安表情的中心”。他断言，上拳的慢性紊乱时，身体主要的影响是出现一种克制的、过度控制的或令人沮丧的表现。感觉肌肉正控制“情感的爆发”。下拳对感官功能的控制给我们留下了深刻印象，与之相反，上拳则是在对外界作出反应时收缩或是抑制对外界的反应。

究竟什么是被约束的，肌肉本身永远不会表现出来，但对面部肌肉的解读可能会提供线索。然而，比脸上的表情更重要的是那些被隐藏的表情。那些在脸上不能自由表达的体验会在颅骨和颅底的肌肉中表达出来。Latey 认为，这对头痛，尤其是对偏头痛的治疗至关重要。Latey 说：“我从来没有见过偏头痛患者没有丧失全部的面部表情，至少暂时是这样。”

上拳模式的效果

上拳固化的力学后果可谓多种多样，它涵盖了从颈部僵硬到导致椎间盘退变和关节突磨损的压迫性因素。吞咽障碍和语言障碍很常见，还有肩部功能障碍，包括臂神经炎、雷诺综合征和腕管问题。

Latey 说道：

上拳挛缩主要在循环方面具有临床意义。正如下拳挛缩导致腿部、骨盆、会阴和下腹部的循环停滞一样；上拳的挛缩可能有更深远的影响。头面部特殊感觉，鼻、口上呼吸道黏膜，心脏本身及主要血管的血液供给都是由交感神经系统控制，它的主要“交汇点”（神经节）就在颈基底部的椎骨前。

因此，头痛、眼痛、耳、鼻、喉等问题以及许多心血管疾病可能包含与上拳肌肉收缩有关的强大的力学因素。

Latey 提醒我们，心血管疾病与慢性肌性肩痛（肩袖肌腱无血管坏死）同时出现并不罕见，并且颈长肌经常在这些情况中起重要作用。

他观察鼻、嘴、唇、舌、牙齿、下巴和喉咙，寻找与上拳紊乱相关的功能性变化的证据，这些改变的基础是相对简单的身心障碍。

嗅、吸、咬、嚼、撕、咽、吞、吐痰、流涎、打嗝、呕吐、发声等都是可能被严重或长期干扰的重要功能。

与中拳、下拳的功能障碍一样，这些都可以通过呼吸功能来解决。

当上拳的所有组成部分都是放松的，呼气表现为明显的节律性运动。颈部延长、下巴微微抬起（摇晃着整个头部）、脸部丰满、上胸部下降。当患者有困难时，我可以尝试通过用手对肌肉进行轻柔的引导来鼓励这些正常的动作，以帮助放松呼气。同样，我鼓励患者下定决心，放松，释放感情。特定的因素经常容易出现，尤其是那些在中拳提到的，需要呕吐、哭泣、尖叫等。

关于头痛的问题，Latey 发现：

我们经常会看到头痛是一种更普遍回避机制。一般疼痛的焦点显然可以占据注意力。它阻碍和限制了概念的形成和观察。感觉和表达总是变得麻木和粗糙。似乎患者用头痛来控制住一些干扰，直到能够更有效地应对它，或者直到干扰消失。

如果偏头痛更严重，伴有视力障碍和恶心，通常有必要细致地处理厌恶感。对中毒的恐惧可能是恶心的一个强烈组成部分，通常可以追溯到最早的感觉障碍。

Latey 还花时间分析可能在生命最初几个月经历的震惊和退缩，因为生活的现实是退缩的。他认为，这导致我们无法从经验中吸取教训，因为我们在情感上不愉快的事情面前畏缩不前。退缩的特点决定 Latey 的许多临床观点。从表面上看，无论如何，他们都很容易辨认：

沉闷而毫无生气的语调；表面肌肉无力（或痉挛性的僵直）；深层姿势肌肉的硬纤维状态（可能除了头部和颈部的肌肉）；耳朵和眼睛-听觉和视觉的过度敏感。

退缩的深层次特点更加细微：

以非个性化和非自发的方式仪式化地表达任何情感；使用语言逃避威胁（也许是来自外部或内部的诱惑），否认自我中心存在和统一，抓住了我们文明的通病。在社会/家庭故弄玄虚之下，这些精神障碍严重恶化。

练习 15.5　情绪效应的触诊

建议时长　10~15 分钟

耐心并且缓慢地检查已有情绪压力症状的患者，看看你是否能识别肌肉变化模式，正如上面所提到的 Latey 的“紧握的拳头”模型，寻找与“毫无生气”“软弱无力”“痉挛僵化”“毫无生气的硬纤维”等描述相对应的组织。

同时寻找相关呼吸模式功能障碍的证据，如第十二章所述。

另外寻找：

- “情感的仪式化表达”。
- 使用否认自我中心存在和统一的语言，以避开威胁。

练习 15.5 续

- 缺少面部表情(哪些是缺失的?)
- 关于异常身体感觉陈述

  你注意到什么与 Latey 的话相关?

Ford 在同一主题上的变化

Latey 建议,当我们要去观察和感受情绪波动的身体表现时,我们需要考虑这三个异常紧张,收缩和限制的“拳头”或者区域。

在与“躯体化整合(somatosynthesis)”相结合的方法中也发现了与这一主题完全相同的变异。Ford(1989)对这一点做了很好的描述:

触觉的诊断用途和治疗用途有着密切的关系。当涉及触摸(触诊)时,在没有治疗师或患者意识的情况下,将诊断当成治疗的情况并不少见。

Ford 继续说到:

我的治疗性触摸的方法很简单,追求用最少量的操作获得最大的疗效。

Ford 建议在哪些方面着手处理情感问题?

我可以从身体交叉限制的四个主要领域开始:骨盆底部(Latey 的下拳),胸腔底部(Latey 的中拳),颈的底部和颅底(一起构成 Latey 的上拳)(图 15.1)。

福特断言,正是在这些区域,软组织与通常的垂直方向不同,它们是水平方向的:

通常水平组织交叉限制人体的垂直组织,从而阻碍了正常的肌肉运动、液体流动和神经传递。实际结果是,这些区域变成了我们大多数人经历和保留压力、紧张和疼痛的地方。它们也常常与我们身体体征和症状背后的深层心理问题有关。处理这些交叉限制的一种简单直接的方法是从前面到后面轻轻压它们。

他如何触诊和治疗这些(以及其他)障碍呢?

经验丰富的手法治疗师早就知道最好的手是轻柔的手。触摸越轻,获得的信息越多。

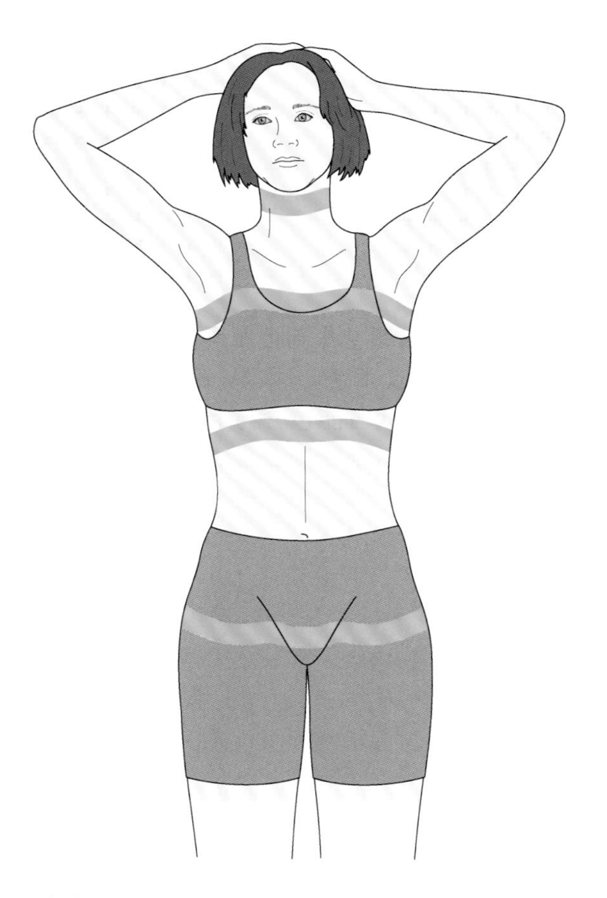

图 15.1 图示 Ford 的交叉限制区域

Ford 建议我们“记住触诊和治疗是同时发生的”。这个信息应该是我们在整个触诊过程中需要考虑的关键因素之一,尤其是当它涉及到情绪影响的时候。Ford 正是通过轻触、投射触觉,以及接受任何辐射到手上的信息,来识别最为紧张和功能障碍的区域。

一旦我用触诊的方法确定了触碰(治疗)的位置,我会考虑三件事:深度、方向和持续时间。我需要触及多深?应该是在没有身体接触的能量场水平,在皮肤表面……或紧紧压入(患者)身体。

然后他决定触手应该朝哪个方向移动:向下,向右,向左,拉,推,稳定或持续的移动,还是这些的组合?最后,他让这些组织自己决定应该承受多长时间的力(图 15.2)。

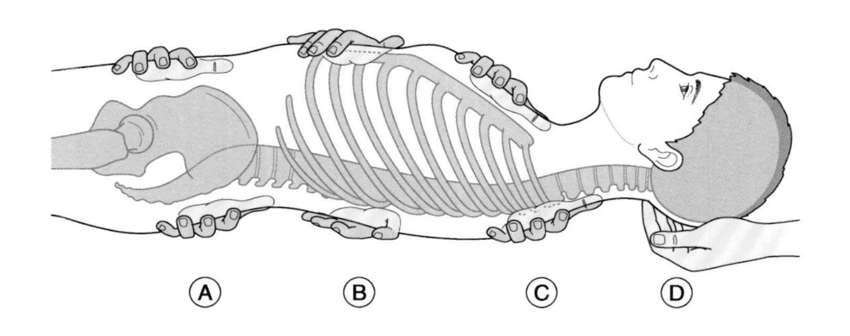

图 15.2 Ford 治疗水平交叉限制时，手的位置：(A) 骨盆，(B) 横膈，(C) 胸口，(D) 颅底。为了治疗这些紊乱，他通过"投射"触碰的感觉，根据"深度、方向和持续时间"进行操作

我们现在可以看到，Latey 和 Ford 处理这些问题的方法略有不同，Marion Rosen 的方法也略有不同，他的研究将是下一个要讨论的问题。

Rosen 方法

Marion Rosen 是一个杰出的物理治疗师，他优化了 Mayland(1980)的方法，这种方法处理情绪混乱的身体表现，就像 Latey 和 Ford 的方法一样。Rosen 方法不是一个机械的过程，它是客户和实践者一起走向自我发现的旅程。医师观察患者的背部，如下面的练习所示。

练习 15.6 观察紧张状态的人

建议时长 10~12 分钟

让这个人俯卧(如果可能，可以用练习 15.5 中的同一个人，已知其情绪应激症状)。

静静地坐着，观察你是否能辨别出下面的任一情况。

- 肌肉紧张吗?
- 哪里的呼吸运动自如?
- 哪里被抑制?
- 患者怎样描述自己的身体?
- 为了让他摆脱那个紧张的状态，要做些什么呢?
- 肌肉朝着哪个方向收缩?
- 它是向下拉，向中间挤，向外膨胀，还是通过收紧的身体中部(相当于 Latey 的中拳)，把他的上半身和下半身分开?

将这些观察结果与你在练习 15.5 时的发现进行比较。

练习 15.7 触诊处于(同一个)紧张状态的人

建议时长 12~20 分钟

轻触受试者背部肌肉(在理想的情况下，和之前的练习一样，应受试者知悉情绪紧张症状)。

花点时间找出背部最受限制的肌肉区域，那里能摸到明显的紧张且在呼吸过程中只有轻微运动或无运动。

"观察体会背部的哪些区域是最不动的，最被抑制的，或没有出现在他的自我表达中。他没有意识到自己保持不动。"

用一只触诊手平触这些组织，迎合张力，消除松弛的部分。

你的另一只手可以放在另一个类似的紧张区域，同时你耐心而安静地等待着组织的感觉改变，或者等待着呼吸运动在以前不明显的地方变得明显。

在对几个紧张的区域给予同样的注意之后，手应该轻轻在背部肌肉上移动，寻找信息，将最初观察到和触到的信息和现在触到的信息进行比较。

- 它变化了多少?

你的任务是以一种非先入为主的方式提高对"受限和锁住(restriction and holding)"区域的意识。

练习 15.7　续

当紧张的组织释放和放松时，你也需要跟随它们，直到所有的背部被释放且呼吸功能在所有的组织中被自由地观察到。

要注意：

- 在几分钟的时间里，那些非常紧张、僵硬的组织会发生什么变化呢？
- 如果有的话，呼吸模式本身发生了什么变化？

然后注意力转向膈肌和身体的前部。这个主要的呼吸肌肉显示出紧张的状态，它的功能变化很容易被触摸到，同时面部表情的变化也很常见。

下一步会发生什么？

将下面给出的描述与练习 15.4 之后 Latey 给出的描述进行比较，比较使用 Rosen 方法时可能观察到的情况。

> 有时，当［Rosen 疗法］医师使用运动膈膜的肌肉时，可以看到横膈膜本身的颤动。腹部开始运动时可能会像一个人啜泣或哭泣，虽然面部的表情还没有改变，导致他的［医师］相信在这一过程中身体所表达的悲伤没有达到脸和意识。（Mayland 1980）

下一步是什么？

用 Rosen 疗法，在前面练习中描述的方法的基础上，在背部和膈肌受到了关注之后，其他在脖子上或者是胸部的紧张就也会被发现，并以同样的方式进行具体地触诊和治疗，直到释放发生。这项工作需要细心的观察和熟练的提问。

应该清楚的是，触诊的过程实际上就是治疗的开始（对 Lief 的神经肌肉技术来说亦是如此（第五章）。

这种方法的本质是通过观察和触诊来识别呼吸功能无法表现出来的受限区域。在解决这个问题之前，后续的放松是不容易实现的。

正如 Mayland 所说：

> 我们想要的只是一个人与他们所隐瞒的联系起来。他们压抑的程度，他们不允许自己经历的程度，他们时刻负重的程度，形成了生活的障碍。它们像是负担，像是压在心上的石头。

Rosen 方法中的压力

值得注意的是，当应用 Rosen 方法时，施加在紧张的“被锁住”的区域的压力大小与 Fritz Smith 和 Stanley Lief 在前面章节（第五章和第十四章）中的描述非常相似。

压力去“匹配”肌肉，而不是试图压倒它，或者让它做任何事情。意识是关键，释放是从患者的角度发生的，而不是被迫的。

Rosen 的情绪层级

Rosen 的方法和 Latey 的一样，有一个与特定区域相联系的情绪层级：

- 深深的恐惧和深深的爱与骨盆（或腹部深处）以及双腿与骨盆的交汇处有关。
- 压抑的愤怒和悲伤常常在上半身或颈部出现。
- 对他人的感觉与躯干中部和心脏区域有关。
- 恐惧和焦虑被压抑在膈肌周围。

Marion Rosen 认为，愤怒、悲伤和恐惧比与爱相关的压抑情绪更容易释放。

Rosen 方法的目标

Rosen 方法的特点是轻柔。情感是重新体验的，而不是被迫的，因为客户了解到，情感只是情感，而不是使他们被锁起来的事件。通过触诊和观察，这种方法可以使人自我接受，并从长期的紧张状态中解脱出来。

Upledger 对情感释放和解除的贡献

之前章节（第三章和第十四章）提到的 Upledger 的躯体情感释放（Upledger1987）在这里值得再提一下。用温和的压力或拉力，如：

- 患者坐着，轻微地向下压患者头。
- 向尾端压颈椎和胸椎。
- 患者站立，温柔地压患者的髂骨前部。
- 患者仰卧，抓住患者的脚踝，轻轻地压或拉，等等。

Upledger 要求治疗师追随在施加这些（压力等）力时身体可能启动的“放开（unwinding）”过程。要做到这一点，就需要有高阶的触感和本体感受技能，因为不仅需要手来跟随缓慢的放松过程，还需要阻止任何“放开”的趋势走上一个重复的路径。

虽然这种方法主要用于释放被锁定的、创伤诱导的、压力性的、被压抑的躯体损伤的情绪成分，“但这些情绪成分常常同时被释放”。与创伤相关的恐慌或歇斯底里可能会得到缓解，并释放相应的能量。

Upledger 警告道：“要保持警惕。不要通过拖拽患者的身体动作来抑制他们。试着跟着患者的身体走”。患者最终可能会采取创伤发生的体位。

尽管躯体情感放松（正如 Rosen 的方法中一样）描述的似乎是治疗，而不是触诊/评估，但正如其开发人员所描述的，当使用这些方法时，两者的区别本质上是模糊的。

触诊技能决定了医师执行这些治疗方法的能力。

到目前为止，你可能会注意到这些描述都与 Smith 的理论有相似之处（第十四章）。实际上，Latey、Rosen、Ford、Upledger 和 Smith（事实上还有 Lief 和 Becker）这些人工作上的重叠不应该令人惊讶，因为他们都在关注物理的、躯体的、情感的痛苦，并且尝试在这些软组织中，通过触碰、定位，并启动或协助其产生自发性改变。

注意事项及问题

关于人体治疗师诱导“情绪释放”的问题存在着激烈的辩论，这是有道理的。

如果一个人能对生活的混乱做出的最恰当的反应是把这些锁在他们的肌肉骨骼系统中，那么我们需要问的是，释放这些紧张和收住的情绪是否为明智之举？

如果目前没有心理能力来处理这些躯体区域所承受的疼痛，那么在心理咨询、心理治疗或自我意识引导个体反思、掌控、处理并最终解决这些问题和记忆之前，它们不是最好留在原地不动吗？

如果无论个人或徒手治疗师都不能进一步采取措施的话，那么 Latey 和其他人所描述的，通过哭泣、大笑、呕吐或其他任何方式来释放情绪的好处是什么？

答案？

这些问题的答案不是现成的，虽然有许多观点。然而，也许生活已经迫使个体建造了防御装甲，建议每个患者和治疗师/医师在解除（无论如何轻巧和短暂）装甲之前，都应该仔细考虑这些问题。

至少，所有的治疗师和从业人员都应该学习能够安全处理可能发生的情绪释放的技巧，不管有没有刻意去诱导它们。或者我们应该有一个适当的转诊过程，让患者有能力和合格的医师一起，处理这些治疗活动中出现的任何问题。

结论

通过本章的练习和讨论，对触诊潜力的探索之旅至此告一段落，但是当然还没有到达终点，寻找最好的触诊技术是我们永恒的追求。

触诊转变为治疗的无缝方式，以及手法治疗中如何要求触诊的连续性，都将有更多的实证。

另一个想法是，当治疗师在触诊患者时，患者也在触诊治疗师。关于内外偶联过程（见第十四章）的简单探讨可能会提醒你，你正在深刻地影响你接触的人，并且这可以是双向的过程。

那么，对于治疗师来说最终的需求是保持最佳的健康状态，在工作时要集中精力，而且要在触诊技巧上非常熟练，以至于所涉及的过程几乎都是在直觉的指导下进行的。

我希望你能享受这趟触诊之旅，这是一个永无止境的探索的开端。

参考文献

Alexander FM (1931) The use of the self. London: Methuen.

Barlow W (1959) Anxiety and muscle tension pain. British Journal of Clinical Practice 13 (5): 339–350.

Canales JZ, Cordás TA, Fiquer JT, Cavalcante AF and Moreno RA (2010) Posture and body image in individuals with major depressive disorder: A controlled study. Revista Brasileira de Psiquiatria 32 (4): 375–380.

Darwin C (1872, 1899) The expression of emotion in man and animals. London: John Murray.

Ekman P, Levenson RW and Friesen WV (1983) Autonomic nervous system activity distinguishes between emotions. Science 221: 1208–1210.

Ford C (1989) Where healing waters meet. New York: Station Hill Press.

Jacobson E (1930) Electrical measurements of neuromuscular states during mental activities. 1. Imagination of movement involving skeletal muscle. American Journal of Physiology 91: 567–608.

Janda V (1983) Muscle function testing. Butterworths, London.

Latey P (1980) Muscular manifesto. London: Latey.

Latey P (1996) Feelings muscles and movement. Journal of Bodywork and Movement Therapies 1 (1): 44–52.

Malmo R and Shagass C (1949) Physiologic studies of reaction to stress in anxiety and early schizophrenia. Psychosomatic Medicine 11: 9–24.

Mayland E (1980) Rosen method. Palo Alto, CA: Mayland.

Michalak J, Troje NF, Fischer J, Vollmar P, Heidenreich T and Schulte D (2009) Embodiment of sadness and depression – gait patterns associated with dysphoric mood. Psychosomatic Medicine 71 (5): 580–587.

Rosário JL, Diógenes MS, Mattei R and Leite JR (2013) Can sadness alter posture? Journal of Bodywork and Movement Therapies 17 (3): 328–331.

Rosario JL, Bezerra Diógenes MS, Mattei R and Leite JR (2014) Differences and similarities in postural alterations caused by sadness and depression. Journal of Bodywork and Movement Therapies 18 (4): 540–544.

Rosário JL, Diógenes MS, Mattei R and Leite JR (2016) Angry posture. Journal of Bodywork and Movement Therapies 20 (3): 457–460.

Sainsbury P and Gibson JG (1954) Symptoms of anxiety and tension and the accompanying physiological changes in the muscular system. Journal of Neurology, Neurosurgery and Psychiatry 17 (3): 216–224.

Selye H (1956) The stress of life. New York: McGraw-Hill.

Sherrington C (1937) Man on his nature. Gifford Lectures on Natural Theology at Edinburgh University 1937–8.

Simons D, Travell J and Simons L (1999) Myofascial pain and dysfunction: the trigger point manual, vol 1: Upper half of body, 2nd edn. Baltimore, MD: Williams and Wilkins.

Upledger J (1987) Craniosacral therapy. Seattle, WA: Eastland Press.

Waersted M, Eken T and Westgaard R (1992) Single motor unit activity in psychogenic trapezius muscle tension. Arbete och Halsa 17: 319–321.

Waersted M, Eken T and Westgaard R (1993) Psychogenic motor unit activity – a possible muscle injury mechanism studied in a healthy subject. Journal of Musculoskeletal Pain 1 (3/4): 185–190.

Wolff H (1948) Headache and other head pains. Oxford: Oxford University Press.

附录　Chapman 神经淋巴反射的定位

序号	症状/区域	前面	图	后面	图
1	结膜炎和视网膜炎	肱骨上段	4.7	枕骨区域	4.9
2	鼻病	第1肋前面靠近胸骨处	4.7	下颌角后方寰椎横突尖上	4.9
3	手臂(循环)	第3、4、5肋的胸小肌附着处	4.7	肩胛骨上角和肩胛骨内侧缘上1/3	4.9
4	扁桃体炎	第1、2肋之间靠近胸骨处	4.7	第1颈椎棘突和横突尖之间	4.11
5	甲状腺	第2肋间隙靠近胸骨处	4.7	第2胸椎棘突和横突尖之间	4.9
6	支气管炎	第2肋间隙靠近胸骨处	4.7	第2颈胸棘突和横突尖之间	4.11
7	食管	同6	4.7	同6	4.11
8	心肌炎	同6	4.7	第2和第3胸横突之间。棘突和横突尖端之间	4.10
9	上肺	第3肋间隙靠近胸骨处	4.7	同8	4.10
10	上肢神经炎	同9	4.7	在第三和第四横突之间，在棘突和横突顶端之间	4.10
11	下肺	第3肋间隙靠近胸骨处	4.7	第4和第5横突之间。棘突和横突尖端之间	4.10
12	小肠	第8、9、10肋间隙靠近软骨处	4.7	第8、9、10胸椎横突间隙	4.9
13	胃梗阻	胸骨左侧第6肋间隙	4.7	第6胸椎横突间隙，左侧	4.9
14	胃酸过多	胸骨左侧第5肋间隙	4.7	第5胸椎横突间隙，左侧	4.12
15	膀胱炎	脐周和耻骨联合靠近中线处	4.7	第2腰椎横突的上缘	4.12
16	肾	略高于脐和脐外侧	4.7	第12胸椎和第1腰椎横突的间隙	4.12
17	无张力性便秘	髂前上棘和大转子之间	4.7	第11肋椎交界处	4.9
18	腹部紧张	耻骨上缘	4.7	第2腰椎横突尖	4.10
19	尿道	耻骨支内侧缘靠近耻骨联合的上面	4.7	第二腰椎横突上表面	4.12
20	Dupuytren挛缩，手臂和肩膀疼痛	无		肩胛外侧的前表面，肱骨头下方	4.12
21	脑梗死(相关的瘫痪或麻痹)	(在身体后方)第3、4、5颈椎的外侧	4.7	在第1、2颈椎横突之间	4.11

续表

序号	症状/区域	前面	图	后面	图
22	阴蒂激惹和阴道痉挛	大腿内上面	4.7	在骶骨和尾骨交界处的外侧	4.10
23	前列腺	大腿外侧从大转子到膝盖上方。还有耻骨联合外侧，与子宫问题类似(见43)	4.7	髂后上棘和第五腰椎棘突之间	4.10
24	痉挛性便秘或结肠炎	2~5cm宽，从大转子延伸到髌骨的2.5cm范围内	4.7	从第2、3、4腰椎的横突到髂嵴	4.9
25	白带	大腿内下面，稍靠后(在身体后方)	4.7	髂后上棘和第五腰椎棘突之间	4.10
26	坐骨神经炎	胫腓关节前后	4.7	1. 在骶髂关节结合处 2. 在坐骨粗隆和髋臼之间 3. 大腿的外侧和后部	4.9
27	肝功差(恶心、充盈、不适)	第五肋间隙，从乳中线到胸骨	4.8	右侧第五胸椎横突间隙	4.9
28	小脑梗死(记忆和注意力丧失)	肩胛骨喙突尖端	4.8	第1颈椎上，恰好位于颅底下方	4.11
29	中耳炎	锁骨的上边缘穿过第一根肋骨处	4.8	第1颈椎横突(尖)上表面	4.9
30	咽炎	第一肋骨靠近胸骨处的前表面	4.8	第2颈椎棘突和横突尖之间	4.11
31	喉炎	第2肋骨上表面，距胸骨5~8cm	4.8	第2颈棘突和椎体尖之间	4.11
32	鼻窦炎	胸骨外侧，第一肋间隙中，第二肋骨的上缘	4.8	同31	4.11
33	幽门狭窄	胸骨上	4.8	右边第10肋椎关节交界处	4.12
34	神经衰弱(慢性疲劳)	胸大肌的所有肌肉附着点：肱骨、锁骨、胸骨、肋骨上(尤其是第四肋骨)	4.8	肩胛骨内上缘的下方，第4肋骨的表面	4.10
35	歪脖子(斜颈)	肱骨上缘的内侧	4.8	第3、4、6、7颈椎的横突	4.11
36	脾炎	第7肋间隙靠近软骨结合处，在左侧	4.8	左侧第7横间间隙	4.9
37	肾上腺(过敏，疲惫)	脐的外上方	4.8	第11、12胸椎的横突间隙	4.12

续表

序号	症状/区域	前面	图	后面	图
38	阑尾系膜	第 12 根肋骨的上部，靠近肋骨尖，在右侧	4.8	右第 11 肋间隙的外侧	4.9
39	胰腺	第 7 肋间隙在右侧，靠近软骨	4.8	右侧第 7 胸椎横突间隙	4.12
40	肝、胆囊充血	第 6 肋间隙，从乳中线到胸骨（右侧）	4.7	右侧第 6 胸椎横突间隙	4.12
41	输卵管炎	髋臼和坐骨切迹之间（身体后方）	4.12	髂后上棘和第五腰椎棘突之间	4.10
42	卵巢	耻骨上缘的圆韧带，下方	4.8	第 9 和第 10 横突间隙和第 10 和第 11 横突间隙	4.10
43	子宫	耻骨支和坐骨交界处的前面	4.8	髂后上棘和第 5 腰椎棘突之间	4.10
44	子宫纤维瘤	耻骨联合的侧面，斜向下延伸	4.8	第 5 腰椎横突尖和髂嵴之间	4.9
45	直肠	小转子正下方	4.8	在骶骨上，靠近髂骨，在骶髂关节的下端	4.12
46	阔韧带（常累及子宫）	大腿外侧，从大转子到膝盖上方	4.8	在髂后上棘和第 5 腰椎棘突之间	4.10
47	腹股沟腺体（腿和盆腔器官的循环和引流）	缝匠肌的下 1/4 及其在胫骨附着点	4.8	在骶骨上，靠近髂骨，在骶髂关节的下端	4.12
48	痔疮	略高于坐骨粗隆（这些区域位于身体的后面）	4.10	在靠近髂骨的骶骨上，在骶髂关节的下端	4.10
49	舌头	第二肋骨的前面，胸骨与肋软骨连接处	4.7	棘突和第二颈椎横突尖之间	4.11

视频资源

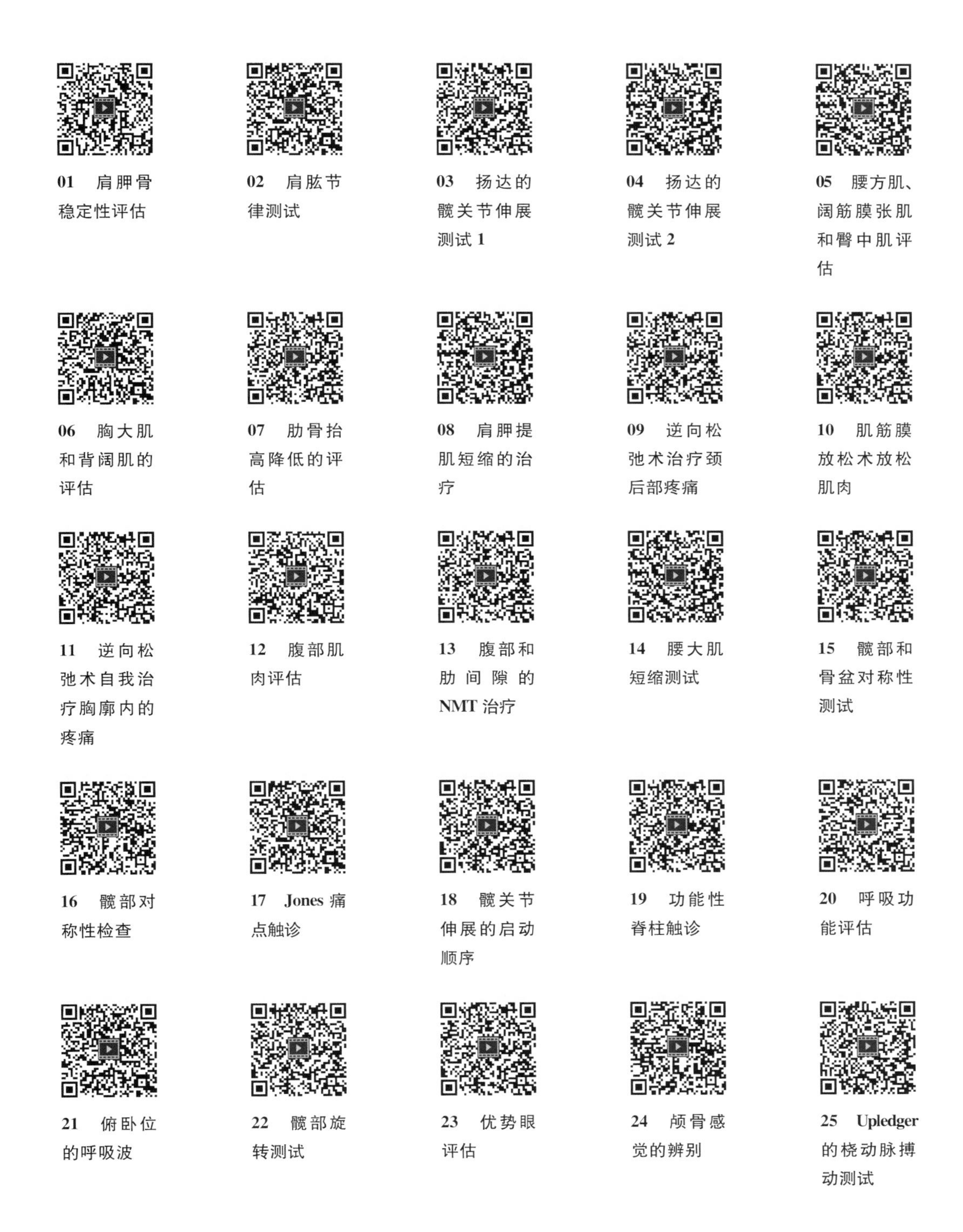

01 肩胛骨稳定性评估
02 肩肱节律测试
03 扬达的髋关节伸展测试 1
04 扬达的髋关节伸展测试 2
05 腰方肌、阔筋膜张肌和臀中肌评估
06 胸大肌和背阔肌的评估
07 肋骨抬高降低的评估
08 肩胛提肌短缩的治疗
09 逆向松弛术治疗颈后部疼痛
10 肌筋膜放松术放松肌肉
11 逆向松弛术自我治疗胸廓内的疼痛
12 腹部肌肉评估
13 腹部和肋间隙的NMT治疗
14 腰大肌短缩测试
15 髋部和骨盆对称性测试
16 髋部对称性检查
17 Jones痛点触诊
18 髋关节伸展的启动顺序
19 功能性脊柱触诊
20 呼吸功能评估
21 俯卧位的呼吸波
22 髋部旋转测试
23 优势眼评估
24 颅骨感觉的辨别
25 Upledger的桡动脉搏动测试

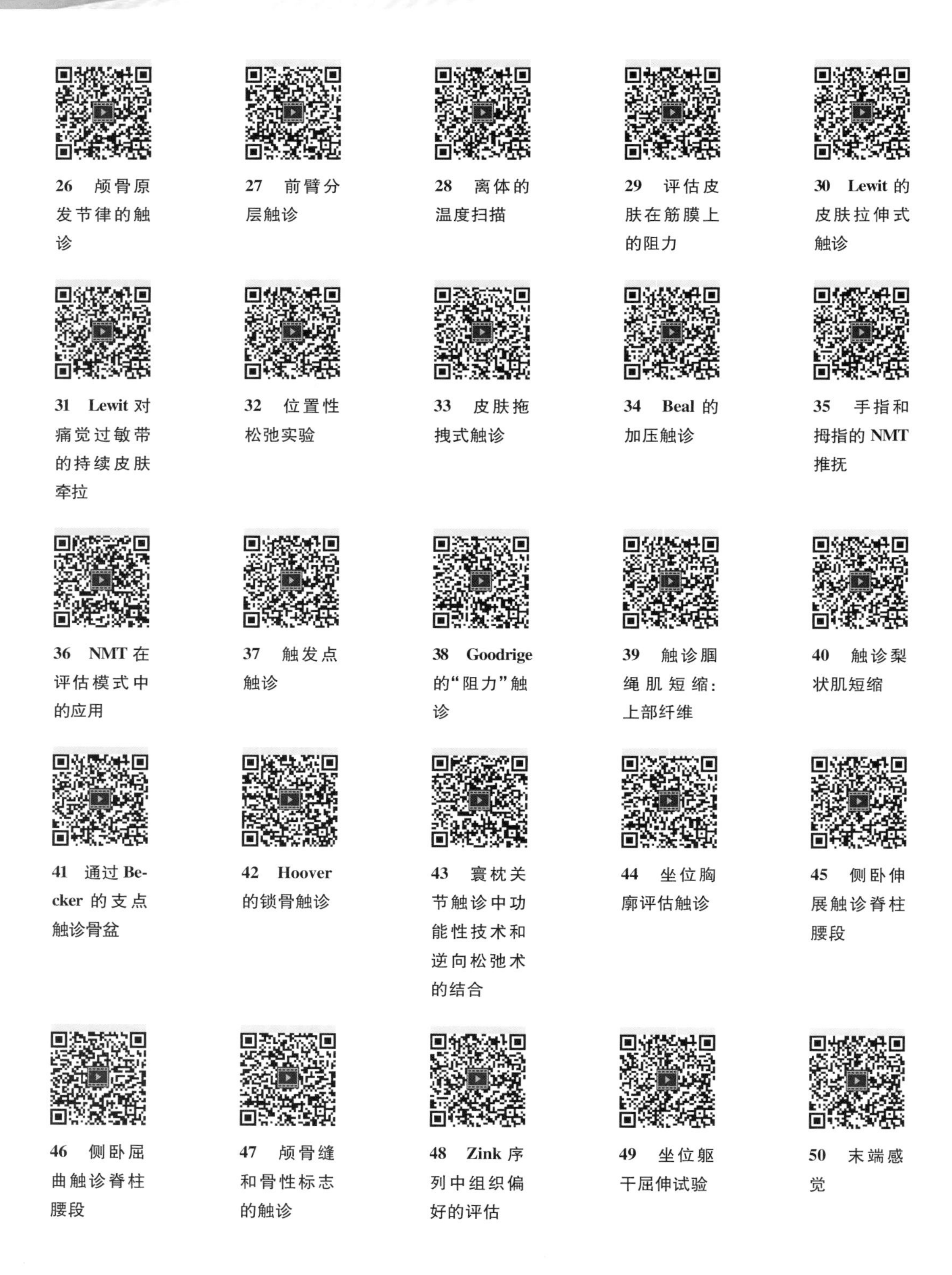

26 颅骨原发节律的触诊

27 前臂分层触诊

28 离体的温度扫描

29 评估皮肤在筋膜上的阻力

30 Lewit 的皮肤拉伸式触诊

31 Lewit 对痛觉过敏带的持续皮肤牵拉

32 位置性松弛实验

33 皮肤拖拽式触诊

34 Beal 的加压触诊

35 手指和拇指的 NMT 推抚

36 NMT 在评估模式中的应用

37 触发点触诊

38 Goodrige 的"阻力"触诊

39 触诊腘绳肌短缩：上部纤维

40 触诊梨状肌短缩

41 通过 Becker 的支点触诊骨盆

42 Hoover 的锁骨触诊

43 寰枕关节触诊中功能性技术和逆向松弛术的结合

44 坐位胸廓评估触诊

45 侧卧伸展触诊脊柱腰段

46 侧卧屈曲触诊脊柱腰段

47 颅骨缝和骨性标志的触诊

48 Zink 序列中组织偏好的评估

49 坐位躯干屈伸试验

50 末端感觉

51 活体骨骼触诊

52 肋骨前方和腹部的触诊评估

53 髋部横移的检测

54 颈部深层屈肌检查

55 肌肉能量技术治疗第二肋骨凹陷

56 评估和治疗膈肌附着点

57 STILLS方法治疗第一肋骨的抬高

58 胸椎活动受限的检查

59 腰大肌的治疗

60 矛盾呼吸的检查